Vandevelde · Fankhauser
Einführung in die veterinärmedizinische Neurologie

Einführung in die veterinärmedizinische Neurologie

Prof. Dr. Marc Vandevelde · Prof. Dr. Rudolf Fankhauser
Institut für Tierneurologie der Universität Bern

Unter Mitarbeit von Dr. Johann Lang
Klinik für kleine Haustiere der Universität Bern

1987 · Mit 96 Abbildungen und 28 Tabellen

Verlag Paul Parey · Berlin und Hamburg

Anschrift der Autoren:
Institut für Tierneurologie,
Universität Bern, Bremgartenstr. 109 a,
CH-3001 Bern.

Schriftenreihe »Pareys Studientexte« Nr. 57

CIP-Kurztitelaufnahme der Deutschen Bibliothek

Vandevelde, Marc:
Einführung in die veterinärmedizinische Neurologie / Marc Vandevelde ; Rudolf Fankhauser. Unter Mitarb. von Johann Lang. — Berlin ; Hamburg : Parey, 1987.
(Pareys Studientexte ; Nr. 57
ISBN 3-489-57316-1

NE: Fankhauser, Rudolf: ; GT

Anschriften: Lindenstr. 44–47, D-1000 Berlin 61; Spitalerstr. 12, D-2000 Hamburg 1

ISBN 3-489-57316-1 · Printed in Germany

Umschlag: Jan Buchholz und Reni Hinsch,
D-2000 Hamburg 73

Satz und Druck: Saladruck Steinkopf & Sohn,
D-1000 Berlin 36

Lithographie: Carl Schütte & C. Behling,
D-1000 Berlin 42
Bindung: Lüderitz & Bauer,
Buchgewerbe GmbH, D-1000 Berlin 61

Dem Andenken des Begründers unseres Instituts,
Prof. Dr. med. E. Frauchiger (1903—1975) gewidmet.

Vorwort

In den letzten Jahrzehnten des 18. Jahrhunderts entstanden in Europa — Kinder der »Aufklärung« — 26 tierärztliche Schulen. Ihr Anspruch war, die Tiermedizin aus Empirie und Laienhaftigkeit herauszuführen und der Humanmedizin anzugleichen. Dieses Unterfangen war mit ebensoviel Erfolg wie Gefahren verbunden, denn zwangsläufig geriet die Tiermedizin in den Sog der jeweils herrschenden Theorien und hatte sich in der Folge den Weg zur objektiven Beobachtung und wissenschaftlichen Interpretation selbst freizukämpfen.

Am Anfang der Veterinärmedizin stand die Klinik: die Erkennung, Behandlung und Verhütung von Tierkrankheiten. Erst zögernd und zum Teil eng mit der gleichsinnigen Entwicklung in der Humanmedizin verflochten, entwickelten sich die pathologische Anatomie und noch später die Mikrobiologie und medizinische Biochemie, die eigentlich erst das Wesen der Krankheiten — oder doch eines Teils von ihnen — zu erkennen erlaubten und damit in Diagnostik und Therapie dramatische Durchbrüche ermöglichten.

Entgegen manchen für uns heutzutage schwer nachvollziehbaren Überlegungen und Vorstellungen war doch schon zu Beginn die Existenz von Krankheiten des tierischen Nervensystems bekannt, ja einzelne, wie Tollwut oder Epilepsie, gehörten zu einem Wissensstand, der bis in die Antike zurückreichte. Das Katarrhalfieber zum Beispiel, Hirn- und Rückenmarksentzündungen, Lähmungen, der Dummkoller des Pferdes wurden bereits vor langer Zeit beschrieben. Aber erst gegen Ende des 19. Jahrhunderts, als die mikroskopische Untersuchung zum festen Bestandteil der pathologischen Anatomie wurde, bahnte sich die Entwicklung einer **wissenschaftlichen Neurologie** in der Tiermedizin an. Vertreter der Humanneurologie, wie z. B. Sir WILLIAM GOWERS (1845–1915) mit seinen wohl erstmals vorgenommenen Untersuchungen über Staupe-Myelitis (L. Z. SAUNDERS, 1973[1]), und nach ihm viele der später berühmt gewordenen Neurologen bahnten den Weg (R. FANKHAUSER, 1982[2]).

Als hervorragendster Pionier tierärztlicher Neurologie mit ihrer engen Verknüpfung von Klinik und pathologischer Anatomie gilt zweifellos HERMANN DEXLER (1866–1931; E. FRAUCHIGER, 1951[3]), der wie selten jemand zuvor (und sicher seiner Zeit weit voraus) Tierneurologie »an vorderster Front« der damaligen Wissenschaft und in umfassender Breite betrieb. In seinem noch heute beispielhaften Buch »Die Nervenkrankheiten des Pferdes« aus dem Jahre 1899 erwidert er auf den möglichen Einwand, daß der Gegenstand von »geringer Notwendigkeit« sei: ». . . ist dem allerdings entgegenzuhalten, daß durch geflissentliches Ausweichen oder Nichtbeachten unsere Kenntnisse über das Wesen derartiger Leiden nicht gefördert werden können. Gerade im Hinblicke auf die praktische Seite der Frage gilt es hier, ebenso wie bei anderen Krankheiten, die ihnen zugrunde liegenden Ursachen und Veränderungen, wenn irgendwie möglich, aufzudecken, um eine zielbewußte Behandlung überhaupt denkbar zu machen«. Daß das »geflissentliche Ausweichen« noch Jahrzehnte nach seinem Tod praktiziert wurde, hätte DEXLER wohl ebenso betrübt, wie er Freude darüber empfunden haben müßte, daß allen Hemmnissen zum Trotz seine Saat allmählich Früchte trug. Indirekter Beweis für die Richtigkeit des Dexlerschen Konzepts ist das Buch »Malattie del sistema nervoso« von EUGENIO ARUCH (1853–1937), das trotz zweier Auflagen (1900, 1914) praktisch wirkungslos und unbeachtet blieb. Allzu unkritisch hatte der Autor, wahrscheinlich auf pathologisch-anatomische Kontrolle verzichtend, nach Homologien mit der Humanneurologie gesucht.

Aus der ersten Hälfte dieses Jahrhunderts ragen Namen wie MARCHAND, SEIFRIED, SCHERER, VAN BOGAERT und FRAUCHIGER hervor, die teils als Human-, teils als Veterinärmediziner die klinische und die pathologisch-anatomische Seite der Tierneurologie förderten. Fast immer war aber die Beschäftigung mit ihr eine Art Hobby, das hier oder dort einen

Unterschlupf fand, keineswegs aber vermochte sie sich als anerkannte Disziplin im Rahmen der praktischen Veterinärmedizin und ihrer Ausbildungsprogramme durchzusetzen. Leider muß man feststellen, daß sich die Situation im Europa des ausgehenden 20. Jahrhunderts nur wenig geändert hat. Es bedurfte der raschen Entfaltung und Ausdehnung der Tiermedizin in den USA — der Anstoß kam auch hier von der pathologischen Anatomie her (Innes & Saunders, 1962) —, um auch der klinischen Neurologie im Rahmen der Tiermedizin entsprechende Impulse zu geben. Heute gibt es in den USA eine ganze Reihe hochqualifizierter klinisch-neurologischer Abteilungen, in denen eine systematische Ausbildung geboten wird, und die Disziplin ist als spezielle Fachrichtung etabliert. Fast konträr zu Europa hinkte bisweilen die pathologisch-anatomische Forschung hinterher, was jedoch nun zügig nachgeholt wird.

Ausdruck des heutigen Vorsprungs der angelsächsischen Veterinärneurologie sind die zahlreichen Publikationen, die teils als Einzelarbeiten, teils in Buchform erschienen sind (Hoerlein, De Lahunta, Oliver & Lorentz, Chrisman, Palmer). Dagegen wurden seit über 35 Jahren — abgesehen von mehr oder weniger kompetenten Beiträgen in Lehrbüchern — im deutschen Sprachbereich keine zusammenfassenden Darstellungen der tierärztlichen klinischen Neurologie veröffentlicht. Als Versuch, diese Lücke in einer für den Praktiker les- und brauchbaren Form zu schließen, haben wir uns an die Abfassung dieses kleinen Buches gewagt. Dem Verlag P. Parey, der das Risiko der Herausgabe auf sich nahm und uns in jeder Hinsicht unterstützte, gilt unser aufrichtiger Dank.

Etwa zehn Prozent aller Patienten einer durchschnittlichen Kleintierpraxis stellen den Praktiker vor neurologische Probleme. Ein großer Teil dieser Fälle kann unter Durchschnittsbedingungen der Kleintierpraxis diagnostisch weitgehend abgeklärt und behandelt werden, und zwar in einem durchaus vernünftigen finanziellen Rahmen. In der Nutz- oder Gebrauchstierpraxis fällt die Entscheidung gewöhnlich nach ökonomischen Gesichtspunkten: Es ist meist rentabler, ein krankes Tier zu verwerten und zu ersetzen, anstatt Geld in die Behandlung zu investieren. In der Heimtier-Medizin kann sich die Situation anders darstellen: Häufig hängen die Besitzer an einem bestimmten, »ihrem« Tier, und sie nehmen deshalb erhebliche Risiken und Kosten auf sich. Je höher die fachliche Qualifikation des Tierarztes, desto besser wird er den Tierbesitzer fallgemäß beraten können. Grenzfälle werden immer auftreten, die für Patient und Besitzer richtige Entscheidung hängt vom fachlichen Wissen und der ethischen Einstellung des behandelnden Tierarztes ab.

Selbst in der Nutztier-Medizin ist die neurologische Diagnostik häufig nicht nur von intellektuellem, akademischem Interesse, sondern durchaus praxisrelevant, denn auf der einen Seite ist es möglich, bis zu einem gewissen Grad ZNS-Krankheiten mit primär schlechter Prognose von solchen zu unterscheiden, bei denen ein Therapieversuch oder Abwarten sich lohnen kann, auf der anderen Seite kann eine gute neurologische Untersuchung und Anamnese die postmortale Diagnostik lenken, womit Zeit und Geld gespart wird. Dies ist besonders wichtig bei Gruppenproblemen, wo rasches Handeln entscheidend sein kann.

Dieses Buch will kein umfassendes Nachschlagewerk sein, sondern ein praktischer Leitfaden für den Kliniker und Studierenden der Veterinärmedizin, wobei versucht wurde, die wichtigsten neurologischen Probleme bei Haustieren in diagnostischer und therapeutischer Hinsicht so pragmatisch wie möglich zu fassen. Seltene oder für europäische Verhältnisse exotische Krankheiten werden nur kurz und Raritäten (wie Einzelfallbeschreibungen) kaum berücksichtigt.

In der bewußt begrenzt gehaltenen Literaturauswahl sind die älteren und neueren Bücher über Veterinärneurologie sowie überwiegend neue Übersichtsarbeiten (bzw. solche mit Übersichtscharakter) oder jeweils für bestimmte Problemkreise repräsentative Veröffentlichungen aufgeführt. Zusätzlich wurden einige neuere Arbeiten ausgewählt, die die Einarbeitung in bestimmte Gebiete erleichtern sollen. Da der Schwerpunkt veterinärmedizinischer Neurologie seit vielen Jahren eindeutig in Nordamerika liegt, stammen etwa 80% der aufgeführten Arbeiten aus dem angelsächsischen Sprachraum.

Im ersten allgemeinen Teil werden die neurologische Untersuchung sowie spezielle Untersuchungsmethoden besprochen, wobei der Nachdruck vor allem auf solche gelegt wird, die unter normalen Praxisbedingungen durchführbar sind. Der zweite Teil wurde nach den verschiedenen Regionen des Nervensystems und entsprechenden Symptomkomplexen gegliedert. Eine solche problemorientierte Einteilung ist praxisorientiert; die Erfassung und physiologische Interpretation von Symptomen und Befunden der neurologischen Untersuchung erfordert jedoch eine gewisse Einsicht in die funktionell-anatomischen Zusammenhänge. Wir haben aber neurophysiologische und neuroanatomische Angaben auf das klinisch Notwendige beschränkt, wodurch bisweilen, vor allem in anatomischer Hinsicht, starke Vereinfachungen unvermeidbar wurden. Nähere Angaben sind jedoch dem anspruchsvolleren Leser über die Hinweise auf entsprechende Literatur zugänglich.

Die Autoren sind sich bewußt, daß die Darstellung der Tierneurologie in dieser Form ein Wagnis bedeutet. Wohlwollende Kritik und Anregungen werden sie jederzeit dankbar aufgreifen.

Es ist uns ein Bedürfnis, allen jenen zu danken, die uns in unserer Arbeit in irgendeiner Weise unterstützt haben: Den Kliniken für kleine Haustiere (Prof. Dr. U. Freudiger) und für Nutztiere und Pferde (Prof. Dr. H. Gerber), dem Institut für Tierpathologie (Prof. Dr. H. Luginbühl) und dem veterinärbakteriologischen Institut (Prof. Dr. H. Fey, Prof. Dr. J. Nicolet, Prof. Dr. E. Peterhans) sowie ihren Mitarbeitern; den akademischen und technischen Mitarbeitern unseres Instituts; Dr. Rosmarie Fatzer für die Herstellung der Abbildungen und Frau Ursula Affolter für jene der Graphiken und Tabellen; unserer vielgeplagten Sekretärin, Frau Lotty Etter, für die mehrfache Niederschrift des Manuskripts; Dr. Joh. Lang für seinen Beitrag über **Neuroradiologie;** schließlich den Institutionen, die neben dem staatlichen Geldgeber unsere Arbeit all die Jahre ermöglicht haben: allen voran dem Schweizer Nationalfonds, schließlich aber auch der bernischen Hochschulstiftung und der schweizerischen Multiple-Sklerose-Gesellschaft.

Prof. Dr. G. Ueltschi, Leiter der Abteilung Radiologie der Klinik für Nutztiere und Pferde, Bern, und Dr. M. Flückiger, Abteilung Radiologie am Tierspital Zürich, möchten wir für die Durchsicht des Kapitels Neuroradiologie und ihre vielen, sehr wertvollen Anregungen danken. Dr. J. Owens (Autor) und der Ralston Purina Company danken wir für die Genehmigung, Abbildungen aus »Radiographic interpretation for the small animal clinician« benutzen zu dürfen.

Bern, im Herbst 1986 — Marc Vandevelde · Rudolf Fankhauser

[1] Saunders, L. Z., 1973: Some historical aspects of the neuropathology of canine distemper. Schweiz. Arch. Neurol. Psychiat. **112,** 341–352.

[2] Fankhauser, R., 1982: Hundestaupe — Geschichte einer Krankheit. Schweiz. Arch. Tierheilk. **124,** 245–256.

[3] Frauchiger, E., 1951: Den Manen eines Großen unserer Wissenschaft. Prof. Hermann Dexler (1866–1931). Schweiz. Arch. Tierheilk. **93,** 359–364.

Inhalt

Teil II Diagnose und Therapie der einzelnen neurologischen Krankheiten 115

Teil I Grundlagen der neurologischen Diagnostik

1 Einführung

Das Nervensystem umfaßt eine große Anzahl anatomisch unterscheidbarer Gruppen von Nervenzellen, die je eine spezifische Funktion haben. Es gibt solche, die die Muskelaktivität kontrollieren (motorische Zentren), andere, die Signale aus der Umwelt und dem eigenen Körper registrieren (sensible und sensorische Zentren), und viele weitere, die zwischen diese beiden geschaltet sind und eine übergeordnete, ordnende und modulierende Rolle spielen. Alle stehen sie miteinander in Verbindung und beeinflussen sich gegenseitig. Die Nervenzellen erzeugen elektrische Potentiale, die entlang ihren Axonen oder Nervenfasern weitergeleitet werden und an ihrem distalen Ende (auf der Höhe der Synapsen = Kontakt mit den anderen Nervenzellen) zur Ausschüttung von Neurotransmittersubstanzen führen. Diese Neurotransmitter verursachen Membranveränderungen in den Ziel-Nervenzellen, die entweder stimulierend oder hemmend wirken. Die motorischen Fasern der peripheren Nerven bewirken einen synapseähnlichen Kontakt mit den Muskeln; Ausschüttung von Azetylcholin in diese neuromuskulären Endplatten führt zur Muskelkontraktion. Durch solche Verbindungen entstehen Schaltkreise, in denen ein bestimmter Reiz automatisch eine bestimmte Antwort auslöst. Es gibt einfache Schaltkreise wie z. B. den Muskelstreckreflex, der sich nur über ein oder wenige Rückenmarkssegmente erstreckt, und kompliziertere übergeordnete Systeme, die große Abschnitte des Nervensystems einbeziehen. Ihre Tätigkeit verläuft jedoch automatisch auch über feedback-Systeme, wie z. B. die Kleinhirnkontrolle der Tiefensensibilität (Regelkreise). Schließlich gibt es Systeme, deren Aufbau und Funktion so komplex sind, daß sie nicht ohne weiteres in mehr oder weniger »einfache« physiologische Schaltkreise zerlegt werden können (z. B. das Verhalten).

Pathologische Prozesse im Nervensystem führen zu Funktionsstörungen durch strukturelle oder metabolische Veränderungen des Nervengewebes. Diese Veränderungen können a) zu direkten Ausfallserscheinungen führen (z. B. Lähmung nach Durchtrennung eines Nervs), b) irritativ wirken (z. B. Krampfanfall bei Hirnrindenläsionen), c) enthemmen durch Wegfall inhibitorischer Einflüsse (z. B. Spastizität der Gliedmaßen nach Rückenmarksläsionen) und d) Kompensationserscheinungen hervorrufen (z. B. breitbeiniger Stand bei Kleinhirnläsionen).

Die verschiedenen Regionen des Nervensystems haben spezifische Funktionen und unterscheiden sich nicht nur anatomisch, sondern auch biochemisch voneinander. Da das Zentralnervensystem sich über die ganze Längsachse des Körpers erstreckt, entstehen Unterschiede der örtlichen Beziehung seiner einzelnen Teile gegenüber den umgebenden Geweben, was wiederum zur topographischen Bedingtheit bestimmter Probleme prädisponiert (z. B. Lage des Rückenmarks im Wirbelkanal). Diese Unterschiede haben zur Folge, **daß jede Region des Nervensystems bis zu einem gewissen Grad ihre spezifischen Krankheitsprobleme hat.** Deshalb ist es wichtig, bei der klinischen Untersuchung neurologisch kranker Tiere zuerst die Läsion oder Läsionen zu **lokalisieren.** Diese Lokalisation basiert auf der neurophysiologischen Interpretation der Symptome und Befunde der neurologischen Untersuchung.

Durch die neuroanatomische Lokalisation der Läsion (Läsionen) wird das diagnostische Spektrum möglicher Krankheiten bereits wesentlich eingegrenzt. Die weitere Abklärung basiert auf zusätzlicher Information aus **Signalement, Anamnese, Verlauf, Allgemeinuntersuchung** sowie aus gezielt eingesetzten **Spezialuntersuchungen:** Röntgen, Liquoruntersuchung, Elektrodiagnostik und Biopsie.

2 Signalement, Anamnese, Allgemeinuntersuchung

2.1 Signalement

Spezies, Rasse, Alter, Geschlecht: Viele neurologische Krankheiten sind artspezifisch. Manche kommen vermehrt bei bestimmten Rassen vor (z. B. Gliome beim Boxer, Diskushernien bei Dackeln). Metabolische Erbkrankheiten (z. B. Speicherkrankheiten) oder Mißbildungen machen sich in der Regel schon sehr früh bemerkbar, während Hirntumoren meist bei älteren Tieren auftreten. Bei bestimmten Krankheiten gibt es eine Geschlechtsbevorzugung.

2.2 Anamnese

• Da die verbale Kommunikation fehlt, stammen Beschreibung von Symptomen und Verlauf vom Besitzer oder Pfleger. Oft können bestimmte Symptome durch gezieltes Fragen besser abgegrenzt werden. Der **Verlauf** (akut, chronisch, rezidivierend, progressiv) ist sehr wichtig: bestimmte Krankheiten, wie Rückenmarksinfarkte, haben einen hyperakuten Verlauf, andere, z. B. die degenerative Myelopathie bei großen Hunderassen, einen sehr langsamen, progressiven.
• Für Tiere, die vorwiegend in Gruppen gehalten werden (Schweine, Kälber), ist der Verlauf innerhalb der Gruppe von Bedeutung.
• **Ernährung:** Manchmal besteht ein Zusammenhang zwischen Ernährung und neurologischen Symptomen (Silofütterung und Listeriose bei Wiederkäuern; Ausfall der automatischen Tränkanlage und Hirnrindennekrose beim Schwein; A-Hypervitaminose oder Thiaminmangel-Enzephalopathie bei der Katze etc.). Bei der Milchkuh sind in Abhängigkeit von Fütterung, Laktation und Trächtigkeit eine ganze Anzahl metabolischer Störungen zu beobachten, die mit neurologischen Symptomen einhergehen können: Hypokalzämie, Hypomagnesiämie, Azetonämie.
• **Herkunft:** Zwinger, Import, aufgelesen usw.
• **Frühere Krankheiten:** Sind ähnliche Symptome schon früher aufgetreten? Wurden andere, nicht neurologische Symptome beobachtet? Sind andere Tiere aus dem gleichen Wurf oder der gleichen Zucht erkrankt (Erbkrankheiten)?
• **Impfstatus:** Ist das Tier gegen die landläufigen Krankheiten, die das Nervensystem betreffen können, geimpft (Hundestaupe, Tollwut)? Wenn ja, wann? Sind in letzter Zeit Impfungen verabreicht worden, wenn ja, welche (postvakzinale Komplikationen)?

2.3 Allgemeine Untersuchung

Die Untersuchung der extraneuralen Körperfunktionen ist auch bei neurologisch kranken Tieren unerläßlich. Neurologische Symptome werden manchmal durch Krankheiten außerhalb des Nervensystems verursacht (Leberinsuffizienz, metabolische Störungen, Blutkrankheiten). Das Nervensystem betreffende Infektionskrankheiten sind häufig mit Symptomen anderer Organsysteme vergesellschaftet, z. B. respiratorischen oder gastrointestinalen Symptomen bei Hundestaupe, bei Toxoplasmose.

Die klinische Erfahrung lehrt den Tierarzt, im Rahmen der Allgemeinuntersuchung Labormethoden (z. T. als Schnelltests für die ambulante Praxis verfügbar) gezielt und ökonomisch einzusetzen. Grundsätzlich sollte gelten, daß dieser Einsatz um so weiter zu treiben ist, je länger der Fall unklar bleibt. Ökonomische Überlegungen setzen hierbei vor allem in der Nutztierpraxis, aber auch bei den Kleintieren zumeist recht enge Grenzen.

3 Der neurologische Untersuchungsgang

Primäres Ziel der neurologischen Untersuchung sind Feststellung und Interpretation nerval bedingter Störungen. Die zwei wichtigsten klinischen Komponenten sind die **Motorik** und die **Sensibilität,** die auf vielen Niveaus eng miteinander verknüpft sind. Ihre objektive Untersuchung erfolgt durch die Beurteilung des Gesamtbewegungsablaufes (vor allem des Ganges), der spinalen Reflexe, der Schmerzempfindung, der Haltungs- und Stellreaktionen und der Kopfnervenfunktion. Ferner können komplexe physiologische Vorgänge oder Zustände, wie Verhalten und Bewußtseinsgrad, mehr oder weniger verwertet werden. Die oft schon aufgrund der Anamnese oder des ersten Eindruckes provisorisch gestellte lokalisatorische Diagnose (z. B. Lähmung der Nachhand: Thorakolumbalmark; generalisierte Ataxie mit Kopftremor: Kleinhirn; epileptische Anfälle: Großhirn) ist auf der Grundlage sämtlicher Befunde zu bestätigen oder zu korrigieren.

3.1 Bewegungsablauf (Motorik)

Für die Bewegung eines Muskels sind grundsätzlich zwei Systeme verantwortlich: das untere motorische Neuronsystem, das die basale Motorik (Kontraktion als solche) kontrolliert, und das obere motorische Neuronsystem, das für die feine Modulation und Koordination der Bewegung verantwortlich ist *(Abb. 1)*.

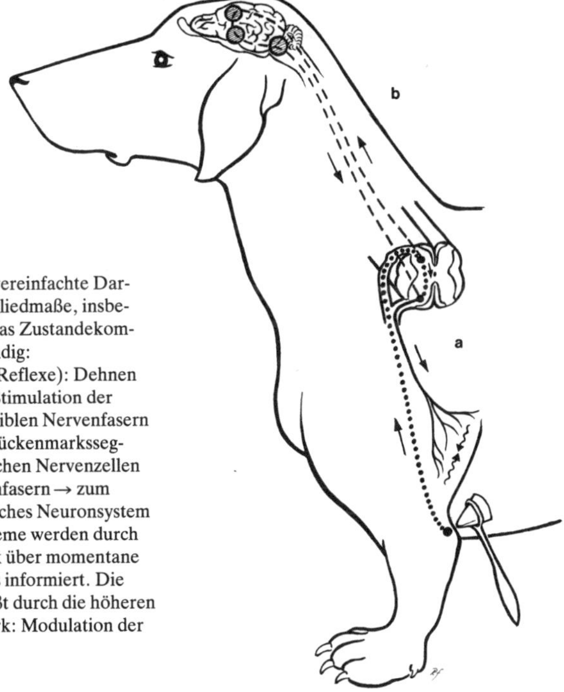

Abb. 1: Die neurale Kontrolle der Bewegung, vereinfachte Darstellung; als Beispiel die Bewegung der Vordergliedmaße, insbesondere die Tätigkeit des Trizepsmuskels. Für das Zustandekommen einer Bewegung sind zwei Systeme zuständig:
a) Unteres motorisches Neuronsystem (spinale Reflexe): Dehnen der Trizepssehne (z. B. mit Reflexhammer) → Stimulation der neuromuskulären Spindeln → Reiz entlang sensiblen Nervenfasern → zur grauen Substanz des Rückenmarks; im Rückenmarkssegment wird dieser Reiz weitergeleitet zu motorischen Nervenzellen und das Signal geht entlang motorischen Nervenfasern → zum Muskel: Muskelkontraktion. **b)** Oberes motorisches Neuronsystem (Feinkontrolle): Die höheren motorischen Systeme werden durch sensible (aufsteigende) Bahnen im Rückenmark über momentane Aktivität und Zustand des Bewegungsapparates informiert. Die unteren motorischen Neurone werden beeinflußt durch die höheren Zentren via absteigende Bahnen im Rückenmark: Modulation der reflektorischen Muskelkontraktion

3.1.1 Das untere motorische Neuron: Reflexaktivität

Die Grundfunktion des Muskels (Kontraktion) wird in erster Linie durch motorische Nervenzellen in der grauen Substanz des Rückenmarks (für Gliedmaßen und Rumpf) und des Hirnstammes (für den Kopf) gesteuert. Diese Steuerung ist grundsätzlich segmental organisiert: so wird z. B. die Muskelkontraktion der Hintergliedmaßen durch die Lumbalschwellung des Rückenmarks kontrolliert. Diese segmentale Organisation ist in Abbildung 1 schematisch dargestellt. Beispiel: Kontraktion des Trizepsmuskels nach Stimulation der neuromuskulären Spindeln durch einen Schlag mit dem Reflexhammer auf die Trizepssehne proximal vom Olekranon; die Dehnung dieser Rezeptororgane erzeugt Impulse, die via sensorische Nerven über das Spinalganglion der grauen Substanz des Rückenmarks zugeführt und an die motorischen Vorderhornzellen weitergeleitet werden; von diesen Vorderhornzellen geht ein Signal aus, das über die motorischen Nerven und neuromuskulären Endplatten die Kontraktion des Trizepsmuskels auslöst (Trizepsreflex). Diese **Reflexbewegung** ist also nur abhängig von Muskeln, Nerven und grauer Substanz des betreffenden Rückenmarksabschnittes und ist in ihrer Grundfunktion unabhängig von den anderen Teilen des Nervensystems. Diese Art Bewegung ist eine Funktion des sog. unteren motorischen Neurons.

Wenn eine Läsion in Muskeln, Nerven oder grauer Substanz vorliegt, entsteht eine Lähmung. Diese Lähmung vom unteren motorischen Neurontypus ist gekennzeichnet durch: a) herabgesetzte **(Parese)** oder Verlust **(Paralyse)** der Kontraktionsfähigkeit (Bewegungsfähigkeit); b) Herabsetzung oder Verlust des Muskeltonus (**schlaffe** Lähmung); c) Herabsetzung **(Hyporeflexie)** oder Verlust **(Areflexie)** der Muskelstreckreflexe im betroffenen Gebiet. Zusätzlich kommt es sehr schnell (innerhalb einer Woche schon bemerkbar) zu neurogener **Muskelatrophie.**

3.1.2 Das obere motorische Neuronsystem: Haltung und komplexe Bewegungen

Die Reflexaktivität der Muskeln steht (z. T. über regulierende »Zwischenneurone« in Rückenmark und Hirnstamm) unter Einfluß der höheren motorischen Zentren im Gehirn, dem sog. oberen motorischen Neuronsystem *(Abb. 1).* Dieses System reguliert in erster Linie den **Muskeltonus,** der dem Körper seine **Haltung** gibt und ihn gegen die Schwerkraft unterstützt. Dies erfolgt durch Beeinflussung der Alpha- und Gamma-Motoneuronen des Rückenmarkgraus über die absteigenden Bahnen in der weißen Substanz des Rückenmarks, wodurch ein feines Zusammenspiel der Flexor- (Erschlaffen) und Extensor- (Straffen) Muskeln möglich wird. Ferner sind die oberen motorischen Neurone zuständig für die Initiation **gezielter Bewegungen** (Intentionsbewegungen; zur Einteilung der »Bewegungsarten« und zur Frage der »Willkürbewegung« siehe Frauchiger, 1947), wobei bestimmte Muskeln in genauer Dosierung und innerhalb von Sekundenbruchteilen kontrahieren und andere erschlaffen müssen. Wie später noch erklärt wird, spielt die Sensibilität als System, welches das Gehirn über die Position der einzelnen Körperteile laufend informiert, eine sehr wichtige Rolle in der Gestaltung der Bewegungen. Die Gesamteinwirkung der höheren motorischen Zentren und sensiblen Systeme kann als **Koordination** bezeichnet werden.

Die wichtigste komplexe Bewegung, die wir bei den Haustieren beurteilen und auswerten können, ist der **Gang.** Der Gang wird im wesentlichen durch zwei obere motorische Neuronsysteme kontrolliert: das eine kontrolliert die Haltung durch Beeinflussung der Rumpfmuskulatur und der Streckmuskeln der Gliedmaßen. Es erregt die meisten Streckmuskeln und hemmt die Flexoren. Das andere initiiert die Bewegung, stimuliert vor allem die Flexoren und hemmt die Strecker. Funktionell-anatomisch betrachtet sind verschiedene Regionen des Gehirns für die obere motorische Neuronaktivität zuständig. Man unterscheidet zwischen dem »pyramidalen« (besser cortico-spinalen) System (direkte Verbindung von Großhirnrinde zu motorischen Neuronen im Rückenmark) und dem »extrapyramidalen«

(Großhirnrinde, Basalganglien und weitere Hirnstammstrukturen wie z. B. rubro-spinales System), das über multisynaptische Verbindungen die Rückenmarksneurone beeinflußt. Beim Haustier sind solche Unterscheidungen praktisch zu vernachlässigen; die obere motorische Neuronkontrolle des Ganges beim Tier ist in erster Linie abhängig von **Zentren im Hirnstamm** und von **intersegmentalen Verbindungen im Rückenmark.** Die Großhirnrinde ist für den Gang beim Tier nicht in der Weise bedeutend wie beim Menschen. Vermutlich vermittelt sie psychische Inhalte (z. B. aus dem Erinnerungsvermögen) und Antriebe, die aus der kortikalen Verarbeitung von Sinneseindrücken generiert werden, an die sonst weitgehend autonome Hirnstamm- und spinale Motorik. In diese Richtung deuten viele Beobachtungen aus der spontanen und experimentellen Neurologie der Tiere.

Bei Läsionen in den höheren Zentren oder in ihren Verbindungen mit den unteren motorischen Neuronen kommt es zu **komplexen Bewegungsstörungen,** wobei deren Art abhängt von der Lokalisation und dem Ausmaß der Zerstörung. Sie werden in späteren Abschnitten im einzelnen besprochen. Bei Zerstörung der Zentren oder Unterbrechungen in der Leitung resultiert auch hier eine beeinträchtigte Bewegungsfähigkeit (Parese bis Paralyse). Im Gegensatz jedoch zu den Erscheinungen bei Schädigung des unteren motorischen Neurons treten **Enthemmungsphänomene** auf. Die oberen motorischen Neurone üben insgesamt einen hemmenden Einfluß auf die Eigenaktivität der die Streckmuskeln innervierenden unteren motorischen Nervenzellen aus. Der Ausfall macht sich bemerkbar durch gesteigerten Extensormuskeltonus oder **Spastizität** und gesteigerte Muskelstreckreflexe **(Hyperreflexie).**

Es gibt jedoch nicht nur motorische Ausfalls-, sondern häufig auch **Reizerscheinungen.** Dies sind abnormale Bewegungen, ausgelöst durch abnormale Reize, die in irgendeiner Weise auf die motorischen Zentren einwirken. Die nähere Natur dieser Reize ist größtenteils noch unbekannt. Unter **Krampf** versteht man nicht in den Rahmen der normalen Haltungs- und Bewegungsabläufe gehörende Kontraktionen von Muskeln. Symptomatisch werden klonische und tonische (tetanische) Krämpfe unterschieden. Als **klonische Krämpfe** bezeichnet man diejenigen, bei welchen die Muskelkontraktionen nur kurze Zeit andauern, von kurzen Pausen der Erschlaffung unterbrochen werden, um dann erneut aufzutreten (z. B. »Laufbewegungen« in Seitenlage, Kieferschlagen). Als **tonische Krämpfe** werden Muskelkontraktionen bezeichnet, die unverändert über längere Zeit (Minuten bis Tage) anhalten. Spezielle tonische Krampfformen sind der Trismus (Krampf der Kaumuskulatur z. B. bei Tetanus) und der Opisthotonus (Krampf der Streckmuskeln der Nackenmuskulatur, etwa bei Meningitis).

Fibrilläre Zuckungen sind Kontraktionen isolierter Bündel einzelner Muskeln von kurzer Dauer.

Rhythmische Zuckungen einzelner Muskeln oder Muskelgruppen, auch als Tics oder **Myoklonien** bezeichnet: wahrscheinlich Enthemmungs- oder Reizphänomene. Zitterkrampf **(Tremor):** rhythmische, fein- oder grobschlägige, um eine mittlere Lage oszillierende Bewegungen einzelner Körperteile oder des ganzen Körpers.

Chorea: teils umschriebene, teils ausgedehntere und kompliziertere, kurzdauernde, ungeordnete, unfreiwillige Bewegungen von Gesicht, Extremitäten oder ganzem Körper; außer bei Menschen nur bei Affen beobachtet. (Die angelsächsische veterinärmedizinische Literatur verwendet den Ausdruck »Chorea« fälschlicherweise für Tic.)

Athetose: langsam ablaufende schlangenartige Bewegungen von Fingern und Zehen, Hand- und Fußgelenken. Ebenfalls nur bei Mensch und Primaten. (Offenbar sind Chorea und Athetose pathologische Verzerrungen von Bewegungen, die zum normalen motorischen Repertoire der Primaten, nicht aber dem der anderen Säuger gehören.)

Zwangsbewegungen: ohne ersichtliche Motivation gleichartig und oft bis zur Erschöpfung ablaufende, an sich koordinierte Bewegungsfolgen, wie Kreis- oder Manègebewegungen, Zeiger- oder Drehbewegungen, Drängen nach vorne, seitwärts oder rückwärts.

3.1.3 Untersuchung des Bewegungsablaufs

Feststellen von Lähmungen, Reizerscheinungen, unphysiologischen Stellungen; Beachten sekundärer Effekte (Muskelatrophien, Abschürfungen der Haut, übermäßige Abnützung der Krallen oder Hufe). Bei gelähmten Tieren, die in sternaler oder Seitenlage sind, Versuch, das Tier passiv aufzustellen; Tonus der gelähmten Gliedmaßen prüfen (Resistenz gegen passive Manipulation): bei gesteigertem Tonus (Spastizität): erhöhter Widerstand; bei starker Spastizität: plötzliches Kollabieren der Gliedmaßen nach anhaltendem Druck **(»Klappmesserphänomen«).** Es ist klar, daß außer durch Palpation der Tonus im wesentlichen durch passives Beugen geprüft wird.

Beobachtung des Ganges: zuerst auf hartem und griffigem Boden das Tier in verschiedenen Gangarten beobachten; Haltung des Körpers, Halses und Kopfes, Bewegung der einzelnen Gliedmaßen beurteilen sowie deren Koordination. Abweichungen von der für die Tierart (und das Alter!) normalen Gangart (z. B. Paßgang beim Hund) feststellen. Beobachtung von Zwangsbewegungen (Kreiswandern, nach der Seite drängen, Versuch, sich an eine Wand zu lehnen usw.).

Gangerschwerungen (je nach Spezies): Gehen auf Sand oder Torfmull, auf unebenem Boden, einen Hang oder eine Treppe hinauf- und hinabführen. Kleine Kreise vollführen; hinunter- oder hinaufspringen; über Hindernisse springen oder gehen. Bei Reitpferden sind anamnestische Angaben oder die Reitprobe wichtig. Gewissen Tieren können auch die Augen verbunden werden (bei Hund und Katze meist unergiebig, da diese versuchen, sich von der Bandage zu befreien).

3.2 Die Sensibilität

Mit »Sensibilität« faßt man ein System zusammen, das über gewisse Qualitäten der Umwelt und die Position des eigenen Körpers informiert. Man unterscheidet zwischen **Oberflächensensibilität** (Tastsinn, Temperatursinn, Schmerzempfindung, Druckempfindung: Information aus der Umwelt) und **Tiefensensibilität,** die die höheren Zentren informiert über die Position der einzelnen Körperteile zueinander und im Raum (Propriozeption: Information aus dem Körper selbst). Die Sensibilität ist im Rahmen der Reflexaktivität die afferente Komponente des Reflexbogens. Darüber hinaus aber werden Impulse der verschiedenen Sensibilitätskategorien über aufsteigende Bahnen im Rückenmark und Hirnstamm zu den höheren Zentren geführt.

3.2.1 Die Schmerzempfindung

Die einzige in der Tierneurologie praktisch verwertbare Komponente der Oberflächensensibilität ist die Schmerzempfindung. Unangenehme Reize, z. B. Nadelstiche oder Kneifen, werden über sensorische Nerven in die graue Substanz des Rückenmarks geführt (oder für den Kopfbereich überwiegend in die sensiblen Kerne des *Nervus trigeminus*). Aus diesen entspringen im Rückenmark die Schmerzfasern, die viele intersegmentale Verbindungen aufweisen und häufig auf die andere Seite kreuzen. Deshalb wird die Schmerzempfindung des Körpers **bilateral und diffus** in den aufsteigenden Bahnen des Rückenmarks geleitet. Die Schmerzleitung endet im Thalamus, und ihre Impulse werden von dort in die Großhirnrinde projiziert, wo sie verarbeitet und entsprechende motorische Reaktionen (Abwehr, Ausweichen) generiert werden.

Untersuchung der Schmerzempfindung *(Abb. 2):* Einen allgemeinen Eindruck über das Schmerzempfindungsvermögen an Rumpf und Gliedmaßen erhält man durch Stimulation

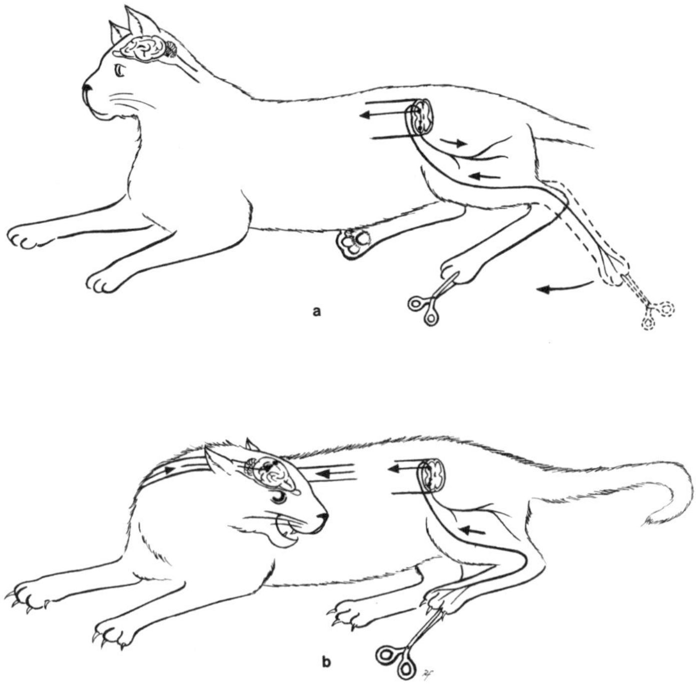

Abb. 2: Reflektorische Beantwortung und bewußte Wahrnehmung eines schmerzhaften Reizes:
a) Flexorreflex: 1. Kneifen der Zwischenzehenhaut mit Klemme: Stimulation der Hautrezeptoren. **2.** Der Reiz gelangt via sensiblen Nerv → in die graue Substanz des Rückenmarks; direkte Übermittlung zu motorischen Nervenzellen innerhalb zugehöriger Rückenmarkssegmente. **3.** Die motorischen Nervenzellen veranlassen via motorische Nervenfasern die Flexoren der Gliedmaße zur Kontraktion: **(unbewußter)** spinaler Reflex
b) Schmerzempfindung: 4. Der schmerzhafte Stimulus wird entlang den aufsteigenden Bahnen im Rückenmark auch den höheren Zentren zugeführt. **5.** Einige Millisekunden später wird der Reiz im Großhirn **bewußt** als Schmerz registriert, was zu einer komplexen Abwehrreaktion führt

der Haut mit einer Nadel oder Klemme an verschiedenen Stellen von Rumpf und Gliedmaßen. Die Prüfung im Kopfbereich wird im Abschnitt über die Kopfnervenfunktionen besprochen. Die normale Antwort besteht aus Hinwenden des Kopfes zur Stimulationsstelle, gezielten Abwehr-, Ausweich- oder Fluchtbewegungen und eventuell Ausstoßen von Schmerzlauten. Weitere Zeichen können sein das Anlegen der Ohren (Pferd, Katze), Schweifschlagen (Pferd, Wiederkäuer, Katze), Erweiterung der Pupillen (Hund, Katze). **Nur solche Reaktionen, die zeigen, daß der Reiz bewußt wahrgenommen wurde, sind als echte Schmerzempfindung zu verwerten.** Lokale Haut- und Muskelkontraktionen an der Stimulationsstelle sind reflektorischer Natur (z. B. der Flexorreflex und der Pannikulusreflex) und nicht Ausdruck bewußter Schmerzempfindung (die sie jedoch nicht ausschließen) *(Abb. 2)*. Die systematische Untersuchung der Schmerzempfindung ist vor allem dann wichtig, wenn deutliche motorische Ausfälle vorliegen (z. B. bei Läsionen peripherer Nerven und des Rückenmarks). Die Gliedmaßen werden systematisch von distal nach proximal geprüft. Die Haut wird in kleinen Abständen stimuliert. Auch Becken- und Rumpfregion werden von kaudal nach kranial abgetastet. Artspezifische und individuelle Temperamentsunterschiede sowie der momentane Zustand des Sensoriums (Wachheit des Erlebens) können die Interpretation sehr erschweren. Manche Tiere reagieren übermäßig auf Berührung, andere sind sehr indolent (z. B. »harte« Hunde oder — im Gegenteil — sehr verängstigte Tiere). Es ist manchmal erforderlich, sehr kräftig zu stimulieren oder durch Stimulation von sicher unbetroffenen Körperstellen zu eruieren, ob die Tiere überhaupt ansprechbar sind. Wichtig ist die Verwendung eines wirklich schmerzerzeugenden Instruments (Nadel, Klemme) und nicht z. B. des Kugelschreibers! In Regionen mit scheinbar stark herabgesetzter Schmerzempfindung oder Analgesie ist es angebracht, auch die »tiefe« Schmerzempfindung durch Druck auf die Muskeln, Knochen und Gelenke zu prüfen. Pannikulusreflex (Kleintier) und sog. Fliegenreflex (Großtier) sind teilweise sowohl durch Berührungs- wie durch Schmerzreize auslösbar.

Analgesie oder Abwesenheit von Schmerzempfindung ist objektiv feststellbar; wenn die Analgesie eine Zeitlang besteht, kommt es oft zu Hautverletzungen an exponierten Stellen. **Hypalgesie** oder herabgesetzte Schmerzempfindung kann nur im Vergleich zur Prüfung von intakten Körperteilen abgegrenzt werden. Bei irritativen Läsionen besteht manchmal eine hyperästhetische Zone (z. B. bei Rückenmarkskompression; Caudaneuritis des Pferdes). Abnorme Empfindungen oder **Parästhesien** sind wegen fehlender Kommunikation nicht objektiv feststellbar, jedoch liegen solche wahrscheinlich vor bei Tieren, die sich an bestimmten Stellen heftig kratzen, schlecken oder sogar benagen bis zur Automutilation (Vorsicht: sicherer Ausschluß einer primären Hauterkrankung!)

3.2.2 Die Tiefensensibilität

Rezeptoren im ganzen Bewegungsapparat informieren die höheren Zentren via sensorische Nerven und aufsteigende Bahnen über die Position der einzelnen Körperteile (Propriozeption) *(Abb. 3)*. Zwei wichtige Systeme sind dafür zuständig. Das Dorsalstrangsystem im Rückenmark *(Fasciculus gracilis* und *cuneatus)*, das über ein Kerngebiet in der dorsalen *Medulla oblongata* und den *Lemniscus medialis* (mediale Schleife) im Hirnstamm mit dem

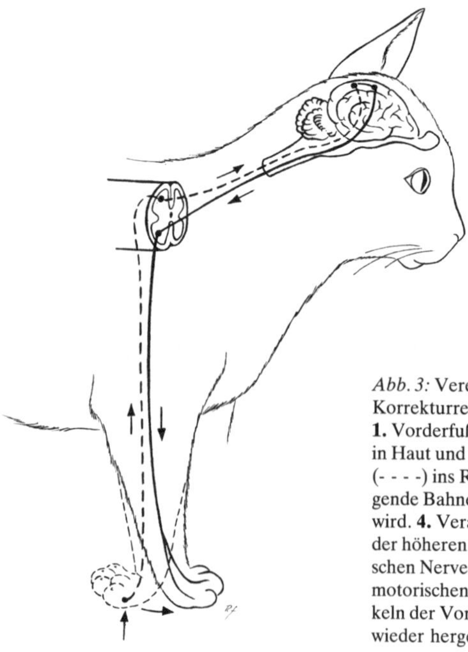

Abb. 3: Vereinfachte Darstellung der Tiefensensibilität am Beispiel der Korrekturreaktion
1. Vorderfuß wird passiv überkötet: Aktivation der Propriorezeptoren in Haut und Bewegungsapparat. **2.** Der Reiz geht via → sensiblen Nerv (- - - -) ins Rückenmarksgrau, dann **3.** vom Rückenmark via aufsteigende Bahnen zum Gehirn, wo die unphysiologische Stellung registriert wird. **4.** Verarbeitung dieser Information im Gehirn mit Aktivierung der höheren motorischen Zentren; **5.** diese beeinflussen die motorischen Nervenzellen im Rückenmark via absteigende Bahnen. **6.** Die motorischen Nervenzellen geben den Impuls zur Betätigung der Muskeln der Vordergliedmaße, und **7.** die physiologische Fußstellung wird wieder hergestellt

kontralateralen Thalamus und der Großhirnrinde in Verbindung steht, ist verantwortlich für die bewußtseinsabhängige Propriozeption. Die spinozerebellären Bahnen lateral im Rükkenmark leiten Informationen aus der Peripherie via Hirnstamm und Kleinhirnschenkel zum Kleinhirn, das eine wichtige Rolle für die unbewußte Tiefensensibilität spielt. **Die Tiefensensibilität ist sehr wichtig für die Koordination der Bewegungen;** nur wenn das Gehirn laufend korrekt über die Position der einzelnen Körperteile informiert wird, können bei intakter Motorik fließend ineinander übergehende komplizierte Bewegungen ausgeführt werden. Es scheint allerdings, daß beim Tier wie beim Menschen ein erheblicher Teil der Motorik (sog. automatische Bewegungen) bewußtseinsunabhängig abläuft, daß beim Menschen das Bewußtsein sogar störend eingreifen kann. Fest steht jedenfalls, daß Beeinträchtigungen des Apparates der Tiefensensibilität zu Bewegungsstörungen führen. Diese Störung des Gesamtbewegungsablaufes nennt man **Ataxie.**

Wegen fehlender verbaler Kommunikation mit dem Patienten ist die Tiefensensibilität selbst nicht direkt prüfbar, sondern nur der Bewegungsablauf als ihr Resultat. **Viele Bewegungsfehlleistungen sind auf Störungen der Tiefensensibilität zurückzuführen.**

3.2.3 Sinnestätigkeiten (Sensorische Funktionen)

Geruchs-, Gesichts-, Gehör-, Geschmacks- und Gleichgewichtssinn sind hochspezialisierte sensorische Funktionen. Ihre Physiologie und Untersuchung werden im Abschnitt über die Kopfnervenfunktion besprochen.

3.3 Prüfung der spinalen Reflexe

Das Prinzip des Muskelstreckreflexes ist in den *Abbildungen 1* und *69* dargestellt. Das Funktionieren dieser Reflexe hängt in erster Linie ab von der Intaktheit der motorischen und sensiblen Nerven, Muskeln und der grauen Substanz der entsprechenden Rückenmarkssegmente. Durch Testen der Reflexe ist es möglich, die Funktion gewisser Segmente der grauen Substanz des Rückenmarks, der zugehörigen Wurzeln und Nerven direkt und einfach zu prüfen. Für die praktisch-neurologische Untersuchung unterscheidet man zwischen **Muskelstreckreflexen** und **Oberflächenreflexen.** Bei den Muskelstreckreflexen werden die Muskeln und damit ihre neuromuskulären Spindeln mit einem Schlag des Reflexhammers passiv gedehnt, was dann aufgrund des Signals via sensorischen (afferenten) Nerv, graue Substanz der entsprechenden Rückenmarkssegmente (Reflexzentrum) und motorischen (efferenten) Nerv zu einer reflektorischen Kontraktion des entsprechenden Muskels führt. Beim Oberflächenreflex werden durch Stimulation der Haut Muskelkontraktionen hervorgerufen, z. B. durch Druck auf Fußballen oder Zwischenzehenhaut eine reflektorische Beugung der Gliedmaße (Flexorreflex).

Die meisten Muskelstreckreflexe sind nur bei kleineren Tierarten gut prüfbar. Gewisse Oberflächenreflexe können auch beim Großtier getestet werden. Die möglichen Befunde bei der Reflexuntersuchung sind: 1. normale Reflexaktivität, 2. Abwesenheit (Areflexie), 3. abgeschwächt (Hyporeflexie), 4. gesteigert (Hyperreflexie), 5. eventuell Klonus: zukkende, repetitive Reflexantwort nach einmaliger Stimulation. Beim Oberflächenreflex können, wie beim Muskelstreckreflex, einzelne Muskeln oder Muskelgruppen Erfolgsorgan sein; manchmal handelt es sich allerdings um kompliziertere Bewegungen (Flexion); sie sind teilweise stark vom psychischen Zustand des Tieres abhängig. Es ist wichtig, daß die Tiere bei der Reflexprüfung entspannt sind. Für die Muskelstreckreflexe soll die Gliedmaße so **locker** wie möglich sein; oft wird dies durch wiederholtes passives Beugen und Strecken der Gliedmaße begünstigt. Der Reflexhammer soll ganz leicht geführt werden. Eine Vielzahl

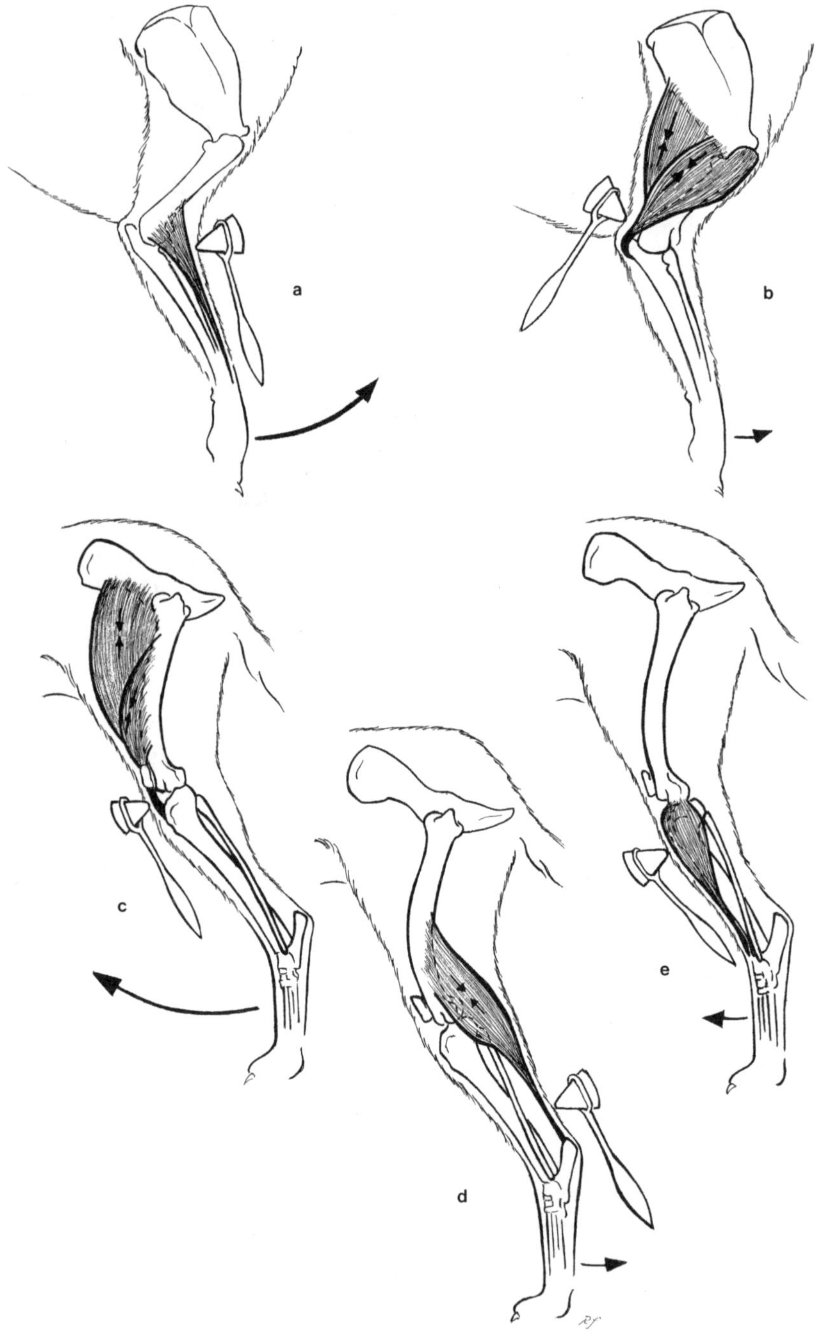

Abb. 4: Einige konstante spinale Muskelstreckreflexe
a) Vordergliedmaße: *Extensor carpi radialis*-Reflex. **b)** Vordergliedmaße: Trizepsreflex. **c)** Hintergliedmaße: Patellar- oder Quadrizepsreflex. **d)** Hintergliedmaße: Achillessehnen- oder Gastrocnemiusreflex. **e)** Hintergliedmaße: *Tibialis anterior*-Reflex

von Reflexen wurde getestet und beschrieben. In der Folge behandeln wir nur die mehr oder weniger konstant auslösbaren, die sich als praktisch verwertbar erwiesen haben *(Abb. 4)*.

3.3.1 Reflexe der Nachhand

- **Quadrizepsreflex** (Patellarreflex): Die Hintergliedmaße muß locker unterstützt werden, beim Hund und anderen mittelgroßen Tieren am besten in Seitenlage. Beklopfen des mittleren Kniescheibenbandes mit dem Reflexhammer. Kontraktion des Quadrizepsmuskels und Nachvorneschleudern des Unterschenkels. Reflexzentrum L_2–L_6, *Nervus femoralis.*
- **Tibialis anterior-Reflex:** Gleiche Lage wie beim Patellarreflex. Beklopfen des *M. tibialis anterior* (dorso-lateral im obersten Drittel des Unterschenkels): Beugung des Sprunggelenks. Reflexzentrum L_6–S_2, *Nervus peronaeus.*
- **Achillessehnenreflex:** Gleiche Lage wie beim Patellarreflex. Leichtes Anspannen des *M. gastrocnemius* durch Beugen des Spunggelenkes. Beklopfen der Achillessehne knapp oberhalb des Fersenhöckers: leichte Kontraktion des *M. gastrocnemius,* leichte Streckung im Tarsalgelenk. Reflexzentrum L_5–S_1, *Nervus tibialis* (dieser Reflex ist normalerweise schwach).
- **Adduktorenreflex:** Tier in Rückenlage mit leicht nach hinten gezogenen Hinterbeinen. Schlag mit dem Reflexhammer auf die *Symphysis pubis* oder den ihr aufliegenden Finger: Adduktion der Oberschenkel. Reflexzentrum L_4–L_6, *Nervus obturatorius, Nervus femoralis.*
- **Perineal- oder Analreflex:** Beim Berühren der Anal- oder Perianalgegend Kontraktion des Sphinkters und Niederdrücken des Schwanzes (Sakralmark, *Cauda equina-* Nerven).
- **Vulvareflex:** Beim Berühren der Vulva leichte Kontraktion und Dorsalverschiebung (Sakralmark).
- **Flexorreflex:** In Seitenlage Kneifen von Zehen, Fußballen oder Zwischenzehenhaut: ruckartiges Anziehen der Gliedmaße. Reflexzentrum L_4–S_3, *Nervus ischiadicus.*
- Wiederkäuer, Pferd: **Kron- und Ballenreflex,** bei leichtem Treten auf diese Gegend Wegheben der Gliedmaße. Lumbosakralmark — Nerven der Hintergliedmaße.

3.3.2 Pannikulusreflex

Beim Kneifen oder Berühren der Haut mit einem spitzen Gegenstand in der Rücken- oder Flankengegend von der Kreuzregion bis knapp kaudal der Schulterblätter: Kontraktion der Hautmuskeln über dem Rücken; afferenter Teil: Hautnerven über gesamter Rücken- und Flankengegend: der Reiz wird durch die weiße Substanz des Rückenmarks weitergeleitet bis zum Reflexzentrum, das im Rückenmarksgrau bei C_8–Th_1 lokalisiert ist *(Abb. 5*, s. nächste Seite*)*. Dort entspringen die motorischen Nerven (Wurzel Th_1), die die Hautmuskeln innervieren. Das Funktionieren dieses Reflexes hängt also nicht allein von der Intaktheit der afferenten und efferenten Nerven und des spinalen Reflexzentrums ab, sondern auch von jener der aufsteigenden Bahnen in der weißen Rückenmarkssubstanz zwischen L_4 und C_8.

3.3.3 Reflexe der Vorhand

- **Trizepsreflex:** In Seitenlage oder beim stehenden oder sitzenden Tier Vorderbein leicht nach vorne ziehen und Schulter leicht nach außen drücken, bei Flexion des Ellenbogens. Schlag auf die Trizepssehne knapp oberhalb des Olekranons: Streckung des Ellenbogens (Kontraktion des Trizepsmuskels selbst ist oft besser sichtbar). Zentrum C_6–Th_1, *Nervus radialis.*

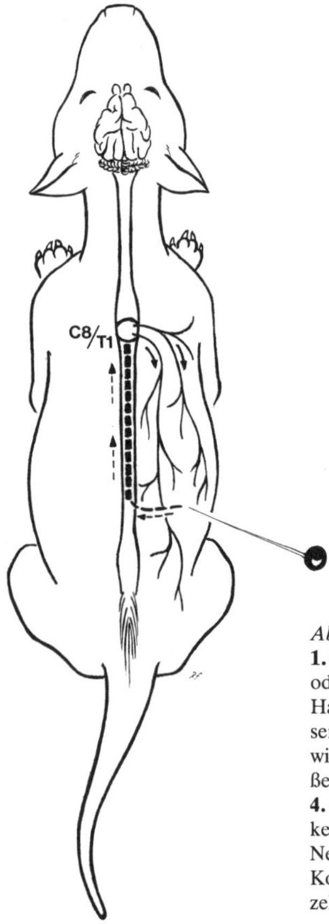

Abb. 5: Pannikulusreflex
1. Stechen oder Kneifen der Haut über Rücken oder Flanke; Stimulation der Noci-Rezeptoren der Haut; **2.** Stimulus erreicht das Rückenmark über sensible Nervenfasern (- - - -); **3.** der Stimulus wird durch die aufsteigenden Bahnen in der weißen Substanz des Rückenmarks weitergeleitet und **4.** erreicht das motorische Reflexzentrum im Rükkenmarksgrau bei C_8/Th_1. **5.** Die motorischen Neurone im Reflexzentrum geben den Impuls zur Kontraktion der Rumpfhautmuskulatur, via Wurzeln des *Plexus brachialis* und motorische Nerven

• **Extensor carpi radialis-Reflex:** Tier in Seitenlage, Gliedmaße unter dem Ellenbogen unterstützen, Carpus und Ellenbogen gebeugt. Schlag mit Reflexhammer auf den *Musculus extensor carpi radialis* knapp unterhalb des Ellenbogens: leichte Streckung des Carpus. Zentrum C_7–Th_1, *Nervus radialis.*
• **Bizepsreflex:** Finger auf die Sehne des *Biceps brachii* halten und mit Reflexhammer beklopfen. Leichte Extension der Gliedmaße. Zentrum C_6–C_8, *Nervus musculocutaneus.* Dieser Reflex ist häufig schwach.
• **Flexorreflex:** Wie bei der Hintergliedmaße, Zentrum C_6–Th_{12}.

Bei kleinen Hunden und Katzen ist sorgfältig darauf zu achten, daß das Beklopfen eine echte Kontraktion der betreffenden Muskeln bewirkt und nicht bloß eine passive Erschütterung der Gliedmaße!

3.3.4 Abnorme Reflexe

• **Streck- oder Spreizreflex:** In Seitenlage plötzliches Pressen der Fußsohle oder Spreizen der Zehen: Strecken der Gliedmaße. Meist zu beobachten an den Hinterbeinen bei schweren Rückenmarksläsionen kranial vom Lumbalmark.
• **Gekreuzter Extensor-Flexorreflex:** In Seitenlage Stimulation wie beim Flexorreflex:

Anziehen der stimulierten und Streckung der kontralateralen Gliedmaße. Tritt auf bei Rückenmarksläsionen oberhalb des Reflexzentrums.
»Massenreflexe«: Bei schweren Rückenmarksschädigungen kommt es gelegentlich zu einer weitgehenden »Enthemmung« der Reflexaktivität (z. B. bei Auslösen eines Flexorreflexes: Strampeln mit allen Gliedmaßen, Rudern mit dem Schwanz etc.).

3.4 Prüfung der Haltungs- und Stellreaktionen

Hierbei handelt es sich um physiologische Regulationsvorgänge, bei denen **alle Niveaus** des Nervensystems sowie Motorik und Sensibilität beteiligt sind. Ihr normaler Ablauf setzt in erster Linie die Intaktheit der lokalen oder segmental organisierten Systeme voraus. Die höheren Zentren sind verantwortlich für die Koordination und das nahtlose Ineinanderfließen der entsprechenden Bewegungsabläufe. Ihre Prüfung ist nützlich, um a) subtile Bewegungsstörungen besser zu erfassen; motorische Schwäche (Parese) zeigt sich deutlicher bei starker Belastung einzelner Gliedmaßen, b) das Niveau einer »Leitungsunterbrechung« abzugrenzen (z. B. abnorme Korrekturreaktion in den Hinterbeinen bei Rückenmarksläsion im Thorakalgebiet). Ferner zeigen diese Tests häufig Unterschiede der neurologischen Funktion zwischen der linken und rechten Körperhälfte. Deshalb ist es sehr wichtig, sie **immer auf beiden Seiten durchzuführen und zu vergleichen.** Die meisten dieser Reaktionen sind nur bei kleineren Tieren zu erzielen. Bei Großtieren können spontane unphysiologische Körperstellungen und -haltungen der Gliedmaßen aufschlußreich sein.

- **Stehen und Gehen auf einem ipsilateralen Beinpaar:** Auch bei mittelgroßen Tieren durchführbar. Anheben der Gliedmaßen einer Seite (am besten Beine proximal anfassen, ohne stark zu abduzieren, um Schmerzen oder Abwehrbewegungen zu vermeiden). Beobachten, wie die beiden fußenden Gliedmaßen den Körper unterstützen, dann passiv seitwärts und vorwärts schieben und die Koordination der stützenden Gliedmaßen registrieren. Abnorme Befunde: ataktische Bewegung, Umfallen, Unfähigkeit, das eigene Gewicht zu tragen.
- **Stehen und Gehen auf Vorder- oder Hintergliedmaßen allein:** Gleiches Prinzip wie oben.
- **Hüpfreaktion** *(Abb. 6):* Dazu werden drei Gliedmaßen angehoben, und das Tier wird passiv in verschiedene Richtungen verschoben. Normales Verhalten: hüpfende Bewegung und koordiniertes Auffangen des Körpergewichtes auf der isolierten Gliedmaße. Abnorme Befunde: ataktische Bewegungen, zu große oder zu kleine Schritte, Unfähigkeit, das eigene Körpergewicht zu tragen.
- **Korrekturreaktion** *(Abb. 3):* Beim stehenden Tier eine Gliedmaße in unphysiologische Stellung bringen, am einfachsten passiv überköten, d. h. Gliedmaße auf die dorsale Fläche des Fußes aufsetzen. Normale Reaktion: schnelles Korrigieren und Wiedereinnehmen der physiologischen Haltung. Abnorme Reaktion: langsame oder zögernde bzw. fehlende Korrektur. Diese Untersuchungsart ist auch beim Pferd möglich (z. B. Überkreuzen der Vorder- oder Hinterfüße). Vorsicht: Die Reaktion ist stark abhängig von Temperament und anderen psychischen Faktoren und sagt zuweilen mehr über den Zustand des Sensoriums aus als über den der Tiefensensibilität.
- **Unterstützungsreaktion:** Tier mit frei hängenden Vorder- oder Hinterbeinen dem Boden nähern, bis die Füße diesen leicht berühren. Normale Reaktion: Streckung, Steifhalten und Auffußbewegung der Gliedmaßen. Abnorme Reaktion: langsames oder unkoordiniertes Auffußen; Durchsinken.
- **Tischkantenprobe** *(Abb. 6):* a) optisch: Tier hochheben und in Richtung einer Aufstützfläche (z. B. Tisch) bewegen. Normale Reaktion: beim Annähern an Tisch Aufsetzen der Vorder- oder Hinterbeine. b) taktil: wie a), jedoch mit verbundenen Augen (oder Hand vor die Augen halten) mit den Pfoten leicht die Tischkante berühren. Abnorme Reaktion:

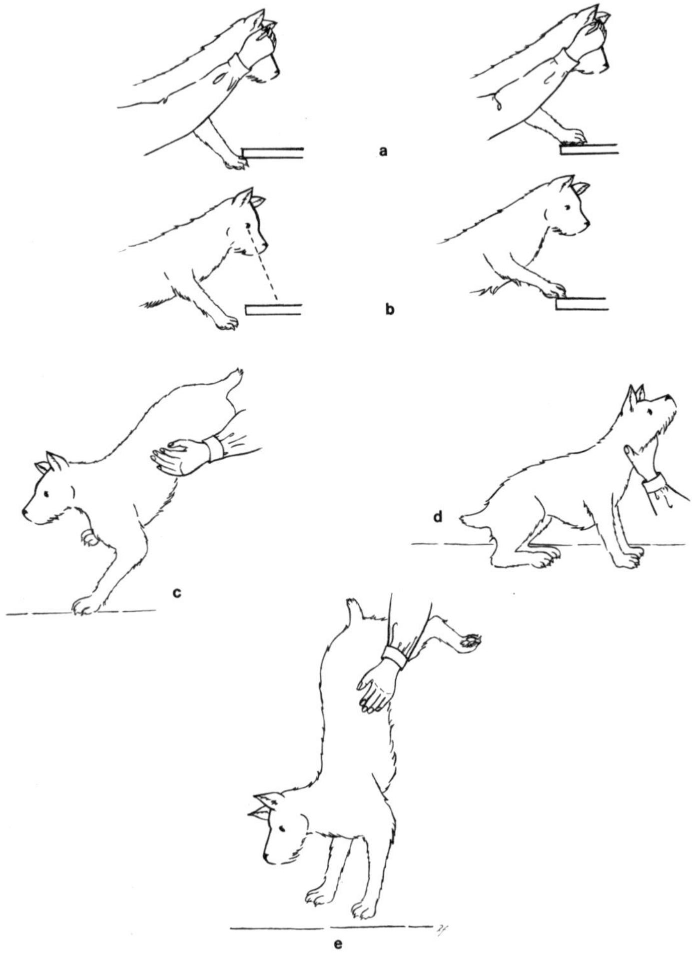

Abb. 6: Einige Haltungs- und Stellreaktionen
a) Taktile Tischkantenprobe (mit verdeckten Augen): Auffußen, sobald die Tischkante mit den Pfoten berührt wird. **b)** Optisch: Auffußen, sobald der Tisch in Reichweite kommt, wie visuell festgestellt wurde. **c)** Hüpfreaktion auf einer Gliedmaße. **d)** Tonische Nackenreaktion: Strecken des Kopfes und Halses; Strecken der Vorder- und Beugen der Hintergliedmaßen. **e)** Aufrichtungsreaktion: Hochheben am Becken: Strecken des Halses mit Aufrichten des Kopfes und Strecken der Vordergliedmaßen

fehlendes Auffußen mit einer oder beiden Gliedmaßen; Auffußen langsam oder zögernd bzw. ungeschickt, z. B. überkötend; exzessive Auffußbewegungen.
• **Aufrichtreaktionen** *(Abb. 6):* Kleinere Hunde an Oberschenkeln mit Kopf nach unten hochheben: Kopf wird aufgerichtet unter Dorsalflexion des Halses. Katzen hochheben in Rückenlage und ca. 1 Meter fallenlassen, wieder auffangen: sie drehen sich um Körperachse in normale Bauchlage.

Alle geschilderten Manipulationen ab Unterstützungsreaktion setzen eine nur mittlere Größe der Hunde und ein gewisses Maß an Kooperationsbereitschaft voraus. Größere Tiere können passiv in Seitenlage gebracht werden (beidseits), und dabei wird beobachtet, ob sie Kopf und Hals aufrichten, sich selbst in Sternallage bringen oder aufstehen können.

• **Tonische Halsreaktionen** *(Abb. 6):* Am stehenden Tier passives nach hinten-/oben Biegen (dorsal) des Kopfes und Halses: Beugung der Hinterbeine (andeutungsweise Sitzbewegung) und Streckung der Vorderbeine. Abnorme Antwort: asymmetrische Bewegung bzw. unvollständige Streckung oder Beugung einer Vordergliedmaße. Kopf und Hals nach lateral abbiegen: Beugen der gleichseitigen, Strecken der kontralateralen Gliedmaßen.

Bei Großtieren ist fast nur die Beobachtung spontaner Stellungs- und Haltungsanomalien möglich, so z. B., beim Pferd Rückwärts- und Seitwärtstreten, passive Kopf-/Halsbewegungen. Wichtig: Verhalten unter dem Reiter (je nach angelernten Fähigkeiten).

3.5 Untersuchung der Kopfnervenfunktion

Mit Ausnahme der zwei ersten sog. Hirnnerven *(Olfaktorius* und *Optikus)* sind die Zentren der Kopfnerven in Mittelhirn, *Pons* und *Medulla oblongata* lokalisiert.

3.5.1 Riechsinn (I)

Der erste Kopfnerv *(N. olfactorius)* hat Rezeptoren und erstes Neuron in der Riechschleimhaut. Der chemische Riechstimulus wird via *Bulbus* und *Tractus olfactorius* in die Riechrinde im *Lobus piriformis* und weiteren basalen Kortexregionen geführt, wo er bewußt wahrgenommen wird. Der Riechsinn ist für alle Haustiere zweifellos von großer Wichtigkeit, ist aber nicht leicht und fast nur im Sinn einer ja/nein-Antwort zu untersuchen. Hinzu kommt, daß Sinnesempfindungen (sog. Oralsinn), die mit dem Riechen zusammenhängen können, uns nicht zugänglich sind.

Ausfall: **Anosmie.**

Untersuchung: Anamnestische Angaben sind unerläßlich. Beobachtungen des Besitzers über das Verhalten des Tieres in Gegenwart von Futter, Wild, Duftmarken usw. sind die brauchbarsten. Untersuchung mittels stark oder für den Hund attraktiv riechender Substanzen (Futter) ist möglich. Es ist zu beachten, daß reizende Stoffe wie Äther, Benzol usw. die Schleimhäute angreifen und über die sensorischen Trigeminusfasern eine Abwehrreaktion hervorrufen können, die mit dem Riechsinn nichts zu tun hat.

3.5.2 Gesichtsinn (II)

Wie in *Abbildung 7* dargestellt, werden Lichtreize von der Retina via Sehnerven und Sehbahnen *(Fasciculus,* resp. *Tractus opticus)* zu den primären Sehzentren im kaudalen Epithalamus und nasalen Vierhügel und weiter zur Okzipitalhirnrinde geleitet, wo sie bewußt wahrgenommen werden. Man unterscheidet eine rechte und eine linke Hälfte des Gesichtsfeldes, d. h. jenes Teiles der Umwelt, der bei einer bestimmten Augenstellung wahrgenommen wird. Da Augen und Netzhaut gewölbt sind, »sehen« sie nicht nur das gleichseitige, sondern auch einen Teil des gegenseitigen Gesichtsfeldes. Dadurch gibt es eine Überlappung der beiden Gesichtsfelder, die um so geringer ist, je größer der Winkel zwischen den Augachsen: bei Katzen sind die Augachsen fast parallel, deshalb starke Überlappung; beim Pferd besteht nur geringfügige Überdeckung. Diese Überlappung hängt auch mit der Kreuzung der Sehfasern im *Chiasma opticum* zusammen. **Jede visuelle Information aus den linken bzw. rechten Gesichtsfeldern wird in die rechte bzw. linke Gehirnhälfte projiziert.** Bei Tieren ist es nur sehr beschränkt möglich, Ausfälle in Anteilen der beiden Gesichtsfelder für jedes Auge gesondert objektiv zu testen. Bei der neurologischen Untersuchung des Sehvermögens werden im Prinzip vor allem die **linken und rechten**

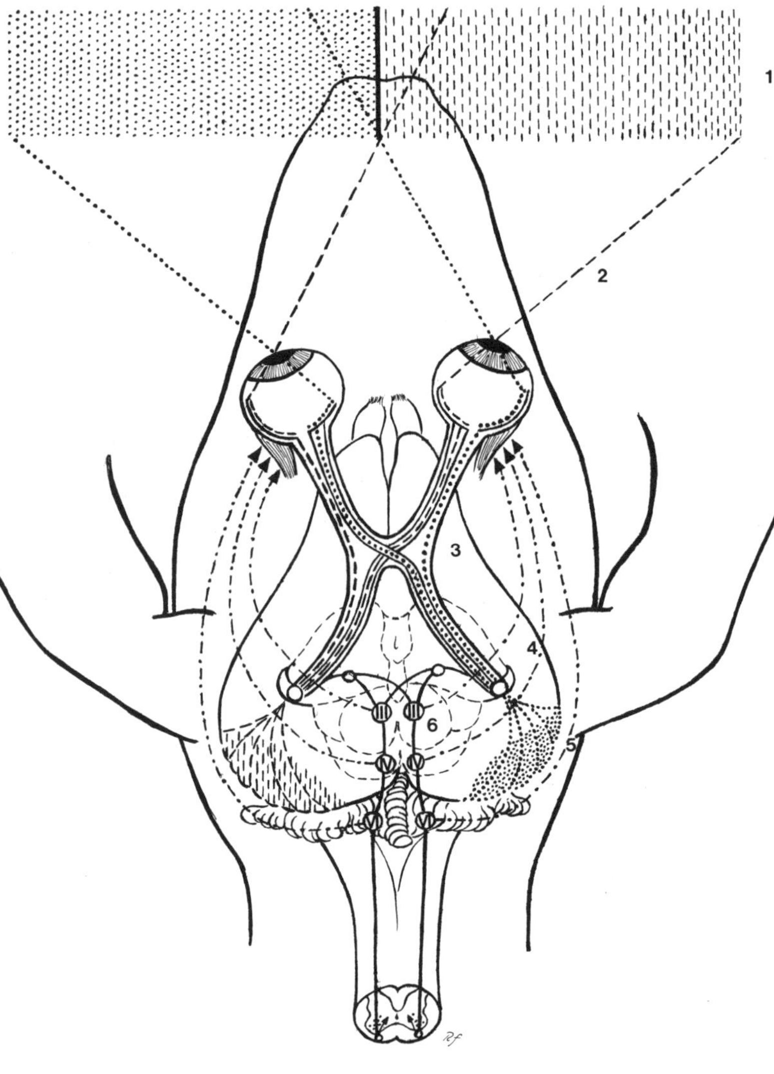

Abb. 7: Das visuelle System, schematisch-vereinfachte Darstellung
1. Ausschnitt des Gesichtsfeldes: linke Hälfte (···) und rechte Hälfte (---). **2.** Das linke (bzw. rechte) Auge »sieht« die ganze linke (bzw. rechte) Seite des Gesichtsfeldes und auch einen Teil der rechten (bzw. linken) Seite. Deshalb gibt es eine Überlappung (was beide Augen »sehen«). **3.** Die Fasern, die aus dem linken Auge stammen und die die visuelle Information aus der linken Seite des Gesichtsfeldes vermitteln, kreuzen im *Chiasma opticum* auf die Gegenseite (nach rechts), diejenigen, die die Information von der rechten Seite des Gesichtsfeldes vermitteln, bleiben ipsilateral. Das gleiche gilt umgekehrt für das rechte Auge. **4.** Die Optikusfasern enden in den primären Sehzentren *(Corpora geniculata lateralia* im *Thalamus).* **5.** Die *Corpora geniculata* projizieren in die Okzipitalrinde (bewußtes Sehen): die linke Seite des Gesichtsfeldes ist in der rechten Hirnhälfte, die rechte Seite links repräsentiert. **6.** Ein Teil der Optikusfasern zweigt vor den *Corpora geniculata* ab und stellt Verbindungen (über prätektale Kerne) mit den Augenmuskelkernen (III, IV, VI) und der grauen Substanz des Halsmarkes her. Diese Verbindungen sind verantwortlich für die visuelle Orientierung

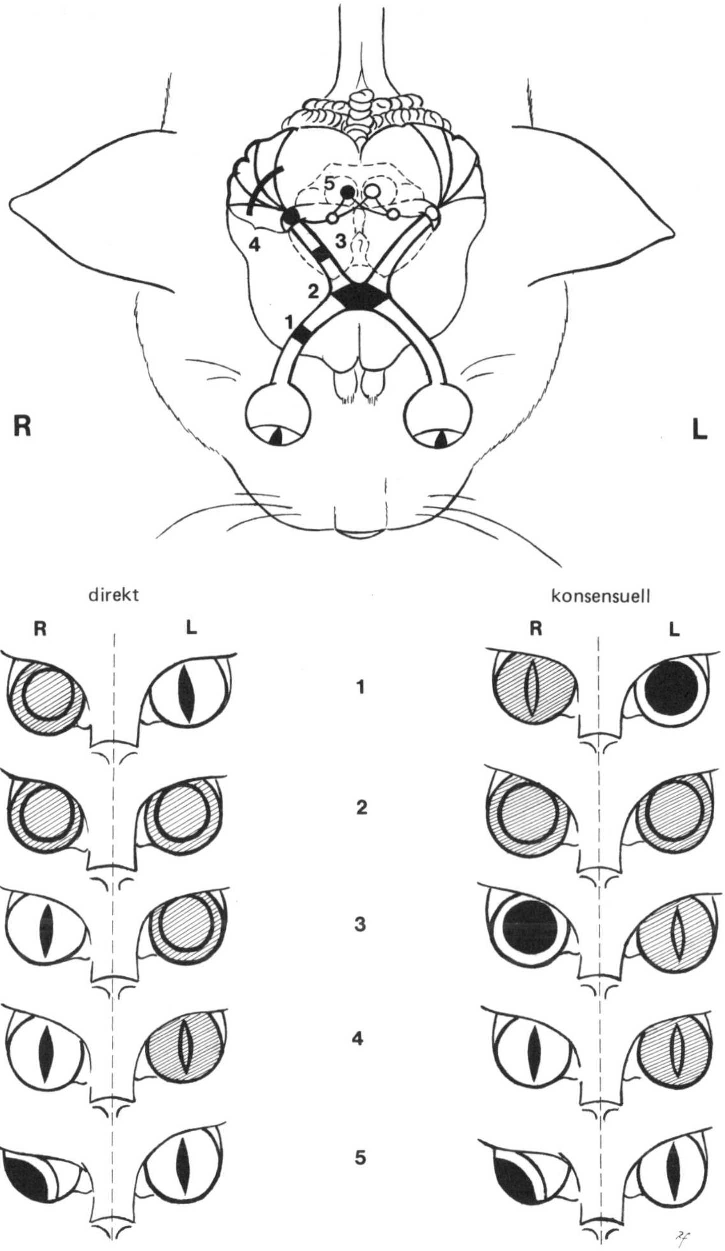

Abb. 8: Lokalisation von Läsionen innerhalb des visuellen Systems (vereinfacht). Die Untersuchung stützt sich auf: • Sehvermögen (Drohreflex, Wattebauschtest, etc.): Blindheit ist in der Darstellung symbolisiert durch schraffierten Bulbus. Die linke und die rechte Seite des Gesichtsfeldes werden für sich getestet, wobei die Reaktion entweder nur des linken oder des rechten Auges bewertet wird (die Überlappung nasaler Anteile der beiden Gesichtsfelder ist nicht berücksichtigt). • Direkte Pupillenreaktion: Verengung bei Lichteinfall; Ausfall: erweiterte Pupille; • Konsensuelle Pupillenreaktion: Verengung der Pupille bei Belichtung des anderen Auges. Ausfall: weit bleibende Pupille
1. Läsion des *Nervus opticus*. **2.** Totale Läsion des Chiasmas. **3.** Läsion im *Tractus opticus*. **4.** Läsion in *Corpus geniculatum* oder Hirnrinde. **5.** Läsion im Mittelhirn *(N. oculomotorius)*

Gesichtsfelder getestet. Optische Fasern ziehen auch zum Mittelhirn und sind verantwortlich für den **Pupillarreflex** (siehe 3.5.4). Ferner gibt es Verbindungen der Sehbahnen über das Mittelhirn mit den Augenmuskelkernen (Augenbewegungen) und motorischen Nervenzellen im Halsmark (Kopf-Halsbewegung), die notwendig sind für die **visuelle Orientierung** *(Abb. 7)*.

Ausfälle/Sehstörungen: Ausbleibendes Erkennen des Besitzers und anderer vertrauter Personen (wenn der Geruchssinn ausgeschlossen wird); Ausbleiben der Reaktion auf andere Tiere; Hineinlaufen in Hindernisse. Tiere mit einer sich langsam entwickelnden Sehstörung können diese im vertrauten Milieu erstaunlich gut kompensieren, so daß Blindheit oft erst in fremder Umgebung auffällt.

Untersuchung: Beobachtung des Tieres in freier Bewegung in einem fremden Raum mit Hindernissen. Der Besitzer sollte das Tier aus einiger Entfernung zu sich rufen. Größere Tiere können über Hindernisse (Hinhalten einer Stange) oder gegen den Rahmen der Stalltür geführt werden (Vorsicht: Geruchssinn!). Man prüft, ob die Tiere lautlose Bewegungen im Gesichtsfeld verfolgen. Kleinere Tiere lassen sich auf dem Untersuchungstisch bis an den Rand schieben. Normalerweise wehren sie sich gegen weiteres Verschieben über den Rand hinaus.

- **Wattebauschtest:** Ein Wattebäuschchen wird im lateralen Bereich des Gesichtsfeldes fallengelassen. Normale Reaktion: Kopf- oder Augenbewegung in Richtung des fallenden Wattebausches. So können linke und rechte Seite unabhängig voneinander getestet werden.
- **Drohreflex:** Man vollführt eine plötzliche Bewegung mit der Hand in Richtung des Auges (kein Luftzug, der den Cornealreflex auslösen könnte!). Normale Reflexantwort ist das Schließen der Augenlider und eventuell ein Seitwärtsrücken des Kopfes. Dieser Reflex setzt eine intakte Sehbahn sowie eine nicht gestörte Funktion von Facialiskern und -nerv für die Innervation der Augenlider voraus. Durch Abdecken des anderen Auges können nasaler und temporaler Anteil der Gesichtsfelder getestet werden.
- **Ophthalmoskopische Untersuchung:** Liegen keine offensichtlichen Veränderungen von Cornea, Linse, Kammerflüssigkeit oder Glaskörper vor, die eine Blindheit erklären, muß der Augenhintergrund untersucht werden. Da es viele Variationen des Hintergrundbildes zwischen den Tierarten und innerhalb der gleichen Art gibt, ist eine genaue Untersuchung und kompetente Interpretation Sache des Spezialisten. Wir verweisen auf die entsprechende Literatur. Bei der neurologischen Untersuchung sollte man aber imstande sein, grobe Abweichungen wie Verlust der Gefäßfüllung, Blutungen, starken Farbverlust der Retina, starkes Hervorwölben, Atrophie oder andere Anomalien des Sehnervenkopfes festzustellen.
- Feststellen des Niveaus der Sehstörung bei normalem Augenbefund: Unter Auslösung des Drohreflexes und des direkten sowie konsensuellen Pupillarreflexes (siehe 3.5.4) ist es möglich, eine Läsion innerhalb der verschiedenen Abschnitte der Sehbahnen zu lokalisieren *(Abb. 8)*.

3.5.3 Die Augenbewegungen (III, IV und VI)

Der *N. oculomotorius* (III) ist hauptverantwortlich für die Bewegung der Augen. Der *N. trochlearis* (IV) *(M. obliquus bulbi superior)* läßt den Augenbulbus sich aufwärts drehen und der *N. abducens* (VI) *(M. rectus bulbi temporalis)* auswärts *(Abb. 9)*.

Ausfälle: Strabismus **(Schielen),** siehe schematische Zeichnung *(Abb. 9)*.

Bei chronischer Ophthalmoplegie: Atrophie der Bulbusmuskulatur und des peribulbären Fettgewebes mit starkem Enophthalmus (Auge in Orbita zurückgesunken).

Cave: Verwechslung mit äußeren Augenleiden, Mikrophthalmie etc.!

Untersuchung: Symmetrie der Augenstellung beurteilen; Beobachten der Augenbewegungen bei passivem Bewegen des Kopfes oder beim Folgenlassen von Bewegungen im Gesichtsfeld.

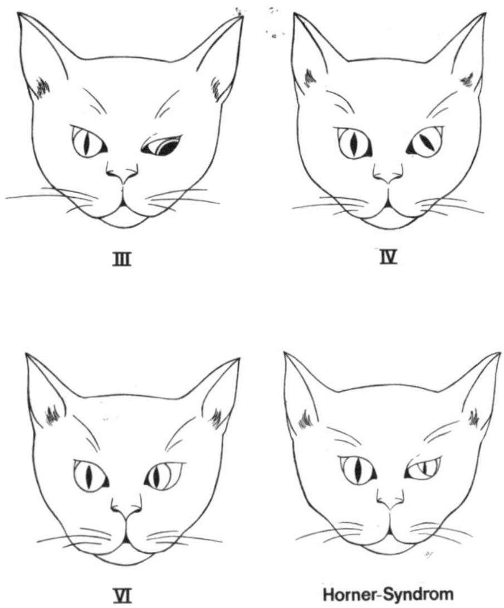

Abb. 9: Augenmuskellähmungen (gezeigt am linken Auge) **III:** Oculomotoriuslähmung: ventro-lateraler Strabismus und gelähmte (erweiterte) Pupille; leichte Ptosis. **IV:** Trochlearislähmung: Rotation des Bulbus (sichtbar bei schlitzförmigen Pupillen). **VI:** Abducenslähmung: medialer Strabismus. Horner-Syndrom: Miosis, Ptosis, Protrusion des 3. Augenlides, Enophthalmus (wenn vollständig)

Okulo-kephale Reflexe

Durch ihre Verbindungen mit dem visuellen und vestibulären System sind die Augenmuskelnerven eingeschaltet in die Koordination von Augenbewegungen und Haltungsveränderungen des Kopfes (siehe S. 188).

3.5.4 Die Pupille (III)

Fasern des *N. oculomotorius* (III) sind verantwortlich für die **parasympathische** Innervation der Iris. Der Nucleus III wird über die Sehbahnen von beiden Seiten aktiviert *(Abb. 8)* und läßt den *M. sphincter iridis* kontrahieren, auf der belichteten Seite (direkter Pupillarreflex) sowohl wie auf der kontralateralen (konsensuelle Pupillenreaktion) *(Abb. 8)*, wodurch sich die Pupille verengt. Je stärker der Lichteinfall, desto deutlicher die Kontraktion (Miosis). Die Pupille steht jedoch auch unter sympathischer Kontrolle. Die **sympathische** Innervation hat ihr Zentrum in den ersten Thorakalsegmenten des Rückenmarkes *(Abb. 10)*. Die Fasern verlassen das Rückenmark via Ventralwurzeln im Bereich des Ursprungs des *Plexus brachialis* und laufen im Halssympathikus, durch kraniales Zervikalganglion, Innenohr und via *N. ophthalmicus* zur Iris. Das spinale Reflexzentrum wird durch im Halsmark verlaufende Fasern vom Hirn aus im enthemmenden Sinne beeinflußt. Die sympathische Innervation läßt die Pupille weiter werden (Mydriasis) und verursacht auch einen erhöhten Tonus des Periorbitalgewebes und der Augenlider, was das Auge etwas hervortreten läßt und den Augenspalt offenhält.

Störungen

III. Hirnnerv: im Vergleich zur Belichtungsintensität zu weite Pupille **(Mydriase);** Sympathicus: enge Pupille **(Miose);** beide: ungleich große Pupillen **(Anisokorie),** unbewegliche Pupille **(Pupillenstarre).**

Bei Miose, Ptosis (enger Lidspalt), Enophthalmus (Einsinken des Auges; oft mit Vorfall des 3. Augenlides) spricht man vom **Horner-Syndrom**[1]. Beim Tier ist oft nur die Miose

[1] Johann Friedrich Horner, Arzt in Zürich 1831–1886, beschrieb das Syndrom erstmals 1869

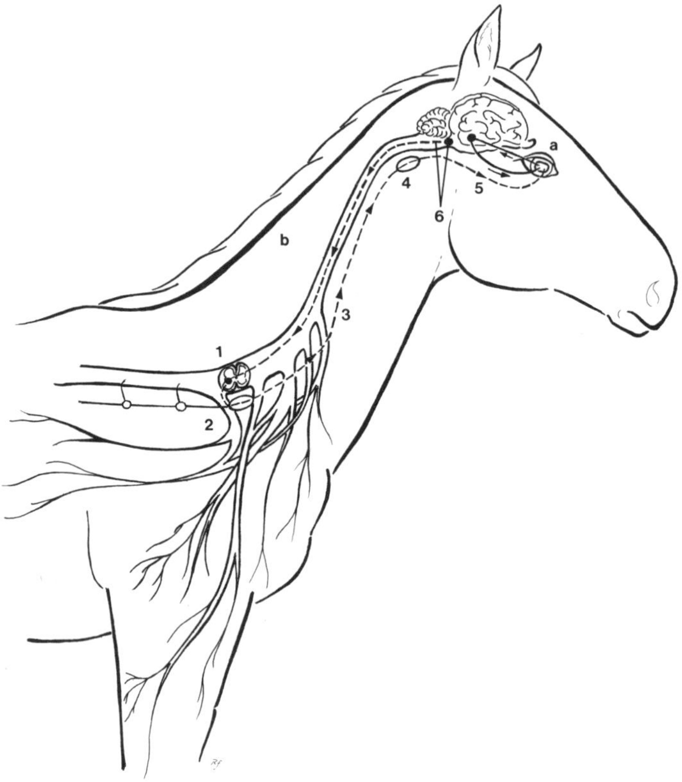

Abb. 10: Innervation der Pupille und Störungen (sympathisch/parasympathisch) der Pupillenfunktion
a) Parasympathische Innervation: Lichtstimulation der Netzhaut → *Nervus/Tractus opticus* → Mittelhirn → *Nervus oculomotorius* → Pupillenverengung. **b)** Sympathische Innervation: **1.** Zentrum im Rückenmark (Th_1–Th_3). **2.** Sympathische Fasern verlassen das Rückenmark mit Wurzeln des *Plexus brachialis.* **3.** Sympathische Impulse verlaufen via symp. Seitenstrang. **4.** Synapsen im Ganglion *cervicale craniale.* **5.** Postsynaptische Fasern verlaufen im *N. ophthalmicus* zum Augenbulus: Pupillenerweiterung. **6.** Das Zentrum im Rückenmark wird enthemmt durch sympathische Einflüsse aus dem Hirnstamm via absteigende Bahnen im Rückenmark.
Verschiedene Lokalisationen von Läsionen, die zum Horner-Syndrom (Miosis, Ptosis, Protrusion des 3. Augenlides, Enophthalmus) führen können: **1.** im Rückenmarksgrau bei Th_1–Th_3, z. B. Trauma, Infarkt. **2.** im *Plexus brachialis,* z. B. Plexusabriß. **3.** im sympathischen Seitenstrang, z. B. mediastinale Tumoren, Trauma. **4.** im Ganglion *cervicale craniale,* z. B. Tumoren, Entzündungen (beim Pferd Luftsack) der Umgebung. **5.** in den postganglionären Fasern, z. B. bei Mittelohrentzündungen, retroorbitalem Prozeß. **6.** im Halsmark mit Unterbrechung der absteigenden Bahnen, z. B. Trauma, Infarkt oder im Hirnstamm und Hypothalamus, z. B. bei Hirntraumen (Schädelbasisfraktur).

auffällig. Bei Pferden können lokales Schwitzen auf der denervierten Seite, ferner Vasodilatation und Kongestion der Nasenschleimhäute mit Stenoseerscheinungen der Nasengänge auftreten.

Untersuchung

Pupillarreflex: starke Lichtquelle (Handlampe 100 W; Sonnenlicht) ins Auge fallen lassen. Normal: Verengung der Pupille im belichteten (direkter Reflex) und im gegenseitigen Auge (indirekter oder **konsensueller Reflex).** Für die Zusammenhänge von Störungen der Pupillarfunktion mit dem Sitz von Läsionen in den Sehbahnen siehe *Abbildung 8.*

3.5.5 Kaubewegungen (V)

Die Kaumuskeln *(Mm. masseter, temporalis, pterygoideus* und *digastricus)* werden vom *Nervus trigeminus (Ramus mandibularis* und *maxillaris)* innerviert. Bei Ausfällen beobachtet man Asymmetrie der äußeren Kaumuskeln (Vergleich durch Palpation) infolge Atrophie. Schwierigkeiten beim Fressen: herabhängender Unterkiefer, ungenügende Kraft, solides Futter zu zerbeißen (Hund: Knochen!), häufig auftretender Speichelfluß, bei fortgeschrittener Atrophie Kiefersperre. Bei irritativen Läsionen kann erhöhter Kaumuskeltonus **(Trismus)** mit Unfähigkeit, das Maul zu öffnen, auftreten.

3.5.6 Gesichtsausdruck (Mimik; VII)

Der *N. facialis* ist verantwortlich für die Bewegung der mimischen oder Gesichtsmuskeln (Augenlider, Lippen, Nasenlöcher, Ohren). Bei den Haussäugetieren ist die Mimik, zur Kategorie der Ausdrucksbewegungen gehörend, im Vergleich zum Menschen eingeschränkt. Da der *N. facialis* durch das Mittelohr verläuft, ist er bei entzündlichen Prozessen dieser Region oft in Mitleidenschaft gezogen. Er enthält auch parasympathische Fasern für Speichel-, Tränen- und Nasendrüsen.

Ausfälle: Asymmetrie der Stellung von Augenlidern, Nasenlöchern, Lippen oder Ohren. Herabhängende Lippen, hängende Ohren, unbewegliches Nasenloch. Beim Pferd auffällige Deviation der Nase nach der gegenüberliegenden (gesunden) Seite. Die Augenlider können nicht gänzlich geschlossen werden; sekundär kann es zur Beschädigung der Cornea kommen (Austrocknung wegen fehlenden Tränenflusses; fehlender Schutzreflex). Mangelhafter Lippenschluß kann ebenfalls Speichelfluß verursachen. Je nach äußerer Konfiguration der Gesichts- und weiterer Kopfpartien ist die Mimik relativ starr und demzufolge schwer zu beurteilen (Rind, Schwein, Hunderassen mit übermäßiger Hautbildung, Hängeohren). Irritation: uni- oder bilateraler Spasmus der Gesichtsmuskulatur: Risus sardonicus (Beispiel: Tetanus).

Untersuchung: der Drohreflex (siehe 3.5.2) setzt die intakte Sehbahn, der Cornealreflex (siehe 3.5.7) die intakte Trigeminusinnervation der Hornhaut voraus. **Orbicularis oculi-Reflex:** Berühren der Wimpern oder leichtes Beklopfen der Haut um die Augen resultiert in Schließen der Augenlider. Reflexbogen: Haut → *N. trigeminus* → Hirnstamm → *N. facialis* → Lidmuskulatur. Dieser Reflex setzt also ebenfalls die Intaktheit der sensiblen Komponente des Trigeminus (und der motorischen des Fazialis) voraus *(Abb. 11)*.

3.5.7 Schmerzempfindung im Kopfbereich (V; X)

Die Schmerzempfindlichkeit im größten Teil des Kopfbereiches einschließlich Hornhaut, Nasenlöcher und größerem Teil der Zunge wird durch den *N. trigeminus* sichergestellt. Der äußere Gehörgang wird sensibel durch den *N. vagus* innerviert.

Ausfälle: Bei chronischer Trigeminuslähmung kann sich eine **Keratitis (neuroparalytica)** entwickeln infolge Wegfalls der Schutzreflexe. Verletzungen der Zunge können gleichfalls auf Trigeminusschädigung hindeuten (Störung der Kaubewegungen, Gefühllosigkeit der Zunge).

Untersuchung: Wie am übrigen Körper wird die Schmerzempfindlichkeit der Kopfhaut mittels Nadel oder kleiner Zange geprüft. Normale Reaktionen sind Abwehr- und Ausweichbewegungen oder andere Äußerungen der Unlust. Seitenunterschiede sind am besten beurteilbar in der Region von Nasenlöchern und Oberlippe.

Cornealreflex: Berühren der Cornea (von hinten, damit kein Drohreflex ausgelöst wird)

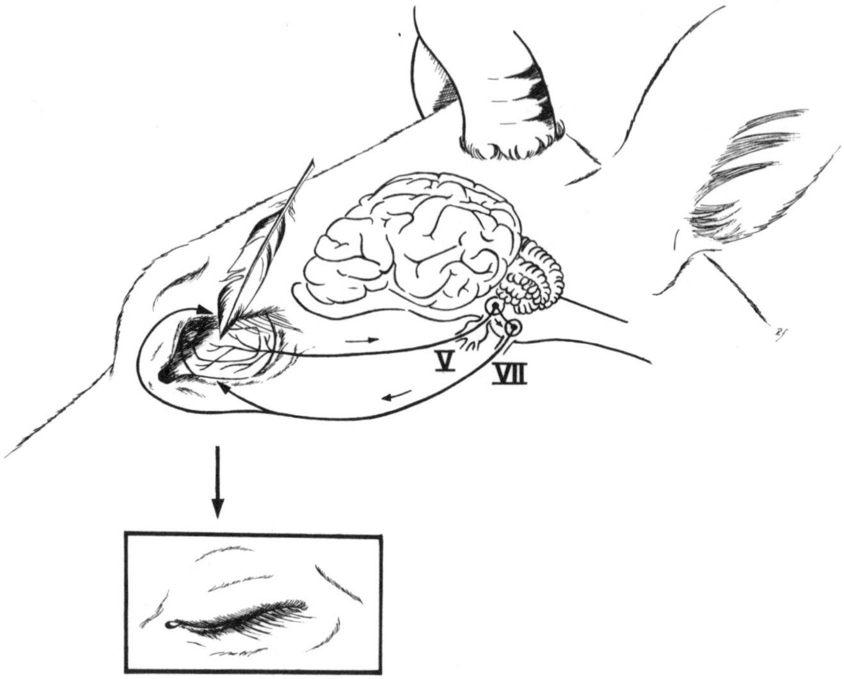

Abb. 11: Cornealreflex, schematisch
1. Berühren der Cornea: Stimulation der Nocirezeptoren. **2.** Der Reiz geht via *Nervus trigeminus* und *Ganglion nervi trigemini* zum sensiblen Trigeminuskern im Hirnstamm. **3.** Verbindung im Hirnstamm mit Fazialiskern. **4.** *Nervus facialis:* motorischer Impuls zu den Lidmuskeln: Lidschluß

mit Wattetupfer oder ähnlichem, eventuell mit Luftstrom aus Injektionsspritze: Schließen der Augenlider und eventuell leichte Reaktion des Bulbus. Reflexbogen: Cornea → *N. trigeminus* → Hirnstamm → *N. facialis* → Lidmuskulatur *(Abb. 11).*

3.5.8 Gehör (VIII)

Das Hören ist ein komplizierter Vorgang, wobei akustische Stimuli vom spezialisierten Rezeptororgan im Felsenbein, der Cochlea, via *Pars acustica* des Nervus VIII *(Statoacusticus),* Cochlearkerne und obere Oliven, Mittelhirn und Thalamus die Hirnrinde erreichen.

Ausfälle: Taubheit oder reduziertes Hörvermögen, meist nur aus verändertem Verhalten zu schließen (das Tier gehorcht nicht mehr).

Untersuchung: plötzlicher akustischer Stimulus (z. B. Pfeifen) außerhalb des Gesichtsfeldes des Tieres. Normale Antwort: Hinwenden des Kopfes in Richtung der Schallquelle. Die Lokalisation einer Läsion im Verlauf der Gehörbahnen ist, im Gegensatz zu den Sehbahnen, mit einfachen Tests nicht möglich. Nur spezielle und aufwendige elektrodiagnostische Methoden (auditorisch evozierte Potentiale im EEG) sind dazu imstande.

3.5.9 Gleichgewicht (VIII)

Die Bogengänge des Innenohrs sind das Rezeptororgan für den vestibulären Anteil des VIII. Gehirnnervs. Das Gleichgewichtsorgan wird stimuliert durch Positionsänderungen, Beschleunigung, Verlangsamung und Veränderungen in der Schwerkraft. Der Stimulus läuft via VIII. Nerv und Ganglion zu den Vestibulärkernen im hinteren Hirnstamm *(Abb. 75)*. Die Vestibulärkerne sind mit den Augenmuskelkernen, dem Kleinhirn und dem Rückenmark verbunden *(Abb. 75)*.

Ausfälle: Kopfschiefhaltung, Umfallen und Rollen in Richtung der Läsion; **Nystagmus,** d. h. rhythmische Augenbewegungen mit langsamer Komponente gegen die geschädigte Seite. Der Nystagmus bei Läsionen der peripheren Anteile des Vestibulärapparates ist meist horizontal oder rotatorisch und in gleichbleibender Richtung. Bei Läsionen des Hirnstammes kann der Nystagmus vertikal sein oder die Richtung verändern.

Untersuchung: Physiologischer Nystagmus kann temporär auch beim Gesunden induziert werden, wenn die Position des Kopfes plötzlich passiv verändert wird. Pathologischer, andauernder (Positions-)Nystagmus kann durch bestimmte Kopfhaltungen ausgelöst werden. Nystagmus ohne andere Hirnnervensymptome bei Hochleistungskühen wird als Ausdruck einer latenten Tetanie oder Hypokalzämie interpretiert. Bei Hund und Katze bleibt das Auge normalerweise in der Mitte der Lidspalte stehen, wenn der Kopf passiv dorsalwärts gebogen wird. Bei Vestibulärläsionen dagegen dreht sich das Auge auf der erkrankten Seite nach unten (vestibulärer Strabismus). Bei Rindern bleibt das Auge normalerweise in der Horizontalen fixiert, wenn der Kopf um die Längsachse gedreht wird. Bei der Aufrichtungsreaktion (siehe S. 189) haben Tiere mit Vestibulärläsionen Schwierigkeiten, sich aufzurichten und zeigen eine übertriebene Reflexantwort auf der Seite der Läsion.

3.5.10 Schlucken (IX und X)

Der *Nervus glossopharyngicus* und Teile des *Nervus vagus* sind verantwortlich für die motorische Innervation des Pharynx.

Ausfälle: Wenn einseitig Schluckbeschwerden, Regurgitation des Futters, auch durch die Nase. Bei vollständiger Lähmung Schluckunfähigkeit.

Untersuchung: Schluckreflex: Beim Berühren der Pharynxmukosa mit der Hand auslösbar (soll immer mit geschützter Hand, d. h. langen Gummihandschuhen geprüft werden: Tollwutgefahr).

3.5.11 Zungenbewegung (XII)

Der *N. hypoglossus* ist verantwortlich für die Zungenmotorik.

Ausfälle: Schwierigkeiten bei Futter- und Wasseraufnahme, Kauen und Abschlucken. Bei heraushängender Zunge meist Abweichung nach der gelähmten Seite.

Untersuchung: Adspektion, Beobachten der Wasser- und Futteraufnahme, passive Manipulation der Zunge, Symmetrie der Zungenhaltung, Verletzungen. Es gelten die gleichen Vorsichtsmaßnahmen wie oben beschrieben.

Die Störungen der vier letzten Hirnnervenpaare sind oft schwierig auseinanderzuhalten.

3.5.12 Geschmackssinn (VII, IX)

Der Geschmackssinn wird durch den *Nervus facialis* über spezielle Geschmacksrezeptoren in den zwei vorderen Dritteln der Zungenschleimhaut und durch den *Nervus glossopharyngicus* im hinteren Drittel der Zunge vermittelt. Objektiv ist der Geschmackssinn nur sehr schwierig zu testen. Eine Möglichkeit besteht darin, stark schmeckende Substanzen (z. B. Atropintropfen) auf die Zunge zu geben und die Reaktion zu beobachten: die normale Reaktion besteht meistens aus sofortigen Leckbewegungen.

3.5.13 Tränen- und Speichelfluß (VII)

Die Speichel- und Tränendrüsen werden durch die parasympathischen Fasern des *Nervus facialis* innerviert. Ausfälle: Reduzierter Speichelfluß macht sich bemerkbar durch starke Eindickung mit klebrig-schleimigem Aspekt des Speichels und sekundärer Rötung und Entzündung der Maulschleimhäute. Ein reduzierter Tränenfluß fällt auf durch Eintrocknen der Cornea mit möglicher Entwicklung einer Keratitis sicca.

3.5.14 Stimme/Larynxinnervation (X, XI)

Teile des *Nervus vagus* (X) und der *Nervus accessorius* (XI) innervieren die Kehlkopfmuskulatur. Ausfälle führen zu Stimmveränderungen: Heiserkeit bis zu völligem Verlust der Stimme, was vor allem bei Tieren, die vokalisieren (Bellen beim Hund, Schreien beim Schwein) auffällig ist. Lähmung im Bereich der Stimmbänder kann auch zu Behinderung der Luftzufuhr führen mit Dyspnoe und Stenosegeräuschen (beim Pferd Roaren). Untersuchung: Laryngoskopie und Beobachtung der Stimmbändermotorik.

3.5.15 Viszerale Motorik (X)

Der *Nervus vagus* (X) ist auch verantwortlich für die parasympathische Innervation der Eingeweide. Störungen: Bradykardie (Vaguspuls) bei Vagotonus: Zunahme der Bronchialsekretion, Zunahme der Peristaltik und der Sekretion von Verdauungssäften. Solche Symptome sind natürlich schwer als neurologisch bedingt zu erkennen, wenn sie isoliert, ohne andere neurologische Symptome, auftreten.

3.5.16 Halsmuskulatur (XI)

Der *Nervus accessorius* (XI) innerviert den *Musculus trapezius* und Teile des *Musculus sternocephalicus* und *Musculus brachiocephalicus*. Die motorischen Störungen in diesen Muskelpartien sind schwer faßbar; sie führen kaum zu ausgeprägten Gangstörungen; neurogene Muskelatrophie der betroffenen Muskeln kann durch sorgfältige Palpation eruiert werden.

3.6 Beurteilung von Bewußtsein und Verhalten

Das Bewußtsein[1] ist ein physiologisch komplexer Zustand, bei dem die Formatio reticularis, ein ausgedehntes Kerngebiet im Hirnstamm, eine wichtige Rolle spielt. Alle sensorischen Impulse aus der Umwelt oder auch solche, die innerhalb des Körpers entstehen, stimulieren die *Formatio reticularis,* die sie dann in diffuser Weise in die Großhirnrinde projiziert, wodurch ein größeres oder geringeres Maß an Wachheit entsteht.

Beurteilung: Beobachtung des Tieres. Ist es aufmerksam, hält es Kontakt zur Umgebung? Reagiert es auf Anruf, Berührung oder schmerzhafte Stimuli? Man kann drei (fließend ineinander übergehende!) Stufen von herabgesetztem Bewußtsein unterscheiden:

1. **Apathie:** wenig interessiert an der Umgebung, wenn ungestört, Neigung zum Schlafen;
2. **Stupor:** praktisch kein Kontakt zur Umgebung, reagiert nicht auf Berührung oder akustische Reize, dagegen auf starke Schmerzreize; ausgeprägte Schlafneigung;
3. **Koma:** völliger Bewußtseinsverlust, selbst schmerzhafte Reize werden nicht beantwortet.

Das Verhalten ist das Resultat von sehr komplexen physiologischen Abläufen, deren anatomische Substrate oder »Auslöseorte« vor allem im Bereich der Großhirnrinde und im limbischen System liegen. Es ist das Resultat von Wechselwirkungen zwischen Stimuli aus der Umwelt, die über die Sinnesorgane wahrgenommen werden, sowie solchen, die im Körper selbst entstehen, von Lernerfahrung, Gedächtnis und viszeralen Funktionen. Neben basalem Triebverhalten (Geschlecht, Hunger, Durst) und Grundemotionen wie Angst und Aggressivität gibt es komplexe Verhaltensweisen, die z. T. angeboren sind oder auf Lernvorgängen basieren.

Beurteilung: Durch den Wegfall von sprachlicher Kommunikation und bewußtem Mitgehen des Patienten beschränkt sich die Untersuchung beim Tier auf die Beobachtung von Abweichungen vom Artverhalten und von individuellen Verhaltensweisen (Affektivität, Gehorsam, angelernte Fähigkeiten, Erkennen von Personen, Sauberkeit, Einordnung in den Familien- oder den Gruppenverband etc.). Das Individualverhalten (und die Kenntnisse des Besitzers davon) ist im allgemeinen differenzierter beim Hund und z. T. bei der Katze, im Bereich seiner Gebrauchszwecke auch beim Pferd, dagegen weniger bei Nutztieren (hier stark abhängig von Haltungsbedingungen und Qualität der Beobachtung). Für die Beurteilung des Verhaltens ist eine kritische Auswertung der Anamnese sowie gelegentlich längere Beobachtung wichtig. Letztere ist unter Praxisverhältnissen meist schwer realisierbar. Befunde wie Übererregtheit, Reizbarkeit, Aggressivität, Bewegungs- oder Entweichungsdrang, Schreckhaftigkeit, Tobsucht etc., im Gegensatz dazu Apathie, Benommenheit, Stupor und Koma sind Beispiele von Störungen der psychischen Gesamtlage, die (mit Vorbehalten) bei einmaliger Untersuchung beurteilbar sind. Die diagnostische Verwertung psychischer Abweichungen ist problematisch. Im Zusammenhang mit organisch-neurologischen Symptomen (etwa Hirnnervensymptome, Ataxie, Krämpfe) deuten sichere psychische Störungen oft auf einen krankhaften Prozeß im Bereich des Großhirns. Verhaltensstörungen längerer Dauer, die nicht von weiteren hirnorganischen Symptomen begleitet werden, haben fast regelmäßig keine nachweisbare Grundlage. Bei Hunden kann unter Haltungsbedingungen in Städten sog. gestörtes Verhalten auftreten, weil die natürlichen Anlagen der Tiere zu starken Einengungen unterworfen werden. Ähnliches kommt übrigens auch bei Nutztieren und Zootieren vor; Beispiele: Schwanzbeißen beim Schwein, Federfressen beim Huhn, Koppen und Weben beim Pferd und andere Bewegungsstereotypien. Unter Wohnungsverhältnissen können durchaus natürliche Verhaltensweisen sich als störend und dadurch »abnorm« auswirken.

[1] Für unsere praktischen Belange können wir auf philosophische Diskussionen um »Bewußtsein« beim Tier verzichten. Wenn wir das »Selbst- oder Ich-Bewußtsein« (cogito ergo sum) ausklammern, so darf wohl der Ausdruck »Bewußtsein« (= Wachheit des Sensoriums oder des Erlebens) auf das Tier Anwendung finden. Für eine Darlegung des Problems siehe Frauchiger, 1953.

3.7 Zusammenfassung: Neurologische Untersuchung bei einzelnen Tierarten

Hund und Katze: Bei diesen sind grundsätzlich alle Untersuchungen, die bisher beschrieben wurden, ohne weiteres möglich. In *Tabelle 1* ist der Untersuchungsgang zusammengefaßt. Wichtig ist, das Vertrauen des Tieres zu gewinnen (wenn möglich die neurologische Untersuchung »spielerisch« gestalten), da bei stark verängstigten oder sich zur Wehr setzenden Tieren viele Reflexe etc. nicht prüfbar und oft schlecht zu interpretieren sind. Nach Aufnahme der Anamnese und erster Allgemeinuntersuchung fängt man am besten mit der Beurteilung des Bewegungsablaufes und des Verhaltens an. Anschließend untersucht man die Kopfnervenfunktionen, dann die Haltungs- und Stellreaktionen und schließlich (da die Tiere in Seitenlage gebracht werden müssen) folgen die spinalen Reflexe und das Testen der Schmerzempfindung. Weitere Untersuchungen (Röntgen, Liquor) erfordern besondere Vorkehrungen.

Tab. 1: Zusammenfassung des Untersuchungsganges von neurologisch kranken Kleintieren

Signalement: Rasse, Alter, Geschlecht

Anamnese:
- □ Symptome (Beschreibung, gezielte Fragen)
- □ Verlauf (akut, chronisch, progressiv, stationär, intermittierend [anfallsweise])
- □ Schon behandelt?
- □ Frühere Krankheiten, Impfungen,
- □ Herkunft (verwandte Tiere, oder Tiere in der Umgebung mit ähnlichen Symptomen)
- □ Ernährung

Extraneurale Symptome (Allgemeine Untersuchung)

Verhalten/Bewußtsein: .....

Bewegungsablauf (Haltung, Muskeltonus, Gang)

Kopfnervenfunktion:
- □ Riechen (I)
- □ Sehen (II) Drohreflex, Wattebauschtest, Hindernisse
- □ Augenbewegung (III, IV, VI) Schielen, oculocephale Reflexe
- □ Pupillen (III, Sympathikus) Größe, Symmetrie, direkte und konsensuelle Pupillenreflexe
- □ Kaumuskeln (V) Atrophie, Kiefermotorik
- □ Sensibilität im Kopfbereich (V) Hautstimulation, Kornealreflex, Lidschlagreflex
- □ Gesichtsmuskeln (VII) Ohren, Augenlider, Lippen, Nasenflügel, Droh-, Korneal-Lidschlagreflex
- □ Gleichgewicht (VIII) Kopfhaltung, Nystagmus, vestibulärer Strabismus
- □ Gehör (VIII)
- □ Schlucken (IX, X) Schluckreflex
- □ Stimme (X, XI)
- □ Zungenbewegung (XII)
- □ Viszerale Funktionen (X)
- □ Schultermuskulatur (XI)

Spinale Reflexe: (Links/rechts)
- □ Vordergliedmaße (Triceps, Biceps, *Extensor carpi radialis,* Flexor)
- □ Nachhand (Patellar, Achillessehne, Tibialis anterior, Flexor, Anal-perianal)

Befund: (Areflexie, Hyporeflexie, Normal, Hyperreflexie, Klonus)

Haltungs- und Stellreaktionen:
- □ Hüpfen: auf ipsilateralen Beinpaaren, einer Gliedmaße, nur Vordergliedmaße
- □ Unterstützungsreaktionen vorne und hinten
- □ Korrekturreaktionen
- □ Tischkantenprobe optisch und taktil
- □ Aufrichtungsreaktionen
- □ Tonische Halsreaktionen

Befund: (Ausfälle, verlangsamt, fehlerhaft, Asymmetrie)

Schmerzempfindung:

LCS: (Aussehen, Pandy, Zellzahl, Zellmorphologie)

Andere Spezialuntersuchungen:

Diagnose:

Pferd und Rind: Ausgiebige Manipulation ist bei ihnen nicht möglich. Die Untersuchung beschränkt sich, außer der Anamnese (beim Pferd: Verhalten im Gebrauch), auf die Funktion der Kopfnerven, den Gang (meistens geführt, auf hartem und weichem Boden, rückwärts, seitwärts, im Kreise, hinauf, hinunter und über kleine Hindernisse). Prüfbar sind einige Oberflächenreflexe: Krontrittreflex (gleiches Prinzip wie beim Flexorreflex, siehe S. 23) d. h. plötzliches Treten auf Kronrand und ruckartiges Anziehen der Gliedmaße; Pannikulusreflex (auch *Fliegenreflex* genannt, sehr deutlich beim Pferd, eher schwach bei Rindern); Perianal- und Analreflex; Korrekturreaktionen: z. B. Gliedmaßen passiv überkreuzen oder einen Fuß auf den anderen stellen (nicht immer leicht interpretierbar bei Pferden, die sich an Manipulation der Gliedmaßen gewöhnt haben; beim Rind unbrauchbar); Schmerzempfindung; spinale Muskelstreckreflexe (hauptsächlich Patellarreflex) sind möglich bei Tieren in Seitenlage (meist aber nur oben liegende Seite).

Kleine Nutztiere: Bei Schaf und Ziege sind je nach Zahmheit und Manipulierbarkeit grundsätzlich die gleichen Untersuchungen wie bei Hund und Katze möglich. Schweine sind häufig schwer untersuchbar wegen heftigem Widerstand gegen jegliche Art Manipulation. Bei ihnen ist im allgemeinen der Befund am Einzeltier auch von geringerer Bedeutung als jener an der Gruppe (Erkennung von Infektionskrankheiten, Intoxikationen, Fütterungs- und Haltungsproblemen; Kontrolle der Körpertemperatur bei mehreren Individuen wichtig!).

3.8 Lokalisation

Basierend auf Beobachtung des Tieres und Untersuchung der Kopfnervenfunktionen, der spinalen Reflexe, Schmerzempfindung sowie Haltungs- und Stellreaktionen kann man feststellen, welcher Abschnitt des Nervensystems befallen ist oder sich am deutlichsten klinisch manifestiert (bei diffusen Läsionen). Die Interpretation der Befunde mit dem Ziel einer **lokalisatorischen Diagnose** setzt ein gewisses Grundwissen über Aufbau und Organisation des Nervensystems voraus.

Es gibt Symptome mit relativ einfacher Physiologie, die leicht lokalisiert werden können: schlaffe Lähmungen von Gliedmaßen, Ausfälle von spinalen Reflexen oder Kopfnervenfunktionen, scharf begrenzte Analgesiebezirke. Solche Ausfälle sind Folgen von Läsionen der afferenten oder efferenten (peripheren) Nerven oder ihrer Reflexzentren in der grauen Substanz des Rückenmarks oder des Hirnstammes. Ferner gibt es Symptome mit komplexer Physiologie, deren Erscheinungsbild jedoch sehr charakteristisch ist für eine bestimmte Region, z. B. generalisierte Ataxie mit Hypermetrie bei Kleinhirnläsionen, Krampfanfälle bei Läsionen des Großhirns. Sehr hilfreich für die Lokalisation sind auch Symptome im Gefolge spinaler »Leitungsunterbrüche«, z. B. Ausfall der Schmerzempfindung und gesteigerte spinale Muskelstreckreflexe kaudal von einer Querschnittsläsion des Rückenmarks.

Neurophysiologisch betrachtet gäbe es zahllose mögliche Ausfälle, Lokalisationen und komplexe Kombinationen. Für praktisch-klinische Zwecke jedoch können wir das Nervensystem in eine beschränkte Anzahl von Regionen einteilen. Basierend auf den Befunden der Untersuchung versucht man die Symptome in einer der folgenden sieben Regionen zu lokalisieren:

1. periphere Nerven und Wurzeln,
2. Muskeln (systemisch),
3. Rückenmark,
4. Hirnstamm (Medulla-Pons-Mittelhirn),
5. Vestibulärsystem,
6. Kleinhirn,
7. Großhirn (Kortex, Thalamus, Hypothalamus, Stammganglien) *(Abb. 12)*.

Tab. 2: Befunde der neurologischen Untersuchung bei verschiedenen Lokalisationen eines Krankheitsprozesses im Nervensystem (nur allgemeine Angaben; Einzelheiten in verschiedenen Kapiteln von Teil II)

	Mononeuropathie	**Polyneuropathie**	**Muskelkrankheit**	**Rückenmark**	**Vestibulärsystem**	**Hirnstamm**	**Kleinhirn**	**Großhirn**
Verhalten	Normal	Normal	Normal	Normal	Normal	Normal	Normal	Abnormal
Bewußtsein	Normal	Normal	Normal	Normal	Normal	Herabgesetzt	Normal	Herabgesetzt
Gang/Motorik	□ Lähmung einer Gliedmaße □ Schwanzlähmung □ Sphinkterlähmung	Schwäche und/oder Ataxie der Hintergliedmaßen oder aller Gliedmaßen	□ Schwäche □ Anstrengungsabhängige Schwäche	□ Totale Lähmung der Nachhand oder aller Gliedmaßen □ Schwäche und Ataxie der Hintergliedmaßen oder aller Gliedmaßen	Generalisierte Ataxie mit Umfallen, Rollen, Seitwärtsfallen (immer auf die gleiche Seite)	□ Leichte Ataxie bis Tetraplegie □ vorwiegend vestibuläre Ataxie möglich	Generalisierte Ataxie mit Umfallen und überschießenden Bewegungen (Hypermetrie), Kopfwackeln	□ Leichtgradige generalisierte Gehstörungen □ Reizerscheinungen, Zwangsbewegungen □ Anfallsleiden
Muskeltonus der Gliedmaßen	Herabgesetzt in gelähmter Gliedmaße	Herabgesetzt	□ Herabgesetzt □ Spasmus □ Steifheit	□ Herabgesetzt □ Gesteigert caudal der Läsion	Herabgesetzt auf der Läsionsseite; gesteigert auf der anderen Seite	Normal bis Spastizität	Gesteigert	Normal bis gesteigert (seitenbetont)
Kopfnerven	Ausfall einseitig in einzelnen Nerven	multiple Ausfälle, oft bilateral	Normal	Normal	Kopfschiefhaltung, Nystagmus, Schielen (evtl. Facialislähmung und Hornersyndrom)	Multiple Ausfälle, häufig einseitig	Normal	Sehstörungen
Muskelstreckreflexe	Herabgesetzt in gelähmten Muskeln	Herabgesetzt	Herabgesetzt	□ Herabgesetzt □ Gesteigert caudal der Läsion	Normal	Normal bis gesteigert (evtl. seitenbetont)	Normal bis gesteigert	Normal bis gesteigert (seitenbetont)
Haltungs- und Stellreaktionen	Herabgesetzt in gelähmter Gliedmaße	Herabgesetzt	Normal (bei Muskelschwäche)	Herabgesetzt caudal der Läsion	Normal; außer den Aufrichtungsreaktionen	Herabgesetzt mit Seitenbetonung	Normal mit Hypermetrie	Herabgesetzt mit Seitenbetonung
Schmerzempfindung	Herabgesetzt in gelähmten Körperteilen	□ Herabgesetzt bei sensorischer Neuropathie □ Automutilation	Normal	Herabgesetzt caudal der Läsion	Normal	Normal bis gesteigert (Kopfbereich)	Normal	Normal bis evtl. gestört

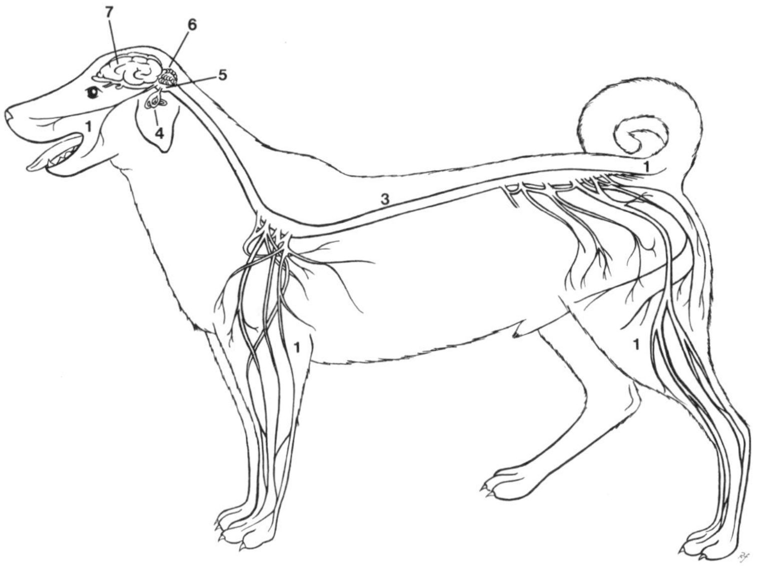

Abb. 12: Klinisch-neurologisch abgrenzbare Regionen (Lokalisation)
1. Periphere Nerven. Weitere Unterteilung: Vordergliedmaße, Hintergliedmaße, Kopfnerven, Sakralnerven. **2.** Muskeln (systemisch: nicht eingezeichnet). **3.** Rückenmark. Weitere Unterteilung: Oberes Halsmark, Zervikalschwellung, Thorakal- und vorderes Lumbalmark, Lumbalschwellung, Sakralmark. **4.** Vestibulärsystem. **5.** Hirnstamm *(Medulla oblongata* — Pons — Mittelhirn). **6.** Kleinhirn. **7.** Großhirn

Die Regionen periphere Nerven und Rückenmark können klinisch-lokalisatorisch weiter unterteilt werden. Innerhalb der übrigen Regionen kann auch festgestellt werden, ob die linke oder rechte Seite befallen ist, und manchmal kann die Lokalisation noch weiter verfeinert werden.

Zuerst soll immer versucht werden, die Symptome *einer* Region zuzuordnen, auch wenn sie auf Anhieb heterogen erscheinen: so kann z. B. eine miotische Pupille, zusammen mit Areflexie in einer Vordergliedmaße und mit generalisierten spinalen Bewegungsstörungen auf eine einzige fokale, destruktive Läsion in der Intumeszenz des Halmarks zurückgeführt werden. Viele Krankheiten sind durch derartige **fokale** oder **regionale** Läsionen verursacht *(Tab. 2).*

Wenn es nicht möglich ist, Symptomkomplexe einer einzigen Region zuzuordnen, so etwa generalisierte Krampfanfälle zusammen mit Kaumuskellähmung, ist anzunehmen, daß mehrere Gebiete des Nervensystems gleichzeitig befallen sind. Man spricht dann von **multifokalen, disseminierten oder diffusen Störungen.** In dieser Gruppe sind besonders die infektiösen Krankheiten des Nervensystems zu finden.

Eine große Zahl neurologischer Krankheiten bei Haustieren gehen mit fokalen Läsionen einher oder befallen bevorzugt eine bestimmte Region. Deshalb sind die Kapitel des **zweiten Teils nach Regionen des Nervensystems eingeteilt.** Krankheiten, die multifokale Läsionen verursachen, können auch Symptome unterschiedlicher Lokalisation hervorrufen, doch nicht selten steht eine davon deutlich im Vordergrund (die anderen Läsionen können »maskiert« sein oder zu geringfügig, um deutliche Symptome hervorzurufen). Deshalb verzichten wir auf ein separates Kapitel für »multifokale Krankheiten«. Solche werden ebenfalls in die Kapitel der verschiedenen Regionen eingeordnet, wobei natürlich gewisse Wiederholungen nicht zu vermeiden sind.

Literaturauswahl

Allgemein

BAESSLER, H., 1960: Die Reflexuntersuchung beim Hund. Arch. exp. Vet.-Med. **15,** 100–140.
CHRISMAN, C. L., 1982: Problems in small animal neurology. Philadelphia: Lea & Febiger.
DE LAHUNTA, A., 1983: Veterinary neuroanatomy and clinical neurology. 2nd ed., Philadelphia, London, Toronto: W. B. Saunders Company.
DEXLER, H., 1899: Die Nervenkrankheiten des Pferdes. Leipzig, Wien: Franz Deuticke.
FRAUCHIGER, E., 1953: Seelische Erkrankungen bei Mensch und Tier, 2. Aufl. Bern: Hans Huber.
– , & R. FANKHAUSER, 1949: Die Nervenkrankheiten unserer Hunde. Bern: Hans Huber.
– , & W. HOFMANN, 1941: Die Nervenkrankheiten des Rindes. Bern: Hans Huber.
HOERLEIN, B. F., 1978: Canine neurology. Diagnosis and treatment. 3rd ed. Philadelphia, London, Toronto: W. B. Saunders Company.
MCGRATH, J. T., 1960: Neurologic examination of the dog, 2nd ed. Philadelphia: Lea & Febiger.
OLIVER, J. E., & M. D. LORENZ, 1983: Handbook of veterinary neurologic diagnosis. Philadelphia, London, Toronto: W. B. Saunders Company.
PALMER, A. C., 1976: Introduction to animal neurology. 2nd ed. Oxford, London, Edinburgh, Melbourne: Blackwell Scientific Publications.

4 Neuropathologie

Nachdem versucht wurde, die neurologischen Symptome einem oder mehreren Abschnitten des Nervensystems zuzuordnen, basiert die weitere Abklärung auf zusätzlichen Informationen, herkommend von Signalement, Anamnese, Verlauf, allgemeiner Untersuchung und gezielt eingesetzten Spezialuntersuchungen.

Dazu ist die Kenntnis der bei einzelnen Tierarten, nicht selten sogar bei bestimmten Rassen oder Familien, häufiger vorkommenden Krankheiten oder Läsionsarten unabdingbar. Obschon dieses Wissen mehr statistisch relevant ist und am Einzelfall versagen, ja sogar irreführen kann, vermag es doch die Interpretation und die Synthese sorgfältig erhobener Einzelsymptome zu erleichtern. Es kann gelegentlich wichtiger sein, an eine möglicherweise gefährliche infektiöse Krankheit gedacht zu haben, die sich dann nicht bestätigt — etwa an Morbus Aujeszky oder Schweinepest beim Schwein oder an Tollwut bei sehr verschiedenen Tierarten —, als sie im zutreffenden Falle einmal nicht in seine Überlegungen einbezogen zu haben.

4.1 Klinisch-pathologische Korrelation

Nach pathologisch-anatomischen Gesichtspunkten lassen sich neurologische Krankheiten in Gruppen einteilen, die durch eine bestimmte Art von Gewebeveränderung und ähnliche pathogenetische Mechanismen (im weitesten Sinne) charakterisiert sind. Diese pathologischen Gemeinsamkeiten reflektieren sich bis zu einem gewissen Grad auch im klinischen Erscheinungsbild. Es geht dabei sicher nicht um spezifische Symptome, die mit einer bestimmten Art von Gewebeveränderung einhergehen würden, sondern um **gemeinsame Tendenzen.** Eine gewisse Einsicht in die Pathologie neurologischer Krankheiten ist deshalb für die Lenkung der weiteren klinischen Abklärung sehr nützlich. Nachfolgend werden für jede Krankheitsgruppe eine kurze pathologische Charakterisierung der verschiedenen Läsionstypen gegeben sowie klinische Tendenzen aufgezeigt (Epidemiologie, Verlauf, Symptomenbilder und Liquorveränderungen), die häufig mit dieser Art von Veränderungen verbunden sind (Zusammenfassung in *Tab. 3*).

4.2 Mißbildungen

4.2.1 Pathologie

Als Mißbildungen bezeichnen wir alle jene Abweichungen der äußeren und inneren Konfiguration von Körperteilen, Organen oder Organteilen, die im Augenblick der Geburt vorhanden sind. Viele verschiedene Varianten von Gehirn- und Rückenmarksmißbildungen sind bekannt und können nach bestimmten anatomischen und genetischen Gesichtspunkten eingeteilt werden. Bei schweren Mißbildungen (z. B. Hydranenzephalie) handelt es sich meist um Totgeburten oder kaum lebensfähige Tiere. Sie stellen deshalb keine klinischen Probleme dar. Klinisch von Bedeutung sind hauptsächlich partielle Mißbildungen, wobei ein bestimmter Teil des Nervensystems betroffen und das Tier lebensfähig ist, z. B. Hydrozephalus, Defekte des optischen Systems, Kleinhirnhypoplasie, Spina bifida, Syringomyelie und andere Defekte des Rückenmarks.

Tab. 3: Klinische Aspekte bei verschiedenen Typen von pathologischen Veränderungen im Nervensystem, keine absoluten Angaben, **allgemeine Tendenzen**

	Epidemiologische	Altersgruppen	Verlauf	Neurologische Symptome	Extraneurale Symptome	LCS
Mißbildungen	□ Sporadisch □ Bestandesproblem möglich	Neugeborene	Stationär, eventuell Besserung	Regional	Keine	Normal
Entzündung Infektion	□ Enzootisch Epizootisch □ Auch sporadisch	Alle	Akut-progressiv, evtl. Besserung, selten chronisch	Multifokal, z. T. auch regional-fokal	z. T. vorhanden	Pleozytose, Eiweißvermehrung
Angeborene Degeneration	Hereditär, z. T. sporadisch	Jung bis Jungadult	Chronisch-progressiv	Regional, z. T. diffus	meist keine	leicht verändert, Eiweißvermehrung
Toxisch-Metabolisch	Sporadisch, z. T. Bestandesproblem	Alle	Akut-schnell progressiv, evtl. Besserung	Regional	meist keine	starke Eiweißvermehrung evtl. Pleozytose
Tumoren	Sporadisch	Alt, selten jung	Chronisch-progressiv	Regional + fokal	meist keine	z. T. Eiweißvermehrung, meist normale Zellzahl
Trauma	Sporadisch	Alle	Perakut, evtl. Besserung	Regional + fokal	zum Teil vorhanden	Punktion meist kontraindiziert, blutig, Blutabbauprodukte
Vaskuläre Prozesse	Sporadisch	Alle	Hyperakut, evtl. Besserung	Regional + fokal	Keine	starke Eiweißvermehrung, evtl. Blut
Funktionelle Störungen	Sporadisch, z. T. Bestandesproblem	Alle	Akut, intermittierend, anfallsweise	Diffus, z. T. regional	zum Teil vorhanden	Normal

4.2.2 Epidemiologie

Mißbildungen des ZNS allein oder in Kombination mit solchen umliegender Gewebe oder anderer Organsysteme sind bei Haustieren keine Seltenheit. Einzelne Mißbildungen sind vererbbar und treten deshalb bei bestimmten Rassen häufiger auf. Andererseits wird eine ganze Reihe von Mißbildungen durch **intrauterine Infektionen** hervorgerufen (z. B. die durch Parvovirus induzierte Kleinhirnhypoplasie bei der Katze); dabei sind meist mehrere Tiere im gleichen Wurf erkrankt, wodurch der Eindruck »familiärer« Häufung und damit irrtümlicherweise eines genetischen Problems entsteht. Bei Nutztieren liegt oft ein Bestandesproblem vor, so etwa bei transplazentaler Keimschädigung durch BVD-Virus, Bluetongue-Virusvakzine etc. Häufungen von Mißbildungen sind auch bei Aufnahme toxischer

Stoffe (pflanzlicher oder anderer Herkunft) während definierter Phasen der Trächtigkeit beobachtet worden. Hierzulande sind aber viele Mißbildungen bei den meisten Tierarten kaum problematisch.

4.2.3 Verlauf

Mißbildungen sind in der Regel statische Prozesse. Die klinischen Symptome treten bei der Geburt in Erscheinung und bleiben stationär. Je nach Schweregrad und Lokalisation der Mißbildung können Tiere z. T. kompensieren, so daß die neurologischen Ausfälle allmählich weniger deutlich werden. Es kommt aber auch vor, daß selbst erhebliche Defekte, insbesondere am Gehirn, sich nicht klinisch äußern (z. B. Balkenagenesie), was allerdings auch durch die eingeschränkte Lebensweise vieler Nutztiere begünstigt wird.

4.2.4 Extraneurale Symptome

Bei partiellen Mißbildungen des Nervensystems liegen nur selten extraneurale Veränderungen anderer Organsysteme vor. Im gegebenen Falle kann ihre Feststellung jedoch hilfreich sein. Beispiel: Behaarungsanomalien über *Spina bifida occulta* oder bei Syringomyelie des Rückenmarks.

4.2.5 Neurologische Symptome

Da bei partiellen Mißbildungen ein bestimmter Teil des ZNS befallen ist, entsprechen die klinischen Symptome der Lokalisation des Defekts und sind nur in diesem Sinne pathognomonisch. Beispiel: zerebelläre Ataxie bei Kleinhirndefekten.

4.2.6 *Liquor cerebrospinalis* (LCS)

Da Mißbildungen zur Zeit der Geburt in der Regel nicht von aktiver Gewebszerstörung und reaktiven Prozessen begleitet sind, gibt es meist auch keine Liquorveränderungen. Doch kommen Ausnahmen vor (Pleozytose, Eiweißvermehrung).

4.3 Entzündlich-infektiöse Krankheiten

4.3.1 Pathologie

Bei Nutztieren ist diese Gruppe von Erkrankungen sicher die wichtigste Ursache von ZNS-Störungen. Wohl bei allen Haustierarten gibt es verschiedene infektiöse Agentien, die vornehmlich oder auch das ZNS befallen. Krankheitserreger können in das Nervensystem eindringen via Blutbahn, entlang den peripheren Nerven oder durch direkte Ausbreitung aus umliegenden Geweben. Sie zerstören ZNS-Gewebe durch direkte Invasion der Zellen, intrazelluläre Vemehrung, Toxinproduktion, Störung des Blutumlaufs etc. und provozieren in der Regel eine immunologische Reaktion, die sich morphologisch durch Invasion von **Entzündungszellen um die Gefäße und in den Liquorräumen bemerkbar macht (Enzephalitis — Myelitis — Neuritis — Meningitis — Ependymitis).** Diese entzündliche Reaktion ist gegen das infektiöse Agens gerichtet, kann aber zu zusätzlicher Schädigung des nervösen

Parenchyms führen: man spricht dann von immunpathologischen Veränderungen. Solche Schädigungen kommen zustande durch immunologische Zerstörung von Zellen, die Antigene des infektiösen Agens erhalten, oder durch proteolytische Enzyme, die durch Granulozyten oder aktivierte Makrophagen freigesetzt werden. Bei bestimmten Krankheiten können auch autoimmune Vorgänge ausgelöst werden. Einige infektiös-entzündliche Prozesse führen zu massiven Zellansammlungen (Granulome, Abszesse), die einen zusätzlichen raumfordernden Effekt haben (siehe S. 54).

Viren haben meist eine **Prädilektion** für bestimmte Zelltypen mit Zerstörung spezifischer Populationen, z. B. Nervenzellen im Rückenmarksgrau (Poliomyelitis), oder zu Elementen der weißen Substanz (Entmarkung), und provozieren im allgemeinen eine **mononukleäre** (lympho-plasmozytäre) entzündliche Reaktion.

Viele Bakterien verursachen Veränderungen der oberflächlich gelegenen Zellen im Nervensystem mit intensiven **eitrigen** Entzündungsreaktionen: eitrige Meningitis — Ependymitis — Chorioiditis. Andere können sich durch septische Thromben auf dem Blutweg im Gehirnparenchym ansiedeln (z. B. metastatisch-eitrige Enzephalitis). Viele bakterielle Infektionen (z. B. *Corynebacterium pyogenes*) führen zu umschriebener **Abszeßbildung.** Das *Rete mirabile caroticum* der *Sella turcica* (Umgebung der Hypophyse) scheint bei Wiederkäuern ein Zielort hämatogen zirkulierender Keime (besonders *Sph. necrophorus* und Eitererreger) zu sein: Empyem der Sella und Basalmeningitis.

Die Listeriose nimmt eine Sonderstellung ein, da die Bakterien typischerweise entlang den Kopfnerven aus dem Nasen-Rachenraum in den kaudalen Hirnstamm gelangen und dort eine entzündliche Reaktion provozieren. (Es gibt aber auch eine hämatogen entstehende Listerioseenzephalitis; siehe S. 211.)

Mykotische und protozoäre Erreger sowie Helminthen verursachen oft fokal ausgeprägte Veränderungen mit Granulombildung, gelegentlich aber akut-nekrotisierende mit Blutungen.

Im peripheren Nervensystem sind entzündliche Veränderungen häufig autoimmuner oder immunpathologischer Natur.

4.3.2 Epidemiologie

Als ansteckende Krankheiten verlangen die Enzephalomyelitiden die Berücksichtigung epidemiologischer Faktoren: das Vorkommen bestimmter Krankheiten in bestimmten Regionen, saisonale Einflüsse (z. B. bei Krankheiten, die durch Arthropoden übertragen werden), Wechselwirkungen zwischen Spezies (z. B. Tollwut in der Wildpopulation). Nur bei ganz besonderen infektiösen Prozessen gibt es eine Rassendisposition (Scrapie). Bei Tieren, die in größeren Gruppen gehalten werden, können infektiöse Krankheiten besonders verheerend sein. Häufig liegt hier ein erregerspezifisches Infektionsmuster vor: Altersprädilektion, Morbidität und Mortalität innerhalb der Gruppe.

4.3.3 Verlauf

Die meisten infektiös-entzündlichen Krankheiten bei Haustieren sind akute Prozesse, die sich innerhalb von Tagen entwickeln. Die Symptome sind dann meist schnell progredient. Einige Krankheiten dagegen verlaufen über Wochen subakut; ein chronischer Verlauf über Monate ist selten. (Beide Extreme sind bei der Rindertuberkulose zu beobachten: von der hochakuten, fibrinös-eitrigen Meningitis bis zum umschriebenen, tumorartigen Granulom.) Remittierende Verläufe sind sehr selten bei Entzündungen im ZNS, dagegen sind sie die Regel bei entzündlichen, autoimmunen Prozessen im peripheren Nervensystem.

4.3.4 Extraneurale Symptome

Viele infektiöse Organismen haben eine spezifische Affinität für das Nervensystem, andere befallen auch weitere Organsysteme; hier zeigen sich dann auch in der Anamnese oder durch die Allgemeinuntersuchung extraneurale Symptome. Bestimmte Infektionen befallen auch die **Augen,** und **ophthalmoskopisch** erfaßbare Veränderungen können vorliegen. Zu erwähnen sind auch Infektionen der Nebenhöhlen oder der Innenohrstrukturen, die sich direkt ins Gehirn propagieren können. Entzündliche Veränderungen, die sich nur im ZNS abspielen, können Fieber hervorrufen. Hohes Fieber ist die Regel bei bakteriellen Infektionen, tritt aber nicht immer bei Viruserkrankungen auf. Veränderungen im Blutbild sind bei isolierten ZNS-Entzündungen nicht häufig.

4.3.5 Neurologische Symptome

Eine Reihe von Erregern haben eine Affinität für bestimmte Regionen des Nervensystems, was zu einer regionsspezifischen Symptomatologie führt (z. B. Poliomyelitis beim Schwein, Hirnstammenzephalitis bei Listeriose). Bei sehr vielen entzündlichen Krankheiten liegen aber disseminierte oder multifokale Läsionen vor: das klinische Bild ist dann geprägt von Symptomen seitens zweier oder mehrerer Lokalisationen. Ein bestimmter Erreger kann auch je nach Schwerpunkt der Veränderungen eine wechselnde regionsspezifische Symptomatologie hervorrufen (so kann z. B. bei Hundestaupe eine Rückenmarkssymptomatologie: Myelitis; eine Kleinhirnsymptomatologie: Entmarkungsherde im Kleinhirn-Pons-Bereich; oder zentrale Blindheit: Retinitis, Entzündung von Sehnerven und -tractus im Vordergrund stehen). Entzündungsspezifische neurologische Symptome — neben regionsspezifischen Erscheinungen — bestehen kaum. Häufig (aber nicht spezifisch) sind Reizerscheinungen: insbesondere Opisthotonus, Hyperalgesie, Zähneknirschen bei Meningitis. Bei sehr wenigen Krankheiten liegen echt pathognomonische Symptome vor, wie der Myoklonus bei der Staupe.

4.3.6 *Liquor cerebrospinalis*

Da entzündliche Veränderungen mit Permeabilitätsstörungen und Infiltration von Entzündungszellen einhergehen, liegen bei den meisten infektiösen Krankheiten des ZNS **ausgeprägte Liquorveränderungen** vor, insbesondere kommt es zu Zellvermehrung und Zunahme des Eiweißgehaltes. Da die Zellmorphologie des Liquorpräparats weitgehend jener der entzündlichen Infiltrate entspricht, kann die zytologische Analyse des Liquors bestimmte ätiologische Hinweise geben (z. B. mononukleäre Pleozytose bei Virus-, polymorphonukleäre bei bakteriellen Erkrankungen). Auch ist es möglich, gelegentlich im LCS bestimmte Erreger direkt nachzuweisen. Ein spezifischer Effekt bei entzündlichen Erkrankungen besteht in der ortsständigen Produktion von Immunoglobulin durch Lymphozyten, die ins Gehirn einwandern (intrathekale IgG-Synthese). Bei entzündlichen Polyneuropathien, bei denen die proximalen Teile der Nerven (Wurzelabgänge) befallen sind, kann der LCS ebenfalls entzündliche Veränderungen aufweisen.

4.4 Angeborene degenerative Krankheiten

4.4.1 Pathologie

Es handelt sich um Krankheiten, die durch progressiven Zerfall von Nervengewebe gekennzeichnet sind und durch angeborene metabolische Defekte hervorgerufen werden. Diese sind zum größten Teil noch nicht identifiziert. Einige Typen von Gewebeveränderungen in dieser Gruppe sind:

Speicherkrankheiten: Hier liegen Defekte in katabolen Enzymsystemen vor, wodurch das Enzymsubstrat nicht abgebaut wird und sich in den Zellen ansammelt, was schließlich zu deren Zerfall führt (z. B. Akkumulation von GM_1-Gangliosid bei Mangel am Enzym β-Galaktosidase). Speicherkrankheiten befallen das ZNS meist in diffuser Weise, wobei alle Regionen mehr oder weniger betroffen sind.

Systemdegenerationen: Bestimmte Abschnitte des Nervensystems gehen spezifisch zugrunde, z. B. Bahnsysteme des Rückenmarks oder sensorische Nervenendigungen. Einige solche Krankheiten werden auch als Abiotrophien bezeichnet, womit gemeint ist, daß anfänglich normal entwickelte Nervenzellen nicht die übliche Lebensdauer haben und zusehends absterben (z. B. Kleinhirnatrophie).

Entmarkungskrankheiten und Leukodystrophien: Hier geht selektiv die weiße Substanz zugrunde. Häufig ist der Prozeß auf bestimmte Abschnitte des zentralen oder peripheren Nervensystems (z. B. Rückenmark bei Myelopathie der Afghan-Hunde) beschränkt. Wenn nur die Markscheiden zugrunde gehen, die Axone jedoch erhalten bleiben, spricht man von Entmarkung im engeren Sinne.

4.4.2 Epidemiologie

Obwohl immer wieder sporadische Fälle von degenerativen Krankheiten bei allen möglichen Tierarten und Rassen beobachtet werden ohne offensichtliche Erbzusammenhänge, sind doch die meisten erblich und kommen in der Regel nur bei »reinrassigen« Tieren vor. Hereditäre degenerative Krankheiten treten besonders häufig auf, wenn massiv Inzucht betrieben, d. h. auf sehr enger Basis gezüchtet wird, so daß größere Populationen einer Rasse auf ganz wenige Vorfahren zurückgehen (ohne Rückvermischung). So sind viele hereditäre Probleme bei Kleintieren erst in den USA bekanntgeworden, und zwar bei Rassen, die in ihren Ursprungsländern solche Probleme kaum kannten. Bei derartigen degenerativen Krankheiten liegen also entweder ähnliche klinische Probleme bei Wurfgeschwistern vor, oder es sind ähnliche Symptome bei anderen, verwandten Tieren zu beobachten.

4.4.3 Verlauf

Die meisten dieser Krankheiten machen sich schon während der ersten Lebensmonate bemerkbar, einige erst später. Mit wenigen Ausnahmen sind degenerative Krankheiten deshalb hauptsächlich Probleme sehr junger oder junger, adulter Tiere. Die Krankheit ist in der Regel langsam fortschreitend und entwickelt sich über Wochen und Monate. Die neurologischen Symptome werden immer ausgeprägter, so daß Tiere, sofern man sie überleben läßt, vielfach kaum mehr gehfähig sind. Seltener ist rasche Progredienz, oder anfängliche Progression mit einem Plateau, oder schließlich die schubweise Verschlechterung.

4.4.4 Extraneurale Symptome

Meist handelt es sich um ZNS-spezifische Krankheiten. Metabolische Speicherkrankheiten können mehrere Organsysteme befallen (häufigstes Symptom: Hepatosplenomegalie), wobei jedoch in der Regel ZNS-Störungen klinisch im Vordergrund stehen.

4.4.5 Neurologische Symptome

Vielfach liegen Schwerpunkte der Veränderungen in bestimmten Gebieten des Nervensystems vor (z. B. Rückenmark, Kleinhirn, periphere Nerven), was zu einer eindeutig regional betonten Symptomatologie Anlaß gibt. Degenerative Veränderungen sind immer **bilateral und häufig symmetrisch,** so daß keine Lateralisierung zu erwarten ist. Spezifische Symptome für degenerative Läsionen oder pathognomonische Symptome bei bestimmten Krankheiten gibt es nicht. Häufig sind fortschreitende Verblödung, Erblindung, Krämpfe und Lähmungen.

4.4.6 *Liquor cerebrospinalis*

Da der Zerfall des Nervengewebes eher langsam vor sich geht, also Schritt hält mit dem Abräumvorgang, sind keine dramatischen Liquorveränderungen zu erwarten. Zuweilen liegt eine mehr oder weniger ausgeprägte Eiweißvermehrung vor, meist bei normaler Zellzahl.

4.5 Erworbene toxisch-metabolische Krankheiten

4.5.1 Pathologie

Mangelzustände, exogene oder endogene Toxine können zu akuten Zerstörungen von Nervengewebe führen. In der Regel werden dabei spezifische Regionen befallen mit einer bilateralen, z. T. symmetrischen Verteilung. Im ZNS handelt es sich meist um massive Zerstörungen mit Erweichung des Gewebes (Malazie, Nekrose) und entsprechend intensiven Abräumvorgängen mit Invasion großer Mengen von Makrophagen. Bei bestimmten Krankheiten wird die graue Substanz bevorzugt (Polioenzephalomalazie), bei anderen die weiße (Leukoenzephalomalazie), oder es gibt Läsionen, die beide Gewebekomponenten zerstören. Bei einigen Prozessen sind die Blutgefäße auffällig geschädigt, was mit **Permeabilitätsstörungen** und Austritt von Plasma oder Vollblut ins Gehirnparenchym einhergeht.

4.5.2 Epidemiologie

Solche Krankheiten sind bei allen Tierarten beschrieben worden und stellen besonders bei Nutztieren ein Problem dar. Da die meisten dieser Krankheiten ernährungsbedingt sind, liegen bei Nutztieren in Intensivhaltung häufig Bestandesprobleme vor. Bestimmte Krankheiten kommen unter bestimmten Haltungsbedingungen gehäuft vor (z. B. Hirnrindennekrose: CCN, bei Rinderintensivmast). Bakteriell bedingte Toxikosen (z. B. Colienterotoxämie beim Schwein, Clostridiose beim Schaf) sind häufig ebenfalls enzootisch und befallen zumeist Jungtiere.

4.5.3 Verlauf

Im ZNS sind diese Krankheiten akut verlaufende Prozesse, die sich innerhalb von Stunden entwickeln und in wenigen Tagen ihre maximale Intensität erreichen. Bei überlebenden Tieren kommt es (teilweise abhängig von Therapie) nach einigen Tagen zum allmählichen Abklingen der Symptome trotz Persistenz der lokalen Hirnschädigungen.

4.5.4 Extraneurale Symptome

Bei einigen wenigen toxisch-metabolischen Krankheiten liegen auch extraneurale Symptome vor (z. B. Ödemkrankheit beim Schwein).

4.5.5 Neurologische Symptome

Weil zumeist regional beschränkte Beschädigungen vorliegen, kommt es zu entsprechenden regional betonten Symptomen. Da die Läsionen in der Regel bilateral sind, gibt es meist keine Lateralisierung der Symptome. Pathognomonische Störungen treten kaum auf.

4.5.6 *Liquor cerebrospinalis*

Die massiven, akuten, destruktiven Veränderungen, häufig mit aktiven Abräumvorgängen und Permeabilitätsstörungen verbunden, verursachen starke Liquorveränderungen (starke Eiweißvermehrung und u. U. Pleozytose).

4.6 Tumoren

4.6.1 Pathologie

Primäre Tumoren im ZNS können ausgehen von den neuroektodermalen Elementen, wobei man, je nach Ausgangszellen, Astrozytome, Oligodendrogliome, Ependymome etc. morphologisch unterscheiden kann. Mesenchymale Tumoren gehen aus von den Meningen (Meningiome) oder von anderen mesenchymalen Strukturen (z. B. Gefäße). Hypophysentumoren beim Hund verursachen häufig neben endokrinen auch neurologische Symptome, da sie bei rudimentärem *Diaphragma sellae* in der Regel dorsalwärts in den Hypothalamus einwachsen. Schließlich gibt es metastasierende Tumoren, die in anderen Organsystemen entstehen und durch direktes Einwachsen oder Aussaat in die Blutbahn ins Gehirn gelangen. Nichtneoplastische Prozesse, die aber raumfordernden Charakter haben und sich deshalb ähnlich verhalten wie echte Tumoren, sind Abszesse, Granulome und parasitäre Zysten. Neoplasmen schädigen das ZNS durch invasives Wachstum, wobei ZNS-Gewebe sowohl durch Tumorgewebe ersetzt wird als auch durch Verdrängung und Kompression schwindet. Dieser kompressive Prozeß führt mehr oder weniger rasch zu Störung der Durchblutung des ZNS-Parenchyms mit Stase, Permeabilitätsstörungen und **Ödembildung.** Folge ist die Steigerung des allgemeinen **Hirndrucks** mit allen Konsequenzen.

4.6.2 Epidemiologie

Neoplasien sind sporadische Krankheiten. ZNS-Tumoren können bei jeder Tierart vorkommen, sind aber bei Nutztieren und Pferden sehr selten. Die Tierart mit größter Frequenz und breitestem Spektrum verschiedener Tumortypen ist der Hund. Bei ihm kann eine gewisse Häufung bestimmter Tumortypen bei bestimmten Rassen beobachtet werden: so sind z. B. Gliome häufiger bei Boxern, Boston Terriers und englischen Bulldoggen. Bei Katzen sind Gliome viel seltener als beim Hund; bei ihnen überwiegen eindeutig die Meningiome. Weiter sind bei der Katze zu berücksichtigen lymphoide Tumoren im Zusammenhang mit feliner Leukämie. Die überwiegende Mehrheit von Tumoren kommt bei älteren Tieren vor. Einige Tumortypen wurden aber bei sehr jungen Tieren (Medulloblastome) oder jungen, adulten Tieren beobachtet.

4.6.3 Verlauf

Der Verlauf ist für die meisten Tumortypen subakut bis chronisch-progredient über Wochen oder Monate. Es kann aber vorkommen, daß plötzlich eine akute Verschlechterung auftritt (z. B. mit epileptischen Krämpfen), was durch Überschreiten eines gewissen Niveaus des intrakraniellen Druckes erklärt wird, wenn es zu Durchblutungsstörungen mit kollateralem Ödem kommt. Ein ähnliches Prinzip gilt bei Rückenmarkstumoren, die oft für längere Zeit toleriert werden. Wird eine gewisse Schwelle überschritten, nehmen die Symptome rapid zu.

4.6.4 Extraneurale Symptome

Solche können bei metastatischen Tumoren vorliegen (Mammatumoren; Thoraxröntgen etc.).

4.6.5 Neurologische Symptome

Da Tumoren fokal umgrenzte Läsionen sind, führen sie zu deutlich abgrenzbaren neurologischen Symptomen. Bei zerebraler Lokalisation liegt sehr häufig eine Lateralisierung vor. Pathognomonische Symptome treten jedoch nicht auf.

4.6.6 *Liquor cerebrospinalis*

Als abgegrenzte Läsionen rufen Tumoren häufig keine dramatischen LCS-Veränderungen hervor. In vielen Fällen liegt eine leichte bis deutliche, die Permeabilitätsstörungen andeutende Eiweißvermehrung vor. Seltener findet sich Pleozytose. Tumorzellen, vor allem bei Neoplasien, die an die Oberfläche oder an das Ventrikelsystem anstoßen, können in den LCS gelangen und mit zytologischen Methoden dargestellt werden. Es ist aber zu beachten, daß das Vorkommen von Mitosekernen im Präparat noch keinen Tumor beweist!

4.7 Trauma

4.7.1 Pathologie

Trauma kann im ZNS zu pathologisch komplexen Gewebeveränderungen führen. Das Gehirn kann direkt verletzt werden durch Verlagerungen der umgebenden Gewebe, insbesondere der Schädelknochen, aber auch indirekt, da es — schwimmend im Liquor und nur an wenigen Stellen am Schädel befestigt — durch plötzliche Beschleunigung oder Bremsung in der Schädelkapsel herumgeschleudert wird. Dadurch kann es direkte Gewebezerstörungen am Ort der Gewalteinwirkung geben **(coup)** sowie Verletzungen an entfernten, gegenüberliegenden Stellen **(contrecoup).** Neben direkter mechanischer Schädigung des Parenchyms kommt es auch zu Verletzungen der Blutgefäße mit Blutungen. Größere Blutungen oder Hämatome, entweder im Parenchym oder an der Gehirnoberfläche, wirken wie raumfordernde Prozesse, die zu Kompression und weiteren Durchblutungsstörungen mit **Ödembildung** des benachbarten Gewebes führen. Innerhalb der starren Schädelkapsel kann dies — wie bei den Tumoren beschrieben — zu **intrakraniellem Druckanstieg** Anlaß geben. Ähnliche Mechanismen können auch im Rückenmark auftreten, da dieses im Wirbelkanal — einem starren knöchernen Rohr — aufgehängt ist.

4.7.2 Epidemiologie

Traumen sind in erster Linie ein Problem bei Kleintieren, die dem Straßenverkehr ausgesetzt sind, z. T. auch bei Sportpferden. Eine spezielle Form von Trauma sind endogene Kompressionen im Bereich des Rückenmarks, im Zusammenhang mit stenosierenden Prozessen im Spinalkanal, z. B. Diskushernien und Wirbelinstabilität, beim Pferd zervikale Wirbelgelenkszysten, wobei das Trauma nicht durch Einflüsse von außen, sondern durch lokale Bedingungen an der Wirbelsäule zustande kommt. Dieser Problemkreis ist vor allem bei Hund und Pferd von Wichtigkeit. Bei Nutztieren treten Traumen im Bereich des Nervensystems selten auf.

4.7.3 Verlauf

Traumen führen in der Regel zu hochakuten neurologischen Erscheinungen, die allmählich bis zu einem gewissen Grad, innerhalb von Tagen oder Wochen, abklingen können. Wenn aktive Massenblutungen vorliegen, sind die Symptome schnell fortschreitend. Progrediente, schubweise verlaufende Symptomenbilder können bei chronischen, endogenen Rückenmarkstraumen beobachtet werden.

4.7.4 Extrakraniale Symptome

Bei massiven Traumen liegen häufig weitere Körperverletzungen und Blutungen vor.

4.7.5 Neurologische Symptome

Traumen sind fokal begrenzte Läsionen mit entsprechend fokalisierter Symptomatologie. Bei schweren Kopftraumen können ausgedehnte und multifokale Läsionen und Symptome vorliegen. Pathognomonische Symptome gibt es außer den sichtbaren Läsionen nicht.

Traumatische Blutungen mit starker intrakranieller Drucksteigerung sind die häufigste Ursache (beim Hund) von Enthirnungsstarre (siehe Seite 201). Anamnestisch entscheidend ist die Tatsache des stattgehabten Traumas!

4.7.6 *Liquor cerebrospinalis*

Bei Kopftraumen ist die Liquorpunktion **kontraindiziert.** Rückenmarkstraumen sind in der Regel so begrenzt und klein, daß sie selten die Zusammensetzung des Liquors wesentlich beeinflussen. Nur bei schweren, ausgedehnten Myelomalazien kommt es zu deutlicher Protein- und möglicherweise Zellvermehrung im subokzipitalen Liquor.

4.8 Vaskuläre Prozesse

4.8.1 Pathologie

Pathologische Veränderungen im Bereich der Gefäße können zu Rupturen mit Blutungen führen. Ursachen sind Gefäßmißbildungen, Hämangiome, Hämangiosarkome oder entzündlich-nekrotisierende Gefäßwandveränderungen. Wie traumatische, so haben auch spontane Massenblutungen einen raumfordernden Effekt. Infarkte können zustande kommen bei Stenosen oder Verlegungen von Gefäßen, aber auch bei allgemein hypoxischen Zuständen (z. B. Herzversagen) und treten dann vor allem auf in **Endstromgebieten:** ein solches ist typischerweise die Gegend um die *Capsula interna.* Infarkte sind meist scharf begrenzt, mit Zerfall sämtlicher Zellelemente und intensiven Abräumreaktionen; später kommt es zur Vernarbung, im allgemeinen unter Zystenbildung.

4.8.2 Epidemiologie

Zerebrovaskuläre Krankheiten sind beim Tier, im Gegensatz zum Menschen (Apoplexie, Schlaganfall bes. bei Arteriosklerose und Hypertonie) sehr seltene Phänomene und praktisch ausschließlich in der Kleintiermedizin von Interesse. Ein Sonderfall sind Rückenmarksinfarkte, die durch fibrokartilaginöse Embolie zustande kommen. Diese wurde vor allem beim Hund beschrieben, kommt aber sporadisch auch bei anderen Tierarten vor.

4.8.3 Verlauf

Vaskuläre Zufälle provozieren in der Regel perakut auftretende Symptome, die sich schlagartig innerhalb von Minuten entwickeln. Diese bleiben einige Zeit stationär und können sich während den nächsten Tagen und Wochen allmählich bis zu einem gewissen Grad zurückbilden. Die extrem seltenen Massenblutungen können zu schnell fortschreitenden Symptomen führen.

4.8.4 Extraneurale Symptome

Solche treten gegebenenfalls auf, wenn zerebrovaskuläre Probleme ihren Ursprung in einer allgemeinen Herz-Kreislaufkrankheit haben.

4.8.5 Neurologische Symptome

Da spontane Blutungen und Infarkte scharf lokalisierte Prozesse sind, sind die neurologischen Symptome ausgeprägt fokalisiert. Bei Läsionen im Gehirn und auch im Rückenmark liegt oft eine ausgeprägte Lateralisierung vor. Pathognomonische Symptome gibt es nicht.

4.8.6 *Liquor cerebrospinalis*

Da bei Infarkten massive, akute Gewebsnekrose auftritt, ist der Liquor meist stark verändert: vor allem kommt es zu starker Proteinvermehrung und möglicher (reaktive Vorgänge) Zellvermehrung. Blutungen provozieren ebenfalls massive LCS-Veränderungen (allerdings in der akuten Phase schwer von einem Punktionsartefakt zu unterscheiden). Wichtig sind Anzeichen für Erythrophagozytose, sowie Xanthochromie (Gelbverfärbung) des Liquors. Bei Verdacht auf akute Blutung im Hirnbereich sollte die Subokzipitalpunktion unterbleiben.

4.9 Funktionelle Störungen

4.9.1 Pathologie

Dies sind Krankheiten, bei denen metabolische Veränderungen zu funktionellen neurologischen Problemen führen, ohne daß aber im ZNS-Parenchym selbst morphologisch faßbare Veränderungen vorliegen. Diese Störungen können durch exogene Gifte hervorgerufen werden (z. B. Tetanustoxin, Botulinustoxin, Metaldehyd) oder auch endogen entstehen im Zusammenhang mit Erkrankungen anderer Organsysteme (z. B. Leberzirrhose). Schließlich gibt es eine Gruppe von funktionellen Störungen, die vermutlich oder nachweisbar auf subtilen metabolischen Abweichungen im Nervensystem beruhen (z. B. Epilepsie, Myasthenie).

4.9.2 Epidemiologie

Bei Kleintieren und Pferden sind exogene Intoxikationen oder extraneurale organische Störungen sporadisch auftretende Probleme. In der Nutztierhaltung dagegen liegen häufig Gruppenprobleme vor. Hochleistungsmilchkühe sind prädisponiert für metabolische Entgleisungen. Funktionelle Störungen wie z. B. primäre Epilepsie oder *Myasthenia gravis* sind vor allem in der Kleintiermedizin von Bedeutung.

4.9.3 Verlauf

Exogene Intoxikationen verursachen in der Regel perakut verlaufende Störungen, die bei den überlebenden Tieren allmählich abklingen können. Extraneurale Organkrankheiten produzieren häufig **intermittierende Symptomenbilder,** wobei neurologische Erscheinungen mit normalen Perioden abwechseln. Primäre funktionelle Hirnstörungen haben oft **Anfallscharakter** (paroxysmale Störungen). Bei der *Myasthenia gravis* sind die Symptome deutlich anstrengungsabhängig.

4.9.4 Extraneurale Symptome

Bei verschiedenen Intoxikationen und fast immer bei extraneuralen Organkrankheiten liegen neben den ZNS-Störungen andere Krankheitssymptome vor. Dies ist dagegen nicht der Fall bei primären funktionellen Gehirnkrankheiten, wie Epilepsie.

4.9.5 Neurologische Symptome

Bei vielen Intoxikationen und extraneuralen Organkrankheiten entsteht ein diffuses Symptomenbild mit allgemein gestörten neuralen Abläufen.

4.9.6 *Liquor cerebrospinalis*

Da keine strukturellen Veränderungen des Parenchyms vorliegen, ist der Liquor bei dieser Gruppe von funktionellen Störungen unverändert.

Literaturauswahl

Neuropathologie

Fankhauser, R., & H. Luginbuehl, 1968: Pathologische Anatomie des zentralen und peripheren Nervensystems der Haustiere. Berlin, Hamburg: Verlag Paul Parey.

Frauchiger, & R. Fankhauser, 1957: Vergleichende Neuropathologie des Menschen und der Tiere. Berlin, Göttingen, Heidelberg: Springer-Verlag.

Innes, J. R. M., & L. Z. Saunders, 1962: Comparative neuropathology. New York, London: Academic Press.

5 Spezielle Untersuchungsmethoden

5.1 Untersuchung des *Liquor cerebrospinalis*

5.1.1 Physiologie

Der größte Teil des *Liquor cerebrospinalis* (LCS), einer klaren, zell- und metabolitenarmen Flüssigkeit, wird durch die *Plexus chorioidei* durch Ultrafiltration aus dem Blut in die Hohlräume des Gehirns abgesondert. Ventrikelsystem und Zentralkanal des Rückenmarks sind mit LCS gefüllt. Der Liquor fließt in kaudaler Richtung, verläßt das Hohlraumsystem auf der Höhe des 4. Ventrikels und tritt in den Subarachnoidalraum (Leptomeningealraum) ein *(Abb. 13)*. Somit werden Gehirn und Rückenmark von LCS umspült. Der Liquor wird in den Blut- und Lymphstrom resorbiert teils auf dem Gebiet der arachnoidalen Zotten (Einstülpungen der Arachnoidea in die venösen Sinus der Dura), teils über sog. Liquorvenen, zumeist aber wohl aus dem spinalen Leptomeningealraum entlang den Hüllen der Spinalnerven. Es findet ein Stoffaustausch zwischen LCS und ZNS-Parenchym statt, so daß **pathologische Veränderungen des ZNS sehr häufig die Zusammensetzung des LCS beeinflussen.** Deshalb ist die Analyse des Liquors von außerordentlicher Wichtigkeit für die klinische Neurologie.

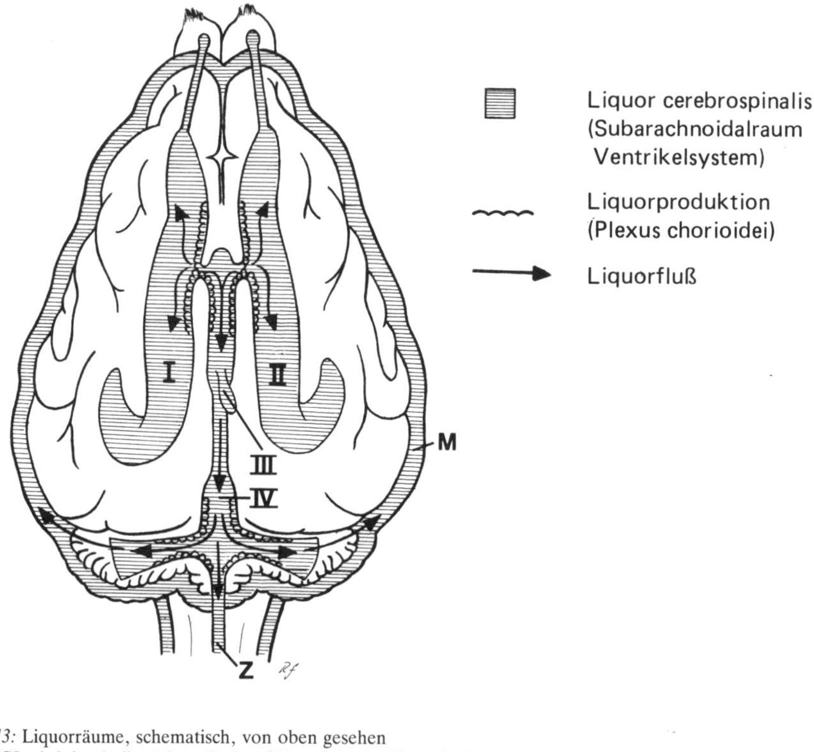

Abb. 13: Liquorräume, schematisch, von oben gesehen
Der LCS wird durch die Adergeflechte (Plexus) in den Ventrikeln produziert und fließt kaudalwärts. Auf der Höhe des 4. Ventrikels tritt er vom Ventrikelsystem in den Meningealraum über. **I, II:** laterale Ventrikel; **III:** 3. Ventrikel; **IV:** 4. Ventrikel; **Z:** Zentralkanal des Rückenmarks; **M:** Meningealraum

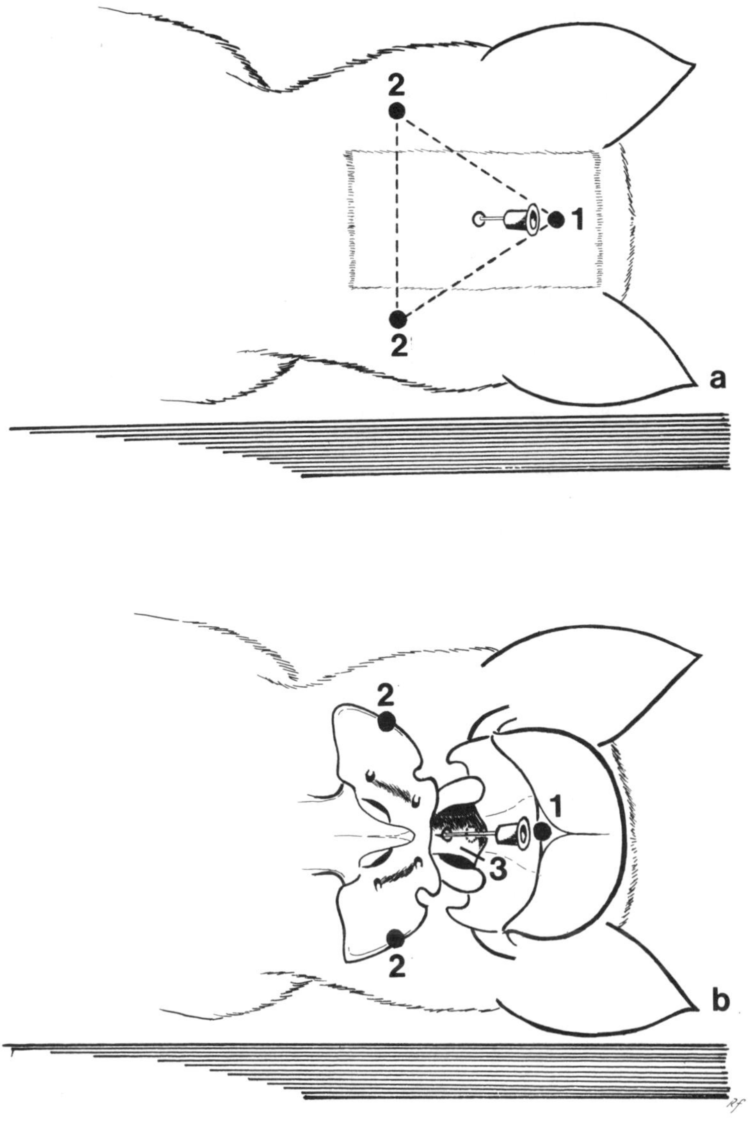

Abb. 14: Subokzipitalpunktion beim Kleintier
a) Tier in Seitenlage mit Kopf in Ventralflexion. Der Einstich erfolgt in der Mitte eines Dreiecks, das durch die *Protuberantia occipitalis* (1) und die Ränder beider Atlasflügel (2) gebildet wird. Diese Punkte können durch die Haut palpiert werden. **b)** Schematisch-anatomische Darstellung: durch Ventralflexion des Kopfes wird die Spalte zwischen Atlas und Okziput stark erweitert (3)

5.1.2 Entnahmetechnik

Allgemeines: Zur Liquorentnahme verwendet man Punktionsnadeln mit kurzgeschliffener Spitze und Mandrin. Liquor kann entweder **lumbal** oder **subokzipital** entnommen werden. Die Subokzipitalpunktion kann nur unter Vollnarkose vorgenommen werden.

5.1.2.1 Hund und Katze

Subokzipitale Punktion: Das narkotisierte Tier wird in Seitenlage gebracht (wenn die Punktionsnadel mit der rechten Hand geführt wird, Tier auf rechter Seite). Die Haut im Okzipitalgebiet wird rasiert und desinfiziert. Ein Helfer biegt den Kopf nach ventral und spannt die Haut. Mit dem Zeigefinger der linken Hand wird der Atlasflügel und mit dem Daumen die *Protuberantia occipitalis* palpiert. Der Einstich erfolgt in der Mitte des Dreiecks, das durch die vorderen Ränder der Atlasflügel und die *Protuberantia occipitalis* geformt wird *(Abb. 14)*. Bei nicht zu großen Tieren kann die Spalte zwischen den beiden Anheftungspunkten des Nackenbandes gut palpiert werden, was die genaue Ortung der Mittellinie erleichtert. Durch Auf- und Abbewegen des Kopfes kann bei kleineren Tieren die Gelenkspalte zwischen erstem Halswirbel und Okziput ertastet werden. Sobald die Haut durchstochen ist, vergewissert man sich nochmals der genauen Position der Nadel und führt sie dann langsam durch den Muskel, bis der Widerstand plötzlich merklich abnimmt (Erreichen der *Cisterna magna*). Sehr oft wird das Durchstechen der Hirnhäute von einem leichten Zucken der Haut um die Einstichstelle oder der Kopf- und Ohrmuskeln begleitet. Nach Entfernen des Mandrins fließt der Liquor ab, oft nur tropfenweise. **Vom Aspirieren ist abzuraten,** da häufig Blutungen provoziert werden. Besteht am Anfang eine geringe Blutbeimischung, kann man Liquor abtropfen lassen, bis er klar ist. Blutiges Punktat ist meist unbrauchbar, aber in der Regel ist das Tier nicht gefährdet.

Lumbalpunktion (nur Hund): Tier in Seitenlage, Palpation des Dornfortsatzes des 6. Lumbalwirbels, Einstich der Nadel parallel zum und kranial vom Dornfortsatz bis auf das Dach des Wirbels, dann Nadelspitze entlang dem Wirbeldach vorwärts bewegen, bis der Intervertebralspalt L_5/L_6 erreicht ist. Die Nadel wird bis auf den Boden des Kanals vorwärts geschoben, dann ein wenig zurückgezogen, günstigenfalls fließt Liquor ab. Die Gefahr der Unbrauchbarkeit des Liquors infolge Blutbeimischung ist bei der Lumbalpunktion erheblich größer als bei der Subokzipitalpunktion.

5.1.2.2 Pferd

Lumbalpunktion: Beim Pferd ist die Lumbalpunktion auf dem Niveau des *Foramen lumbosacrale* (∅ ca. 2,5 cm) möglich. Sie wird am stehenden Tier ausgeführt, notfalls unter Sedation. Die Punktionsstelle wird wie folgt lokalisiert: eine Linie, die die kaudalen Enden beider *Tubera coxae* verbindet (ungefähr auf der Kuppe der Glutaeusmuskeln), kreuzt die Mittellinie auf der Höhe des letzten Lumbalwirbels, dessen Dornfortsatz palpiert werden kann. Der Dornfortsatz des sechsten Lumbalwirbels steht etwas tiefer als der des fünften. Weiter kaudal kann der kraniale Rand der beiden *Tubera sacralia* palpiert werden. Kaudaler Rand des Dornfortsatzes und *Tubera sacralia* bilden ein Dreieck, in dessen Mitte die Punktionsstelle liegt. Die Einstichstelle wird mit einem Lokalanästhetikum infiltriert. Die Lumbalpunktion erfordert eine 15–20 cm lange Nadel. Beim Einstechen im Foramen und Durchstechen der Meningen erfolgt eine lokale Muskelkontraktion, begleitet von Schwanzbewegungen oder mehr oder weniger starken Abwehrreaktionen. Der Mandrin wird entfernt und Liquor vorsichtig mit einer 5-ml-Spritze aspiriert. Kompression der Jugularvenen erhöht den Liquordruck und erleichtert die Entnahme. Kommt kein Liquor, kann die Nadel bis auf den Boden des Spinalkanals durchgestochen und dann millimeterweise zurückgezogen und gedreht werden, unter steten vorsichtigen Aspirationsversuchen (Angaben nach Mayhew).

Subokzipitalpunktion: Diese erfolgt wie beim Hund unter Narkose in Seitenlage. Die Punktionsstelle bestimmt man am einfachsten mit einer Schnur, die die vorderen Ränder beider Atlasflügel verbindet. Der Einstich erfolgt in der Mittellinie knapp kranial der Schnur und parallel zum Nasenrücken. Tiefe ca. 8–10 cm beim erwachsenen Pferd.

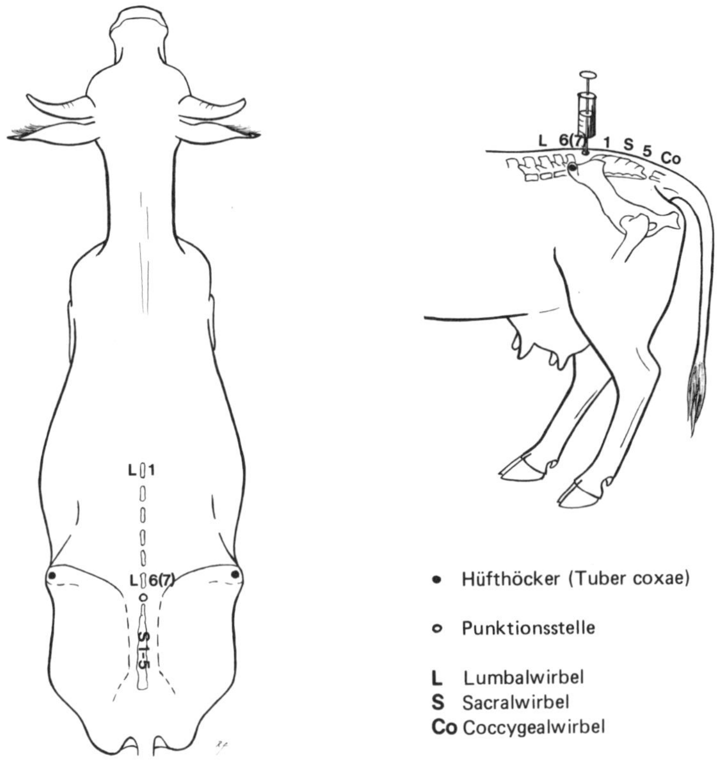

Abb. 15: Lumbalpunktion beim Rind
Die Punktion wird am stehenden Tier ausgeführt im *Foramen lumbosacrale.* Der Einstich erfolgt in der Mittellinie zwischen letztem Lumbalwirbel (L_6), dessen Dorsalfortsatz mehr oder weniger gut durch die Haut palpiert werden kann, und Sakrum. Zur Orientierung können die beiden *Tubera coxae* einbezogen werden; die Punktionsstelle befindet sich knapp kaudal der Linie, die die höchsten Punkte der *Tubera coxae* miteinander verbindet

5.1.2.3 Rind

Lumbalpunktion: Ausgeführt am stehenden, eventuell etwas gedämpften Tier. Nicht stehfähige Tiere müssen, wenn immer möglich, in Sternallage gebracht werden. Die Punktion erfolgt im *Foramen lumbosacrale,* das sich etwas kaudal einer Linie befindet, die die vorderen Ränder der *Tubera coxae* verbindet *(Abb. 15).* Die genaue Einstichstelle palpiert man in einer Eindellung knapp kaudal vom Dornfortsatz des letzten Lendenwirbels. Die Nadel wird senkrecht eingeführt (Tiefe ca. 10 cm bei erwachsenen Tieren). Beim Perforieren der Meningen erfolgt meist eine lokale Muskelkontraktion oder eine Abwehrreaktion. Aspirationstechnik wie beim Pferd beschrieben.

Subokzipitalpunktion: Unter Narkose in Seitenlage wie beim Pferd.

5.1.2.4 Kleine Wiederkäuer

Lumbalpunktion wie beim Rind. Das *Foramen lumbosacrale* kann bei Schafen, Ziegen und Kälbern gut palpiert werden. Einstichtiefe nur wenige Zentimeter. Es ist empfehlenswert, die Tiere unter leichter Dämpfung in Sternallage mit nach hinten abwärts gehaltenen Hintergliedmaßen zu punktieren (Kyphose der kaudalen Wirbelsäule zur Verbreiterung des *Foramen lumbosacrale*), z. B. gelagert auf einem Strohballen.

Die Subokzipitalpunktion erfolgt wie bei den anderen Tierarten. Bei fehlender Übung ist die vorherige genaue Orientierung am anatomischen Präparat wichtig, um den Erfolg der Punktion zu sichern! (Besondere Konfiguration der Schädel-/Nackenregion bei Schaf und Ziege, variierend mit Alter und Rasse.)

5.1.2.5 Schwein

Ferkel bis zu 30 kg können ohne weiteres wie kleine Wiederkäuer punktiert werden, da die lumbosakrale Punktionsstelle mittels Palpation bestimmbar ist. Bei adulten Tieren wird dies problematisch. Als einzige Orientierungspunkte bleiben dann die *Tubera coxae.*

Mit einer langen Punktionsnadel (20 cm oder mehr) muß einige Zentimeter kaudal der Linie, die beide *Tubera coxae* verbindet, das Foramen durch exploratives Einstechen gesucht werden. Das gleiche gilt für die Subokzipitalpunktion, wo als einzige Orientierungspunkte die Atlasflügel dienen. Die Tiefe des Einstichs ist beim Schwein sehr groß, so daß schon bei minimaler Schiefstellung der Punktionsnadel lateral neben die Zisterne gestochen wird. Allgemeinanästhesie ist conditio sine qua non.

5.1.3 Liquoruntersuchung

5.1.3.1 Druck

Es gibt graduierte Plastikrohre (Wegwerfmaterial), die direkt an die Punktionsnadel angeschlossen werden können. Die Werte schwanken sehr stark (zwischen 170–400 mm H_2O) je nach Tierart und Begleitumständen (Punktionsstelle, Lagerung, Sedationszustand, Abwehrbewegungen etc.), und der Aussagewert ist deshalb sehr gering. Stark erhöhter Druck kann ohne Messung subjektiv festgestellt werden.

5.1.3.2 Makroskopisches Aussehen

Der normale Liquor ist bei allen Tierarten eine wasserklare Flüssigkeit. Blutbeimischung ist fast immer Punktionsartefakt. Gelbstichiger Liquor (Xanthochromie) weist auf alte Blutungen hin oder kann bei schwerem Ikterus, Blutabbauprozessen etc. auftreten. Trübung wird festgestellt bei stark erhöhter Zellzahl (ab etwa 500 Zellen/mm^3). Bei hohem Fibringehalt kann der Liquor kurze Zeit nach der Entnahme gerinnen. Dies ist der Fall im Lumbalpunktat bei starker Rückenmarkskompression (sog. Sperrliquor) und geschah häufig bei tuberkulösen Meningitiden des Rindes.

5.1.3.3 Eiweißgehalt

Der Proteingehalt des normalen Liquors variiert je nach Tierart (siehe *Tab. 4*). Eine einfache, semiquantitative Nachweismethode ist die Pandyreaktion: einige µl Liquor werden mit einer Pasteurpipette in ein Uhrglas mit gesättigter Carbolsäurelösung, das auf einem schwarzen Untergrund steht, getropft. Bei erhöhtem Eiweißgehalt entsteht sofort eine Trübung, und zwar um so stärker, je mehr Eiweiß vorhanden ist (+ bis ++++). Die

Tab. 4: Normale Liquorwerte bei verschiedenen Haustierarten

	Druck mm H_2O	Makrosk. Aussehen	Pandy-reaktion	Zellen (1 mm^3)	Eiweiß (mg %)
Hund	25–170	wasserklar	–	0–8 mononukleär	11–55
Katze	80–100	wasserklar	–	0–5 mononukleär	8–20
Pferd	270–490	wasserklar	+	0–7 mononukleär	28–77
Rind	80–150	wasserklar	–	0–3 mononukleär	20–33
kleine Wiederkäuer	60–270	wasserklar	–	0–5 mononukleär	29–42
Schwein	80–145	waserklar	–	0–7 mononukleär	24–40

Pandyreaktion ist nur sehr bedingt brauchbar bei Pferdeliquor (höherer normaler Eiweißgehalt). Genaue quantitative Messungen wie z. B. die turbidimetrischen Methoden erfordern spezielle Geräte. Erhöhter Eiweißgehalt ist pathologisch, jedoch nicht spezifisch für bestimmte Krankheiten. Er ist auf alle Fälle eine brauchbare Indikation dafür, daß irgendeine organische Läsion im zentralen Nervensystem vorliegt (u. a. Störung der Blut-Liquorschranke).

5.1.3.4 Zellzahl

Normaler Liquor ist zellarm. Die Zellen werden ausgezählt in einer gewöhnlichen Blut-Zählkammer oder in einer Fuchs-Rosenthal-Zählkammer, die ein größeres Volumen hat (3 mm^3). Am besten werden die Zellen zuerst etwas angefärbt, z. B. mit einer Fuchsinlösung (Samsonsche Lösung), wobei in einer Leukozytenpipette zuerst etwas Farblösung (bis zum Strich) angesaugt und dann mit Liquor zugefüllt wird. Kräftig schütteln. Nach 5 Minuten, unter Verwerfen der ersten Tropfen, aus der Pipette in die Zählkammer einfüllen. In der Regel zählt man alle Zellen, die in der Kammer enthalten sind. Erhöhte Zellzahl (Pleozytose) ab mehr als 10 Zellen pro mm^3 ist pathologisch. Am häufigsten werden erhöhte Zellzahlen bei entzündlichen Krankheiten registriert, doch sind auch andere Veränderungen gelegentlich von Pleozytose begleitet.

5.1.3.5 Zellmorphologie

Der normale Liquor enthält nur wenige Lymphozyten und Monozyten pro mm^3. Bei pathologischen Zuständen kann sich dieses Zellbild verändern. Vor allem bei Pleozytose ist es nützlich, die Zellmorphologie zu bestimmen. Die Zellen im Liquor sind überwiegend hämatogenen Ursprungs, jedoch können auch ZNS-eigene Elemente wie Meningeal»epithelien«, Ependym- und Chorioidplexuszellen nachgewiesen werden. Liegen Tumoren vor, so können neoplastische Zellen in den LCS gelangen. Es ist möglich, die Zellmorphologie bis zu einem gewissen Grad in der Zählkammer zu beurteilen. Doch ist es meist erforderlich, die Zellen mittels Spezialmethoden zu konzentrieren und durch Färbung darzustellen. Zu diesem Zweck kann man eine Sedimentationskammer verwenden oder eine Zytozentrifuge, wo die Zellen auf einem Objektträger aufgefangen werden. Ein einfaches und billiges Verfahren mit guter Zellausbeute ist die Membranfiltration. Zu diesem Zweck werden etwa

Tab. 5: Liquorbefunde bei neurologisch kranken Tieren

Befund	Interpretation
Wasserklarer Liquor	Normal oder pathologisch
Gelbstichiger Liquor	Alte Blutung, Ikterus
Blutiger Liquor	Punktionsartefakt (meistens), Blutung, Trauma
Trüber Liquor	Starke Zellvermehrung, vermutlich bakterielle Entzündung
Liquor gerinnt	Sperrliquor bei Rückenmarkskompression (Lumbalpunktat)
Normaler Eiweißgehalt (bei normaler Zellzahl)	Funktionelle Störung (z. B. hepatische Enzephalopathie)/ Tumor / fokal beschränkte Läsion (z. B. Diskopathie) / langsam fortschreitende Degeneration / Mißbildung
Eiweißgehalt erhöht (bei normaler Zellzahl)	Tumor / degenerative Krankheit / akute Hundestaupe
Eiweißgehalt sehr stark erhöht (bei normaler Zellzahl oder leichter Pleozytose)	Permeabilitätsstörung (z. B. Enterotoxämie) / vaskuläres Problem (z. B. Infarkt)
Erhöhte Zellzahl (mit oder ohne Eiweißvermehrung)	Entzündlicher oder destruktiver (toxisch-metabolischer) Prozeß
Sehr stark erhöhte Zellzahl (viele tausend Zellen)	Entzündliche Krankheit, meistens bakteriell
Überwiegend neutrophile Pleozytose	Bakterielle Infektion / akute Malazie (z. B. Poliomalazie beim Hund)
Überwiegend mononukleäre (Lymphozyten, Monozyten, Makrophagen) Pleozytose	Virale Infektion / destruktiver Prozeß (metabolisch-toxisch) / Listeriose
Lympho-plasmozytäre Pleozytose	Virusinfektion
Gemischte (monozytär-polymorphkernige) Pleozytose	Chronisch-bakterielle Infektion / FIP / granulomatöse Meningoenzephalitis
Eosinophile im Liquor	Parasitäre oder protozoäre (z. B. Toxoplasmose) Infektion
Erythrophagozyten	Alte Blutung (z. B. Trauma) / metastatische Tumoren
Maligne Zellen (abnormale mitotische Figuren, Blastformen)	Tumoren
Mykotische Organismen	Mykotische Infektion
Erhöhte CPK	Destruktive Prozesse / Permeabilitätsstörung
Herabgesetzter Glukosegehalt	Bakterielle Entzündung
Erhöhter IgG-Index	Chronische virale Infektion

0,5 ml Liquor in 1,5 ml 40%igem Alkohol für einige Stunden fixiert (die Mischung kann für einige Zeit aufbewahrt, also auch verschickt werden) und dann mit einer Spritze durch ein Milliporefilter von etwa 0,3 µm Porenweite gedrückt, das in einen kleinen Behälter gespannt wird. Das Filter wird dann mit einer Methylenblau-Fuchsinlösung gefärbt, in Xylol geklärt und auf einem Objektträger eingedeckt *(Tab. 5)*.

Für die Beurteilung von zytologischen Präparaten wird die Morphologie von wenigstens 200 Zellen bestimmt. Man unterscheidet Lymphozyten, Monozyten, neutrophile Granulozyten, Eosinophile, Makrophagen, Plasmazellen, Mitosezellen, Tumorzellen und andere Elemente. Das Zellbild korreliert häufig mit der Art des Krankheitsprozesses: z. B. überwiegend Granulozyten bei bakteriellen Infektionen, vorwiegend mononukleäre Zellen bei Virusinfektionen, zahlreiche Makrophagen bei Hirnrindennekrose.

5.1.3.6 Kreatininphosphokinase (CPK)

Von allen Enzymbestimmungen im Liquor ist die CPK wahrscheinlich die einzig brauchbare. Eine erhöhte CPK ist dabei nicht diagnostisch für bestimmte Krankheiten, sondern weist lediglich darauf hin, daß irgendeine organische Schädigung des ZNS vorliegt.

5.1.3.7 Glukose

Der Glukosegehalt im Liquor ist erniedrigt bei bakteriellen Entzündungen.

5.1.3.8 Spezifische Untersuchungen

Bei bakteriellen Krankheiten kann man versuchen, den Erreger aus dem Liquorsediment zu isolieren. Bei Viruserkrankungen ist es möglich, mittels Immunfluoreszenz Erreger im Liquorpräparat nachzuweisen. Der Liquor kann auch für serologische Untersuchungen eingesetzt werden; bei chronischen Viruserkrankungen liegt nämlich oft eine bedeutende Anreicherung antiviraler Antikörper im Liquor vor (z. B. Borna-Krankheit).

5.1.3.9 Andere Methoden

Es gibt noch zahlreiche weitere Liquoruntersuchungsmethoden, die in der Humanneurologie entwickelt wurden. Viele davon sind hochgradig spezialisiert, und das Verhältnis zwischen Aufwand an Geräten, Reagentien und Arbeit zum Nutzeffekt entspricht nicht praktischen Gegebenheiten. Eine Technik, die auch in der Veterinärneurologie Anwendung gefunden hat, ist die immunelektrophoretische Messung von Albumin und Immunglobulin-G simultan im Liquor und Serum. Immunglobuline können durch Lymphozyten, die ins Parenchym oder in die Liquorräume eingewandert sind, im Gehirn selbst produziert werden (intrathekale Synthese). Zur Unterscheidung, ob IgG im LCS lokal produziert wurde oder infolge einer Störung der Bluthirnschranke aus dem Blut stammt, wird gleichzeitig der Albumingehalt bestimmt, da alles Albumin im LCS aus dem Serum kommt. Der Liquor-Albumingehalt ist damit ein Maß für die Permeabilität der Bluthirnschranke. Zusätzlich zu einem Elektrophoresegerät braucht man Antiseren gegen Albumin und IgG der Spezies, die zu untersuchen ist. Mit dieser Methode ist es möglich, die intrathekale IgG-Synthese nachzuweisen, was diagnostisch bei entzündlich-infektiösen Krankheiten des Nervensystems wertvoll ist, vor allem bei chronischen Fällen, wenn keine deutliche Pleozytose vorliegt.

Literaturauswahl

Liquor cerebrospinalis

Beech, J., 1983: Cytology of equine cerebrospinal fluid. Vet. Pathol. **20,** 553–562.

Bichsel, P., M. Vandevelde, U. Affolter, & H. Pfister, 1984: Immunoelectrophoretic determination of albumin and IgG in serum and cerebrospinal fluid in dogs with neurological diseases. Res. Vet. Sci. **37,** 101–107.

Fankhauser, R., 1962: The cerebrospinal fluid. In: Innes, J. R. M., & L. Z. Saunders, Comparative neuropathology, 21–54. New York, London: Academic Press.

Mayhew, I. G., & C. R. Beal, 1980: Techniques of analysis of cerebrospinal fluid. Vet. Clin. North America **10,** 155–176. Philadelphia, London, Toronto: W. B. Saunders Company.

Vandevelde, M., & J. S. Spano, 1977: Cerebrospinal fluid cytology in canine neurologic disease. Am. J. Vet. Res. **38,** 1827–1832.

5.2 Neuroradiologie (von Johann Lang)

5.2.1 Einleitung

Die Röntgenuntersuchung von Kopf und Wirbelsäule spielt in der Diagnostik neurologischer Erkrankungen eine wichtige Rolle. Sie kann und will allerdings lediglich die klinisch neurologische Untersuchung ergänzen, keinesfalls ersetzen. Eine exakte Einhaltung des auf Seite 19ff. dargestellten Untersuchungsganges ist die wichtigste Voraussetzung einer sinnvollen Röntgenuntersuchung. Ein Röntgenbefund muß nicht unbedingt klinisch relevant (z.B. Spondylose), sondern kann sogar irreführend sein.

Periphere Neuropathien geben eher selten zur Röntgenuntersuchung Anlaß. Ausnahmen bilden Läsionen im Bereich der Nervenwurzeln und der *Cauda equina*. Traumatische Neuropathien bedürfen ebenfalls einer radiologischen Untersuchung, da sie häufig Begleiterscheinungen von Frakturen und Luxationen bilden.

Rückenmarkserkrankungen bilden absolute Indikationen für die Röntgenuntersuchung. Wirbelsäulenerkrankungen, die ohne weiteres röntgenologisch erfaßbar sind, können verschiedenste Ursachen haben: Mißbildungen, angeborene und erworbene, inklusive ernährungsbedingte Stoffwechselstörungen, traumatische, entzündliche (meist infektiöse), degenerative und neoplastische Erkrankungen *(Tab. 6)*.

Vor allem organische Erkrankungen des Rückenmarks und der Meningen werden demgegenüber durch normale Röntgenaufnahmen nicht erfaßt und erfordern Spezialmethoden, wie Myelographie und andere physikalische Untersuchungsmethoden.

Zerebrale Störungen sind gemäß ihrer Natur in der Regel einer Röntgenuntersuchung nur schwer zugänglich. Durch Röntgenaufnahmen erfaßbare Veränderungen können vor allem bei Erkrankungen des Mittelohrs, bei Frakturen und Tumoren des Kopfskeletts und, eher selten, bei kongenitalen Mißbildungen erwartet werden. Organische Erkrankungen des Gehirns und der Meningen erfordern häufig Spezialuntersuchungen, die dem Tierarzt kaum zur Verfügung stehen (Computertomographie, EEG).

5.2.2 Technik

5.2.2.1 Allgemeines

Eine optimale Technik ist die wesentliche Voraussetzung für diagnostisch verwertbare Aufnahmen. Die Anforderungen an Röntgengeräte und Bildsysteme sind dementsprechend hoch. Geräte mit Leistungen von 100 KV / 300 MA sind auch in der Kleintiermedizin die untere Grenze. Ein kippbares Tischblatt mit eingebauter Potter-Bucky-Blende ist wünschenswert. Ersatzweise und in der Großtiermedizin kommen für die Potter-Bucky-Blende stehende Streustrahlenraster (Parallelraster, fokussierte Raster, Kreuzraster) mit einem Schachtverhältnis von mindestens 8:1 und 30 Linien/cm zum Einsatz. Die Röntgenröhre muß frei beweglich sein, denn Schrägaufnahmen, z.B. für die Darstellung des *Foramen magnum* oder der Halswirbelsäule, sind keine Seltenheit.

Im übrigen gelten folgende Grundsätze:

1. Die Tiere werden immer unter genügend tiefer **Sedation oder in Narkose** untersucht, wobei für die Untersuchung des Kopfes und der Halswirbelsäule die Muskelrelaxierung besonders wichtig ist. Ausnahmen bilden Tiere mit instabiler Wirbelsäule, deren Manipulation in relaxiertem Zustand zu Verschiebungen einzelner Wirbel oder Wirbelfragmente führen kann.

2. In der Kleintierradiologie werden grundsätzlich **feinzeichnende Film-Folienkombinationen** verwendet. Da auch die Weichteile im Bereich der Wirbelsäule zur Darstellung

Tab. 6: Diagnostische Aussagekraft von Leerröntgenaufnahmen der Wirbelsäule

Erkrankung	**Befunde**		
	normalerweise +	fraglich +/−	normalerweise −
kongenitale und familiäre Erkrankungen, Mißbildungen	Wirbelagenesien, Dysgenesien Keil-, Schaltwirbel Blockwirbel Übergangswirbel Spina bifida Atlanto-axiale Subluxation (Dens axis Hypo-Aplasie) equine okzipitoatlantoaxiale Malformation cervikale Spondylopathie oder Malformations-, Malartikulationssyndrom (Hund, Pferd) cartilaginöse, osteocartilaginöse Exostosen Osteochondrosis dissecans		spinale Dysraphien Meningozelen Myelozelen Myelopathien (angeborene und erworbene) lysosomale Speicherkrankheiten Dysgenesien des RM
Stoffwechselerkrankungen erworben oder kongenital	Mukopolysaccharidose (Typ I/VI, Katze) A-Hypervitaminose (Katze) Hypothyreose (kongenital)	Alters-, Inaktivitätsosteoporose Hyperparathyreoidose Hypothyreose (erworben) Cushing Diabetes mellitus Vit. D-Hypervitaminose maligne Hyperkalzämie	übrige
Infektionen	Diskospondylitis Spondylitis (v. a. Schwein) Wirbelabszesse		Meningitis Myelitis (virale, bakterielle, Protozoen, Mykosen)
Degenerative Erkrankungen	Spondylose Spondylarthrose (M. Bechterew, Pferd) Lumbosakrale Spondylopathie (Spondylolisthesis) Duraverkalkungen (Bedeutung?) Diskopathien	»Wobbler« (Pferd)	degen. Myelopathie
traumatische Veränderungen	Luxationen, Subluxationen Frakturen Diskusprolaps		RM-Kontusion Ödem Wurzelabriß (Horner-Syndrom)
Neoplasien	primäre Tumoren des Skelettes Skelettmetastasen von Weichteiltumoren	Nervenwurzeltumoren primäre, sekundäre Weichteiltumoren im Bereich des Wirbelkanals und/oder der Foramina intervertebralia	Primäre, sekundäre Tumoren des RM und der Meningen
vaskuläre Erkrankungen			RM-Infarkt fibrokartilaginöse Embolie CMP: Katze, Hund intra-/extramedulläre Blutungen (Koagulopathien)

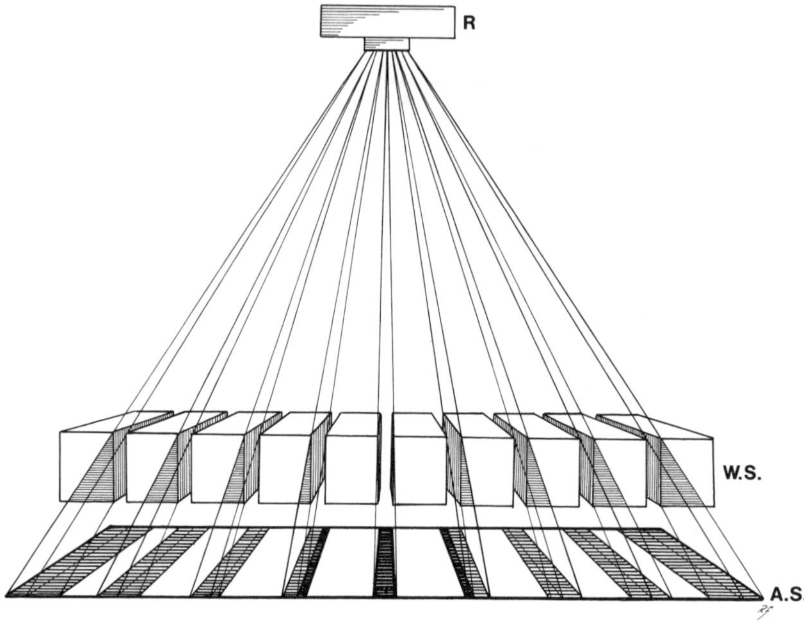

Abb. 16: Wirbelsäulenaufnahme, schematische Darstellung: Bei kleinem Fokus-Objekt-Abstand werden nur wenige dem Zentralstrahl nahe Wirbel und Zwischenwirbelspalten verzeichnungsfrei abgebildet. Die Peripherie kann wegen geometrischer Verzeichnung der Wirbelsäule und Überlagerungen nicht beurteilt werden
R = Röntgenröhre, **WS** = Wirbelsäule, **AS** = Abbildungssystem

kommen sollen, werden eher »flache« Bildsysteme bevorzugt. Bei Großtieren muß allerdings auf hoch- und höchstverstärkende Folien-Filmkombinationen (seltene Erden) zurückgegriffen werden.

3. Bei Objekten mit einem Durchmesser von mehr als 10 cm werden zur Verminderung der Streustrahlen immer **Potter-Bucky-Blenden** oder stehende **Streustrahlenraster** eingesetzt.

4. Grundsätzlich werden **2 zueinander senkrecht stehende Aufnahmen** angefertigt, nämlich die latero-laterale oder seitliche und die ventrodorsale (VD) Projektion. Bei Großtieren muß man allerdings aus technischen Gründen häufig auf die ventrodorsale Projektion verzichten.

5. Die **Aufnahmefelder** dürfen auch bei kleinen Tieren **nicht zu groß** sein. Durch die Divergenz der Strahlen entsteht sonst eine Projektion voller Überlagerungsartefakte, die eine Interpretation erschweren oder unmöglich machen. Aus dem gleichen Grund ist auch auf einen möglichst großen Film-Focus-Abstand zu achten *(Abb. 16)*. Die Halswirbelsäule, die Brustwirbelsäule, die Übergänge Brust-Lendenwirbelsäule und Lendenwirbelsäule-Kreuzbein werden bei allen Tierarten getrennt aufgenommen.

5.2.2.2 Wirbelsäule

Seitliche und ventrodorsale Aufnahmen sind für eine exakte Untersuchung der Wirbelsäule oft nicht ausreichend. Die *Foramina intervertebralia* werden durch zusätzliche ventrodorsale Schrägprojektionen in einem Winkel von etwa 45° besser abgebildet. Der Dens läßt sich am besten mit einer seitlichen Projektion mit etwa um 30° rotiertem Kopf und einer Frontalprojektion durch das geöffnete Maul darstellen *(Abb. 17)*. Zervikale und lumbosakrale Spondylopathien und Instabilitätssyndrome erfordern häufig sogenannte Streßaufnahmen (gehaltene Aufnahmen): Aufnahmen in Seitenlage, wobei die Wirbelsäule in extreme Flexion, respektive Extension gebracht wird. Vorsicht ist allerdings vor allem im Bereich der Halswirbelsäule geboten: Gewaltanwendung kann bei instabilen Halswirbelgelenken vorbestehende Kompressionen des Halsmarks verstärken und die neurologischen Störungen bis zur Tetraplegie verschlimmern. Der Lagerung der Wirbelsäule muß wegen der oft großen Dickenunterschiede zwischen einzelnen Körperregionen besondere Beachtung geschenkt werden. Kopf, Hals, und Lendenregion müssen mit Kissen unterlegt werden *(Abb. 18)*. Zur Vermeidung von Rotationsartefakten müssen auch Vorder- und Hintergliedmaßen mit Kissen gestützt werden *(Abb. 19, 20, 34)*.

Für die Lagerung der Tiere in Rückenlage leisten Schaumstoffkissen in verschiedenen Größen gute Dienste. Für Aufnahmen der Halswirbelsäule wird zusätzlich der Nasenrücken

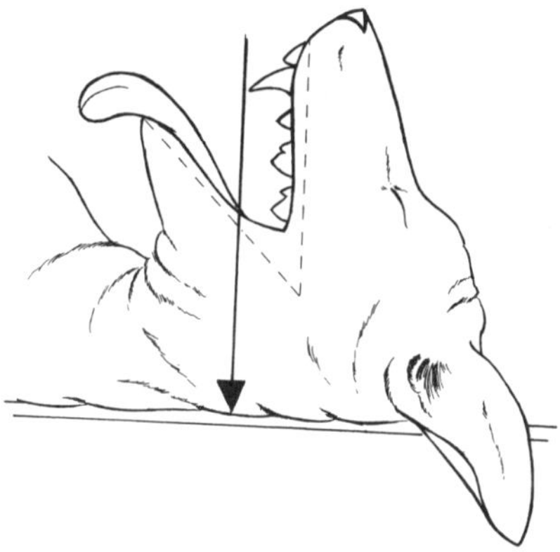

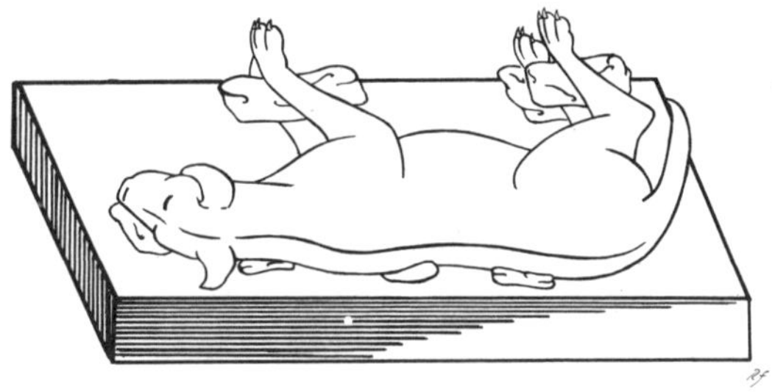

a b

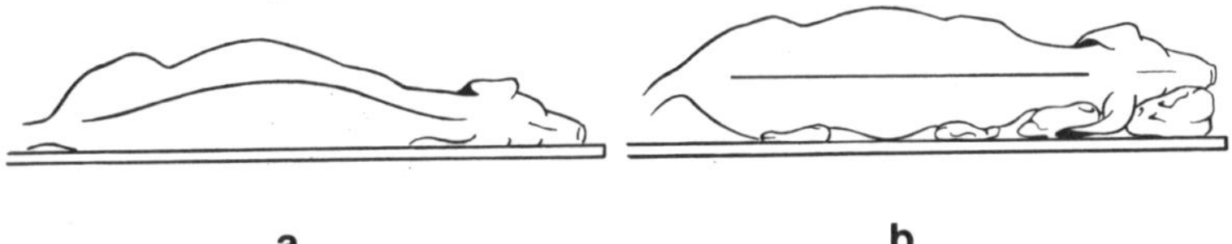

a b

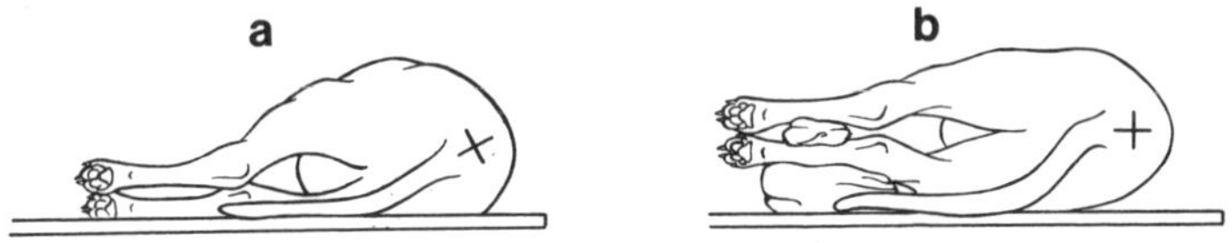

Abb. 17 (oben links): Hals, Frontalprojektion zur Darstellung des Dens: Bei maximal geöffnetem Maul steht das *Palatum durum* senkrecht. Zentralstrahl: senkrecht zum Film in das geöffnete Maul

Abb. 18 a, b (Mitte): Seitliche Lagerung zur Aufnahme der Wirbelsäule: Kopf, Hals, kranialer Thorax und Lendengegend werden mit Kissen gestützt, damit die Wirbelsäule gerade und parallel zum Tisch liegt

Abb. 19 a, b (unten): Seitliche Lagerung zur Abbildung der Wirbelsäule: Um Rotation zu vermeiden, müssen die Extremitäten gestützt werden

Abb. 20 (oben rechts): Seitliche Lagerung für Aufnahmen der Wirbelsäule: Korrekt gelagertes Tier

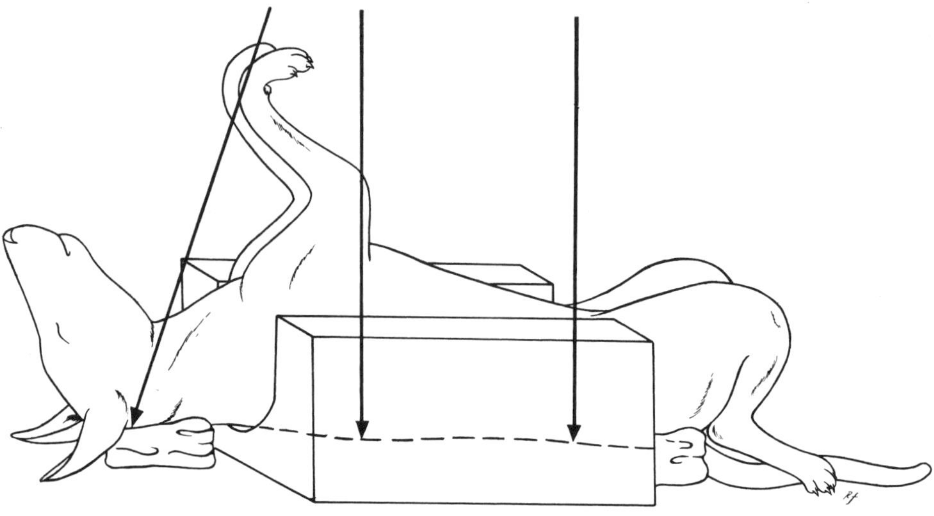

Abb. 21: Lagerung in Rückenlage für Aufnahmen der Wirbelsäule: Als Lagerungshilfen eignen sich Kissen und Schaumstoffkeile. Zentralstrahl: Für die Halswirbelsäule 10° nach vorne geneigt. Für die übrige Wirbelsäule senkrecht zur Kassette

unterstützt, um Überlagerungen zwischen *Os occipitale* und den ersten zwei Halswirbeln zu vermeiden. Der Zentralstrahl muß dabei für eine verzeichnungsfreie Projektion der Zwischenwirbelspalten um etwa 10° nach kranial geneigt werden. Für Aufnahmen der Brust- und Lendenwirbelsäule dürfen die Hintergliedmaßen nicht gestreckt werden, da die Wirbelsäule durch Strecken ventral durchgebeugt wird (Lordose) *(Abb. 21)*.

5.2.2.3 Kopf

Die allgemeinen Bemerkungen zur Röntgentechnik gelten natürlich auch für Aufnahmen des Kopfes. Da Veränderungen oft nur durch den Vergleich der beiden Schädelhälften zu erkennen sind, muß der Lagerung der Tiere besondere Beachtung geschenkt werden. Um die geforderte Symmetrie bei der Lagerung zu erzielen, müssen die Tiere, außer in Ausnahmefällen, wie sie zum Beispiel frische Schädeltraumen darstellen, in Narkose untersucht werden. Dieser Forderung muß auch aus Gründen des Strahlenschutzes Rechnung getragen werden. Da feinzeichnende Bildsysteme verwendet werden müssen, sind bei größeren Tieren die Belichtungswerte oft hoch, das Fixieren der Tiere mit den Händen ist daher zu unterlassen.

Als Standardaufnahmen gelten auch hier die seitliche und die ventrodorsale Projektion. Als Lagerungshilfen werden Kissen benutzt *(Abb. 22, 23)*. Wegen der sehr komplexen Anatomie des Schädels werden für die Darstellung einzelner Regionen jedoch eine ganze Anzahl Spezialaufnahmen benötigt. Die Darstellung der Nasenhöhlen und Nebenhöhlen geschieht durch eine zusätzliche ventrodorsale Projektion mit maximal geöffnetem Maul und durch Frontalprojektionen *(Abb. 24, 25)*. Aus technischen Gründen muß beim Großtier allerdings weitgehend auf derartige Projektionen verzichtet werden. Wegen des stark gewölbten Schädels läßt sich der *Sinus frontalis* der Katze mit einer Frontalprojektion ebenfalls nicht darstellen.

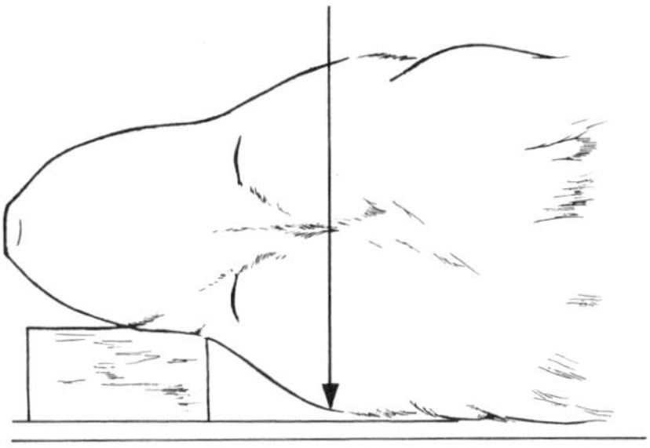

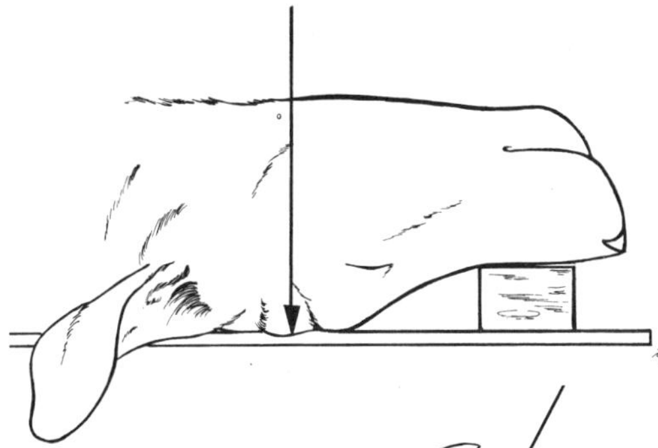

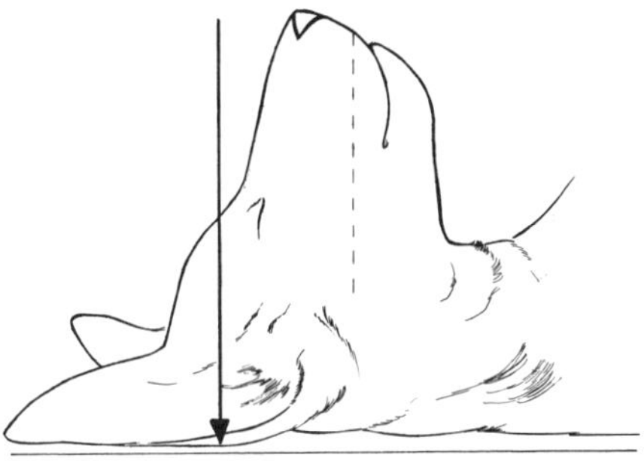

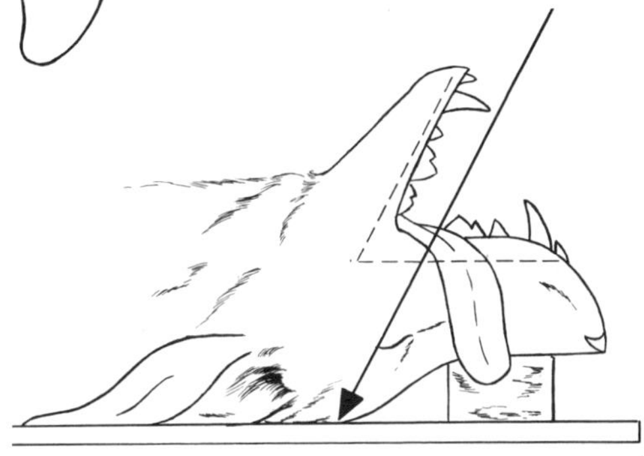

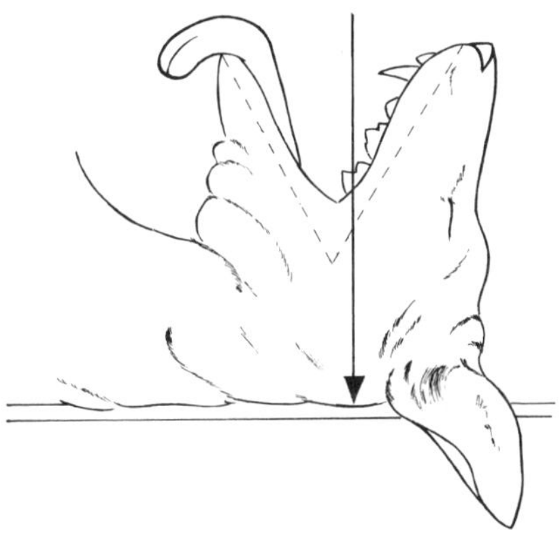

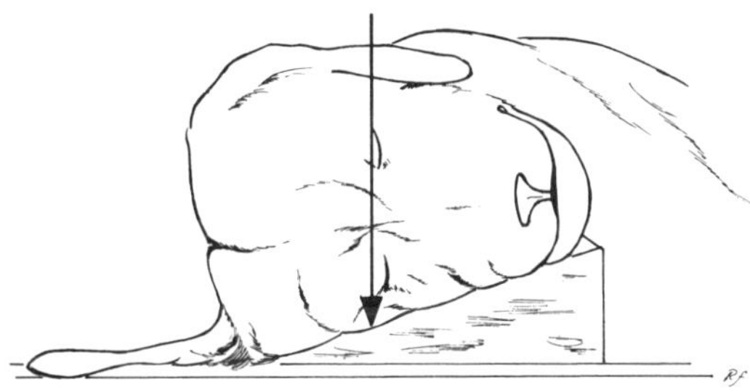

Abb. 22 (oben links): Kopf, seitliche Aufnahme: Die Nase wird mit einem Kissen gestützt. Zentralstrahl: Senkrecht zum Film in die Mitte zwischen Auge und Ohr

Abb. 23 (oben rechts): Kopf, ventrodorsale Aufnahme: Der Nasenrücken wird gestützt, die Schädelbasis soll parallel zum Tisch liegen. Zentralstrahl: senkrecht zum Film in der Mittellinie auf Höhe des Unterkieferwinkels

Abb. 24 (Mitte links): Kopf, ventrodorsale Projektion zur Darstellung der Nasennebenhöhlen: Das *Palatum durum* liegt parallel zum Tisch. Das Maul wird maximal geöffnet. Zentralstrahl: In einem 30°-Winkel in das geöffnete Maul auf Höhe des 3. Prämolaren

Abb. 25 (Mitte rechts): Kopf, Frontalprojektion zur Darstellung der Nasennebenhöhlen: Das *Palatum durum* steht senkrecht zum Tisch. Zentralstrahl: senkrecht zur Kassette, in die Mitte auf Höhe der Augenlinie

Abb. 26 (unten links): Kopf, Frontalprojektion zur Darstellung der *Bullae tympanicae.* Unterkiefer und *Palatum durum* bilden ein V. Der Winkel des Palatums zum Tisch ändert sich von Rasse zu Rasse. Zentralstrahl: Senkrecht zur Kassette in die Mitte des geöffneten Maules

Abb. 27 (unten rechts): Kopf, seitliche Schrägprojektion zur Darstellung der *Bullae tympanicae.* Der Kopf wird durch ein keilförmiges Kissen um etwa 20° rotiert. Zentralstrahl: Senkrecht zur Kassette unmittelbar kaudal des Unterkiefergelenkes

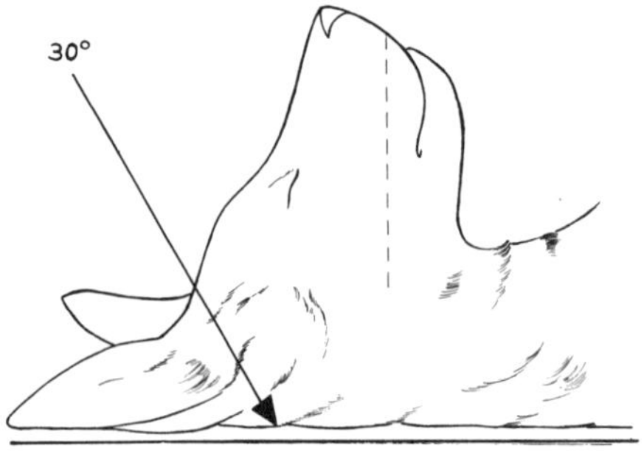

Abb. 28: Kopf, Frontalprojektion zur Darstellung des *Foramen magnum.* Bei senkrecht zum Tisch gestelltem Kopf wird die Röntgenröhre 30° nach kaudal abgewinkelt. Zentralstrahl: In die Mittellinie auf Höhe der Gehörgänge

Die Mittelohrstrukturen und die *Bullae tympanicae* werden durch eine Frontalprojektion durch das geöffnete Maul und seitliche Projektionen mit um etwa 20° rotiertem Kopf dargestellt *(Abb. 26, 27).* Das *Foramen magnum* läßt sich ebenfalls mit einer modifizierten Frontalprojektion untersuchen *(Abb. 28).*

Die übrigen Strukturen des Gesichtsschädels wie Unterkiefer, Zähne und Nasennebenhöhlen erfordern spezielle Projektionen, deren Darstellung den Rahmen dieses Kapitels sprengen würde.

5.2.2.4 Spezielle Untersuchungstechniken

Myelographie siehe Seite 78 bis 85.

5.2.2.4 (1) Diskographie

Durch Injektion eines Kontrastmittels können Bandscheiben auf ihre Intaktheit überprüft werden. Die Injektionstechnik von lateral erfordert ein Zielgerät, da die Einführung der Nadel unter Sichtkontrolle geschieht. Bei der Injektionstechnik von dorsal muß das Rükkenmark perforiert werden. Injiziert werden 0,5–1 ml eines wasserlöslichen Kontrastmittels.

5.2.2.4 (2) Epidurographie

Bei dieser Technik wird das Kontrastmittel in gleicher Dosierung wie für die Myelographie auf Höhe des Lumbosakralgelenks oder des Sakrokokzygealgelenks in den Epiduralraum injiziert. Indikationen sind, wie für die Sinusvenographie, vermutete Kompressionen der *Cauda equina* und der Sakralnerven. Allerdings ist die Methode nicht sehr zuverlässig. Falsch positive wie falsch negative Ergebnisse werden zuweilen erzielt. Da das Kontrastmittel schnell aus der fraglichen Region verschwindet, müssen Aufnahmen oft während der Injektion gemacht werden. Die Methode dürfte sich aus diesen Gründen in der Veterinärmedizin nicht durchgesetzt haben.

5.2.2.4 (3) Sinusvenographie

Wie die Epidurographie dient sie in erster Linie zum Nachweis raumfordernder Prozesse im Bereich der *Cauda equina* und der Sakralnerven. Dabei wird eine Knochenmarkspunktionsnadel in den Wirbelkörper von L_7 oder des ersten Schwanzwirbels gebohrt. Die Nadel wird dabei für die Punktion des L_7 ventrolateral des Darmbeinflügels eingeführt. Anschließend werden 10 ml eines wasserlöslichen Kontrastmittels injiziert. Die Aufnahmen werden gegen Ende der Injektion gemacht. Das Kontrastmittel wird über den *Sinus venosus,* der im Wirbelkanal ventral vom Rückenmark liegt, drainiert. Die Beurteilung von Lage und Größe dieser Venen ergibt Anhaltspunkte über die Raumverhältnisse im hinteren Teil des Wirbelkanals.

Die Interpretation dieser Venogramme ist schwierig und oft nicht eindeutig. Als Komplikationen wurden vor allem Osteomyelitiden beschrieben.

5.2.2.4 (4) Lineare Tomographie

Die lineare Tomographie beruht auf dem Prinzip der Bewegungsunschärfe. Die Röntgenröhre wird dabei während der Belichtung in einem Kreisbogen über das Objekt geführt, die Röntgenkassette bewegt sich dabei in der Gegenrichtung. Die Höhe der Drehpunktebene des Strahlenfächers (Schichtebene) kann durch Verlagerung des Drehpunktes frei gewählt werden. Sie ist die einzige Ebene, die scharf abgebildet wird. Alle anderen Strukturen des Objekts werden verwischt. Die Dicke der Schicht kann durch die Größe des Pendelwinkels bestimmt werden: Je größer der Winkel, desto dünner wird der Schnitt *(Abb. 29).*

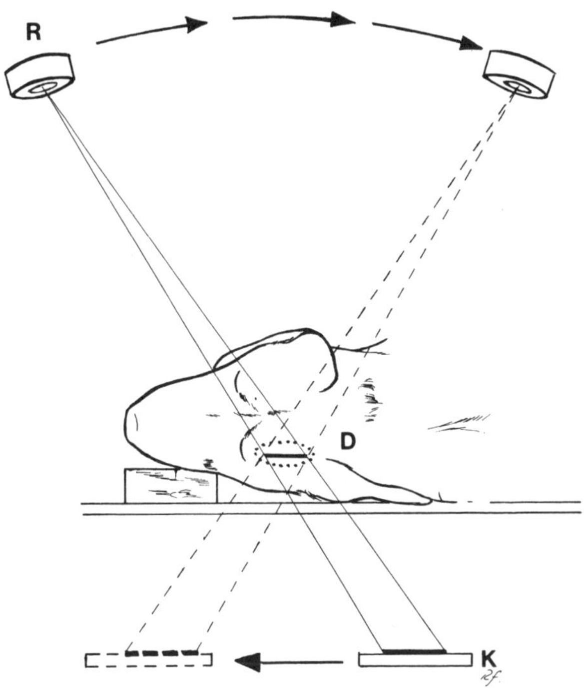

Abb. 29: Lineare Tomographie: Während der Aufnahme beschreibt die Röntgenröhre (R) über dem Objekt einen Kreisbogen, die Kassette (K) wird in die Gegenrichtung bewegt. Nur die Drehpunktebene (D) des Strahlenfächers wird scharf abgebildet. Es gilt: je größer der Kreisbogen, den die Röntgenröhre beschreibt, desto besser die Verwischung der nicht in der Schichtebene liegenden Strukturen und desto dünner die Schicht

Diese relativ einfache Methode leistet bei der Untersuchung so komplexer Strukturen wie der Wirbelsäule und vor allem des Kopfes außerordentlich gute Dienste. Ethmoid, Schädelbasis, Kiefergelenk und die Mittelohrregion können wesentlich besser dargestellt werden als mit konventionellen Aufnahmen. Indikationen bilden aber auch Erkrankungen der Wirbelsäule *(Abb. 44b, 47c, 51, 52b).*

5.2.2.4 (5) Zerebrale Angiographie

Hauptsächliche Indikation ist der Verdacht eines raumfordernden Prozesses im Gehirn. Tumoren führen zu Verlagerungen des Gefäßsystems, zeigen oft auch Hypervaskularität. Die Injektion des Kontrastmittels erfolgt entweder in die *A. carotis interna* oder die *A. vertebralis.* Die Untersuchung setzt ein Röntgengerät mit Bildverstärker voraus, verlangt aber auch vom Untersuchenden beträchtliche Übung.

5.2.2.4 (6) Subdurale Enzephalographie

Mit dieser Methode können anatomische Details der Gehirnoberfläche dargestellt werden. Speziell die Gefäße *(A. basilaris, Circulus Willisi),* die Gehirnbasis mit der Hypophyse und die Sehnerven können erfaßt werden. Die Injektion des Kontrastmittels erfolgt subokzipital über die *Cisterna magna.* Verwendet werden sowohl Negativ- wie Positivkontrastmittel (Iopamidol, Iohexol).

5.2.2.4 (7) Ventrikulographie

Diese Untersuchung dient zur Darstellung von Größe und Position der Gehirnventrikel. Dabei wird ein Seitenventrikel direkt punktiert und ein Teil des Liquors durch ein gasförmiges oder jodhaltiges Kontrastmittel ersetzt. Lateral-, VD-, DV- und Frontalprojektionen des Kopfes erlauben die Darstellung des Ventrikelsystems. Normale oder verlagerte Ventrikel sind allerdings schwer zu punktieren.

5.2.2.4 (8) Computertomographie

Die exakteste Untersuchungsmethode bei der Erfassung intrakranialer Läsionen ist die Computertomographie. Sie hat in der Humanmedizin Szintigraphie, Ventrikulographie, Pneumoenzephalographie und, mit Ausnahme von vaskulären Erkrankungen, auch die cerebrale Angiographie weitgehend verdrängt.

Ein System aus rotierender Röntgenröhre und Detektor liefert entsprechend der Dicke und Dichte des untersuchten Objektes Daten an eine Recheneinheit. Die verarbeiteten Informationen können gespeichert, als ein Schnittbild direkt auf einen Bildschirm projiziert oder auf Röntgenfilm fotografisch festgehalten werden.

Das Auflösungsvermögen liegt derzeit bei etwa 1 mm, die minimale Schichtdicke bei etwa 1,5 mm. Die *Abbildungen 58* und *59* demonstrieren das Leistungsvermögen der Computertomographie bei der Diagnostik von intrakranialen Tumoren beim Kleintier. Infarkte, Blutungen, Abszesse und Abflußstörungen des Liquors sind weitere Indikationen.

5.2.3 Interpretation der Wirbelsäulenbefunde

Die systematische Auswertung von Wirbelsäulenaufnahmen erfordert Zeit. Damit keine pathologischen Veränderungen übersehen werden, empfiehlt sich die strikte Befolgung eines Untersuchungsprotokolls, wie es im folgenden beschrieben wird.

Vor den Skelettstrukturen werden die umgebenden Weichteile beurteilt. Weichteiltumoren können mit dem Spinalkanal über *Foramina intervertebralia* oder Knochen kommunizieren und weisen oft bedeutende extraspinale Komponenten auf (Lymphosarkome, Nervenwurzeltumoren). Sinngemäß können auch Zusammenhänge zwischen paravertebralen Abszessen und Rückenmarkskompressionen bestehen. Ein subkutanes Emphysem kann auf eine perforierende Verletzung hinweisen. An die Untersuchung der Weichteile schließt sich die Beurteilung der Wirbelsäule selbst an.

Beurteilt werden:

a) Zahl der Wirbel: Variationen sind bei den meisten Tierarten bekannt und teilweise sogar das Ergebnis von gezielten Züchtungen. Beim Pferd sind Variationen der Lendenwirbelsäule nicht selten. Schweine können eine unterschiedliche Anzahl von Brust- und Lendenwirbeln aufweisen. Beim Hund kommen Variationen vor allem in Form von Übergangswirbeln vor. Ein rippentragender erster oder sakralisierter letzter Lendenwirbel sind nicht selten. Bei Hund und Katze findet man bei einzelnen Rassen Agenesien der Schwanzwirbel, eventuell sogar des Sakrums (Manxkatze, Epagneul Breton, Bobtail, Entlebucher Sennenhund).

b) Form der Wirbelsäule: Abweichungen wie **Kyphosen, Lordosen** oder **Skoliosen** werden bei kongenitalen Anomalien, meist zusammen mit Keil- und Blockwirbeln, beobachtet *(Abb. 36)*. Anomalien wie die Dens-Hypoplasie oder zervikale Malformations-Malartikulationssyndrome führen häufig zu Subluxationen einzelner Wirbelgelenke *(Abb. 37, 38)*. Traumatische Veränderungen, wie Frakturen *(Abb. 48)* und Luxationen bilden ebenfalls eine Hauptursachengruppe, während Stoffwechselstörungen wie kongenitale Hypothyreosen, lysosomale Speicherkrankheiten oder chronische A-Hypervitaminose *(Abb. 42)* eher selten für Deformationen der Wirbelsäule verantwortlich sind.

c) Form und Größe einzelner Wirbel: Form- und Größenveränderungen werden wiederum bei kongenitalen Abweichungen, wie Keil- und Blockwirbelbildungen, angetroffen. Bei der zervikalen Spondylopathie (Malformations-Malartikulationssyndrom) großer Hunderassen können in der unteren Halswirbelsäule oft rhomboide oder sogar dreieckige Wirbelformen beobachtet werden *(Abb. 38, 39)*. Bei der equinen okzipitoatlantoaxialen Mißbildung kommen ebenfalls Form- und Größenveränderungen vor: hypoplastischer C1, deformierter C2, dazu mißgebildete Wirbelgelenke. Stauchungsfrakturen, aber auch Spontanfrakturen infolge von Stoffwechselstörungen oder Tumoren können zu Verkürzungen von Wirbelkörpern führen. Formveränderungen werden auch regelmäßig bei der Spondylose, bei Knochentumoren, Kallusbildungen und den außer beim Schwein seltenen Osteomyelitiden *(Abb. 43)* gefunden.

d) Röntgendichte der Wirbelknochen: Generalisierte Erhöhung der Röntgendichte ist selten. Als mögliche Ursachen kommen Stoffwechselstörungen und kongenitale Mißbildungen in Frage. Fokale Sklerosierungen können bei Osteomyelitiden, Diskospondylitiden, Neoplasien, vor allem bei primären Knochentumoren beobachtet werden. Sklerosierung der Endplatten kann ein Hinweis auf einen alten Diskusprolaps sein. Spondylotische Zacken und Brücken führen durch Überlagerungen mit den Wirbelkörpern zu Verschattungen *(Abb. 46)*.

Die häufigste Ursachengruppe für generalisierte Osteoporosen sind Stoffwechselstörungen wie Hyperparathyreoidose, Hypothyreose, Morbus Cushing *(Abb. 41)*, Diabetes mellitus und vor allem Alters- und Inaktivitätsatrophien. Fokale Aufhellungen sind meist Folgen von Knochenabszessen (Schwein) und Tumoren (Osteolysen) *(Abb. 51)* oder Knochenzysten.

e) Intervertebralspalten: Zwischenwirbelspalten werden immer im Vergleich mit benachbarten Zwischenwirbelspalten beurteilt. Bei Hund und Katze ist der Intervertebralspalt Th 9–Th 10 oder Th 10–Th 11 immer enger als die benachbarten. C 7–Th 1 und Th 11–Th 12 können im Vergleich zu den übrigen Intervertebralspalten ebenfalls leicht verengt sein.

Diskusprolapse sind die häufigste Ursache für **verengte Intervertebralspalten** *(Abb. 45)*. Symmetrisch oder auch keilförmig verengte Intervertebralspalten sind eines der Leitsymptome beim Diskusprolaps. Daneben kommen ursächlich auch Diskospondylitiden *(Abb. 44)* und Traumata in Frage.

Cave! Projektions- und Lagerungsartefakte!

Erweiterte Intervertebralspalten können als Folge von Luxationen, aber auch bei akuten Diskospondylitiden beobachtet werden. Kongenitale Hypothyreosen und lysosomale Speicherkrankheiten sind Ursachen multipler, unregelmäßig erweiterter, zum Teil auch verengter Intervertebralspalten.

Verkalkte Bandscheiben führen zu **Verschattungen der Intervertebralspalten.** Kleine umschriebene Aufhellungen weisen auf eine Nekrose oder eine Extrusion der Bandscheibe hin. Dieses als »Vakuumzeichen« bekannte Phänomen kann meist nur beobachtet werden, wenn die Wirbelsäule (Hund, Katze) während der Aufnahme gestreckt wird. Aufnahmen in Extension sind vor allem bei Problemen der unteren Lendenwirbelsäule und des Sakrums hilfreich.

f) Foramen intervertebrale: Verengte *Foramina intervertebralia* sind das zweite Leitsymptom bei Diskusprolapsen *(Abb. 45)*. Andere Ursachen sind Mißbildungen wie Blockwirbel.

Einseitig **erweiterte** *Foramina intervertebralia* werden fast immer durch Tumoren, die durch das Foramen mit den paravertebralen Weichteilen kommunizieren, verursacht. Bilaterale Erweiterungen sind bei Luxationen zu sehen und somit normalerweise auf ein Trauma zurückzuführen.

Verschattungen der *Foramina intervertebralia* sind meist Folgen von prolabierten, verkalkten Bandscheiben oder vom Pulposusmaterial, das erst nach dem Prolaps im Wirbelkanal verkalkt und verknöchert *(Abb. 45)*. Im Bereich des Thorax können Überlagerungen von Rippen und Wirbelfortsätzen die Interpretation erschweren.

g) Wirbelkanal: Duraverknöcherungen (sog. *Pachymeningitis ossificans*) führen zu linearen Verschattungen im Wirbelkanal. Knochenfragmente nach Frakturen, eventuell auch Tumoren und verkalkte Bandscheiben, können ebenfalls als fokale Verschattungen gesehen werden.

Das Malformations-Malartikulationssyndrom großer Hunderassen ist gekennzeichnet durch Deformierung der Wirbelkörper und der Bogenwurzeln, die bei den betroffenen Wirbeln zu einer querovalen Form des *Foramen vertebrale craniale* und zu einer Stenose des Wirbelkanals führen können *(Abb. 39)*. Verengungen des Spinalkanals werden auch im Bereich der *Cauda equina*, meist auf Höhe L_7 und des Sakrums angetroffen.

h) Dorsale Intervertebralgelenke: Veränderungen sind bei Mißbildungen, Diskusprolapsen (verengte Gelenke) und vor allem bei degenerativen Prozessen wie Spondylarthrosen zu erwarten. Arthritiden dieser Gelenke sind eher selten *(Abb. 44)*.

5.2.4 Myelographie

Die wichtigste und am häufigsten angewandte Spezialuntersuchung in der Neuroradiologie ist die Myelographie. Spinale Erkrankungen lassen sich mit dieser Methode nicht nur lokalisieren, es können häufig auch Aufschlüsse über die Art der Erkrankung gewonnen werden, die zusammen mit einer exakten neurologischen Untersuchung zur Diagnose und somit gegebenenfalls zur Einleitung einer gezielten Therapie führen.

5.2.4.1 Indikationen

Die Myelographie ist trotz den heute verfügbaren Kontrastmitteln eine invasive Methode mit einem gewissen Komplikationsrisiko. Dieser Tatsache muß bei der Indikationsstellung Rechnung getragen werden. **Sie ist vor allem dann indiziert, wenn chirurgische Eingriffe erwogen werden.**

Rückenmarkserkrankungen, deren Ursache in der Wirbelsäule liegen, können mit Leerröntgen meist erfaßt und lokalisiert werden. Liegen jedoch keine sichtbaren Veränderungen vor, oder läßt der Röntgenbefund verschiedene Interpretationen zu, wird zur weiteren Abklärung eine Myelographie notwendig. Raumfordernde Prozesse im Bereich des Wirbelkanals oder des Rückenmarks selbst führen zu Veränderungen der Platzverhältnisse im Epidural- und/oder Leptomeningealraum, die mit geeigneten Kontrastmitteln der Röntgenuntersuchung zugänglich gemacht werden können.

Die Myelographie ist somit ein Spiegel der Raumverhältnisse im Wirbelkanal und hat folgende Ziele:
— Bestätigung oder Ausschluß einer Rückenmarkskompression;
— Bestätigung oder Ausschluß einer Rückenmarkserweiterung;
— Bestimmung des betroffenen Rückenmarkssegments und der Ausdehnung einer Rükkenmarksläsion;
— Lokalisation: extradurale, intradurale/extramedulläre, intramedulläre Läsion;
— Beschreibung, möglicherweise Bestimmung der Natur der Veränderung (Ätiologie).

5.2.4.2 Kontrastmittel

Lange Zeit war für die Myelographie Metrizamid (Amipaque) das Kontrastmittel der Wahl. Beim Tier liegt allerdings die Neurotoxizität und damit die Komplikationsrate mit bis zu 33 % wesentlich höher als beim Menschen (unter 10 %). Besonders unerwünschte Interaktionen mit Narkosemitteln, wie Phenothiazinderivaten, Morphinderivaten und anderen Stoffgruppen, die zur Neuroleptanalgesie verwendet werden, führten zu Komplikationen. Das Metrizamid ist heute abgelöst von modernen, ebenfalls **wasserlöslichen** und **nichtionischen** Kontrastmitteln wie dem Iopamidol[1] und dem Iohexol[2], die eine deutlich geringere Neurotoxizität aufweisen. Die Komplikationsrate liegt unter 5 %. Beide Kontrastmittel sind zudem als gebrauchsfertige Lösungen erhältlich und im Vergleich zu Metrizamid kostengünstiger. Die in der Myelographie gebräuchlichen Jodkonzentrationen liegen zwischen 200 und 300 mg Jod/ml.

5.2.4.3 Technik

Myelographien werden immer in Narkose durchgeführt. Nach der Prämedikation und Narkoseeinleitung *(Tab. 7)* werden die Tiere intubiert (Katze evtl. nur Maske) und die Narkose mit Halothan oder einem Halothan-Lachgasgemisch (Katze evtl. nur O_2) vertieft und unterhalten. Diazepam (0,2–0,5 mg/kg) kann gegen Ende der Narkose subkutan oder intramuskulär als Prophylaxe gegen Krämpfe injiziert werden. Bei Myelographien mit Metrizamid muß die Narkose noch 2 Stunden nach der Kontrastmittelinjektion unterhalten werden (Hund), da bei zu kurzer Narkosedauer die Krampfhäufigkeit 50 % und mehr betragen kann. Bei Iopamidol und Iohexol ist Ähnliches bis jetzt nicht bekannt.

[1] Iopamidol ist unter den Handelsnamen Iopamiro® 200 und 300, sowie Solutrast® 200 M und 250 M erhältlich.
[2] Iohexol® ist unter dem Handelsnamen Omnipaque 240 und 300 erhältlich, ist jedoch in Deutschland, Österreich und der Schweiz noch nicht für Myelographien zugelassen.

Tab. 7: Prämedikation und Narkose für Myelographien (nach SCHATZMANN)

	Hund	Katze	Pferd
Prämedikation	Atropin 0,5 mg/10 kg i. v.	Atropin 0,2 mg/4 kg i. v.	Xylazin (Rompun®) 0,4 mg/kg (2 ml/100 kg) + 1-Polamidon (Polamivet®) 0,05 mg/kg (2 ml/100 kg)
Narkoseeinleitung	Thiobarbiturat 4% (Surital®, Pentothal® Trapanal®) 4 ml/10 kg i. v. (nach Wirkung) **Ketamin ist kontraindiziert**	Alfaxalon + Alfadolon-Azetat (Saffan® Aurantex®) 2 ml/4 kg i. v. (nach Wirkung) **Ketamin ist kontraindiziert**	Guaifenesin (Guajakolglyzerinäther, GGE, Myolaxin®) 10%ige Lösung selbst hergestellt oder 15%ige Lösung gebrauchsfertig (Myolaxin®) 10–12 g/100 kg infundieren + Thiobarbiturat (Pentothal®, Trapanal®, Surital®) 0,5 g/100 kg in die Guaifenesinlösung geben oder bei beginnender Relaxierung rasch injizieren
Narkoseunterhaltung	Inhalationsnarkose Halothan oder Methoxyfluran	Repetition der Einleitung nach Wirkung	Inhalationsnarkose Halathon oder Halathon/N_2O

Die Anatomie von Hund und Katze erlaubt grundsätzlich zwei Möglichkeiten zur **Punktion des Liquorraumes:** die **Cisterna magna** mit Punktionsstelle zwischen Okziput und Atlas, dann den Liquorraum im Bereich L4–5 oder L5–6. Die subokzipitale ist der lumbalen vorzuziehen, da hier der Subarachnoidalraum groß genug ist, um eine sichere Punktion zu gewährleisten und auch in jedem Falle eine adäquate Menge Liquor gewonnen werden kann. Dagegen ist die Punktion des Liquorraumes im lumbalen Bereich nicht immer einfach, und Verletzungen des Sakralmarks, respektive der *Cauda equina,* müssen in Kauf genommen werden. Nicht selten gelangt Kontrastmittel in den Epiduralraum und erschwert die Interpretation. Pferde werden grundsätzlich subokzipital punktiert. Die Punktionstechnik wird auf Seite 61 ff. beschrieben *(Abb. 35).* Nach der Entnahme der zur Untersuchung adäquaten Liquormenge wird das Kontrastmittel **körperwarm** mittels eines flexiblen Zwischenstückes in einer Menge von 0,2 (Halsläsionen) bis 0,3 ml/kg KGW **langsam** (1 ml/10–15 Sekunden, Kleintier) injiziert. Beim Pferd reicht in der Regel eine Gesamtmenge von 50 ml aus. Nach der Injektion wird die Nadel sofort entfernt und das Tier in eine kraniokaudale Schräglage gebracht. Aufnahmen in Seitenlage werden sofort und je nach Fließgeschwindigkeit im Abstand von 5–10 Minuten gemacht. Verdächtige Abschnitte bedürfen einer **seitlichen und einer VD-Projektion.**

5.2.4.4 Interpretation

Wasserlösliches Kontrastmittel fließt beim physiologisch unauffälligen Tier relativ schnell in die gewünschte Richtung. Beim gesunden Hund und subokzipitaler Punktion dauert die gesamte Myelographie im Durchschnitt etwa 10 Minuten. Der Leptomeningealraum ist auf Höhe C1 und C2 am weitesten. Auf Höhe C2–C3 verjüngt er sich und stellt sich im

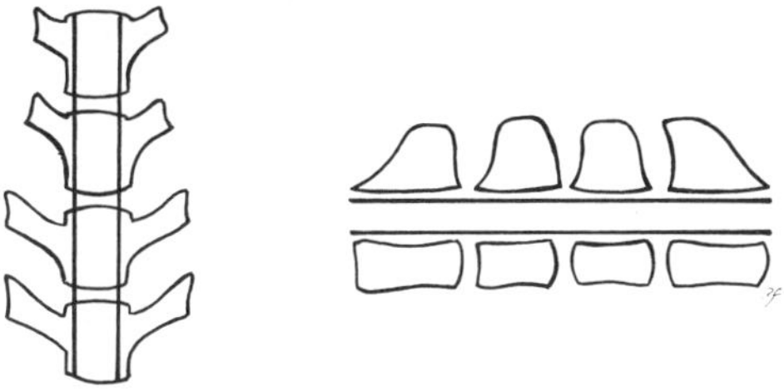

Abb. 30: Myelographie, schematische Darstellung. Die Kontrastmittelsäule stellt sich auf dem Röntgenbild als zwei röntgendichte Kontrastmittellinien dar. Außer auf Höhe der *Intumescentia cervicalis* und der *Intumescentia lumbosacralis,* wo das Rückenmark eine spindelförmige Auftreibung aufweist, liegen sie parallel zueinander

Myelogramm als zwei parallele röntgendichte Linien dar *(Abb. 30).* Ausnahmen bilden die spindelförmigen Auftreibungen der *Intumescentia cervicalis* (C 5–C 7) und *lumbosacralis* (L 4–L 5). Diese normalen Auftreibungen des Rückenmarks sind bei der Katze am deutlichsten ausgeprägt. Vorsicht bei der Interpretation ist auf Höhe C 2–C 3 geboten. Die ventrale Kontrastmittellinie ist über diesem Gelenk meist außerordentlich schmal. Normalerweise wird dies allerdings durch eine um so breitere dorsale Linie kompensiert. Das Rückenmark und damit auch der Durasack beginnt sich etwa auf Höhe L 5 (tierartlich unterschiedlich) zu verjüngen. Die Kontrastmittelsäule verjüngt sich ebenfalls bis auf eine Linie, die auf Höhe des Sakrums oder unmittelbar kranial davon endet.

Aufgrund des Verhaltens der Kontrastmittelsäule können spinale Erkrankungen im wesentlichen in drei Gruppen eingeteilt werden. Erkrankungen mit:

1. **extraduralen Ursachen,**
2. **intradural-extramedullären Ursachen,**
3. **intramedullären Ursachen.**

Beurteilungskriterien bilden dabei die Lage der Kontrastmittelsäule, die Breite der Kontrastmittellinien, eventuelle Füllungsdefekte in der Kontrastmittelsäule, die Fließgeschwindigkeit des Kontrastmittels und Diffusion in das Rückenmark und den Zentralkanal.

1. Extradurale Läsionen *(Abb. 31 a, b)*

Ursachen:
- Diskusprolapse
- Frakturen und Luxationen
- Mißbildungen
- Tumoren
- Blutungen, Ödeme
- Granulome, Abszesse

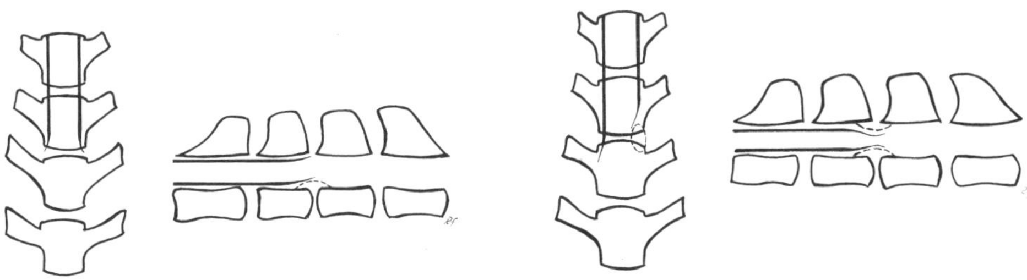

Abb. 31 a, b: Myelographie, extradurale Kompression. **a)** Schematische Darstellung eines Diskusprolapses. **b)** Schematische Darstellung eines extraduralen Tumors. **a)** Die ventrale Kontrastmittellinie ist über der prolabierten Bandscheibe nach dorsal verlagert. In der Aufsicht ist das Rückenmark durch die Kompression verbreitert. **b)** Tumoren können das Rückenmark von drei und mehr Seiten umfassen. Die Kontrastmittelsäule gleicht einer Sanduhr

Bei extraduralen raumfordernden Prozessen wird die Kontrastmittelsäule in mindestens einer Projektionsebene in Richtung Zentrum des Wirbelkanals verlagert und zugleich komprimiert. Durch die Kompression kann es zu einem vollständigen Stopp des Kontrastmittelflusses kommen. In der zweiten Projektionsebene werden die Kontrastmittellinien durch das komprimierte Rückenmark an die Peripherie des Wirbelkanals verlagert *(Abb. 31 a, 45)*.

Beim **Diskusprolaps,** der häufigsten Ursache einer Rückenmarkskompression, liegt die Veränderung meist über einem Zwischenwirbelspalt. Ausnahmen bilden explosionsartig erfolgte Diskusprolapse, bei denen Pulposusmaterial über mehrere Wirbel verteilt wird. Fragmente der Bandscheibe können dabei sogar schrapnellähnlich die Meningen perforieren und in das Rückenmark selbst eindringen.

Es werden zwei Formen unterschieden. Beim vollständigen oder Hansen-Typ-I-Prolaps (Diskushernie)kommt es zur Ruptur des *Anulus fibrosus* und Pulposusmaterial kann in den Wirbelkanal eindringen *(Abb. 41, 45)*. Beim unvollständigen oder Hansen-Typ-II-Prolaps (Protrusion) quillt der *Nucleus pulposus* unter dem intakt gebliebenen *Anulus fibrosus* in den Wirbelkanal vor *(Abb. 46)*.

Kleine, begrenzte Prolapse ergeben auf der seitlichen Aufnahme oft eine gegabelte Kontrastmittelsäule. Ein ähnliches Muster zeigen dorsolaterale Prolapse, bei welchen häufig nicht nur eine ventrale, sondern auch eine seitliche Kompression des Rückenmarks vorliegt. Nicht selten kann bei derartigen Prolapsen Bandscheibenmaterial in den *Foramina intervertebralia* nachgewiesen werden *(Abb. 45)*.

Spondylopathien der Halswirbelsäule führen oft zu Kompressionen des Rückenmarks sowohl von ventral als auch von dorsal. Ursachen dafür bilden neben den mißgebildeten Wirbeln mit abgeflachtem, querovalem Wirbelkanal reaktive Verdickungen des *Ligamentum longitudinale dorsale* und des *Ligamentum flavum,* die möglicherweise Stabilisierungsversuche darstellen *(Abb. 39)*. Sekundär kann es auch zu Diskusprolapsen (häufig Hansen-Typ-II) kommen.

Weitere Mißbildungen, die zu extraduralen Rückenmarkskompressionen führen können, sind **Block- und Keilwirbel.** Deformationen der dorsalen Intervertebralgelenke führen zu seitlichen Kompressionen. Extradurale **Tumoren** *(Abb. 51)* umfassen das Rückenmark unter Umständen von 3 und 4 Seiten und bilden eigentliche Konstriktionen, die in der Myelographie als typische Sanduhrform der Kontrastmittelsäule leicht zu erkennen sind *(Abb. 31 b)*.

Extradurale **Ödeme und Blutungen** als Folge von Diskusprolapsen oder Traumata führen häufig zu einem vollständigen Kontrastmittelstopp ohne erkennbare Kompression oder Verlagerung der Kontrastmittelsäule, wobei allerdings auch Verlagerungen des Rückenmarks über mehrere Wirbelkörper möglich sind.

Granulome und Abszesse als Ursachen von Rückenmarkskompressionen werden bei Haustieren mit Ausnahme der Schweine selten beobachtet. Diskospondylitiden können zu Rückenmarkskompressionen führen, sind jedoch auf Leeraufnahmen meist eindeutig zu erkennen und daher nur ausnahmsweise eine Indikation zur Myelographie.

2. Intradural-extramedulläre Läsionen *(Abb. 32)*

Ursachen:
- Tumoren
- Blutungen
- Granulome
- Meningozelen

Intradurale-extramedulläre **Tumoren** sind im Verhältnis zu allen Rückenmarkskompressionen selten, unter den Tumoren im Bereich des Wirbelkanals jedoch relativ häufig anzutreffen. Granulome hingegen kommen kaum vor. Bei den Tumoren handelt es sich im wesentlichen um Meningiome, Schwannome, Neurofibrome und Neurofibrosarkome.

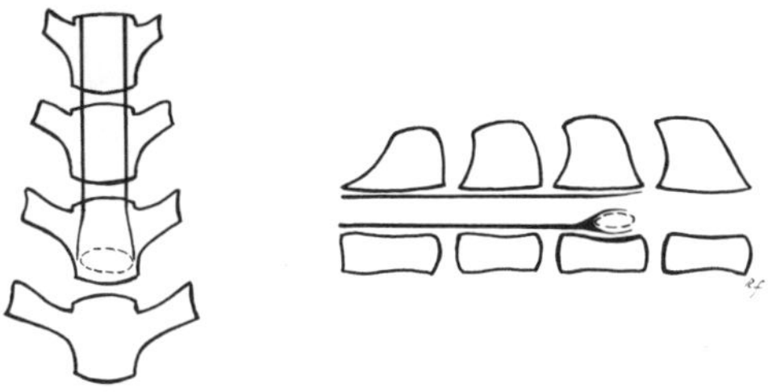

Abb. 32: Myelographie, intradurale-extramedulläre Läsion: Bei tangential getroffener Läsion wird die gestaute Kontrastmittelsäule als »Golf-Tee« projiziert. In der Aufsicht kann bei kleinen Läsionen ein Füllungsdefekt, bei großen Prozessen ein durch die Kompression verbreitertes Rückenmark mit Stopp des Kontrastmittelflusses beobachtet werden

Die tangentiale Projektion einer intradural-extramedullären Läsion zeigt eine allmähliche Verbreiterung der Kontrastmittelsäule, unterbrochen und gestaut durch den Tumor oder das Granulom. Bei größeren Tumoren kann das Rückenmark in der Aufsicht durch die Kompression verbreitert und der Kontrastmittelfluß vollständig unterbrochen sein. Bei kleineren Prozessen sind in der Aufsicht Füllungsdefekte in der Kontrastmittelsäule typisch *(Abb. 52)*. Schwannome und Neurofibrome verfügen häufig über eine extradurale Komponente und können als Bestandteile der Nervenwurzeln durch die *Foramina intervertebralia* mit dem paravertebralen Bereich kommunizieren. Einseitig erweiterte *Foramina intervertebralia* sind die Folge.

Erweiterte Subarachnoidalräume werden auch bei **Dysraphien** beobachtet. Als Meningozelen können sie Aussackungen in den extraspinalen Raum bilden. Es handelt sich um seltene Mißbildungen, die gelegentlich mit einer *Spina bifida* vergesellschaftet auftreten.

Ähnlich wie extradurale führen auch intradurale **Blutungen** nach Trauma oder Diskusprolaps meist zu einem vollständigen Stopp des Kontrastmittelflusses ohne erkennbare Dislokation oder Kompression der Kontrastmittelsäule oder des Rückenmarks.

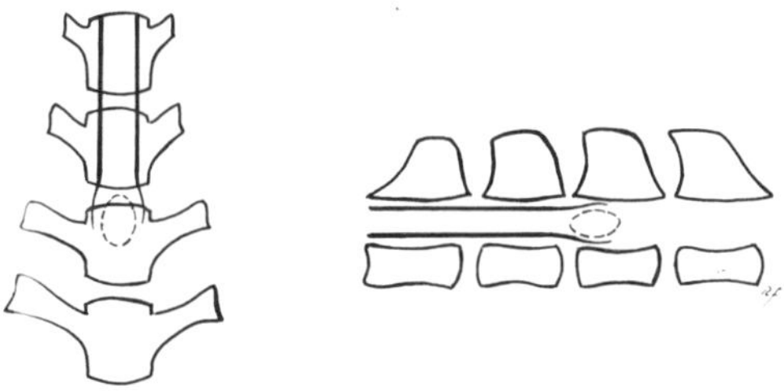

Abb. 33: Myelographie, intramedulläre Läsion: In beiden Projektionen werden die Kontrastmittellinien durch das aufgetriebene Rückenmark an die Peripherie des Wirbelkanales gedrängt und je nach Größe komprimiert

3. Intramedulläre Läsionen *(Abb. 33)*

Ursachen:
- Ödeme, Blutungen (Infarkte)
- Tumoren
- Mißbildungen

Die Myelographiebefunde sind für alle intramedullären Läsionen ähnlich. Typisch ist eine spindelförmige Erweiterung des Rückenmarks, die in allen Projektionsebenen eine Verlagerung der Kontrastmittellinien an die Peripherie des Wirbelkanals zur Folge hat. Je nach Größe der Auftreibung kommt es zu einer Verlangsamung oder einem Stopp des Kontrastmittelflusses. Traumata können zu **Blutungen und Ödemen** mit Auftreibung des Rückenmarks führen. **Infarkte,** beispielsweise als Folge fibrokartilaginöser Emboli, führen ebenfalls zu intramedullären Blutungen und Ödemen, die etwa zu 50 % myelographisch erfaßbar sind.

Rückenmarkstumoren, primäre wie Astrozytome, Ependymome oder Gliome sind, ebenso wie metastatische, mit röntgenologischen Mitteln nicht unterscheidbar. Um im Myelogramm sichtbar zu werden, müssen sie oft eine erstaunliche Größe aufweisen *(Abb. 53)*.

Syringomyelien sind sehr selten und als Mißbildungen vor allem beim Jungtier zu erwarten *(Abb. 40)*. Die Diagnose stützt sich eher auf die neurologische Untersuchung und das Alter des Tieres als auf den Myelographiebefund.

Grenzen der Myelographie

Es können nur Prozesse erfaßt werden, denen eine anatomische Veränderung im Wirbelkanal und/oder des Rückenmarks selbst zugrunde liegt. Primär entzündliche, degenerative oder vaskuläre Rückenmarkserkrankungen können ebensowenig erfaßt werden wie kongenitale oder erworbene Stoffwechselerkrankungen. Rückenmarksinfarkte können nach unserer Erfahrung etwa zu 50% als Auftreibung des betroffenen Segments lokalisiert werden.

Die degenerative Myelopathie des Deutschen Schäferhundes zeigt immer ein normales Myelogramm. In diesem Falle ist jedoch der Ausschluß einer Rückenmarkskompression differentialdiagnostisch ebenso aussagekräftig, wie es der Nachweis einer Kompression wäre.

Fälle mit einem kompletten Stopp des Kontrastmittelflusses ohne sichtbare Kompression sind ebenfalls problematisch. Die Ursache für einen derartigen Befund muß meist in einer massiven extra- oder intraduralen Blutung oder einem Ödem gesucht werden, wie sie nach Trauma, aber auch nach explosionsartig erfolgtem Diskusprolaps auftreten. Posttraumatische Blutungen und Ödeme, wichtig vor allem für den Chirurgen, erstrecken sich dabei oft über mehrere Rückenmarkssegmente.

Verklebungen nach früheren operativen Eingriffen verursachen gelegentlich ebenfalls einen Stopp des Kontrastmittelflusses, ohne das Rückenmark zu komprimieren.

Verlagerungen der Kontrastmittelsäule ohne Einengung des Rückenmarks oder Verlangsamung des Kontrastmittelflusses beruhen auf asymmetrisch eingelagertem Epiduralfett oder Lagerungsartefakten. Die ventrale Lage des Rückenmarks über C 2–C 3 und die meist dorsale Lage des Rückenmarks auf Höhe C 6–Th 1 sind durch den S-förmig gebogenen Hals bedingt.

5.2.4.5 Komplikationen

In der Literatur werden oft sehr hohe postmyelographische Komplikationsraten angegeben. Im Gegensatz zum Menschen, wo die Komplikationsrate unter 10 % liegt, wurden beim Hund Raten bis zu 33 % angegeben. Alle diese Angaben galten für Metrizamid. Bei Myelographien mit Iopamidol und Iohexol liegen die Komplikationsraten mit unter 5 % wesentlich niedriger. Aus diesem Grunde werden mögliche Komplikationen nur summarisch behandelt, auf eine ausführliche Beschreibung wird verzichtet.

Ernsthafte Komplikationen stellen durch **mangelhafte Technik** verursachte **Stichverletzungen** des ersten zervikalen Rückenmarkssegments dar. Eine derartige Verletzung stellt für jedes Tier ein Lebensrisiko dar. Mit etwas Erfahrung ist aber eine atraumatische Punktion der *Cisterna magna* ohne weiteres durchführbar. Kleine stichbedingte **subarachnoidale Blutungen** sind keine schwere Komplikation und bleiben ohne klinische Bedeutung. Bei der Lumbalpunktion wird durch Rückenmarksparenchym gestochen, bis die Nadel gegen den Boden des Wirbelkanals stößt. Dieses Verfahren verursacht bisweilen Malazien des Rückenmarks, die zu einer Parese oder Paralyse der Hintergliedmaßen führen können. Solch schwere Komplikationen sind trotzdem erstaunlich selten.

Bei der subokzipitalen Injektion läßt es sich nicht vermeiden, daß mitunter Kontrastmittel in die Gehirnventrikel fließt. Dieses Phänomen beeinflußt zwar manchmal die Qualität der Myelographie, führt aber nicht zu einem signifikant höheren Krampfrisiko.

Tonisch-klonische Krämpfe sind nach Myelographien mit Iopamidol und Iohexol selten und können in der Regel mit Diazepaminjektionen (0,2–0,5 mg/kg KG) beherrscht werden. Hartnäckige Krämpfe werden mit Barbituraten unterdrückt. Schwere Komplikationen, wie die maligne **Hyperthermie,** oder **tödliche Zwischenfälle** ereignen sich außerordentlich selten.

Zu schnelle subokzipitale Injektionen führen in einzelnen Fällen zu einer **Apnoe.** Die meist kurze Zeitspanne kann, da die Tiere grundsätzlich intubiert sind, durch manuell oder maschinell kontrollierte Beatmung überbrückt werden.

Mangelhafte Asepsis bildet eine mögliche Ursache einer iatrogen bedingten bakteriellen **Meningitis.** Im Falle einer Meningomyelitis wird grundsätzlich auf die Myelographie verzichtet. **Fibrotische Veränderungen** der Meningen treten ab und zu als Spätfolge der Myelographie auf, verursachen aber keine klinischen Probleme.

5.2.5 Erkrankungen der Wirbelsäule

5.2.5.1 Kongenitale und familiäre Erkrankungen

Mißbildungen sind bei einzelnen Tierarten, beispielsweise bei Hunden, außerordentlich häufig. Etwa die Hälfte aller Hunde weist irgendeine, meist allerdings klinisch bedeutungslose Mißbildung auf.

Während extreme **Keilwirbel** *(Hemivertebrae) (Abb. 36)* zu Rückenmarkskompressionen führen können, haben **Block- und Übergangswirbel** eher den Charakter von Zufallsbefunden. Bedeutung erlangen sie etwa für den Chirurgen, da thorako-lumbale Übergangswirbel bei einem chirurgischen Eingriff Probleme bei der Identifizierung darstellen können. Einseitig sakralisierte Lendenwirbel sind gelegentlich mit rotierten oder schiefen Becken verbunden und können zu orthopädischen Problemen Anlaß geben (Hund, Pferd).

Wirbelagenesien, wie sie bei Hunden (Epagneul Breton, Bobtail, Entlebucher Sennenhund) und Katzen (Manx) beobachtet werden, sind klinisch meist ebenfalls nicht von Bedeutung und vom Züchter teilweise sogar erwünscht. Sie können allerdings zusammen mit weiteren Mißbildungen wie **Spina bifida** des Kreuzbeines oder sogar der Lendenwirbelsäule vergesellschaftet sein. Bei Manxkatzen sind auch komplette sakrokokzygeale Agenesien beschrieben. Das *Cauda equina*-Syndrom stellt bei derartigen Mißbildungen eine häufige Komplikation dar.

Eine **Spina bifida** kann nur auf VD-Aufnahmen dargestellt werden. Charakteristisch ist ein gespaltener, eventuell auch fehlender *Processus spinosus.* Sie tritt meist zusammen mit Dysraphien des Rückenmarks und Meningozelen auf, deren Nachweis nur mit Myelographie möglich ist.

Die kongenitale Form der **atlanto-axialen Subluxation** kommt fast nur bei kleinen Hunderassen vor. Sie beruht auf einer **Hypo-Aplasie** des Dens oder einem **isolierten Dens.**

Dargestellt wird der Dens entweder durch eine Frontalprojektion durch das geöffnete Maul mit dem Hund in Rückenlage oder einer lateralen Projektion, wobei der Kopf um etwa 20–30° rotiert wird. Bei narkotisierten Tieren ist auf eine gestreckte Kopfhaltung zu achten. Streßaufnahmen mit Beugen des Kopfes, um die Subluxation zu demonstrieren, sind kontraindiziert. Forciertes Biegen des Kopfes kann zu schweren, irreversiblen Rückenmarksschädigungen führen *(Abb. 37).*

Die **equine okzipito-atlanto-axiale Malformation,** als familiäres Leiden bei acht Araberfohlen aus einer gemeinsamen Linie beschrieben, stellt eine schwere kombinierte Mißbildung der oberen Halswirbelsäule dar. Atlanto-okzipitale Fusion, die nur einseitig auftreten kann, eventuell aplastische Kondylen des *Os occipitale,* ein hypoplastischer Atlas und ein mißgebildeter Axis liegen dem Syndrom zugrunde. Dargestellt werden diese Veränderungen mit lateralen und VD-Projektionen. Die Interpretation kann allerdings schwierig sein. Häufig können die Veränderungen nur im Vergleich mit Röntgenaufnahmen normaler Tiere eindeutig festgestellt werden.

Die **zervikale Spondylopathie** (Malformation-Malartikulation, Wobblersyndrom) **großer Hunderassen** und bei **Vollblutpferden** haben viele Gemeinsamkeiten. Betroffen ist fast immer die untere Halswirbelsäule (C5–C7). Beim voll ausgebildeten Syndrom können mißgebildete Wirbelkörper mit rhomboider oder dreieckiger Form, dorsale Subluxation der betroffenen Wirbel und aufgrund von Diskusprolapsen verengte Intervertebralspalten beobachtet werden. In der seitlichen Projektion verengt sich der Wirbelkanal der betroffenen Wirbel in caudo-kranialer Richtung, verursacht durch mißgebildete Bogenwurzeln, die zu einer Abflachung und Verengung des Wirbelkanals führen *(Abb. 38, 39).*

Häufig sind auch die dorsalen Intervertebralgelenke mißgebildet oder durch arthrotische Veränderungen deformiert und führen zu seitlichen Kompressionen des Rückenmarks.

Leichtgradige Veränderungen sind durch Leerröntgen oft nur schwer erfaßbar. In diesen Fällen muß der Nachweis einer Rückenmarkskompression durch Myelographie geführt werden.

Die **Mißbildung der Zervikalwirbelsäule beim Bassethund** ist eine familiäre Erkrankung mit ähnlichem röntgenologischem Erscheinungsbild. Betroffen ist jedoch vor allem das Segment C2–C4.

Lumbosakrale Stenosen, die zu *Cauda equina*-Syndromen führen können, sind beim Hund teilweise angeboren oder als Entwicklungsstörungen anzusprechen. Die seitliche Aufnahme zeigt in diesen Fällen einen zu engen Wirbelkanal, meist auf Höhe L7 oder S1–3, bedingt durch verkürzte Wirbelbogen, daneben oft verdickte, sklerosierte *Laminae dorsales* und deformierte dorsale Intervertebralgelenke. Spezialuntersuchungen wie Sinusvenographie und Epidurographie können eine diagnostische Hilfe sein. Da die klinische Diagnose jedoch meist eindeutig ist, kommen sie nur in Ausnahmefällen zur Anwendung.

5.2.5.2 Stoffwechselerkrankungen, erworben oder kongenital

Angeborene Stoffwechselstörungen, die zu Skelettveränderungen führen, sind vor allem beim Kleintier gut bekannt.

Kongenitale Hypothyreose führt zu Zwergwuchs und zu einer verzögerten oder fehlenden Skelettreifung. Unregelmäßig breite Epiphysenfugen und Knochenendplatten, asymmetrische Zwischenwirbelspalten, an den Wirbelkörpern »Papageienschnäbel«, dazu ein unter Umständen um Monate verzögerter Epiphysenschluß sind die radiologischen Merkmale. Entsprechende Veränderungen werden auch am Gliedmaßenskelett angetroffen. Rückenmarkskompressionen sind selten.

Wachstumshormonmangel führt zu einem generalisierten, aber durchaus symmetrischen Minderwuchs. Außer der Größe sind die Wirbel, meist auch der Epiphysenschluß, normal.

Primärer Hyperparathyreoidismus ist selten. Das röntgenologische Erscheinungsbild der *Osteodystrophia fibrosa* ist gut bekannt und muß nicht weiter beschrieben werden.

Mukopolysaccharidosen sind lysosomale Speicherkrankheiten, die vor allem bei der Katze gut bekannt sind. Begleitet werden solche Erkrankungen von oft schweren Skelettveränderungen. Eine kurze, »eingedrückte« breite Nase und eine sehr stark gewölbte, prominente Schädelkalotte sind am Kopf die auffälligsten Merkmale. Die Halswirbelsäule ist meist stark verbreitert, die unregelmäßig großen Wirbel nicht selten fusioniert, der Wirbelkanal oft stenosiert. Im Bereich der Brust- und Lendenwirbelsäule fallen vor allem unregelmäßig große Wirbel, Schnabelbildungen, dazu unregelmäßig weite Intervertebralspalten auf. Hüftgelenksdysplasien und oft schwere Deformationen im Bereich der Gelenke des appendikulären Skelettes vervollständigen das Bild.

Erworbene, röntgenologisch erfaßbare **Stoffwechselstörungen** (sekundärer oder tertiärer Hyperparathyreoidismus, Morbus Cushing, Diabetes mellitus) beruhen meist auf Demineralisationen des Skelettes. Da an der Wirbelsäule, im Gegensatz zum Kopf, Röntgenveränderungen erst bei hochgradigen (50 % und mehr) Dekalzifikationen auftreten, bedeuten solche Veränderungen immer fortgeschrittene Krankheitsstadien *(Abb. 41)*. Spontanfrakturen der Wirbel sind zwar selten, können aber Ursache von Rückenmarkskompressionen sein.

Inaktivitätsatrophien sind am axialen Skelett nach längerdauernden Paresen oder Paraplegien zu erwarten. **Altersatrophien** sind beim alten Hund oder alten Katzen keine Seltenheit.

Die **Vitamin-A-Hypervitaminose** der Katze führt in der Wirbelsäule zu oft bandförmigen Verknöcherungen der paravertebralen Weichteile und zu einer Ankylose der Wirbelsäule. Die oft vollständige Stenosierung der *Foramina intervertebralia* kann zu neurologischen Störungen führen *(Abb. 42)*.

5.2.5.3 Entzündliche Erkrankungen/Infektionen

Infektionen der Wirbelsäule kommen beim **Schwein** als metastatische Abszesse, beim Rind als mykotische **Osteomyelitiden** (Mucor) und beim **Hund** als **Diskospondylitiden** vor.

Akute Osteomyelitiden bilden meist schlecht begrenzte, oft außerordentlich diskrete lytische Bezirke. Im späteren Verlauf sind diese lytischen Herde durch mehr oder weniger ausgeprägte, breite sklerotische Bänder begrenzt, die fließend in normalen Knochen übergehen. Kollabierte Wirbel mit meist ausgeprägten Periostreaktionen sind Endstadien *(Abb. 43)*.

Verbreiterte, schlecht begrenzte Intervertebralspalten mit aufgelösten Endplatten weisen auf eine akute Diskospondylitis hin. *(Abb. 44)*. Im späteren Verlauf kann der Intervertebralspalt infolge Nekrose der Bandscheibe kollabieren, die angrenzenden Wirbelkörper werden sklerotisch. Fusionierte Wirbel sind Endstadien.

Spondylitiden infolge wandernder Grasgrannen sind in Europa selten. Unscharf begrenzte Wirbelkörper, anfänglich bedingt durch Osteolyse, später durch periostale Zubildungen, sowie fleckig strukturierte Wirbelkörper gehören zum Erscheinungsbild.

Entzündungen und Infektionen des Rückenmarks und der Meningen können röntgenologisch nicht abgeklärt werden. Mittel der Wahl ist hier die Untersuchung des *Liquor cerebrospinalis*.

5.2.5.4 Degenerative Erkrankungen

Die wichtigste Gruppe degenerativer Erkrankungen beim Hund stellen die **Diskopathien** dar. Sie sind am häufigsten Ursache von Rückenmarkskompressionen. Weil es gerade bei der Beurteilung von Diskopathien auf kleinste Details ankommt, muß auf perfekte Aufnahmetechnik und optimale Lagerung der Tiere geachtet werden.

Ein **verkalkter Nucleus pulposus** weist immer auf Degeneration der Knorpelgrundsubstanz hin. Verkalkung allein ist jedoch kein Indiz für eine Rückenmarkskompression.

Osteophyten an den dorsalen Kanten der Wirbelkörper sind Hinweise auf meist feine Rupturen im *Ligamentum longitudinale dorsale,* bedeuten aber nicht unbedingt eine klinisch signifikante Rückenmarkskompression.

Verkalkungen des *Nucleus pulposus* **und** des *Anulus fibrosus* sind dagegen Anzeichen einer fortgeschrittenen Degeneration der Bandscheibe. Die Funktion ist deutlich gestört, ein Trauma kann zur Ruptur des Anulus, zum Vorquellen des Nucleus pulposus und zu Kompression des Rückenmarks führen.

Der Diskusprolaps führt zu **Verengung des Intervertebralspaltes, des Foramen intervertebrale und der dorsalen Zwischenwirbelgelenke.** Prolabiertes Bandscheibenmaterial kann, wenn verkalkt, als **Verschattung im Wirbelkanal und über den Foramina intervertebralia** beobachtet werden *(Abb. 45)*.

Ein abgeflachter und gut mineralisierter Prolaps, sklerosierte Endplatten und Osteophyten sind Anzeichen eines alten Geschehens.

Im Brustbereich, zwischen Th 2 und Th 10, sind Diskusprolapse selten. Die durch den starren Thorax relativ wenig beanspruchten Intervertebralgelenke und Bandscheiben und das in diesem Bereich stark ausgebildete und durch ein querverlaufendes *Ligamentum conjugale costarum* verstärkte *Ligamentum longitudinale dorsale* sind die Gründe dafür. Orte der größten mechanischen Beanspruchung: der thorako-lumbale Übergang und der Bereich zwischen C 5–C 7, C 2–C 3, sowie L 7-Sakrum sind Prädilektionsstellen für Bandscheibenvorfälle.

Da die Leeraufnahmen oft keine pathologischen Veränderungen zeigen oder nicht eindeutig sind, ist der Diskusprolaps bei weitem die häufigste Indikation für die Myelographie (siehe unter Myelographie, *Abb. 41, 45, 46*).

Die wohl am häufigsten angetroffene Veränderung dieser Gruppe ist die **Spondylosis deformans.** Beim Menschen sind hereditäre Formen nachgewiesen, beim Tier müssen erbliche Formen aufgrund von rassebedingten und familiären Häufungen ebenfalls vermutet werden. Praktisch alle unsere Haustierarten können spondylotische Veränderungen aufweisen. Bei Hunden, Pferden, aber auch Katzen und Rindern sind sie häufig anzutreffen. Sie haben, von Ausnahmen abgesehen, den Charakter von Zufallsbefunden. Bedeutung haben sie einerseits im Lumbosakralgelenk, da sie hier oft Ausdruck einer Instabilität sind. Andererseits können sie bis in die *Foramina intervertebralia* reichen und zu Reizungen oder Kompressionen der Nervenwurzeln Anlaß geben *(Abb. 46)*.

Es handelt sich um osteophytäre Reaktionen an den ventralen, lateralen und gelegentlich dorsolateralen Kanten der Wirbelkörper. Morgan hat sie beim Hund in fünf Grade eingeteilt. Grad I ist rein bindegewebiger Natur und röntgenologisch nicht erkennbar. Grad II bis V stellen unterschiedlich ausgebildete Knochenneubildungen bis zu stabilen Knochenbrücken dar. Die Ausbildung erfolgt, zumindest beim Boxer, schubweise. Anzutreffen sind sie bei allen Altersstufen von einem Jahr an aufwärts. Am häufigsten betroffen ist die hintere Brust- und die vordere Lendenwirbelsäule, dazu L 7–S 1.

Orthopädisch bedeutungsvoll sind die **Spondylarthrosen** der dorsalen Intervertebralgelenke, die nicht selten für Rückenschmerzen und Bewegungsstörungen verantwortlich gemacht werden müssen. Beim Hund treten sie meist zusammen mit *Spondylosis deformans* auf. Beim Pferd können sie oft zusammen mit Nearthrosen der Dornfortsätze beobachtet werden. Umgekehrt treten Nearthrosen (»Kissing spine«) praktisch ausschließlich mit Arthrosen der Intervertebralgelenke auf. Nearthrosen können demzufolge bis zu einem gewissen Grad als Indikatoren für andere degenerative Prozesse gebraucht werden. Sie treten vor allem in der Sattellage der Pferde auf, können aber auch im Bereich der Lendenwirbelsäule beobachtet werden. Zunächst bilden sich durch den Kontakt der Dornfortsätze Gelenksfazetten aus, die ihrerseits durch Geoden (Trümmerzysten) und osteophytäre Reaktionen degenerativ verändert werden.

Eine dem **Morbus Bechterew** des Menschen ähnliche Erkrankung kann ebenfalls beim Pferd beobachtet werden. Sie ist charakterisiert durch Verkalkungen und Verknöcherungen des gesamten Bandapparates der Wirbelsäule, meist begleitet von spondylotischen und arthrotischen Veränderungen.

Abb. 34 a, b:
Lagerung. **a)** Ohne Lagerungshilfen ist die Halswirbelsäule nicht interpretierbar. Die Wirbelkörper und speziell die Zwischenwirbelspalten sind verzeichnet (Pfeile).

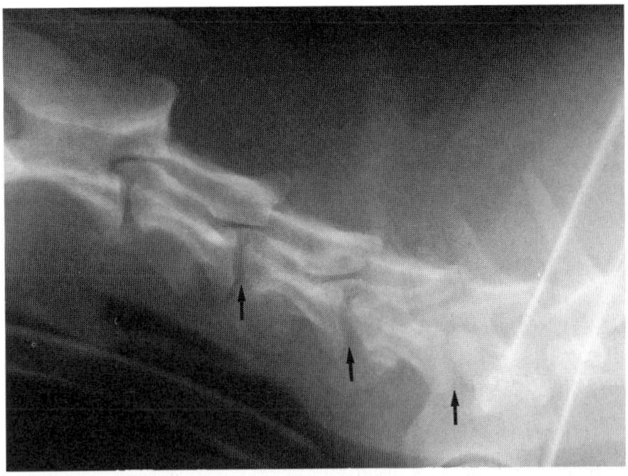

b) Korrekt gelagerte Halswirbelsäule eines Hundes. Beachte den engen Intervertebralspalt C_5–C_6 (Pfeil)
PS: *Processus spinosus,* **FV:** *Foramen vertebrale,* **PT:** *Processus transversus,* **PA:** *Processus articularis cranialis,* **PC:** *Processus articularis caudalis,* **FI:** *Foramen intervertebrale*

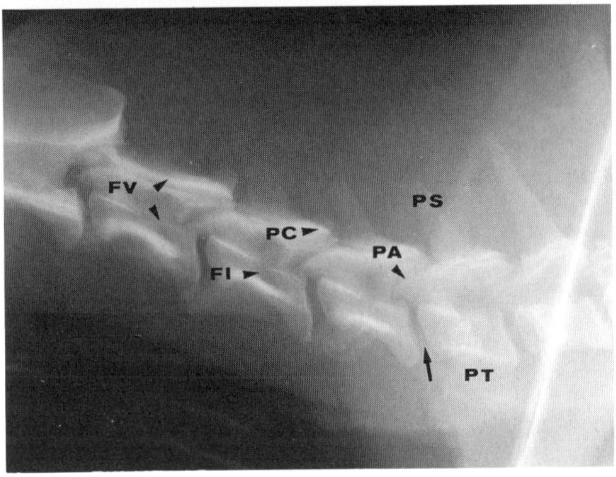

Abb. 35: Punktion der *Csterna magna* bei einem Hund: Bei abgewinkeltem Kopf liegt die Kanülenspitze in der Mitte zwischen Okziput und Atlas im Wirbelkanal

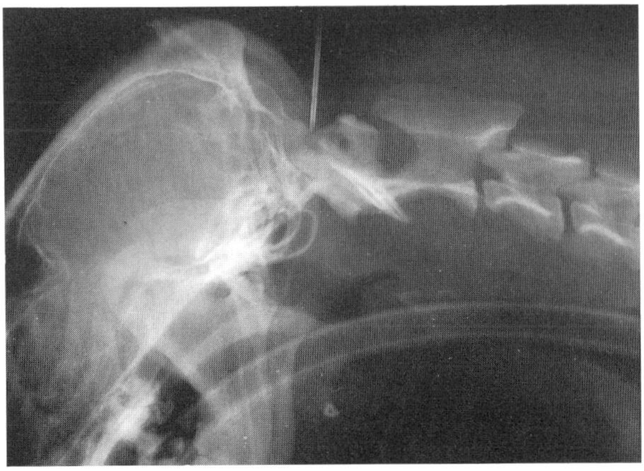

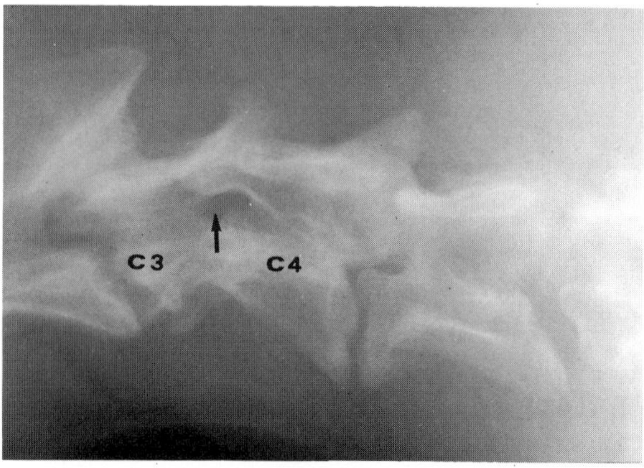

Abb. 36: Deutsche Dogge, männlich, 1jährig. Keil- und Blockwirbel. Seitliche Aufnahme: Die stark verkürzten Wirbel C_3 und C_4 bilden einen Blockwirbel. Die *Foramina intervertebralia* sind erhalten (Pfeil). Mißbildung auch des Wirbelgelenkes C_4–C_5

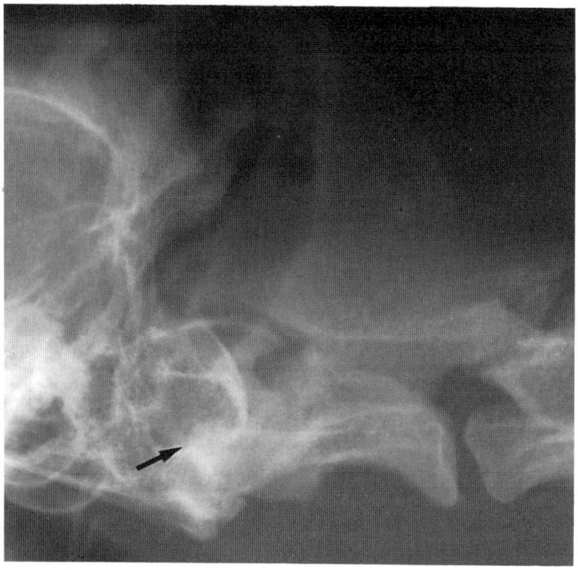

Abb. 37 a, b: Belgischer Schäfer, männlich, 1jährig. Dens-Hypoplasie. Seitliche Aufnahme mit gestrecktem Hals, 10° rotiert (a) und gebeugtem Kopf (b). **a)** Der stumpfe, zu kurze Dens ist bei leicht rotiertem Kopf gut erkennbar (Pfeil).

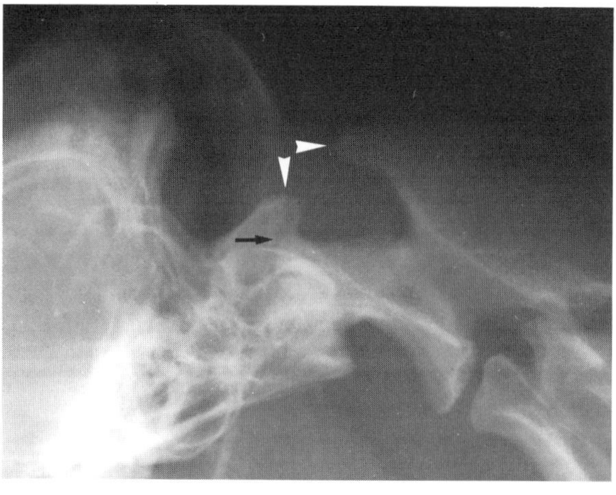

b) Durch Beugen ausgeprägte atlantoaxiale Subluxation (Pfeilspitzen), das Rückenmark wird dabei durch den Dens (Pfeil) komprimiert

Die Abbildungen 37 a, b wurden freundlicherweise von Dr. M. FLÜCKIGER, Tierspital Zürich, zur Verfügung gestellt

Abb. 38 a, b: Tervueren, männlich, 13 Monate. Zervikale Spondylopathie. Seitliche Aufnahme mit gestrecktem (a) und gebeugtem Hals (b).
a) C_6 ist nach dorsal subluxiert, der Zwischenwirbelspalt C_5–C_6 keilförmig verengt.

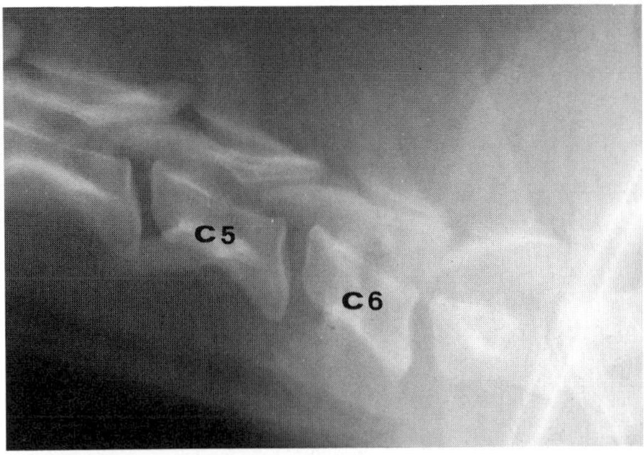

b) Durch Beugen des Kopfes werden auch die Wirbelgelenke C_3–C_4 und C_4–C_5 subluxiert, der Wirbelkanal ist verengt

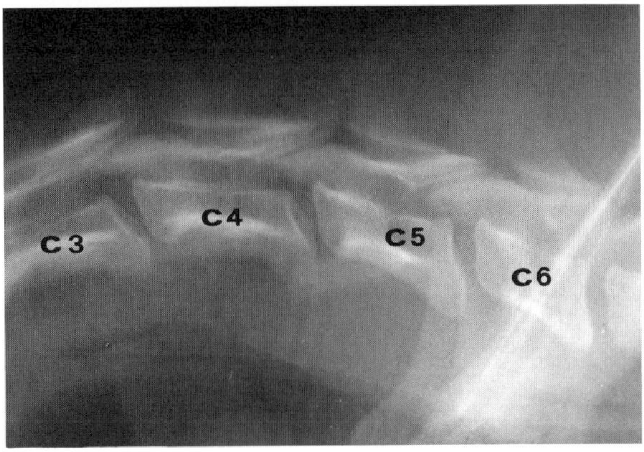

Abb. 39: D. Dogge, männlich, 7jährig. Zervikale Spondylopathie, Myelographie. Keilförmig deformierte Wirbelkörper C_6 und C_7 mit dorsaler Subluxation. Die Myelographie verdeutlicht die extradurale Rückenmarkskompression von ventral (Pfeil), verursacht durch Hypertrophie des *Ligamentum longitudinale dorsale* und Diskusprolaps

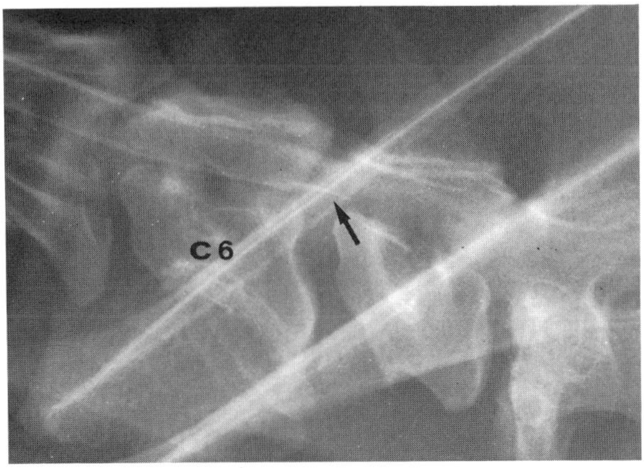

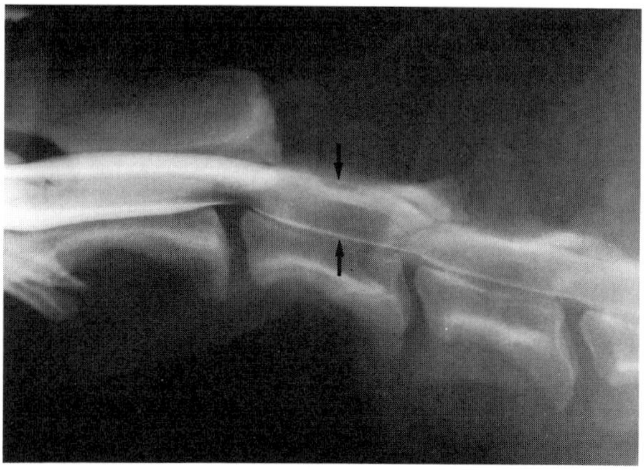

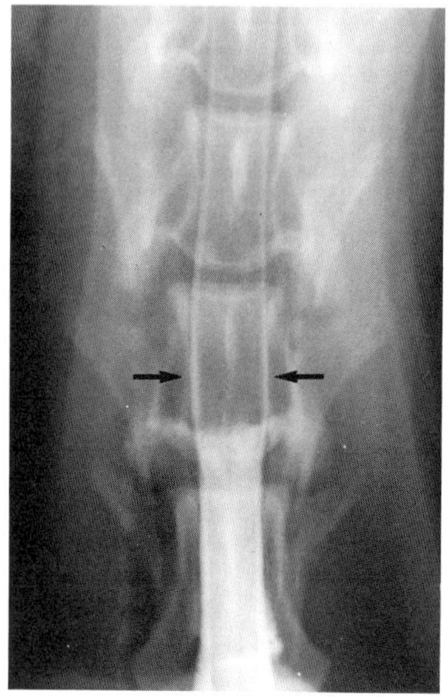

Abb. 40 a, b: Viszla, männlich, 3jährig. Syringomyelie. Myelographie, seitliche (a) und ventrodorsale (b) Aufnahme: In beiden Aufnahmen ist das Rückenmark durch die intramedulläre Zyste auf Höhe C_3 spindelförmig erweitert (Pfeile).

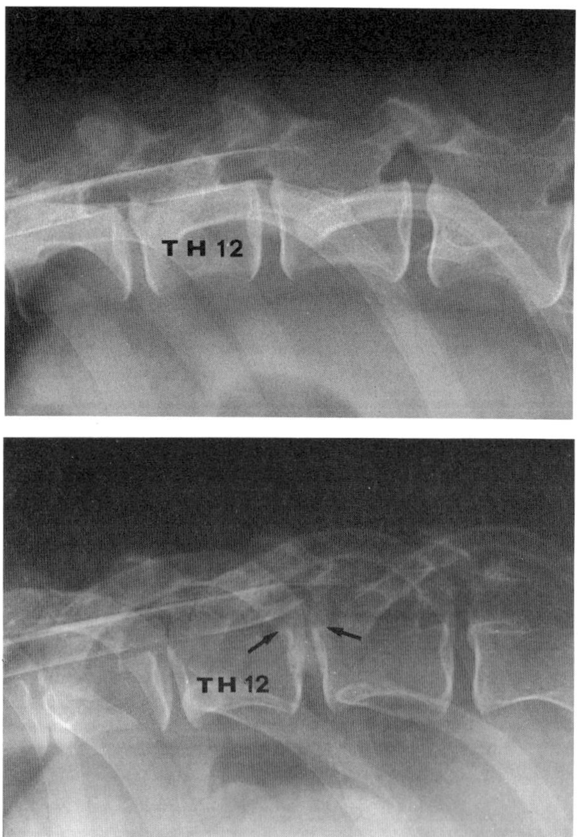

Abb. 41 a, b: Basset, männlich, 10jährig. Morbus Cushing, Diskusprolaps Th_{12}–Th_{13}. Seitliche (a) und seitlich rotierte (b) Aufnahme: Osteoporotische Wirbelsäule mit grober trabekulärer Struktur der einzelnen Wirbel und feinen, scharf abgesetzten Endplatten. Die extradurale Rückenmarkskompression (Pfeile) ist nur auf der seitlichen Aufnahme mit um 30° rotiertem Körper zu sehen (b)

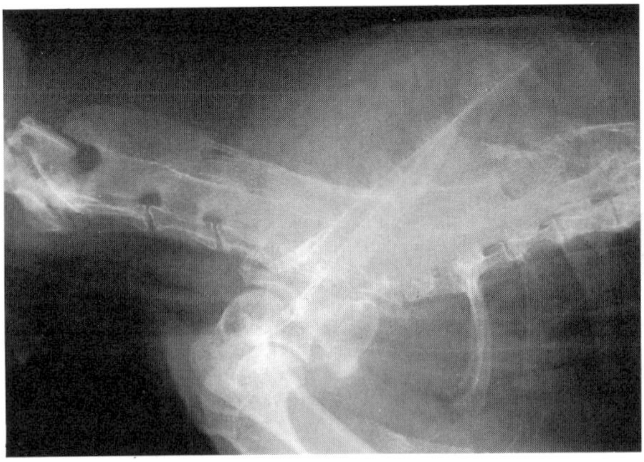

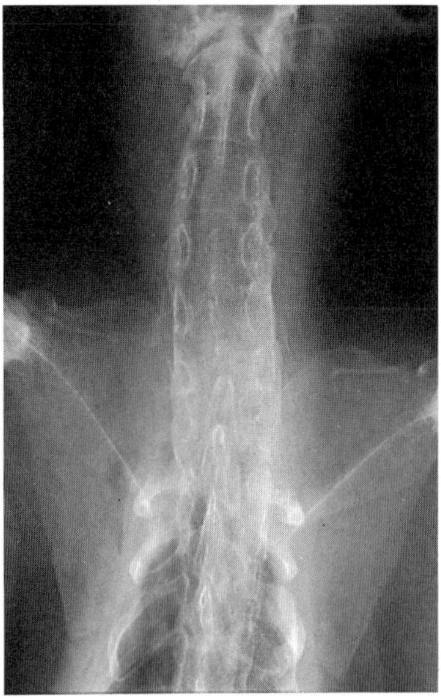

Abb. 42 a, b: Katze, weiblich kastriert, 6jährig. Hypervitaminose A. Seitliche (a) und ventrodorsale (b) Aufnahme: Bandförmige Ankylosierung der Hals- und kranialen Brustwirbelsäule. Die *Foramina intervertebralia* sind vollständig aufgefüllt. Die Katze zeigte klinisch eine schlaffe Lähmung der rechten Vordergliedmaße

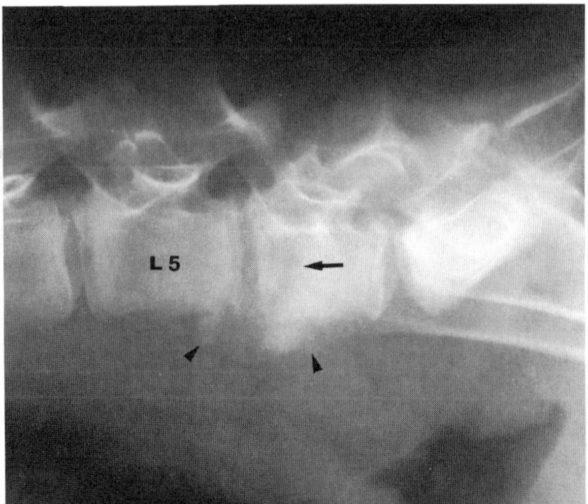

Abb. 43: Edelschwein, männlich, kastriert, 5 Monate: Osteomyelitis L_6. Seitliche Aufnahme: Lytischer Herd (Pfeil) im kollabierten Wirbelkörper L_6. Bis zu 2 cm hohe proliferative periostale Zubildungen an der kranialen und ventralen Wirbelkante (Pfeilspitzen) sind Hinweise auf ein altes Geschehen (Ursache: Schwanzverletzung)

Die Abbildungen 43, 48 und 50 wurden uns freundlicherweise von Prof. G. Ueltschi, Abteilung Großtierradiologie der Klinik für Nutztiere und Pferde, Bern, zur Veröffentlichung überlassen

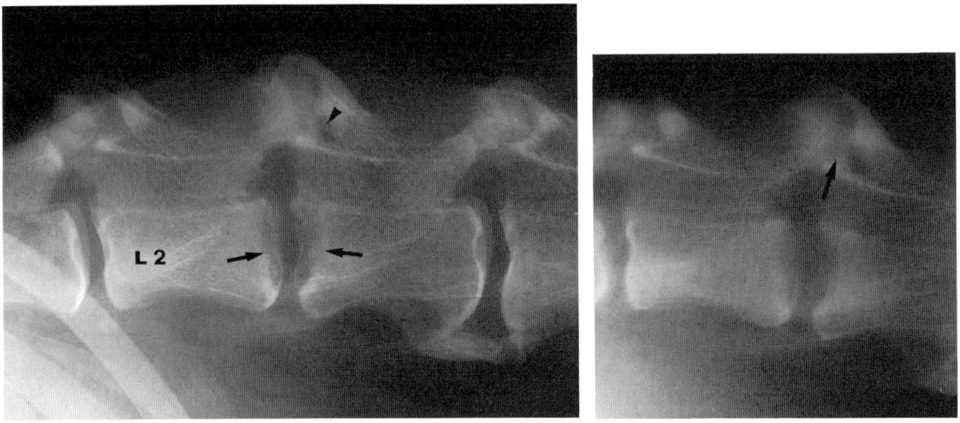

Abb. 44 a, b: Deutsche Dogge, weiblich, 8jährig. Diskospondylitis und eitrige Arthritis des Zwischenwirbelgelenkes L_2–L_3 infolge einer Staphylokokkeninfektion. Seitliche Aufnahme (a) und Tomographie (b): Leicht verengter Intervertebralspalt L_2–L_3. Lytische Endplatten (Pfeile), nur ventral von einem feinen sklerotischen Saum begrenzt und lytischer Herd im rechten *Processus articularis cranialis* von L_3 (Pfeilspitze). Die Tomographie zeigt den Zusammenhang dieses lytischen Herdes mit dem erweiterten Gelenksspalt (Pfeil)

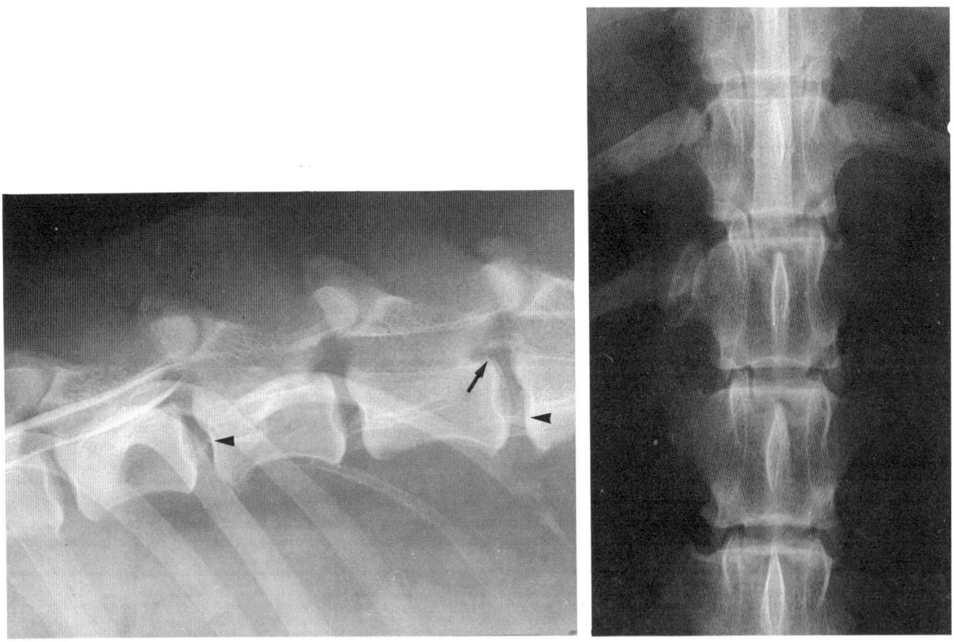

Abb. 45 a, b: Deutscher Schäferhund, weiblich, 11jährig. Diskusprolaps Th_{12}–Th_{13} und L_1–L_2. Myelographie, seitliche (a) und ventrodorsale Aufnahme (b): Über dem Zwischenwirbelspalt Th_{12}–Th_{13} nach dorsal abgelenkte und komprimierte Kontrastmittelsäule. Der verkalkte *Nucleus pulposus* der Bandscheibe L_1–L_2 ist prolabiert (Pfeil). Teile der verkalkten Bandscheiben Th_{12}–Th_{13} und L_1–L_2 könnnen noch immer in den verengten Intervertebralspalten nachgewiesen werden (Pfeilspitzen). Das Rückenmark ist über dem Prolaps komprimiert (b). Die letzte Rippe ist links nur rudimentär angelegt.

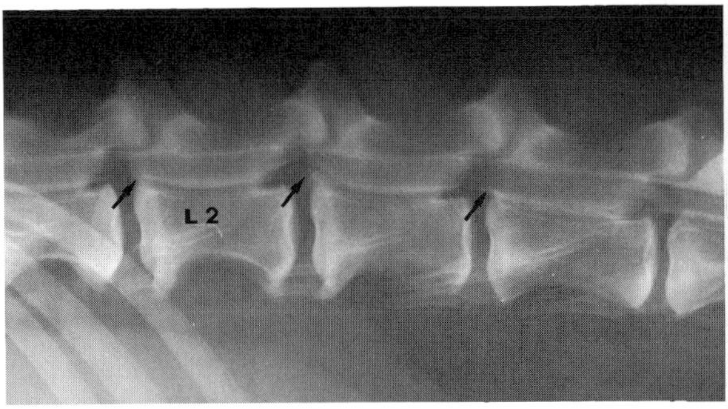

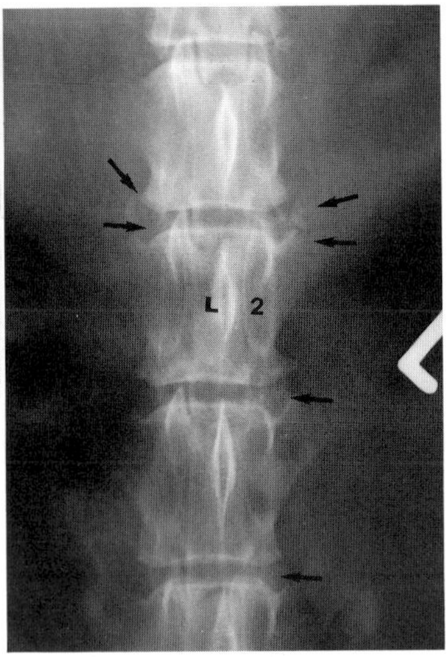

Abb. 46 a, b: Deutscher Schäferhund, weiblich, 10jährig. Spondylose, Schmerzsyndrom, Myelographie, seitliche (a) und ventrodorsale Aufnahme (b): Die kranzförmig ausgebildeten spondylotischen Zubildungen an den Endplatten reichen bis in die *Foramina intervertebralia* (Pfeile). Leichtgradige Rückenmarkskompression auf Höhe L_1–L_2 und L_2–L_3, infolge eines unvollständigen Diskusprolapses (Hansen Typ II)

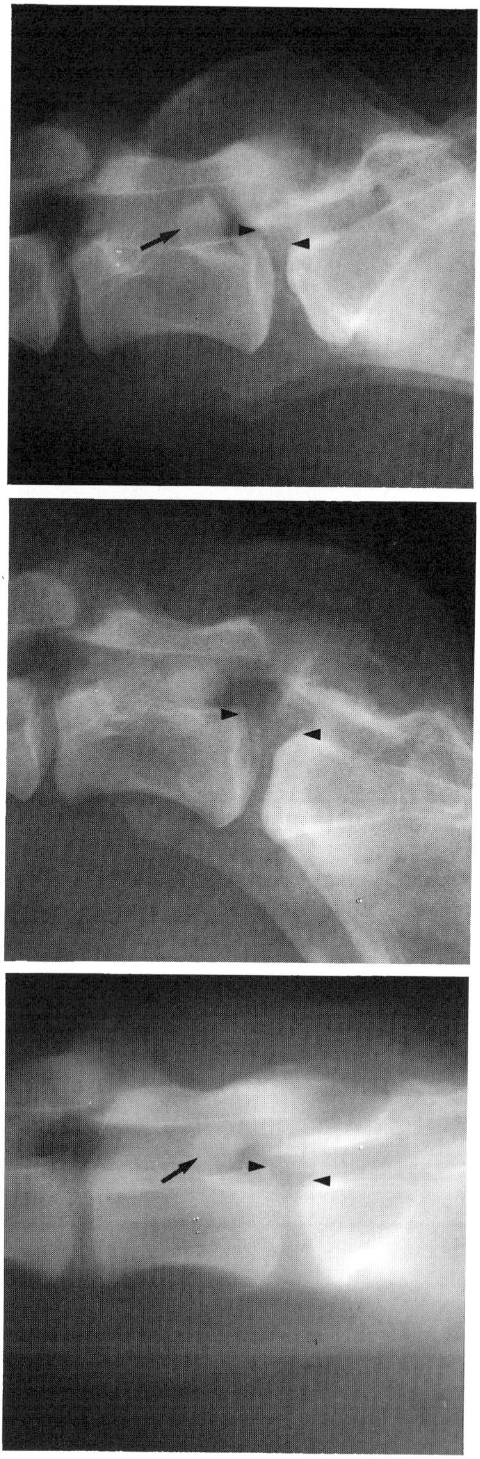

Abb. 47a, b, c: Deutscher Schäferhund, männlich, 2½jährig. Lumbosakrale Instabilität. Seitlich gestreckte (a) und seitlich gebeugte Aufnahme (b), Tomographie (c): Bei gestreckter Wirbelsäule ist das Sakrum nach ventral verschoben. Unter maximaler Biegung der Wirbelsäule wird das Sakrum weitgehend reponiert. Die Tomographie (c) verdeutlicht die Stufe zwischen L_7 und S_1 und den dadurch stark verengten Wirbelkanal. Der *Nucleus pulposus* ist prolabiert (Pfeil). Die Pfeilspitzen markieren den ventralen Rand des Wirbelkanals

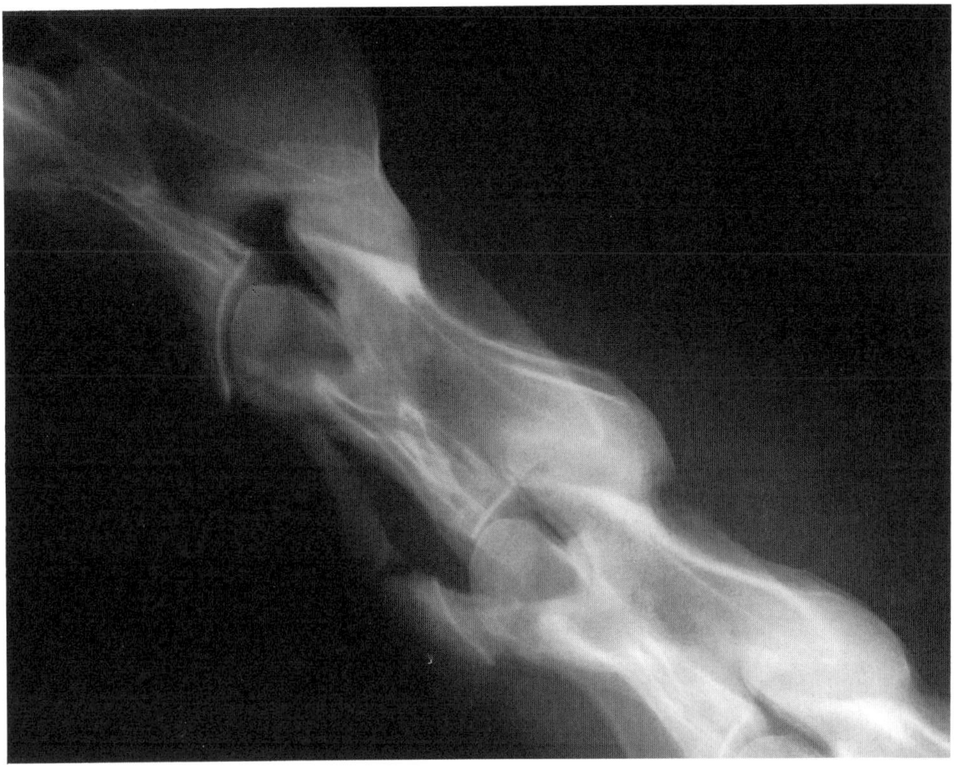

Abb. 48: Halbblutpferd, weiblich, 8jährig. Wirbelfraktur C_3. Seitliche Aufnahme: Durch die Absprengung der caudoventralen Wirbelkante wurde die Wirbelsäule instabil. C_3 ist nach ventral subluxiert, der Zwischenwirbelspalt stark verengt

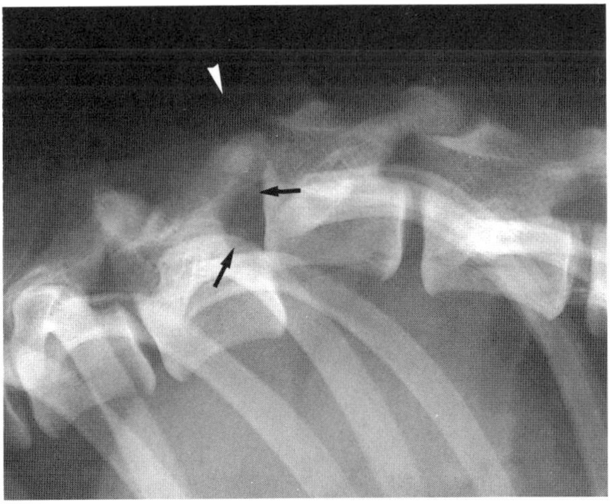

Abb. 49: Irish Setter, weiblich, 8jährig: Luxation Th_{11}–Th_{12}. Seitliche Aufnahme: Der 12. Brustwirbel ist um die Breite eines Wirbelkörpers nach dorsal luxiert. Vollständige Stenose des Wirbelkanals. Die Frakturfragmente (Pfeile) stammen von der dorsalen Kante der Endplatte des 11. Brustwirbels. Einer der kaudalen Gelenkfortsätze von Th_{11} wurde ebenfalls abgesprengt (weiße Pfeilspitze)

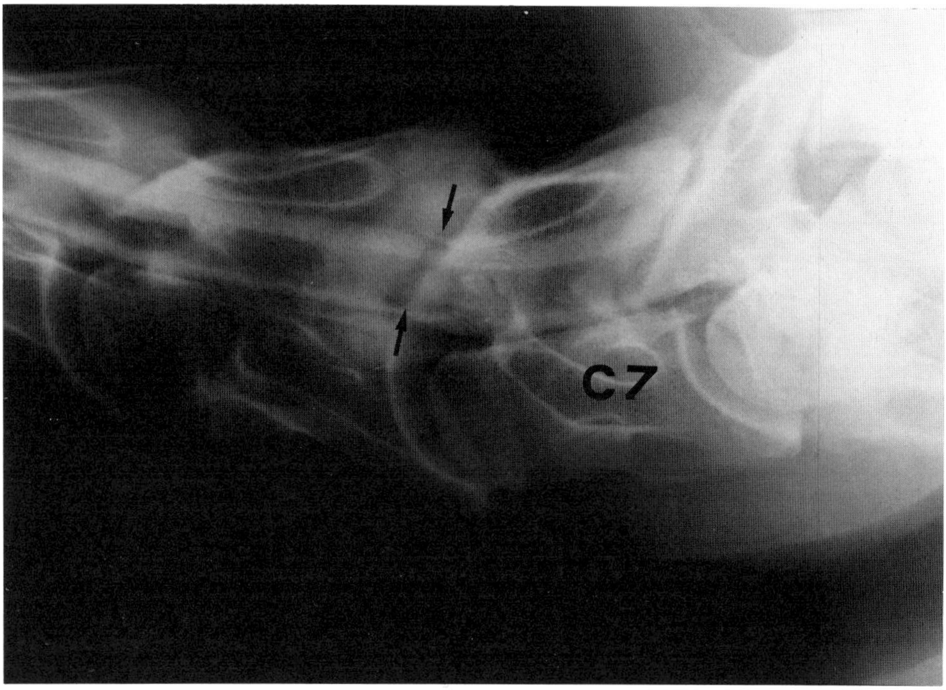

Abb. 50: Vollblutpferd, weiblich, 13jährig. Subluxation C_6–C_7. Myelographie, seitliche Aufnahme: C_7 ist um 1 cm nach ventral verschoben. Myelographisch kann keine Kompression des Rückenmarkes nachgewiesen werden. Die Kontrastmittellinien (Pfeile) sind leicht verengt. Das Pferd zeigte klinisch eine schwere Ataxie aller 4 Gliedmaßen

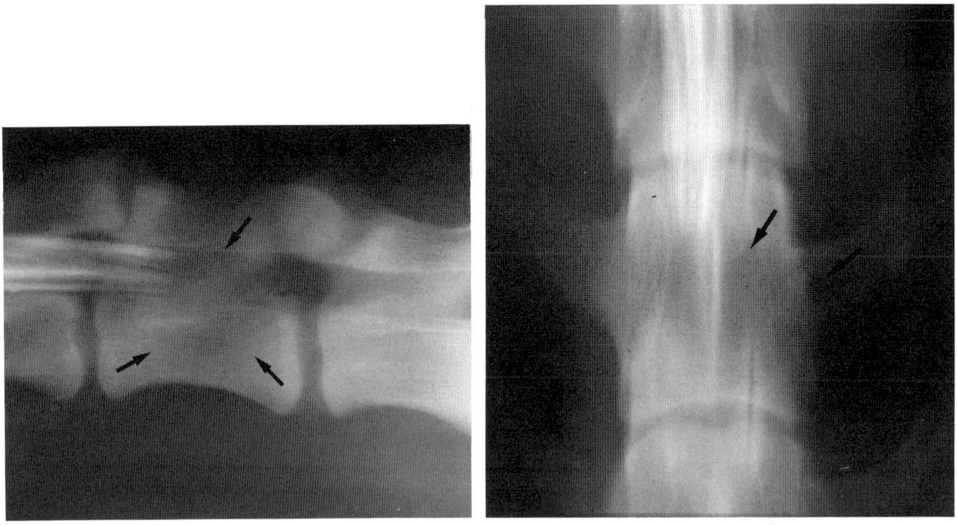

Abb. 51 a, b: Deutscher Schäferhund, männlich, 2½jährig. Undifferenziertes Sarkom, Myelographie, Tomographie, seitliche (a) und ventrodorsale (b) Aufnahme: Der Tumor hat die linke Bogenwurzel, das Wirbeldach und den Querfortsatz von L_6 teilweise zerstört (Pfeile) und ist in den Wirbelkanal eingedrungen. Die *Cauda equina* ist seitlich komprimiert

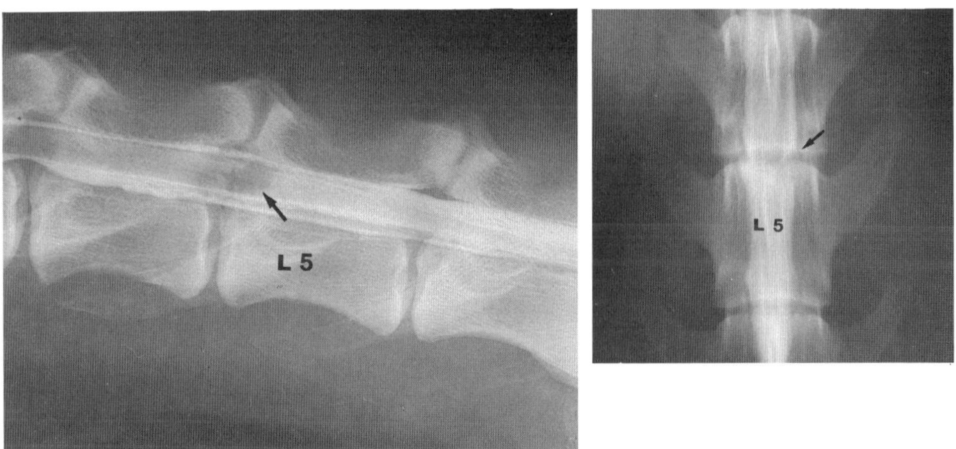

Abb. 52 a, b: Deutscher Schäferhund, weiblich, 10jährig. Schwannom. Myelographie, seitliche (a) und ventrodorsale Aufnahme (b). Füllungsdefekt in der Kontrastmittelsäule auf Höhe L_4–L_5 (a) (Pfeil). Durch den Tumor unterbrochene und gestaute linke Kontrastmittellinie in der ventro-dorsalen Projektion (b) (Pfeil)

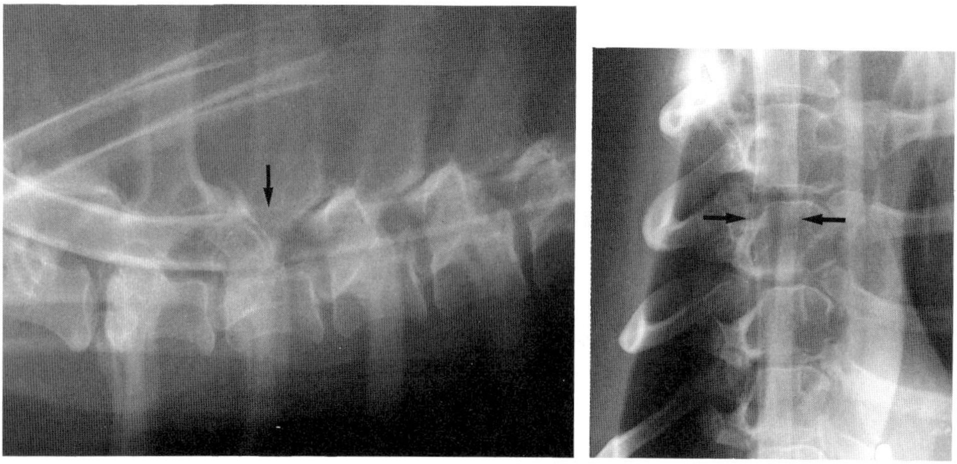

Abb. 53 a, b: Deutscher Boxer, weiblich, 3jährig. Intramedulläres Meningiom. Myelographie, seitliche (a) und ventrodorsale (b) Aufnahme: Das Rückenmark ist auf Höhe des zweiten Brustwirbels durch den intramedullär liegenden Tumor spindelförmig aufgetrieben, die Kontrastmittellinien sind in beiden Aufnahmen an die Peripherie verdrängt und komprimiert

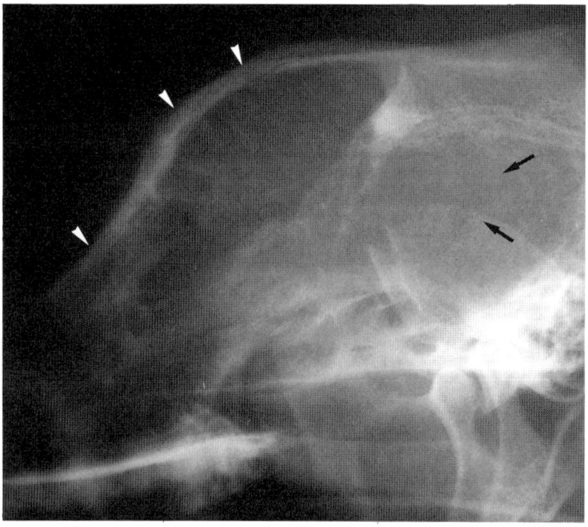

Abb. 54: Neufundländer, weiblich, 8jährig. Undifferenziertes Karzinom der rechten Nasennebenhöhle. Seitliche Aufnahme: *Sinus maxillaris* und *Sinus frontalis* sind verschattet. Mottenfraßähnliche lytische Herde durchsetzen Os nasale und Os frontale (weiße Pfeilspitzen). Der Tumor ist durch das Ethmoid und die *Lamina cribrosa* in die *Fossa ethmoidalis* eingedrungen (Pfeile) und komprimiert die Frontallappen des Gehirnes

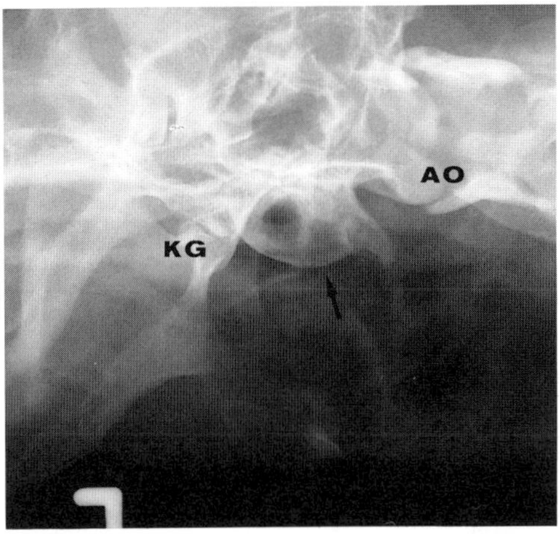

Abb. 55 a, b, c: Afghane, männlich, 6jährig. *Otitis media* links, Empyem der *Bulla tympanica.* Seitliche Projektionen mit um 30° rotiertem Kopf (a), ventrodorsale (b) und frontale Projektion (c). Homogen verschattete *Bulla tympanica* (Pfeile), Mittel- und Innenohrregion links. Die Skelettstrukturen sind überlagert, die Wand der *Bulla tympanica* weist feine, lytische Herde auf (*Abb.* a, Pfeil)

AO = Atlantookzipitalgelenk, **KG** = Kiefergelenk, **SF** = Sinus frontalis

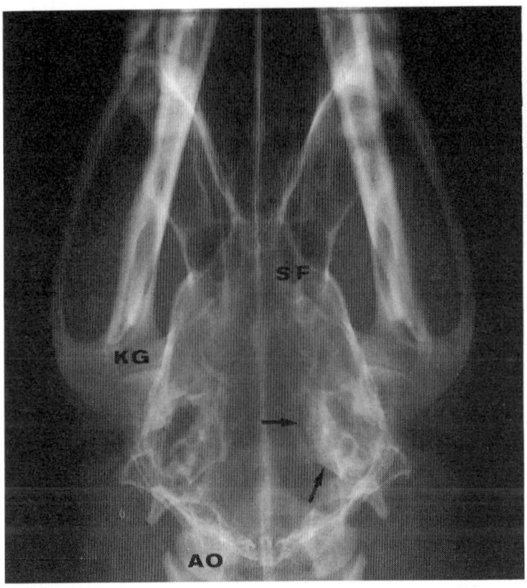

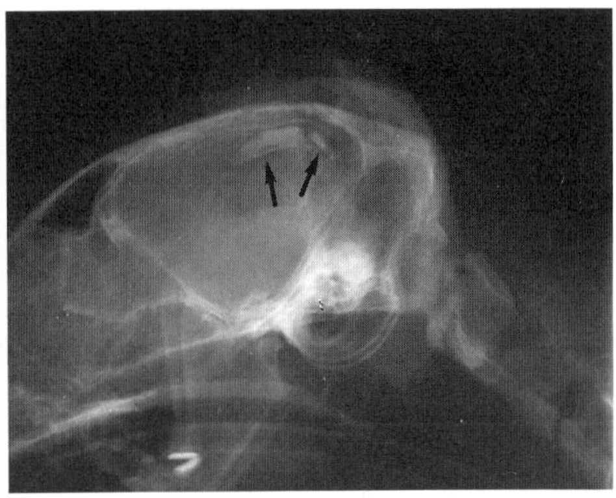

Abb. 56: Katze, männlich, kastriert, 1½jährig: Schädelfraktur infolge Hundebiß. Seitliche Aufnahme: Die Pfeile bezeichnen zwei Frakturfragmente, die infolge des Bisses in das Schädelinnere und somit in das Gehirn verlagert sind

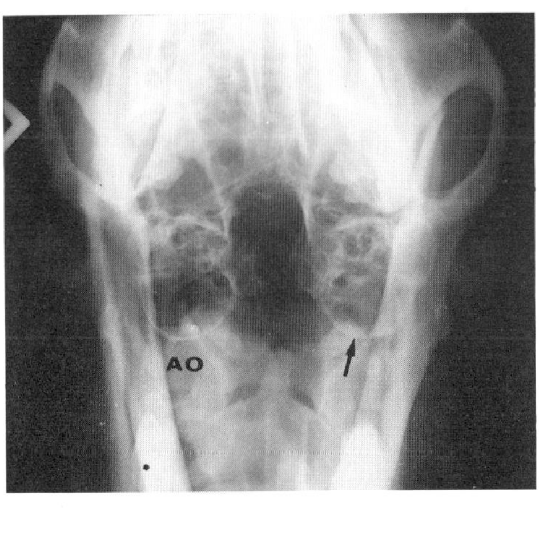

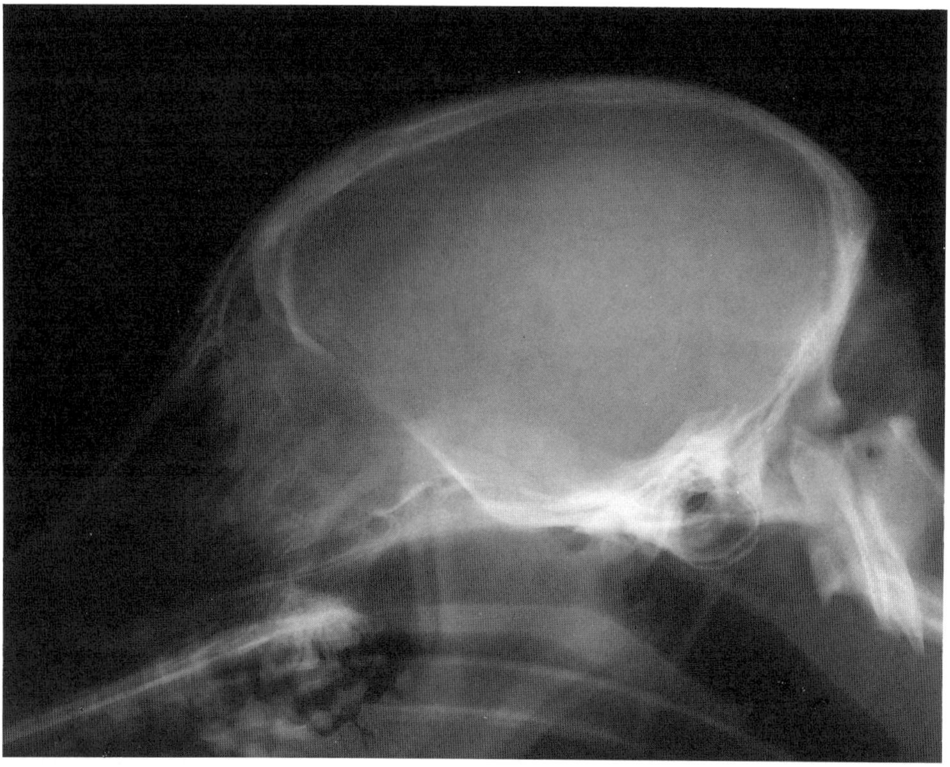

Abb. 57 a, b: Groenendael, männlich, 7 Monate: Kongenitaler *Hydrocephalus internus*. Seitliche (a) und ventrodorsale Aufnahme (b): Das Volumen des Gehirnschädels ist stark vergrößert. Die zu dünne Schädelkalotte, die verlängerte Schädelbasis und das sehr homogene, strukturlose und an Milchglas erinnernde Erscheinungsbild sind weitere für einen Hydrozephalus typische Merkmale. In der ventrodorsalen Projektion (b) überlagert der Gehirnschädel sogar die Kiefergelenke (Pfeile)

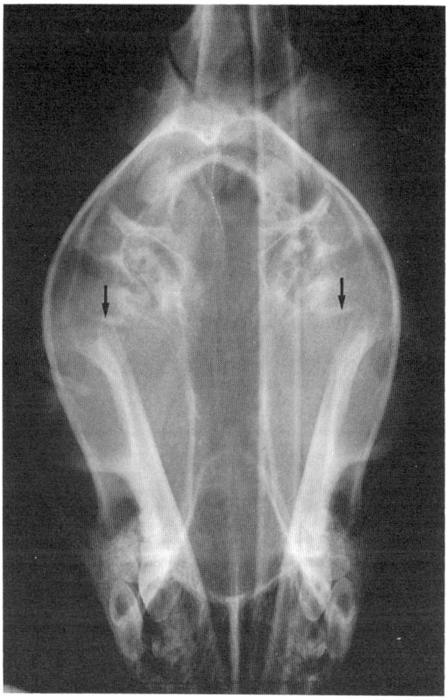

Abb. 58 a, b, c: Katze, weiblich, 11jährig. Meningiom. Seitliche Aufnahme mit rotiertem Kopf (a), Computertomographie vor (b) und nach Kontrastmittelinjektion (c): In der seitlichen Projektion schlecht begrenzter, knapp 1 cm großer Verkalkungsherd unmittelbar kranial des *Tentorium cerebelli* (Pfeil).

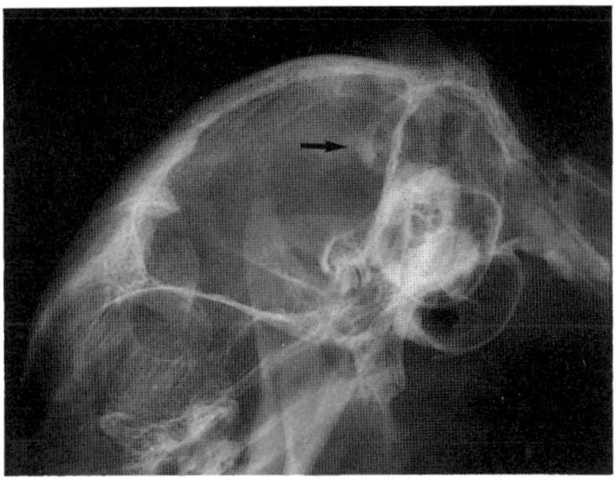

b) Schnittbild auf Höhe der Gehörgänge (Pfeile): der Verkalkungsherd ist ventral sehr scharf begrenzt und liegt in der rechten Hemisphäre (Pfeilspitzen).

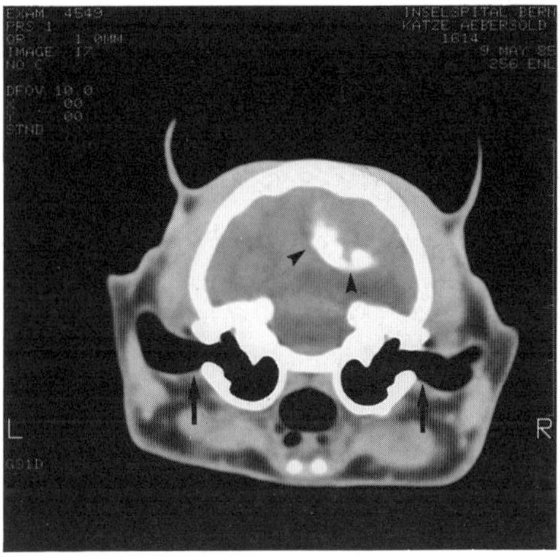

c) Nach Kontrastmittelgabe zeigt der Tumor ein für ein Meningiom typisches homogenes Enhancement (Erhöhung der Röntgendichte durch Kontrastmittel). Deutlich werden auch die Stauung des temporalen Anteils des rechten Seitenventrikels und die Verlagerung der *Falx cerebri* nach links (Pfeilspitze)

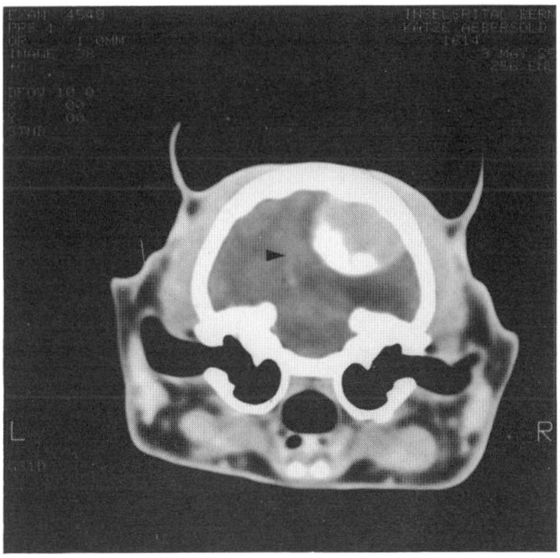

Die Computertomographie-Untersuchungen *(Abb. 58 und 59)* wurden an der Neuroradiologie des Universitätsspitals Bern durchgeführt, die Aufnahmen wurden uns freundlicherweise von Prof. P. Huber, Chefarzt Neuroradiologie, zur Veröffentlichung überlassen

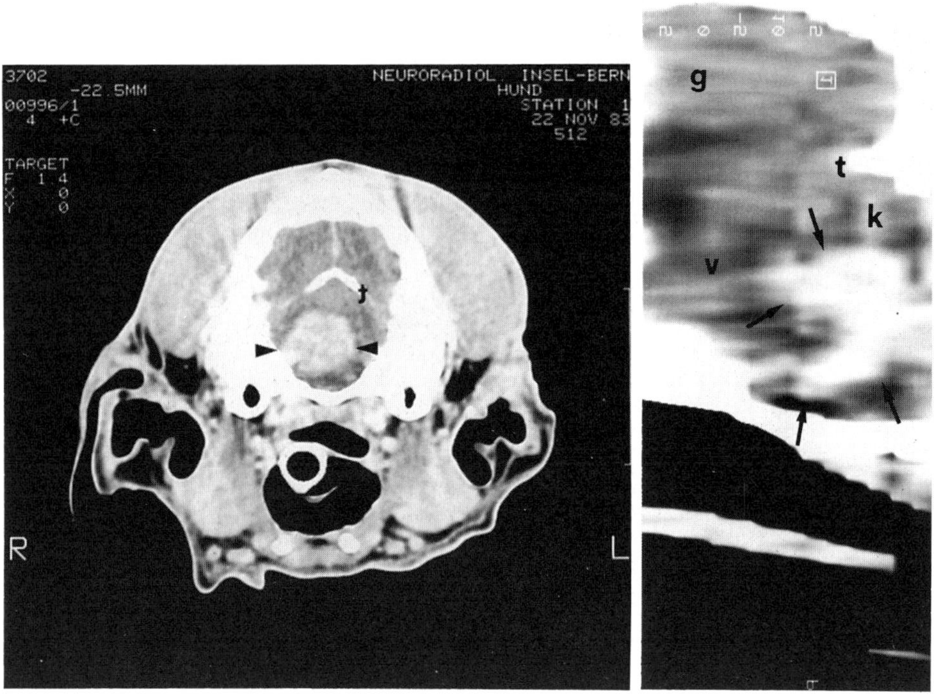

Abb. 59 a, b: Gordon Setter, männlich, 6jährig: Plexuspapillom des 4. Ventrikels. Computertomographie, koronaler Schnitt 5 Minuten nach Kontrastmittelinjektion (a), sagittale Rekonstruktion (b). **a)** Das Schnittbild auf Höhe der Vorderkante des knöchernen *Tentorium cerebelli* zeigt einen großen, scheinbar recht gut begrenzten Tumor, der erst durch das Kontrastmittel darstellbar wurde (Pfeilspitzen). **b)** Die sagittale Rekonstruktion macht das infiltrative Wachstum des Tumors deutlich (Pfeile)
g = Großhirn, **k** = Kleinhirn, **t** = *Tentorium cerebelli,* **v** = 4. Ventrikel

Eine spezielle Form degenerativer Erkrankung sind die **Gelenkszysten,** wie sie beim Pferd meist in der unteren Halswirbelsäule angetroffen werden. Je nach Stellung des Halses können sie zu Rückenmarkskompressionen führen. In vivo sind sie nur durch Myelographie erfaßbar.

Beim Menschen ist die **Spondylolisthesis** definiert als eine Verschiebung eines Wirbels nach vorne über einen zweiten Wirbel. Beim Tier ist eine derartige, entsprechend der Körperhaltung ventrale Verschiebung eines Wirbels nicht nachgewiesen. Ein ähnlicher Prozeß wird jedoch für offensichtlich instabile Lumbosakralgelenke vermutet. Spondylotische Brücken, die in diesem Gelenk meist weit nach dorsolateral bis an die *Foramina intervertebralia* reichen, werden als Stabilisierungsversuche interpretiert. Subluxationen des Sakrums mit oft beträchtlicher Einengung des Spinalkanals sind mit Aufnahmen in extremer Extension respektive Flexion nachweisbar *(Abb. 47)*. Diese Form der lumbalen Spondylopathie scheint erworben zu sein und ist möglicherweise auf mechanische Überbeanspruchung zurückzuführen. Sie scheint beim Deutschen Schäferhund häufiger aufzutreten als bei anderen Hunderassen. *Cauda equina*-Syndrome, Rückenschmerzen und meist einseitige Bewegungsstörungen können die Folge sein.

Duraverknöcherungen beruhen auf Metaplasien im duralen Bindegewebe und haben den Charakter von Zufallsbefunden. Sie stellen sich als feine, scharf gezeichnete Verschattungslinien im Wirbelkanal, vor allem der Hals- und Lendenwirbelsäule, dar. Der Ausdruck *Pachymeningitis ossificans* muß vermieden werden, da er auf der irrtümlichen Annahme eines entzündlichen Prozesses beruht.

5.2.5.5 Traumatische Erkrankungen

Traumatische Veränderungen, **Frakturen, Luxationen und Subluxationen,** sind vor allem bei Kleintier und Pferd häufig. Prädilektionsstellen sind beim Kleintier die Übergänge frei beweglicher zu starren Wirbelsäulenabschnitten. Beim Pferd scheint ein derartiger Zusammenhang nicht zu bestehen. Derartige Stellen sind der Übergang Kopf-Halswirbelsäule, der Hals-Brustübergang, der Brust-Lendenübergang und der Übergang der Lendenwirbelsäule zum Becken.

Traumatisierte Wirbelsäulen sind meist **instabil.** Dem muß bei der Manipulation der Tiere während der Untersuchung — Sedationen sind möglichst zu vermeiden — und bei der Interpretation der Aufnahmen Rechnung getragen werden. Eine zum Zeitpunkt der Untersuchung bestehende leichtgradige Subluxation kann zum Zeitpunkt des Traumas wesentlich stärker ausgeprägt gewesen sein und zu irreversiblen Rückenmarksschäden geführt haben.

Frakturen können in Quer-, Längs- und Kompressionsfrakturen eingeteilt werden. Alle drei führen meist zu signifikanten Rückenmarkskompressionen, Frakturen der dorsalen Gelenksfortsätze und der Quer- und Dornfortsätze dagegen selten *(Abb. 48)*. Rückenmarkskontusionen können jedoch auch in solchen Fällen zu neurologischen Störungen führen.

Absprengfrakturen an den ventralen Kanten der Wirbelkörper sind meist mit Subluxationen oder Luxationen verbunden und bedeuten funktionell dasselbe wie eine Ruptur des *Ligamentum longitudinale* ventrale, nämlich eine Destabilisierung des betroffenen Wirbelsäulensegments.

Luxationen und Subluxationen führen oft zu Dislokationen in mehr als einer Ebene. Die Prognose soll daher nie nur anhand einer Röntgenveränderung gestellt werden. Die neurologischen Funktionen geben ein wesentlich genaueres Bild über den Zustand des Rückenmarks als die röntgenologische Darstellung des Wirbelkanals *(Abb. 49, 50)*.

Rückenverletzungen führen oft zu **Diskusprolapsen und Blutungen** in den Wirbelkanal und damit zu Kompressionen, die nur anhand einer Myelographie identifiziert und lokalisiert werden können. Sie entscheidet nicht selten über das weitere Vorgehen: Dekompression, konservative Therapie etc.

5.2.5.6 Neoplasien

Neoplasien im Bereich der Wirbelsäule können immer zu Rückenmarkskompression führen; maligne, primäre oder metastatische Tumoren in der Regel durch ihr invasives, benigne und Mißbildungstumoren, wie multiple kartilaginöse Exostosen, durch ihr expansives Wachstum. Ob es zu einer Rückenmarkskompression kommt, entscheiden demnach weniger der Charakter des Tumors als vielmehr Lokalisation und Ausdehnung.

Osteosarkome führen oft zu massiven Auftreibungen der betroffenen Wirbel und sind vorwiegend strahlendurchlässig, bilden also lytische Herde mit Periostreaktionen oder selten auch mit Knochenneubildung in den umliegenden Weichteilen. Sklerotische Grenzzonen, bei Osteomyelitiden oft vorhanden, fehlen wegen des invasiven Wachstums und der oft hohen Wachstumsgeschwindigkeit des Tumors. Die Wirbelgelenke sind selten oder nie betroffen und werden vom Tumor auch nicht »übersprungen«. Durch dieses Verhalten sind Neoplasien meist gut von anderen aggressiven Erkrankungen wie Osteomyelitiden abzugrenzen.

Lymphosarkome und **multiple Myelome** bilden oft multiple lytische Herde, mit meist kleinem Durchmesser, in mehreren Knochen auch des appendikulären Skeletts. Rückenmarkskompressionen werden beim Lymphosarkom meist durch epidurales Wachstum (Myelographie!) des Tumors hervorgerufen. Betroffen sind Katzen, selten Hunde. Wie Nervenzelltumoren können sie durch *Foramina intervertebralia* in die paravertebralen Weichteile gelangen.

Metastatische Tumoren können einzeln oder multipel auftreten und bilden mehr oder weniger große, meist sehr schlecht begrenzte lytische Herde. Schwere neurologische Störungen sind oft ein Indiz für Metastasierung in den Spinalkanal *(Abb. 51)*. Kontaktmetastasen neoplastisch veränderter retroperitonealer Lymphknoten (Prostatakarzinome, Harnblasen- und Vaginaltumoren, etc.) zeigen ein anderes Verhalten. Die ventrale Begrenzung der Wirbelsäule ist durch das invasive Wachstum aufgerauht, später können proliferative Prozesse in den Vordergrund treten. Fast immer sind die sublumbalen Lymphzentren vergrößert.

Multiple kartilaginöse Exostosen wurden bei Mensch, Hund, Katze und Pferd beschrieben. Beim Menschen wurde eine hereditäre Basis nachgewiesen, beim Hund ist ebenfalls eine familiäre Häufung bekannt. Es handelt sich um gut begrenzte Exostosen vor allem an den Gliedmaßen, den Rippen und der Wirbelsäule. Ausgangspunkt bilden die Metaphysen. Sie entwickeln sich nur während der Wachstumsphase des Tieres. Bei der Katze hingegen treten sie in jedem Alter auf — ein Zusammenhang mit FeLV-Infektion wird vermutet. Spätere maligne Transformationen sind vor allem beim Menschen bekannt. Durch ihr expansives Wachstum, das ein oft erstaunliches Ausmaß annimmt, kann es zu Rückenmarkskompression und neurologischen Symptomen kommen.

Nervenwurzeltumoren wie **Schwannome, Neurofibrome und Neurofibrosarkome** können intramedullär, vor allem aber extramedullär-intradural, aber auch extradural wachsen *(Abb. 52)*. Wie die Nervenwurzeln selbst, können die Tumoren durch ein *Foramen intervertebrale* mit dem paravertebralen Raum kommunizieren und zu einseitig erweiterten *Foramina intervertebralia* führen, die radiologisch nachgewiesen werden können. Zur Darstellung ist meist Schrägprojektion oder Tomographie notwendig.

5.2.5.7 Vaskuläre Erkrankungen

Außer bei sehr seltenen Gefäßmißbildungen, die in Wirbelkörpern zu solitären, gut begrenzten Aufhellungsherden führen können, sind bei vaskulären Erkrankungen keine röntgenologisch nachweisbaren Veränderungen zu erwarten.

Rückenmarksinfarkte können jedoch teilweise ebenso wie sub- und epidurale Blutungen mit Liquoranalyse und Myelographie nachgewiesen werden.

5.2.6 Erkrankungen des Kopfes

Eine gründliche Kenntnis der anatomischen Strukturen des Kopfes ist Grundlage einer jeden Untersuchung. Dafür stehen eine Reihe Anatomiebücher und Röntgenatlanten zur Verfügung. Die Skelettstrukturen des Schädels werden auf ihre Dichte, den Kontrast zur Umgebung und auf ihre eigene Architektur hin untersucht. Das beste Hilfsmittel ist dabei der stete **Vergleich einer jeden Struktur mit der anderen Schädelhälfte.** Besonders wichtig wird dieses Vorgehen bei der Untersuchung der sehr feinen Knochenstrukturen der Nasenhöhle, aber auch bei der Beurteilung der *Bullae tympanicae* und der Mittel- und Innenohrstrukturen.

Die Erkrankungen, die einen positiven Röntgenbefund erwarten lassen, können *Tabelle 8* entnommen werden.

5.2.6.1 Nasenhöhlen und Nasennebenhöhlen

Infektionen, Fremdkörpergranulome und Tumoren der Nasennebenhöhlen führen normalerweise nicht zu neurologischen Störungen. Tumoren der Nasennebenhöhlen und des Ethmoids können jedoch durch Zerstörung des Ethmoids und des *Os cribriforme* in die vordere Schädelgrube eindringen und durch invasives und expansives Wachstum zu signifikanten Hirnschädigungen führen *(Abb. 54)*. Betroffen sind meist ältere Hunde und seltener Katzen. Die häufigsten Tumoren beim Hund sind Adenokarzinome, nicht klassifizierte Karzinome, Fibrosarkome, Plattenepithelkarzinome, daneben auch Chondrosarkome, bei den Katzen Plattenepithelkarzinome und Lymphosarkome.

Röntgenologisch sind Infektionen, vor allem **Mykosen,** früher bei Katzen auch die Tuberkulose, von Tumoren kaum zu unterscheiden. Die Diagnose muß in der Regel durch

Tab. 8: Erkrankungen des Kopfes mit normalerweise röntgenologisch erfaßbaren Veränderungen

Kongenitale und familiäre Erkrankungen	Hydrozephalus Okzipitale Dysplasie, Hund (Arnold-Chiari-Syndrom) Equine okzipitoatlantoaxiale Malformation Kraniomandibuläre Osteoarthropathie, Hund (Caffey-Silverman)
Stoffwechselerkrankungen	Mukopolysaccharidose Typ I/VI, Katze Hyperparathyreoidose
Infektionen	Osteomyelitis *Otitis media* und *interna* Sinusitis (Nasennebenhöhlen)
Trauma	Frakturen Schußverletzungen
Neoplasien	Primäre und metastatische Tumoren des Kopfskelettes Tumoren der Nasennebenhöhlen Mittel- und Innenohrtumoren (Meningiome)

eine Biopsie gesichert werden. Vorwiegend lytische Veränderungen im Bereiche der Nebenhöhlen sprechen eher für eine infektiöse Ursache, während Weichteilverschattungen, die Knochenstrukturen überlagern, eher auf eine Neoplasie hinweisen. Destruktion von kortikalen Strukturen von *Os nasale* und *frontale* weisen, wie auch Zerstörung des Ethmoids, auf einen Tumor hin. Beobachtet werden multiple, kleine, mottenfraßähnliche Aufhellungen, aber auch große, oft gut begrenzte lytische Herde *(Abb. 54)*. Bilaterales Auftreten spricht im allgemeinen eher für eine infektiöse Ursache, schließt aber einen Tumor nicht aus. Tumoren können das Nasenseptum verdrängen oder durchbrechen. Ein Eindringen von Tumoren der Nasennebenhöhlen und des Ethmoids in die vordere *Fossa ethmoidalis* läßt sich mit normalen Röntgenaufnahmen kaum nachweisen. Schichtaufnahmen können eine wertvolle Hilfe sein. Gewißheit liefert wohl nur eine Computertomographie.

5.2.6.2 Mittel- und Innenohr

Bei den Erkrankungen des Ohres stehen Entzündungen im Vordergrund. Tumoren kommen im Bereich des äußeren Gehörganges vor, sind dagegen im Mittel- und Innenohrbereich sehr selten. Verkalkungen und Knochenmetaplasien, die den äußeren Gehörgang oft mantelförmig umfassen, geben Hinweise auf eine chronische *Otitis externa.*

Akute **Entzündungen des Mittel- und Innenohres** sind röntgenologisch meist nicht darstellbar. In Ausnahmefällen und mit optimaler Röntgentechnik kann eine diskrete, generalisierte und diffuse Erhöhung der Röntgendichte ein Hinweis auf einen entzündlichen Prozeß sein. Sklerosierungen der *Bulla tympanica* und Weichteildichte der normalerweise mit Luft gefüllten Bulla weisen auf einen exsudativen Prozeß, ein Empyem oder in chronischen Fällen auf granulomatösen Inhalt hin. Die Knochenstrukturen der Bulla und des Mittelohres können je nach Aggessivität des Prozesses massiv sklerosiert und durch Periostreaktionen verdickt, aber auch nekrotisiert und lytisch sein *(Abb. 55)*. In Ausnahmefällen können die proliferativen Prozesse in den die Bulla umgebenden Weichteilen zur Kiefersperre führen.

Im übrigen sind Mittel- und Innenohrentzündungen mit normalen Röntgenuntersuchungen nicht unterscheidbar.

Die kraniomandibuläre Osteoarthropathie, eine Krankheit, die bei einigen Hunderassen wie Westhighland-White, Boston- und Bull-Terriern, aber auch anderen, größeren Hunderassen während der Entwicklungsphase auftritt, führt selten zu neurologischen Störungen. Sie kann jedoch durch Knochenneubildungen im Bereich der *Bulla tympanica* und der Unterkieferäste zu lebensbedrohlichen Kiefersperren führen. Die dritte Lokalisation für oft massive Knochenzubildungen, die sich nach Ende des Wachstums wieder zurückbilden, ist die Schädelkalotte. Selten sind auch die Diaphysen langer Röhrenknochen betroffen.

5.2.6.3 Auge

Das Auge und seine Adnexalstrukturen sind selten Gegenstand einer Röntgenuntersuchung. Ausnahmen bilden aufgrund eines Exophthalmus vermutete **retrobulbäre Abszesse oder Tumoren.** Tumoren können, wenn sie auf die umliegenden Skelettstrukturen übergreifen oder von diesen, zum Beispiel dem Ethmoid, stammen, als lytische oder proliferative Knochenveränderungen identifiziert werden.

Da es sich jedoch meist um reine Weichteiltumoren oder aber um Abszesse und Granulome handelt, sind zur Darstellung Spezialuntersuchungen wie die Angiographie der *Vena angularis oculi* oder die Orbitographie erforderlich. Die Darstellung der Sehnerven kann mittels subduraler Enzephalographie erfolgen.

5.2.6.4 Schädelbasis, Schädelkalotte, Gehirn

Ohne die oft sehr aufwendigen Spezialuntersuchungen (siehe S. 76) wird man sich in dieser Region hauptsächlich auf Untersuchungen von Tumoren und Traumata beschränken. Kongenitale Mißbildungen und Entwicklungsstörungen können teilweise ebenfalls erfaßt werden.

Osteosarkome haben im Bereich des Schädeldaches meist osteoblastischen Charakter, führen daher vorwiegend zu sklerotischen und proliferativen Veränderungen. Ähnlich stellen sich Osteomyelitiden dar. Fokale Sklerosierungen und Knochenneubildungen können nach traumatischen Periostitiden und Frakturen beobachtet werden. Die **kraniomandibuläre Osteoarthropathie** führt zu endostalen und periostalen Knochenneubildungen im Bereich des Schädeldaches, der *Bullae tympanicae* und der Unterkieferäste.

Eine generalisiert erniedrigte Röntgendichte ist meist auf eine Stoffwechselstörung, wie **Osteodystrophia fibrosa** infolge von Hypoparathyreoidismus zurückzuführen. Typisch sind dabei der Verlust der trabekulären Struktur und die Verbreiterung und Auffaserung des kortikalen Knochens. Die Porosierung des Knochens führt zum sogenannten »Salz und Pfeffer«-Bild.

Tumoren wie **Fibrosarkome, Chondrosarkome und Weichteiltumoren** führen zu fokalen Aufhellungen, obwohl auch bei solchen Neoplasien Knochenneubildungen beobachtet werden.

Frakturen führen im Bereich des Schädels zu oft nur geringen Dislokationen und bilden gerade, gezackte oder geschwungene Aufhellungslinien *(Abb. 56)*. Vorsicht ist bei Jungtieren geboten: Noch offene Suturen können zu Fehlinterpretationen Anlaß geben.

Der **kongenitale Hydrozephalus** zeigt im Röntgenbild, sofern einigermaßen ausgeprägt, einige charakteristische Veränderungen. Das Volumen des Schädels ist größer als bei normalen Tieren, das Schädeldach demzufolge sehr stark gewölbt. Dadurch sind die *Sinus frontales* verkleinert, der Stop ist ausgeprägter als bei normalen Tieren. In der VD-Aufnahme überlagert der Gehirnschädel oft sogar die Kiefergelenke, Mittelohr und Bullae liegen vergleichsweise zu weit medial. Die Schädelbasis ist abgeflacht und verlängert. Der Cortex ist oft dünner als normal. Die normalerweise stark strukturierte Innenfläche des Schädels ist abgeflacht, was zu einem uniform grauen Aussehen (Milchglas) führt. Fontanellen und Suturen können persistieren *(Abb. 57)*.

Beim erworbenen Hydrozephalus, sofern er nach Abschluß des Wachstums auftritt, fehlen diese Röntgenveränderungen. Kontrastverfahren oder die Computertomographie müssen in diesen Fällen weiterhelfen.

Eine Mißbildung, die bei kleinen Hunderassen beobachtet wird und zu Hydrozephalus führen kann, ist die **okzipitale Dysplasie,** charakterisiert durch ein verlängertes, schlüssellochähnliches *Foramen magnum.* Durch Vorfall des Kleinhirns kann es zu einer Störung des Liquorabflusses und zu sekundärem Hydrozephalus kommen. Kombinierte Mißbildungen, dem Arnold-Chiari-Syndrom des Menschen ähnlich, weisen zusätzlich zum vergrößerten *Foramen magnum* einen mißgebildeten, verkürzten Atlas, manchmal auch eine überzählige Rippe an C7 auf.

Intrakraniale Tumoren, speziell Hirntumoren, sind mit Leerröntgen kaum zu erfassen. Ausnahmen bilden die **Meningiome.** Der Schädelteil, der über einem Meningiom liegt, ist oft sklerosiert, manchmal auch verdickt. Kalkdichte Schatten in der Schädelhöhle weisen ebenfalls auf diese nicht selten zumindest partiell verkalkten Tumoren hin *(Abb. 58)*.

Läsionen des Gehirns können im übrigen nur mit teilweise sehr aufwendigen Spezialuntersuchungen wie zerebralen Angiographien, Ventrikulographien und subduralen Enzephalographien oder auch mit der Computertomographie nachgewiesen werden *(Abb. 58, 59)*.

Literaturauswahl

Neuroradiologie

Adams, O. R., 1974: Lameness in horses, 3rd edition, Philadelphia: Lea and Febiger.

Adams, R., & I. G. Mayhew, 1985: Neurologic diseases. Vet. Clin. N. Am. Equine Practice, Neonatal Equine Disease **1,** 209–234.

Bartels, J. E., B. F. Hoerlein & J. G. Boring, 1978: Kapitel 5, Neuroradiography, und Kapitel 11–17 in Hoerleins Canine neurology, diagnosis and treatment, 3rd edition. Philadelphia, London, Toronto: W. B. Saunders Company.

Chrisman, C. L., 1982: Problems in small animal neurology, Philadelphia: Lea and Febiger.

Kealy, J. K., 1979: Diagnostic radiology of the dog and cat. Philadelphia, London, Toronto: W. B. Saunders Company.

De Lahunta, A., 1978: Diagnosis of equine neurologic problems. Cornell Vet. **68** (Suppl. 7), 122–131.

Lewis, R. E., 1974: Roentgen signs of the spine. Vet. Clin. N. Am., Symposium on Radiology **4,** 647–661.

Mayhew, I. G., A. de Lahunta, R. H. Withlock, L. Krook, & J. B. Tasker, 1978: Spinal cord disease in the horse, Kapitel 1–4. Cornell Vet. **68** (Suppl. 6), 11–70.

Oliver, J. E. Jr., G. E. Greene, C. S. Bailey, & J. P. Morgan, 1983: Diseases of the brain (Kap. 34) and Diseases of the spinal cord (Kap. 35), in Ettingers Textbook of veterinary internal medicine, diseases of the dog and cat, 2nd ed. Philadelphia, London, Toronto: W. B. Saunders Company.

Olsson, S. E., M. Stavenborn, & F. Hoppe, 1982: Dynamic compression of the cervical spinal cord, a myelographic and pathologic investigation in Great Dane dogs. Acta vet. scand. **23,** 65–78.

Owens, J. M., 1982: Radiographic interpretation for the small animal clinician. Saint Louis: Ralston Purina Company.

Schatzmann, U., & P. Girard, 1984: Die Narkose des Pferdes. Tierärztl. Prax. **12,** 323–328.

Shores, A., 1984: The differential diagnosis of ataxia, paresis, or paralysis in large-breed dogs. JAAHA **20,** 265–270.

Suter, P. F., J. P. Morgan, T. A. Holliday, & T. R. O'Brian, 1971: Myelography in the dog: diagnosis of tumors of the spinal cord and vertebrae. J. Am. Vet. Radiol. Soc. **12,** 29–44.

5.3 Elektrodiagnostik

Da die Funktion des Nervensystems sich u. a. durch elektrophysiologische Phänomene äußert, können Messungen derartiger elektrischer Aktivitäten für die neurologische Diagnose nützlich sein. Elektrodiagnostische Untersuchungen erforden jedoch hochspezialisierte Techniken, für die in der durchschnittlichen Praxis die Voraussetzungen meist fehlen. Sie stehen aber zur Verfügung in verschiedenen tiermedizinischen Hochschulkliniken, wohin Fälle überwiesen werden können. Hier folgt nur eine kurze Erläuterung der Grundprinzipien der Elektrodiagnostik. Für weitere Informationen wird auf die entsprechende Fachliteratur verwiesen.

5.3.1 Elektroenzephalographie (EEG)

Mit dem Elektroenzephalogramm wird die elektrische Aktivität des (dorsalen) Kortex mittels auf der Kopfhaut befestigter Elektroden und eines Oszilloskops graphisch (Wellenbild) dargestellt. Häufig ist es nötig, die Tiere zu dämpfen, was zu narkoseinduzierten Veränderungen des Wellenbildes führt, die bei der Interpretation berücksichtigt werden müssen. Auch ist die Inaktivierung der Kopfmuskeln mittels Lokalanästhesie nötig. Man beobachtet die **Frequenz** (Geschwindigkeit) sowie die **Amplitude** (Volt) der aufgezeichneten Wellen. Der technische Aufwand ist angesichts des verhältnismäßig geringen Informationsgewinns recht groß. Eine spezifische Diagnose kann nicht erwartet werden. Im allgemeinen kann man unterscheiden zwischen irritativen Läsionen (häufig bei Enzephalitis), die hohe Wellenfrequenzen und niedrige Amplituden verursachen, und destruktiven Läsionen mit langsamer Aktivität und hoher Amplitude, sowie zwischen diffusen und fokalen Läsionen. Die EEG wird auch eingesetzt, um sog. evozierte Potentiale (evoked potentials) auszuwerten. Zu diesem Zweck werden akustische, visuelle oder somatosensorische Reize verwendet, die eine elektroenzephalographisch registrierbare Reaktion in den höheren Zentren hervorrufen. In der menschlichen Neurologie ist das Hauptanwendungsgebiet der EEG die Epileptologie, welche mit Ausnahme des Hundes (siehe S. 256) beim Tier von geringer praktischer Bedeutung ist.

5.3.2 Elektromyographie (EMG)

Für die Diagnose und Prognose von Krankheiten der peripheren Nerven und Muskeln sind elektrophysiologische Untersuchungsmethoden **entscheidend.** Beim Elektromyogramm wird die elektrische Aktivität des Muskels gemessen und auf ein Oszilloskop und einen akustischen Verstärker (bestimmte Entladungstypen rufen definierte Geräusche hervor) übertragen. Beim Nadel-EMG wird eine Nadelelektrode in den zu untersuchenden Muskel des anästhesierten Tieres gestochen. Das Einstechen der Nadel führt zu sog. **Insertionspo-**

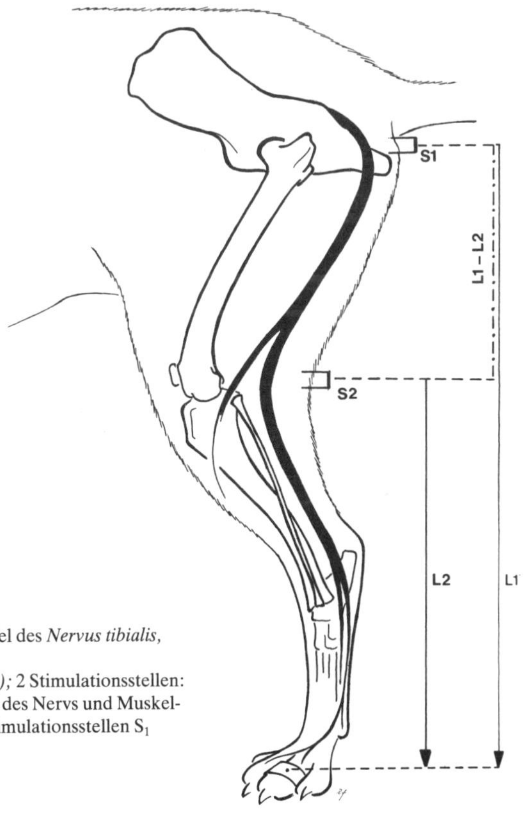

Abb. 60: Prinzip der Elektroneurographie am Beispiel des *Nervus tibialis*, Hund
Empfangselektrode an der Fußspitze *(M. interosseus)*; 2 Stimulationsstellen: S_1 proximal, S_2 distal. Die Zeit zwischen Stimulation des Nervs und Muskelantwort ist die Latenz: L_1 und L_2 entsprechen den Stimulationsstellen S_1 bzw. S_2.

$$\text{Reizleitungsgeschwindigkeit} = \frac{\text{Distanz } S_1\text{–}S_2}{L_1\text{–}L_2}$$

tentialen. Die Insertionsaktivität ist verlängert bei denervierten, entzündeten oder degenerierenden Muskeln. Zusätzlich werden sog. positive scharfe Wellen beobachtet. Bei Myotonie entstehen Entladungen hoher Frequenz, die spontan zu- und abnehmen.

Wenn die Nadel im Muskel einmal ruhig gehalten wird, ist normalerweise keine elektrische Aktivität festzustellen. Bei denervierten Muskeln oder bei schweren Entzündungen dagegen kommt es zu spontaner elektrischer Aktivität **(Fibrillationspotentiale).** Wichtig ist zu wissen, daß EMG-Veränderungen im Durchschnitt erst etwa eine Woche nach Beginn der Schädigung erfaßt werden können.

Der Muskel kann auch durch kräftige elektrische Stimulation seines motorischen Nervs zur Aktivität gebracht werden, was normalerweise zu einer biphasischen oder triphasischen elektromyographischen Antwort führt, mit einer Amplitude von 15000 Mikrovolt oder mehr. Beim kranken Muskel kommt es bei dieser Stimulation zu polyphasischer oder herabgesetzter Antwort. Beim denervierten Muskel bleibt sie grundsätzlich aus.

Messung der Reizleitungsgeschwindigkeit: Mit der gleichen Apparatur wie für das EMG kann die **Reizleitungsgeschwindigkeit** von Nerven gemessen werden. Vom Muskel werden nach Stimulation seines Nervs Muskelaktionspotentiale abgeleitet. Man stimuliert den Nerv an zwei möglichst weit voneinander entfernten Stellen (proximal und distal). Die Zeit, die zwischen Stimulation und Auftreten der Muskelpotentiale verstreicht, ist die sog. Latenz. Die Leitungsgeschwindigkeit ist *(Abb. 60)*

$$= \frac{\text{Distanz zwischen proximaler und distaler Stimulationsstelle}}{\text{Latenz proximal — Latenz distal.}}$$

Im Durchschnitt beträgt die Leitungsgeschwindigkeit beim Hund etwa 50 Meter pro Sekunde. Wenn der Nerv pathologisch verändert ist, kommt es zu einer Verlangsamung der Reizleitung. Liegt ein Entmarkungsprozeß (Zerfall der Markscheiden unter Erhaltung der Axone) vor, so ist die Reizleitungsgeschwindigkeit herabgesetzt, jedoch zeigt der Muskel keine Denervationsveränderungen (siehe oben); sind aber die Axone beschädigt, kommt es zusätzlich zu Denervationssymptomen. Es ist auch möglich, mit ähnlichen Methoden die Leitungsgeschwindigkeit sensibler Nerven zu testen.

Literaturauswahl

Elektrodiagnostik

Blythe, L. L., R. L. Kitchell, T. A. Holliday, & R. D. Johnson, 1983: Sensory nerve conduction velocities in forelimb of ponies. Am. J. Vet. Res. **44,** 1419–1426.

Chrisman, C. L., 1981: Electromyography in animals. In: Bojrab, M. J., Pathophysiology in small animal surgery, 831–850. Philadelphia: Lea & Febiger.

Holliday, T. A., N. E. Weldon, & B. G. Ealand, 1979: Percutaneous recording of evoked spinal cord potentials of dogs. Am. J. Vet. Res. **40,** 326–333.

Purinton, P. T., J. E. Oliver, J. N. Kornegay, & W. E. Bradley, 1983: Cortical averaged evoked potentials produced by pudendal nerve stimulation in dogs. Am. J. Vet. Res. **44,** 446–448.

Redding, R. W., 1978: Canine electroencephalography. In: Hoerlein, B. F., Canine neurology, 150–206, 3rd ed. Philadelphia, London, Toronto: W. B. Saunders Company.

Whalen, L. R., & R. L. Kitchell, 1983: Electrophysiologic studies of the cutaneous nerves of the head of the dog. Am. J. Vet. Res. **44,** 615–627.

5.4 Biopsie

Wie bei anderen Organsystemen werden auch in der Neurologie bioptische Techniken angewandt. Gehirnbiopsien wurden beim Hund beschrieben, sind aber für klinische Zwecke kaum von verwertbarem Interesse. Bei neuromuskulären Krankheiten jedoch stellen Biopsieuntersuchungen eine sehr wichtige Hilfe dar. Muskel- und Nervenbiopsien erfordern in den meisten Fällen zuerst elektrodiagnostische Untersuchungen zwecks Lokalisation der pathologisch veränderten Muskeln oder Nerven.

5.4.1 Muskelbiopsie

Diese wird am besten koordiniert mit der elektromyographischen Untersuchung, wenn das Tier schon unter Narkose ist und man die veränderten Muskelpartien lokalisieren kann. Bei chronischen Krankheiten mit ausgeprägtem Muskelschwund und Fibrose sollte man aus den weniger schwer betroffenen Partien Muskelgewebe entnehmen. Man nimmt möglichst Biopsien an standardisierten Stellen, deren Normalverhältnisse gut bekannt sind. Zur Entnahme wird ein Einschnitt parallel zu den Muskelfasern vorgenommen; die so isolierte Scheibe wird an beiden Enden abgeklemmt und mit einem scharfen Skalpell losgetrennt; Größe ca. ¼ auf 1–2 cm. Die Biopsie wird frisch in feuchtem Milieu gehalten (z. B. auf mit physiologischer Kochsalzlösung durchtränkter Gaze) und so schnell wie möglich an ein spezialisiertes Labor geschickt, wo an Kryostatschnitten eine Reihe von Spezialfärbungen hergestellt werden.

5.4.2 Nervenbiopsie

Diese wird ebenfalls im Anschluß an elektrodiagnostische Untersuchungen durchgeführt, wobei ein Nerv lokalisiert wird, dessen Leitungsgeschwindigkeit herabgesetzt ist. Die Technik der Wahl ist die sog. faszikuläre Biopsie. Aus dem chirurgisch freigelegten Nerv werden parallel zum Faserverlauf mit einer scharfen Schere etwa 30–50 % des Astes über eine Distanz von etwa 2 cm losgetrennt. Dieser Faszikel wird dann an beiden Enden mit einem Skalpell durchschnitten und in 3%iger gepufferter Glutaraldehydlösung sofort ins Labor geschickt.

Literaturauswahl

Biopsie

Braund, K. G., T. L. Walker, & M. Vandevelde, 1979: Fascicular nerve biopsy in the dog. Am. J. Vet. Res. **40,** 1025–1030.

Cardinet, G. H., 1980: Neuromuscular diseases: The diagnosis and classification of muscle diseases in the dog. Proceedings of the 4th Kal Kan Symposium.

Swaim, S. F., M. Vandevelde, & J. C. Faircloth, 1979: Evaluation of brain biopsy techniques in the dog. J. Amer. Anim. Hosp. Ass. **15,** 627–633.

5.5 Postmortale Untersuchung

Die kompetente neuropathologische Untersuchung von ausgewählten, klinisch gut dokumentierten Fällen liefert wohl eine der wichtigsten Lernerfahrungen für den Kliniker. Einerseits können **klinisch-pathologische Korrelationen** helfen, die klinische Diagnostik ähnlich gelagerter Fälle zu verbessern, andererseits werden sie auch die professionelle, intellektuelle Neugier befriedigen. In der Nutztiermedizin, insbesondere bei Tieren, die in Gruppen gehalten werden, ist die postmortale Untersuchung (Sektion, Histologie, Mikrobiologie, ev. Toxikologie) von unklaren Fällen stets angezeigt, da die erzielte Information für die tierärztliche Betreuung des Betriebes, vor allem aus präventiver Sicht, nützlich ist. Sobald Gruppen- oder Bestandesprobleme auftreten, ist die speditive postmortale Untersuchung unerläßlich.

Der praktizierende Tierarzt — ob im Heimtier- oder im Nutztier- und Pferdesektor — könnte einen wesentlichen Beitrag zur Aeufnung des neurologischen Wissensguts leisten, indem er geeignete Fälle pathologisch-anatomisch abklären läßt und dazu **gute Anamnesen** liefert. Diese sollen deskriptiv und nicht interpretativ sein: die Nennung eines Dutzend zuverlässig beobachteter Symptome ist nützlicher als die lapidare »Diagnose« Hirnstörung!

Wichtig ist auch die geeignete Materialbehandlung: Kleintiere werden am besten zur Gesamtsektion geliefert; von Schlachttieren, die doch zumindest fleischschaumäßig inspiziert werden, fügt man zum ZNS vorwiegend Stücke der hauptsächlichen Thorakal- und Abdominalorgane für die histologische Untersuchung bei. Eine seriöse klinische Untersuchung wird auch beim Nutztier die Differenzierung zwischen zerebral und spinal (erst recht peripher, neurovegetativ oder muskulär) und damit die Wahl des Untersuchungsmaterials zulassen. Je unsicherer die artliche oder örtliche, klinische Diagnose bleibt, desto mehr drängt sich die Untersuchung möglichst des gesamten Materials auf. Nur zu oft lassen selbst rudimentäre klinische Angaben einen Prozeß im Rückenmark vermuten, zur Untersuchung geliefert wird aber nur das Gehirn! Das Gehirn wird am besten in der Schädelkapsel belassen, das Rückenmark durch paramediane Teilung der Schlachthälften entnommen. Für Rückenmark und viszerale Organe ist bei großen Transportdistanzen Vorfixation in ausreichender Menge **Formalinlösung** (handelsübliches Formalin 38 % 1 Teil : 9 Teile Brunnenwasser) zu empfehlen (selbstverständlich nicht für mikrobiologische Untersuchungen!).

Da wenigstens hierzulande die fleischbeschaulichen Vorschriften hinsichtlich Rückstandsprobleme so rigoros gehandhabt werden, daß alle Schlachttiere durch Bolzenschuß betäubt werden müssen, ist in manchen Fällen die korrekte Abklärung einer Hirnerkrankung durch das Tötungstrauma außerordentlich erschwert, wenn sie auch für rein praktische Entscheidungen nicht völlig unmöglich wird (Hirnrindennekrose, Listeriose, disseminierte Enzephalitis, Tollwut usw.). Der praktizierende Tierarzt sollte sich aber im klaren darüber sein, daß eine über diese lapidaren Feststellungen hinausgehende Diagnostik einen Arbeitsaufwand darstellt, der nur für ausgewählte Fälle gerechtfertigt ist. Ausgewählte Fälle aber sind klinisch gründlich untersuchte und dokumentierte Fälle!

Zwei praktische Hinweise zur Materialbehandlung: Einfrieren ist für die histologische Untersuchung des ZNS **verheerend:** Veränderungen degenerativen Typs lassen sich im allgemeinen überhaupt nicht mehr beurteilen. Bis zum möglichen Transport ist Untersuchungsmaterial (abgesehen von vorheriger Fixation) bei **Kühlschranktemperatur** (ca. 4 °C) zu lagern. Zu **vermeiden** ist auch die Verpackung euthanasierter Hunde und Katzen lebenswarm in Plastiksäcke: sie werden darin gleichsam inkubiert und die Autolyse macht sehr rasch Fortschritte.

Teil II Diagnose und Therapie der einzelnen neurologischen Krankheiten

Wie in *Teil I* beschrieben, wird mit der neurologischen Untersuchung bestimmt, welche Region oder Regionen des Nervensystems befallen ist bzw. sind. In *Teil II* werden die einzelnen neurologischen Krankheiten nach diesen verschiedenen Regionen besprochen (periphere Nerven, Muskeln, Rückenmark, Vestibulärapparat, Hirnstamm, Kleinhirn, Großhirn). In *Tabelle 9* sind zur allgemeinen Orientierung die häufigsten Symptomenkomplexe aufgeführt, mit entsprechenden, möglichen Lokalisationen.

Während ein großer Teil der Krankheiten regionsspezifisch ist, gibt es andere — vor allem Infektionskrankheiten —, die multifokale oder diffuse Läsionen hervorrufen, wobei eine wechselnde Symptomatologie im Vordergrund stehen kann. Solche Krankheiten werden deshalb wiederholt aufgeführt. In diesem Zusammenhang ist daran zu erinnern, daß es weder in der Neurologie noch in anderen Disziplinen absolute Dogmen gibt, und daß immer wieder atypische Fälle vorkommen, die sich auch dem ausgeklügeltsten diagnostischen System entziehen können.

Für jede Region werden die einzelnen Krankheiten nach Tierart (Hund und Katze, Pferd, Wiederkäuer, Schwein) und nach Läsionstyp (Mißbildung, Entzündung, Degeneratives, Toxisch-metabolisches, Trauma, Tumor, Vaskuläres, Funktionelles), wie im Abschnitt über die Neuropathologie (S. 47–59) vorweggenommen wurde, gruppiert. Diese Einteilung wird — wo dies nach praktisch-diagnostischen Gesichtspunkten nützlich erscheint — modifiziert (z. B. beim Rückenmark: kompressive und nicht kompressive Erkrankungen).

Tab. 9: Häufig vorkommende neurologische Symptome oder Symptomkomplexe

Gehstörungen

Symptome	siehe unter:
Lähmung einer Gliedmaße	Nerven der Gliedmaßen, S. 120
Schwäche und Ataxie der Nachhand	Rückenmark, S. 151 Differentialdiagnose, Tab. 18, S. 176
Lähmung beider Hintergliedmaßen	Wenn Rückenmarksabklärung o. B., Polyneuropathie Tab. 12, S. 137
Schwäche und Ataxie aller Gliedmaßen	Ohne zusätzliche neurologische Symptome: Rückenmark, S. 151 Differentialdiagnose Tab. 18, S. 176
	Wenn Rückenmarksabklärung o. B.: Polyneuropathie S. 135, Tab. 12, S. 137
Lähmung aller Gliedmaßen	Wenn zusätzliche Symptome (z. B. Bewußtseinsstörungen); Gehirn Weitere Lokalisation hängt ab von der Art der Symptome
Lähmung der Gliedmaßen mit Gelenksversteifung und Sehnenverkürzung	Destruktive Muskelkrankheiten, S. 144
	Degenerative Rückenmarkserkrankung Tab. 17, S. 175
Generalisierte Gehstörungen mit Umfallen auf die Seite, Seitendrall und Kopfschiefhaltung	Mittelohr/Innenohr, S. 192 Hirnstamm, S. 194 Fokale Kleinhirnläsion, } Unterscheiden Tab. 20, S. 191
Generalisierte Gehstörungen mit Umfallen, überschießenden Bewegungen, Kopftremor	Kleinhirn, S. 216
Generalisierte Gehstörungen mit zwangsmäßigem Im-Kreis-herumgehen, Drangwandern, nach der Seite drängen, gegen die Wand drängen	Großhirn, S. 231
Gehstörungen, die zunehmen nach Anstrengung	Ohne Sensibilitätsstörungen; Muskeln, S. 142
	Mit Ataxie; Polyneuropathie, S. 135 Differentialdiagnose von anstrengungsabhängigen Gehstörungen Tab. 14, S. 147

Krämpfe und Anfallsleiden

Symptome	siehe unter:
Anfallsweise auftretende partielle oder generalisierte Krämpfe (Epilepsie)	Großhirn, S. 256 Differentialdiagnose Tab. 27, S. 261
Krampfzustände	Muskeln, S. 148 Großhirn, S. 221 Differentialdiagnose Krämpfe und Anfallsleiden Tab. 25, S. 258
Muskelzuckungen	Großhirn, S. 256
Schüttelkrampf (Tremor)	Großhirn, S. 256
	Zusammen mit Gehstörungen, Umfallen und überschießenden Bewegungen: Kleinhirn, S. 216
Schlafanfälle (Narkolepsie)	Großhirn, S. 264

Schmerzzustände

Symptome	siehe unter:
Allgemeine diffuse Schmerzen, Bewegungsunlust, starker Schmerz bei Palpation	Muskeln, S. 242
Schmerz ausstrahlend in eine Gliedmaße mit Lahmheit/Lähmung	Nerven der Gliedmaßen (Wurzeln), S. 125
Halsschmerzen, steifer Hals, Kopf und Hals ständig in Flexion	Halsmark, S. 159
Rückenschmerzen, aufgekrümmter Rücken, Schmerz bei Berührung des Rückens	Rückenmark (kompressive Läsion), S. 159
Kreuzschmerzen (lumbosakral), evtl. mit Lahmheit hinten	Cauda equina, S. 129

Symptome im Kopfbereich

Symptome	siehe unter:
Kieferlähmung Gelähmte Ohren, Lippen, Nasenflügel, Augenlider (Fazialislähmung) Zungenlähmung	Einzelne Nerven ohne zusätzliche neurologische Symptome, Kopfnerven, S. 132
	mit anderen neurologischen Symptomen, Hirnstamm, S. 196 Polyneuropathie, S. 135
Kiefersperre	ohne zusätzliche neurologische Symptome, destruktive Muskelkrankheiten, S. 144
	mit zusätzlichen neurologischen Symptomen, Hirnstamm, S. 196
Schluckstörungen (auch mit übertriebenem Speichelfluß)	im Zusammenhang mit anstrengungsabhängiger Schwäche, Muskeln, S. 142
	ohne zusätzliche neurologische Symptome, Kopfnerven, S. 132
	mit zusätzlichen neurologischen Symptomen, Hirnstamm, S. 196 Polyneuropathie, S. 135
Kopfschiefhaltung	Innenohr/ Mittelohr Hirnstamm Kleinhirn } Differentialdiagnose Tab. 20, S. 191
Kopfzittern und Kopfwackeln	Kleinhirn, S. 216

Symptome im Bereich der Augen

Symptome	siehe unter:
Blindheit (mit normalem Augenbefund)	Großhirn, S. 231 Lokalisation innerhalb des optischen Systems Abb. 8, S. 33
Zu große Pupille (geht nicht zu bei Lichtstimulation)	Großhirn, S. 231 Mittelhirn, S. 196 Mit oder ohne Blindheit: weitere Lokalisation Abb. 8, S. 33
Zu kleine Pupille (geht nicht auf im Dunkeln)	Sympathicusstörung, Differentialdiagnose Abb. 10, S. 36
Schielen (Augenmuskellähmung)	ohne zusätzliche neurologische Symptome, Kopfnerven, S. 132
	mit zusätzlichen neurologischen Symptomen, Hirnstamm, S. 196
	Polyneuropathie, S. 135 nach ventral auch bei Vestibulärstörungen, S. 185
Augenzuckungen (Nystagmus)	Innenohr/ Mittelohr Hirnstamm Kleinhirn } Unterscheiden Tab. 20, S. 191

Verschiedenes

Symptome	siehe unter:
Bewußtlosigkeit Stupor	Hirnstamm, S. 196
Apathie	Großhirn, S. 231
Verhaltensstörungen	Großhirn, S. 231
Polyurie/Polydypsie	Großhirn, S. 231
Harn- und Kotabsatzstörungen	Cauda equina, S. 127
	Sakralmark, S. 151 Differentialdiagnose von Miktionsstörungen Tab. 11, S. 128
Schwanzlähmung	Cauda equina, S. 127
	Sakralmark, S. 151
Automutilation der Gliedmaßen	Polyneuropathie, S. 135 Differentialdiagnose Tab. 12, S. 137
Schwanzbeißen, Automutilation des Schwanzes und der Perianalgegend	Cauda equina, S. 127
	Sakralmark, S. 151

1 Erkrankungen der peripheren Nerven

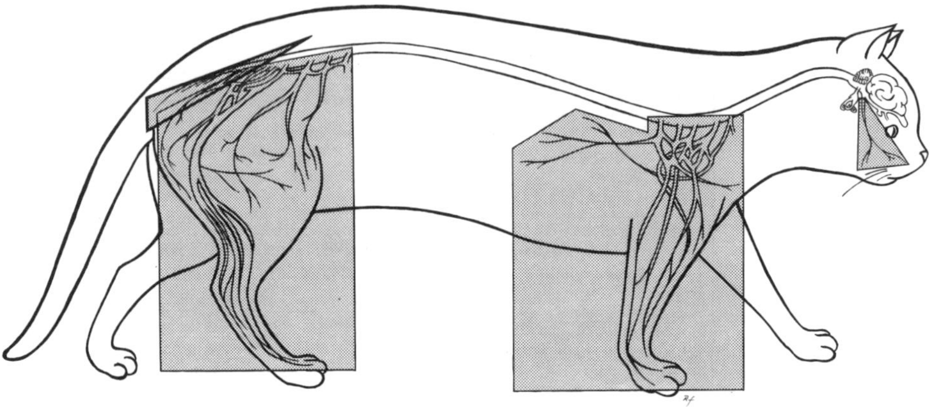

Die wichtigsten Symptome

Nerven der Gliedmaßen

- □ Gehstörungen in einer Gliedmaße (Parese — Paralyse)
- □ Abgrenzbare Analgesiezonen in gelähmter Gliedmaße
- □ Hautschürfungen, Automutilation in gelähmter Gliedmaße
- □ Hypo-, Areflexie in gelähmter Gliedmaße
- □ Schnell fortschreitende Muskelatrophie in gelähmter Gliedmaße

Cauda Equina

- □ Harn- und Kotinkontinenz
- □ Herabgesetzter Sphinktertonus; Verlust der Anal- und Perianalreflexe
- □ Schwanzlähmung
- □ Lahmheit / Lähmung in den Hintergliedmaßen
- □ Schwanzbeißen, Automutilation im Nachhandbereich

Kopfnerven

- □ Schielen, Pupillenlähmung, Kopfschiefhaltung, Nystagmus, Kaumuskelschwäche und Atrophie, Analgesiebezirke im Kopfbereich, Kieferlähmung, Lähmung der Ohren, Lippen, Augenlider und Nasenflügel, Schluckstörungen, Zungenlähmung, vermehrter oder verminderter Speichelfluß, Stimmveränderung, inspiratorische Dyspnoe

Polyneuropathien

- □ Bilaterale Gehstörungen (Parese — Paralyse; Ataxie)
- □ Automutilation
- □ Kombination Ausfälle in Gliedmaßennerven und Kopfnerven
- □ Autonome Dysfunktion

1.1 Anatomie — Physiologie

Die motorischen Anteile der peripheren Nerven nehmen ihren Ursprung in den motorischen Nervenzellen des Rückenmarks und Hirnstamms und innervieren die Muskeln über die sog. motorischen Endplatten. Die sensorischen Anteile verfügen über spezialisierte Rezeptoren im Bewegungsapparat und in der Haut, und ihre Nervenzellen liegen in den spinalen und Kopfnervenganglien, von wo die sensorischen Impulse ins Rückenmark bzw. in den Hirnstamm weitergeleitet werden. Die Nerven bestehen aus Bündeln von Nervenfasern, die von bindegewebigen Hüllen umgeben sind. Die einzelnen Fasern (Axone) weisen Markscheiden auf, die durch die Ranvierschen Schnürringe in Segmente unterteilt sind. Sowohl das Axon selbst als auch die intakte Markscheide sind Voraussetzungen für eine normale Reizleitung. Wird eine dieser beiden Komponenten beeinträchtigt, kommt es zu Unterbrechungen oder Verzögerungen in der Reizleitung. Wird ein peripherer Nerv durchtrennt, degenerieren seine Fasern über die ganze Länge des Nervs distal von der Läsion **(Wallersche Degeneration).** Der periphere Nerv hat zwar die Fähigkeit zur **Regeneration,** jedoch verläuft dieser Prozeß nur langsam (1–2 mm pro Tag). Voraussetzung für die Regeneration des Nervs ist, daß seine anatomische Kontinuität an der Läsionsstelle mehr

Tab. 10: Erkrankungen der peripheren Nerven; die Namen der wichtigsten Krankheiten **in Fettdruck**

	Gliedmaßen	Cauda equina	Kopfnerven	Polyneuropathien
Hund	☐ **Trauma einzelner Nerven** ☐ **Plexus brachialis-Abriß** ☐ Tumoren ☐ **Wurzelkompression** ☐ Wurzelquetschung	☐ **Lumboskrale Stenose** ☐ **Frakturen der Wirbelsäule** ☐ Sakrococcygeale Agenesie ☐ Epiduralanästhesie-unfälle ☐ Kongenitale Stenose ☐ Tumoren	☐ Trauma ☐ Trigeminusneuritis ☐ Hypothyreoidismus ☐ **Fazialislähmung** ☐ Hemifazialer Spasmus ☐ Laryngeale Paralyse beim Bouvier ☐ Tumoren	☐ **Akute Polyneuritis** ☐ Zeckenparalyse ☐ Botulismus ☐ Distale Denervation ☐ Metabolische Polyneuropathien ☐ Hypertrophische Polyneuropathie (Tibet Mastiff) ☐ Riesenaxonneuropathie (Schäfer) ☐ Akrale Automutilation (Pointer, Deutscher Vorstehhund) ☐ Sensorische Neuropathie (Dackel) ☐ Ganglioneuritis
Katze	☐ **Trauma einzelner Nerven** ☐ **Plexus brachialis-Abriß** ☐ Tumoren ☐ Wurzelquetschung	☐ **Frakturen der Wirbelsäule** ☐ Diskushernie ☐ Sakrococcygeale Agenesie (Manx-Katzen) ☐ Kongenitale Stenose	☐ Trauma	☐ Akute Polyneuritis ☐ Chronisch rezidivierende Polyneuritis ☐ Metabolische Polyneuropathien ☐ Key-Gaskell-Syndrom
Pferd	☐ **Druck-Trauma**	☐ **Cauda equina-Neuritis**	☐ **Bei Luftsack-entzündung** ☐ Roaren ☐ Hemifazialer Spasmus ☐ Trauma	☐ Botulismus ☐ Kopfnerven bei Caudaneuritis ☐ Grass Sickness
Nutz-tiere	☐ Druck-Trauma	☐ **Sakrumfrakturen**	☐ Trauma	☐ **Botulismus**

oder weniger erhalten und der Defekt nicht größer als 2 cm ist. Da die motorischen und sensiblen Fasern in den peripheren Nerven häufig gemischt sind, kommt es bei ihrer Läsion meist zu einer Kombination von Bewegungsstörungen und Sensibilitätsausfällen. Klinisch unterscheiden wir aus praktischen Gründen drei Hauptabschnitte des peripheren Nervensystems:

1. die Nerven der Gliedmaßen,
2. die Sakralnerven,
3. die Kopfnerven.

Außerdem gibt es eine Gruppe von Krankheiten mit gleichzeitigem Befall mehrerer Nerven aus verschiedenen Regionen (Polyneuropathien).

1.2 Läsionen einzelner Nerven (Mononeuropathien) der Gliedmaßen

1.2.1 Symptome und Untersuchung

1.2.1.1 Allgemeines

Bewegungsstörungen in einer Gliedmaße **(Monoparese — Monoparalyse):** Läsionen der peripheren Nerven führen zu umschriebenen Lähmungen. Bei isolierten Bewegungsstörungen einer Gliedmaße ist es in erster Linie wichtig, zwischen Lähmungen und Lahmheit zu unterscheiden. Deshalb ist zuerst abzuklären, ob keine Schädigungen des Bewegungsapparates vorliegen (Gelenke, Muskeln, Knochen). Eine Lähmung ist charakterisiert durch **schlaffe,** hyporeflektorische oder areflektorische Muskeln und, wenn sie länger als etwa eine Woche besteht, durch ausgeprägten **Muskelschwund** im denervierten Gebiet.

Abgrenzbare Analgesie- oder Hypalgesiezonen: Mit Nadelstichen oder Kneifen kann man mehr oder weniger gut abgrenzbare Zonen feststellen, in denen die Schmerzempfindung vermindert oder aufgehoben ist. Bei länger bestehenden Läsionen kommt es oft zu Hautverletzungen. In der Regenerationsphase kann es zu Parästhesien und damit zum Belecken und Benagen der betroffenen Gliedmaße kommen. An gelähmten Gliedmaßen beobachtet man Störungen der Haltungs- und Stellreaktionen, praktisch also den Ausfall der Hüpf- und Korrekturreaktion *(Tab. 10).*

1.2.1.2 Vordergliedmaße

(Anatomisches siehe *Abb. 61*)

Radialislähmung *(Abb. 63):* Bei proximaler Läsion (oberhalb des Ellenbogens): Lähmung sämtlicher Extensormuskeln der Vordergliedmaße; deshalb Unfähigkeit, diese Gliedmaße zu belasten. Der Ellenbogen wird in Flexion gehalten. Ausfall des Trizepsreflexes. Bei mehr distalen Läsionen (unterhalb des Ellenbogens) weniger stark ausgeprägte Bewegungsstörungen; Neigung, zu Überköten und auf dem Fußrücken zu gehen. Die Analgesiezonen sind in *Abbildung 62* dargestellt.

Abb. 61: **Links:** Die wichtigsten Nerven der Vordergliedmaßen in Beziehung zum Skelett (von medial). **Rechts:** Zervikalschwellung des Rückenmarkes mit abgehenden spinalen Wurzeln des *Plexus brachialis* und daraus entspringenden Nerven der Vordergliedmaße (nach Kitchell, R.: Neurosciences Script, University of California, Davis, mit Genehmigung des Autors)

Abb. 62 (unten): Analgesiebezirke in der Vordergliedmaße nach Durchtrennung der entsprechenden peripheren Nerven (nach Hoerlein, B. F., 1978: Canine Neurology, Diagnosis and Treatment, 3rd ed. — Philadelphia, London, Toronto: W. B. Saunders Comp., mit Genehmigung des Autors)

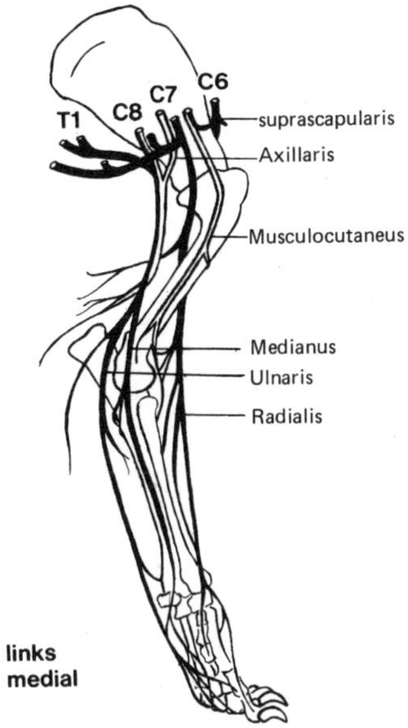

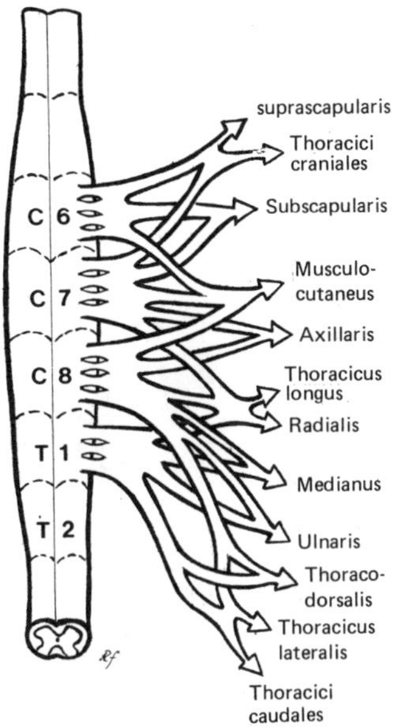

Dermatome der Vordergliedmasse
(Analgesiezonen)

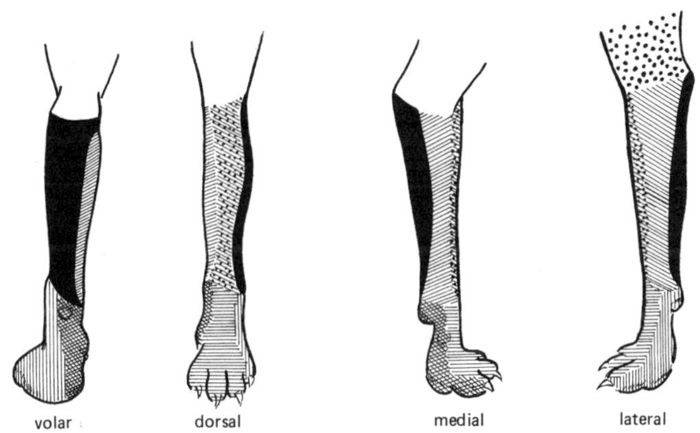

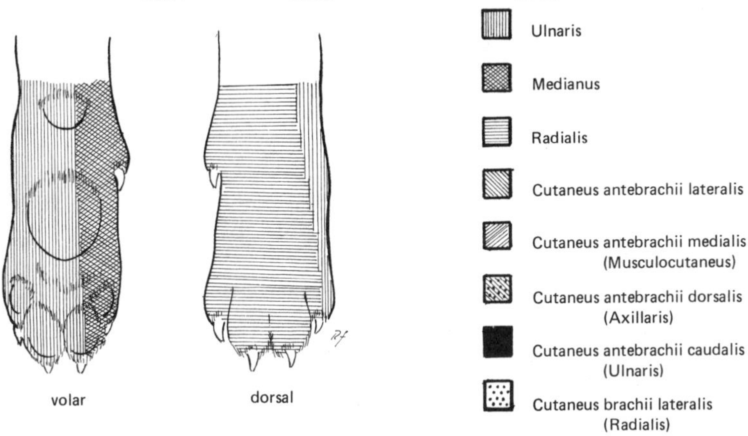

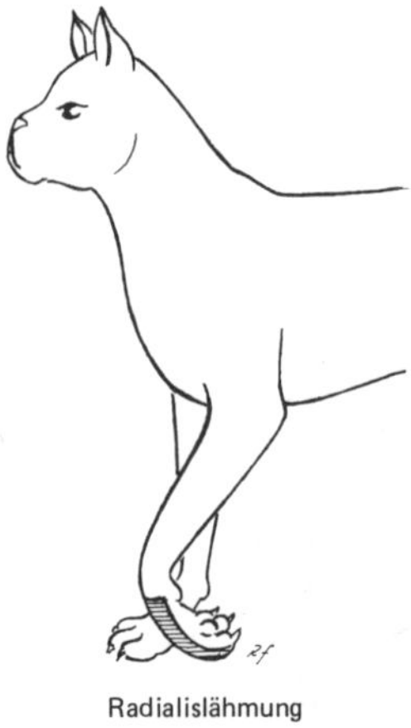

Abb. 63: Radialislähmung (Hund): Schlaffe Vordergliedmaße mit Überköten und Tiefstand des Ellenbogens. Analgesie im schraffierten Bereich

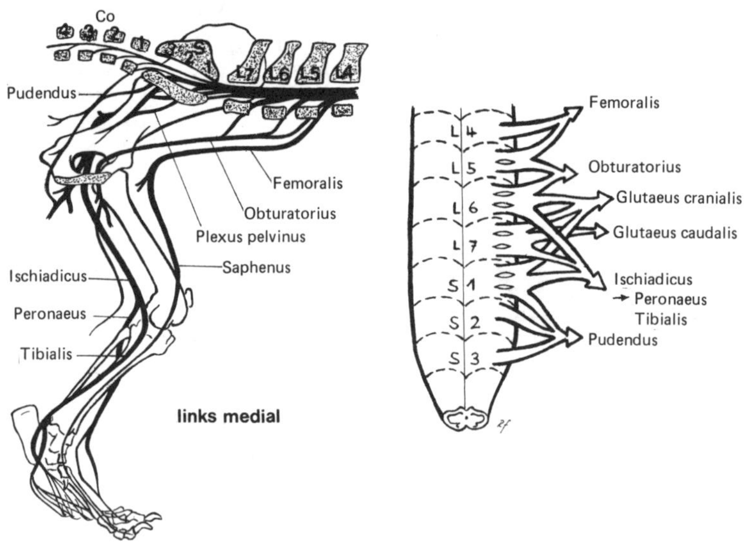

Abb. 64: **Links:** Die wichtigsten Nerven der Hintergliedmaße in Beziehung zum Skelett (von medial). **Rechts:** Lumbalschwellung des Rückenmarks mit abgehenden spinalen Wurzeln des *Plexus lumbosacralis* und daraus entspringenden Nerven der Hintergliedmaße (nach Kitchell, R.: Neurosciences Script, University of California, Davis, mit Genehmigung des Autors)

Medianus-/Ulnarislähmung: Es kommt zu geringgradigen Bewegungsstörungen, weil der Carpus nicht aktiv gebeugt werden kann (beim Aufstützen wird er jedoch passiv gebeugt). Analgesiebezirke siehe *Abbildung 62.*

Nervus musculo-cutaneus: Sein Ausfall verursacht beim Kleintier kaum Bewegungsstörungen, sondern nur eine leichte Behinderung beim Beugen des Ellenbogens, einen abgeschwächten Flexorreflex und eine Analgesie an der Medialseite des Oberarms.

Nervus suprascapularis: Die Innervation der Schulterblattmuskulatur fällt aus. Instabilität und Abduktion der Schulter bei Belastung; Mühe, das Bein vorwärts zu heben.

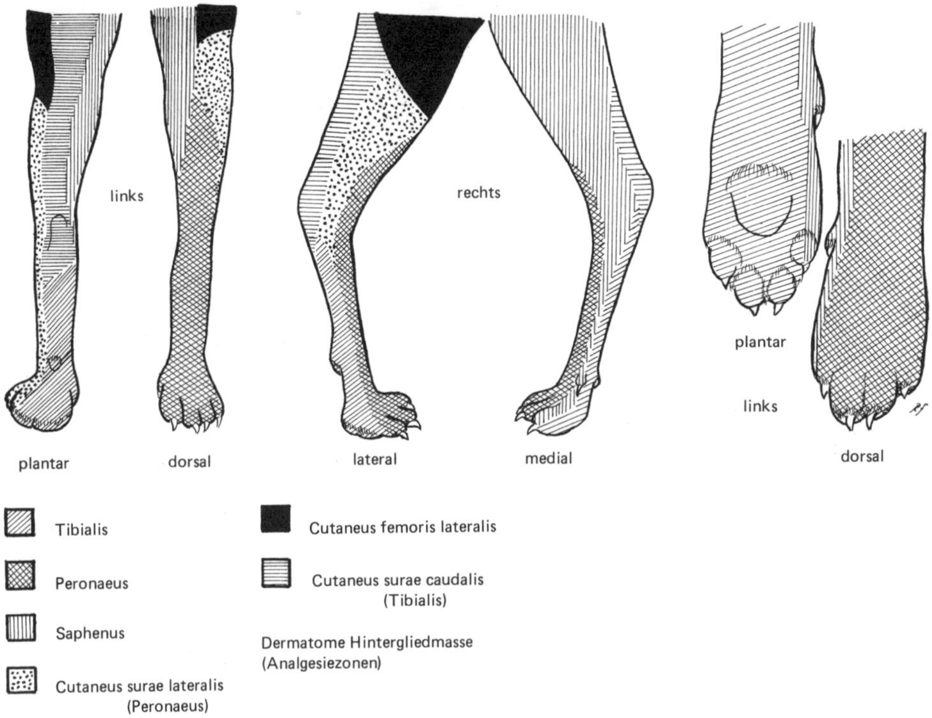

Abb. 65: Analgesiebezirke in der Hintergliedmaße nach Durchtrennung der entsprechenden peripheren Nerven (nach Hoerlein, B. F., 1978: Canine Neurology, Diagnosis and Treatment, 3rd ed. — Philadelphia, London, Toronto: W. B. Saunders Comp., mit Genehmigung des Autors)

1.2.1.3 Hintergliedmaße
(Anatomisches siehe *Abb. 64*)

Peronaeuslähmung *(Abb. 66):* Der Tarsus kann nicht mehr gebeugt werden, wird gestreckt mit tiefstehendem Fersenhöcker; das Bein wird mühsam angehoben, mit periodischem Überköten. Flexorreflex fällt aus. Analgesiebezirke siehe *Abbildung 65.*

Ischiadicuslähmung: Paralyse aller Muskeln distal vom Kniegelenk, deshalb ständiges Überköten und Nachschleifen des Fußes mit Abschürfung der Haut am Fußrücken. Der Tarsus ist passiv in allen Richtungen beweglich.

N. tibialis = distaler Teil des *N. ischiadicus (Abb. 66):* Tarsus kann nicht mehr gestreckt werden, weshalb er bei Belastung stark gebeugt wird (Zusammenklappen).

Ausfall des Gastrocnemiusreflexes. Analgesie siehe *Abbildung 65.*

N. femoralis (Abb. 66): Die Innervation der Extensoren des Kniegelenks fällt aus. Die Gliedmaße kollabiert bei Belastung im Kniegelenk; fehlender Patellarreflex; Analgesie siehe *Abbildung 65.*

N. obturatorius: Innervation der Adduktormuskeln fällt aus; Seitwärtsgleiten der Gliedmaße vor allem auf glattem Boden.

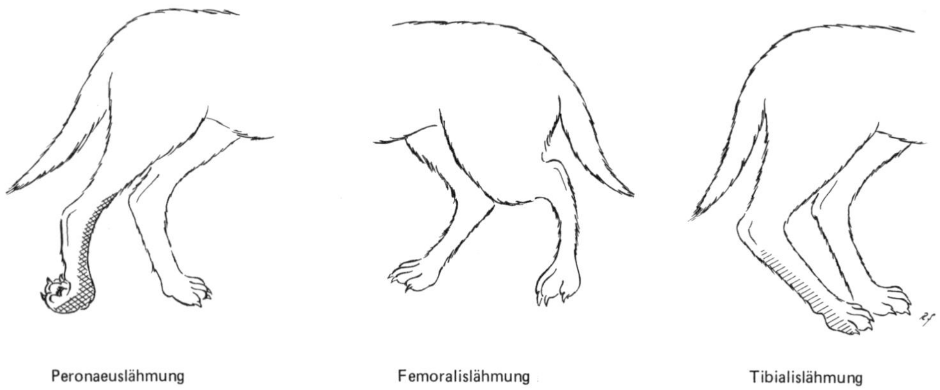

Abb. 66: Die wichtigsten Nervenlähmungen der Hintergliedmaßen
Peronaeuslähmung: Häufiges Überköten und Nachschleifen des Fußes, analgetischer Hautbezirk schraffiert; Femoralislähmung: Kollabieren der Gliedmaße bei Belastung, das Sprunggelenk kann nicht gestreckt werden; Tibialislähmung: Lähmung der Strecker mit übertriebener Beugung und Einsinken im Tarsus (Analgesiebezirk schraffiert)

1.2.1.4 Spezielle Untersuchungsmethoden

Hier sind vor allem elektrodiagnostische Methoden von Bedeutung: Denervationspotentiale in den gelähmten Muskeln (erst etwa eine Woche nach Schädigung feststellbar); verlangsamte oder fehlende Reizleitung in den betroffenen Nerven. Diese Untersuchungen sind vor allem wichtig zur Abschätzung der Prognose.

1.2.2 Hund und Katze

1.2.2.1 Trauma

Die übergroße Mehrheit der Monoparesen beim Tier ist traumatischer Natur (Quetschung, Kompression oder Überdehnung). Lähmungen des *N. radialis* werden vor allem beobachtet bei Prellungen oder Verletzungen im oberen Teil der Vordergliedmaße, bei Frakturen der ersten Rippe oder des Humerus. Peronaeuslähmungen werden relativ häufig gesehen als Folge von **Injektionen** in die kaudalen Oberschenkelmuskeln. Ischiadicuslähmungen treten nicht so selten auf bei **Beckenfrakturen.**

Die Prognose hängt ab von

a) der Schwere der Ausfallserscheinungen (wenn nur geringgradige Bewegungsstörungen vorliegen, können die Tiere häufig kompensieren; schwere Lähmungen haben eine schlechte Prognose);

b) dem Niveau der Läsion (je weiter die Läsion von den zu innervierenden Muskeln entfernt ist, desto langsamer und unvollständiger ist die Regeneration);

c) dem Ausmaß der Läsion (totale Unterbrechung des Nervs hat eine schlechte, unvollständige [Erhaltung der anatomischen Kontinuität] eine bessere Prognose; elektrodiagnostische Methoden sind sehr hilfreich, um Ausmaß und Niveau der Läsion abzuklären);

d) der Erholungsrate (es ist wichtig, die neurologische Untersuchung in regelmäßigen Abständen zu wiederholen; wenn nach einem Monat noch keine Anzeichen einer funktionellen Erholung vorliegen, wird die Prognose ungünstiger; je länger die Erholungszeit, desto schlechter die Chancen für eine vollständige Wiederherstellung).

Behandlung: Der Regenerationsprozeß vollzieht sich sehr langsam und kann kaum direkt beeinflußt werden. Die Behandlung beschränkt sich auf die sekundären Effekte der Nervenläsion. Wichtig sind Geduld und Mitarbeit des Besitzers. Passive Bewegung der gelähmten Muskeln oder Massage zweimal täglich (jeweils 15 Minuten) helfen, Sehnenverkürzungen oder Ankylosen vorzubeugen. Werden die Pfoten nachgeschleift und abgeschürft, so ist die Haut zu schützen (Lederschuhe). Wenn der Nerv gerissen oder wenn bei Quetschungen nach einem Monat keine Besserung erkennbar ist, kann auch chiurgisch eingegriffen werden. Wir verweisen auf die entsprechende Literatur. Es kommt häufig vor, daß während der Reinnervation Parästhesien auftreten, wobei die Tiere ihre Gliedmaßen benagen. Dies muß durch Verbände oder Halskragen unterbunden werden.

1.2.2.2 Abriß (Avulsion) des *Plexus brachialis*

Dieser wird am häufigsten bei Hund und Katze beobachtet, besonders im Zusammenhang mit Autounfällen, aber auch nach Stürzen oder Hängenbleiben beim Springen über Hindernisse. Durch extreme Abduktion der Gliedmaße wird der *Plexus brachialis* übermäßig gedehnt, und seine Spinalwurzeln können aus dem Rückenmark (C_6–Th_1) herausgerissen werden. Die Diagnose basiert auf der Feststellung von Ausfällen im Bereich verschiedener Nerven bei totalem Abriß. Liegt vor allem eine Radialiskomponente vor, kann man mit elektrodiagnostischen Methoden das Niveau der Läsion abklären.

Ist die Wurzel Th_1 abgerissen, kommt es zum Ausfall des Pannikulusreflexes auf der gleichen Seite. Sehr wichtig (bei 50 % der Fälle) ist das Vorhandensein eines ipsilateralen **Horner-Syndroms** durch Beschädigung der sympathischen Fasern (siehe S. 35). Dies ist ein sicheres Zeichen für einen Wurzelabriß. Die Prognose ist infaust, nur die Amputation der Gliedmaße ist hier eine denkbare Therapie.

1.2.2.3 Tumoren

Primäre Tumoren (Neurofibrome, Schwannome) sind eher selten. Solche Tumoren sind beobachtet worden im Bereich des *Plexus brachialis* unter Einbezug verschiedener peripherer Nerven. Die Symptome sind — wenn auch nicht stets — langsam progredient, die Diagnose kann durch chirurgische Exploration gestellt werden, nach Abklärung des Niveaus mit elektrodiagnostischen Methoden. Die Prognose ist ungünstig.

1.2.2.4 Chronische Wurzelreizung mit Lahmheit

Beim Hund treten »Lahmheiten« der Vorder- oder Hintergliedmaßen auf, die auch nach eingehender orthopädischer und radiologischer Untersuchung nicht abgeklärt werden können. Meist handelt es sich um chronische Probleme, wobei die Symptome oft einen fluktuierenden Verlauf haben. In einigen Fällen werden sie erst nach Anstrengung deutlich, bei anderen verschwinden sie nach einer »Anlaufsperiode«. Hier muß auch eine mögliche neurogene Ursache in Betracht gezogen werden. Es kann sich dabei um Nervenwurzelkompressionen auf dem Niveau der *Foramina intervertebralia* handeln. Solche Kompressionen führen zur direkten Reizung des Nervs mit Schmerzen, die in die betroffene Gliedmaße ausstrahlen, oder aber zur Ischämie des Nervs, wodurch deutlich eine anstrengungsbedingte motorische Schwäche auftreten kann. Schmerzbedingte Bewegungsstörungen in der betroffenen Gliedmaße können sowohl als Hang- als auch als Stützbeinlahmheit imponieren. Auffällig ist oft ein **starkes Anziehen der Gliedmaße.** Durch Schädigung des Nervs können auch echte motorische Ausfallserscheinungen (Paresen) auftreten, diese sind aber im Vergleich mit der »Lahmheit« weniger auffällig.

Vordergliedmaße: Hauptursache von Wurzelkompressionen mit Lahmheit der Vordergliedmaßen sind **Diskushernien** in der unteren Zervikalwirbelsäule, insbesondere jene, die nach lateral in die *Foramina intervertebralia* prolabieren, sowie **zervikale Instabilität** (siehe S. 167).

Diagnose: Sorgfältige Untersuchung der betroffenen Gliedmaße auf evtl. neurologische Ausfälle (spinale Reflexe, Schmerzempfindung, häufig Hyperalgesie, Hüpf- und Korrekturreaktionen). Wichtig ist auch die genaue Untersuchung der neurologischen Funktionen der Nachhand; nicht selten liegen als Folge von Rückenmarkskompression subtile spinale Störungen der Hintergliedmaßen vor; siehe Abschnitt Rückenmark Seite 151. Die passive Manipulation des Halses ist häufig schmerzhaft. Wichtig sind Röntgenaufnahmen der Halswirbelsäule, besonders die Darstellung der *Foramina intervertebralia*.

Behandlung: Chirurgische Maßnahmen an der Halswirbelsäule (siehe Seite 169) oder konservative Therapie (siehe Seite 163).

Hintergliedmaße: Auch hier können Einengungen der *Foramina intervertebralia* mit Kompression der Wurzeln des *Plexus lumbosacralis* vorliegen. Häufigstes Problem ist die **lumbosakrale Stenose** (siehe Seite 129) mit Kompression der *Cauda equina* einschließlich der Wurzeln L_7 und S_1 *(N. ischiadicus)*. Andere Möglichkeiten sind Instabilität und schwere ankylosierende Spondylose der Wirbelsäule mit lateralen Exostosen, die die *Foramina intervertebralia* einengen. Auch die seltene Diskospondylitis (siehe Seite 172) kann ähnliche Folgen haben.

Diagnose: Genaue neurologische Untersuchung der Hintergliedmaße und der Funktion der *Cauda equina* (Schwanzmotorik, Blase, Anus); Röntgen der Lumbosakralregion.

Behandlung: Chirurgische Dekompression (siehe S. 129).

1.2.2.5 Spinale Wurzelquetschungen

Bei Kompressionsfrakturen, Luxationen und Subluxationen der kaudalen Lumbalwirbelsäule können die spinalen Wurzeln auf dem Niveau der *Foramina intervertebralia* geschädigt werden: Wurzeln L_4 und $L_5 \rightarrow$ *Nervus femoralis;* Wurzeln L_6 und $L_7 \rightarrow$ *Nervus ischiadicus.* Solche Läsionen können sowohl bilateral auftreten als auch Femoralis- und Ischiadikuswurzeln gleichzeitig betreffen.

Diagnose: Trauma-Anamnese. Bei bilateralen Ausfällen schwierig abzugrenzen von Rückenmarksläsionen (siehe Seite 151). Röntgen der kaudalen Wirbelsäule ist entscheidend, insbesondere die Darstellung der **Foramina intervertebralia.**

Prognose: Sehr wichtig ist die Abklärung zusätzlicher spinaler Läsionen (siehe Rückenmarkstrauma, Seite 165). Wenn kaudal von L_5 keine massiven Verschiebungen vorliegen, ist die Prognose bei partiellen Ausfällen nicht unbedingt schlecht, jedoch bei vollständigen Ausfällen sehr reserviert.

Behandlung: Bei palliativer Behandlung abwarten. Bei spinaler Instabilität chirurgische Stabilisierung (siehe S. 167).

1.2.3 Großtiere

Lähmungen einzelner peripherer Nerven der Gliedmaßen — meist traumatisch bedingt — sind bei Großtieren eher selten. Bei Pferd und Rind kann es nach lang andauernder Seitenlage (auch bei Operationen) zu druckinduzierten **Radialislähmungen** kommen. Beim Pferd beobachtet man nach Prellungen des kranialen Schulterblattrandes eine **Suprascapu-**

larislähmung mit starker Atrophie der Schulterblattmuskulatur, Abduktion und Instabilität der Schulter bei Belastung. Peronaeuslähmung tritt auf bei Rindern, die längere Zeit in Seiten- oder Sternallage mit untergeschobenen Hinterbeinen verharrten (Druck auf die laterale Seite der Tibia). Die Prognose ist im allgemeinen eher reserviert und wird schlecht, wenn sich innerhalb von zwei Wochen keine Anzeichen einer Besserung einstellen.

Im Anschluß an Schwergeburten kann es bei Kühen zur ein- oder beidseitigen **Obturatorparalyse** kommen. Sie ist allerdings kaum von den manchmal ausgedehnten Muskelschädigungen durch Auseinandergleiten zu unterscheiden. Therapie: Pflegerisch, palliativ, Schienbeine der Hintergliedmaße mit abgepolstertem Riemen verbinden.

Obwohl Neurofibrome oder sog. Neurofibromatose beim Rind (besonders am *Plexus brachialis,* aber auch an vegetativen Nerven) nicht so selten und manchmal sogar endemisch beobachtet werden, verursachen diese Neoplasmen selten neurologische Ausfallserscheinungen. Sie sind eher Zufallsbefunde anläßlich von Schlachtungen.

1.3 Sakral- und Schwanznerven

(Anatomisches siehe *Abb. 64 und 67)*

1.3.1 Anatomie — Funktion

Aus dem Sakralmark entspringen die Nerven (*N. pelvicus, N. pudendus* und Schwanznerven), die verantwortlich sind für Motorik und Sensibilität von Harnblase, *Sphincter urethrae,* Kolon und Rektum sowie die Schwanzmotorik und die Sensibilität in Perineal- und Schwanzregion. Nach Verlassen des Rückenmarks verlaufen die Wurzeln und Spinalnerven-

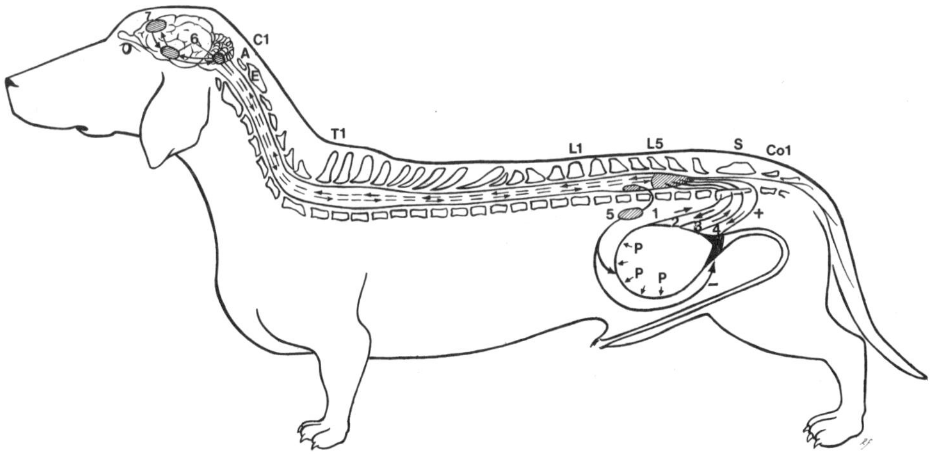

Abb. 67: Neurale Kontrolle des Harnabsatzes, schematisch-vereinfachte Darstellung
a) reflektorische Steuerung durch Rückenmark und Sakralnerven (Miktionsreflex): **1.** Wenn Druck in der Harnblase *(N. pelvicus)* ansteigt (P), werden die Druckrezeptoren in der Blasenwand gereizt; dieser Reiz geht zum Sakralmark. **2.** Die motorischen Nervenzellen im Sakralmark lassen den Detrusormuskel der Blase kontrahieren. **3.** Blasenwandkontraktion mit weiterem Druckanstieg wird im Sakralmark registriert: der Urethrasphinkter *(N. pudendus)* erschlafft, so daß der Harn die Blase verlassen kann. **4.** Sympathische Zentren im Lumbalmark und *Ganglion mesentericum caudale* haben via *N. hypogastricus* eine hemmende Wirkung auf den Miktionsreflex: Heraufsetzung der Reizschwelle.
b) Einfluß der höheren Zentren auf den Miktionsreflex: Hirnstamm (6) und Kortex (7) beeinflussen das Sakralmark über absteigende Bahnen des Rückenmarks: »willkürliche« Kontrolle der Miktion. Die höheren Zentren werden informiert durch das Sakralmark, via aufsteigende Bahnen im Rückenmark

Tab. 11: Differentialdiagnose, Prognose und Behandlung von Miktionsstörungen bei Kleintieren

Anamnese	Klinische Befunde am Harnapparat	Diagnose	Zusätzlich mögliche Befunde	Prognose, Behandlung
Inkontinenz ☐ Harntröpfeln ☐ Harn läuft aus bei Abliegen/ Anstrengung	Normale Blasengröße, kein Resturin	Herabgesetzter Urethra-Sphinkter-Tonus Kastration (weibl. Tiere)		Hormonbehandlung, adrenergische Stimulation (z. B. Phenylpropanolomin 15–20 mg/Tag) Kann persistieren
		N. pudendus-Lähmung	Herabgesetzter Analsphinktertonus	Renervation möglich (je nach Art der Läsion)
	Große Blase, viel Resturin	Herabgesetzter Urethrasphinktertonus + Blasenlähmung ☐ Cauda Equina-Läsion ☐ Sakralmarkläsion	Lähmung, Schwanz, Analsphinkter, Sensiblitätsstörung im Perinealgebiet, Gehstörung Hintergliedmaßen	Blase entleeren (3 ×/Tag); Cystitisbehandlung, cholinergische Detrusorstimulation (Bethanechol 2,5–10 mg/Tag s. c.) Prognose bei Cauda Equina gut bis reserviert Prognose bei Sakralmark schlecht
Retention ☐ Keine spontane Miktion ☐ Reflexmiktion (unkontrollierter Harnabsatz, wenn Blase voll ist) ☐ Erfolglose Versuche, Harn abzusetzen	Blase kann manuell kaum ausgedrückt werden. Bei reflektorischer Entleerung wenig Resturin	Spasmus des Urethrasphinkters ☐ Rückenmarksläsion oberhalb S_1–S_3	Spinale Symptome Nach einer oder mehreren Wochen Reflexmiktion	Blase entleeren (3 ×/Tag); Zystitisbehandlung, Sphinkter relaxieren mit α-Blocker (Phenoxy-Benzamin 10–30 mg) und Diazepam Prognose hängt ab von primärer spinaler Läsion
	Blase kann manuell ausgedrückt werden Ist zu groß mit Resturin	Normaler Sphinktertonus ☐ Blasenatonie (bei chronischer Obstruktion)	Blasensteine	Primäre Ursache behandeln; häufig entleeren (evtl. Dauerkatheter), Zystitisbehandlung; Detrusor stimulieren (Bethanechol 2,5–10 mg s. c./Tag) Prognose bei chronischer Dilatation reserviert
		N. pelvicus-Lähmung		Renervation N. pelvicus möglich (je nach Art der Läsion)
Anomaler Harnabsatz (= Reflex-Dyssynergie) ☐ Bein anheben, aber Harn kommt nicht ☐ Plötzliches Unterbrechen des Harnstrahles	Alles normal	Gehirnläsion Partielle Rückenmarksläsionen	Andere neurologische (zerebrale) Symptome	Eventuell Sphinkterrelaxation mit α-Blocker (Phenoxybenzamin 10–30 mg) und Diazepam Prognose hängt von Primärläsion ab
Verlust der Stubenreinheit (Ohne Inkontinenz)	Alles normal	Gehirnläsion	Andere neurologische (zerebrale) Symptome	Prognose hängt von Primärläsion ab
		Polyurie/Polydypsie	Nierenproblem/Hormonelle Störung	Behandlung des primären Leidens
		Reine Verhaltensstörung	Keine	Erziehung

paare als *Cauda equina* über einige Distanz kaudalwärts im Spinalkanal von letztem Lendenwirbel, Sakrum und oberen Schwanzwirbeln. Die Wurzeln L_7 und S_1 des *N. ischiadicus* verlaufen, zusammen mit Sakralwurzeln, für eine gewisse Strecke im lumbosakralen Wirbelkanalabschnitt *(Abb. 64)*. Ein wichtiges klinisches Problem bei Läsionen dieser Gegend sind **Miktionsstörungen.**

Die Physiologie der Miktion ist recht komplex *(Abb. 67)*. Die reflektorische Kontrolle des Harnabsatzes (Detrusorreflex) wird gesteuert durch das Sakralmark, *N. pelvicus* und *N. pudendus*. Wenn der Druck der Harnblase ansteigt, werden die motorischen Zentren im Sakralmark stimuliert, was dann via efferente Nerven zur Kontraktion der Blasenwandmuskulatur sowie zum Erschlaffen des Urethralsphinkters führt, wonach die Blase entleert werden kann. Dieser Reflex steht unter dem Einfluß von

1. sympathischen Zentren im Lumbalmark, die via *N. splanchnicus, Ganglion mesentericum caudale* und *N. hypogastricus* einen hemmenden Eifluß auf den Detrusorreflex ausüben (Erhöhung der Reizschwelle), sowie
2. höheren Zentren im Gehirn, die die »willkürliche« Kontrolle der Miktion besorgen, z. B. Hemmung der Miktion bei Stubenreinheit, Enthemmung beim »Markieren«. Werden diese höheren Zentren, die einen hemmenden Einfluß auf den Tonus des *Sphincter urethrae* haben, abgeschnitten (z. B. durch Rückenmarksläsion), kommt es zum Spasmus des Sphinkters und zu Harnstauung. Die neurologische Kontrolle der Defäkation (Innervation von Kolon und Rektum) folgt vergleichbaren Prinzipien. Die Differentialdiagnose von neurologischen Miktionsstörungen ist zusammengefaßt in *Tabelle 11.*

1.3.2 Symptome und Untersuchung

• **Miktions- und Defäkationsstörungen,** Harninkontinenz: kontinuierliches Austropfen von Urin, die Blase ist stark vergrößert (palpatorisch oder röntgenologisch feststellbar) und leicht auszudrücken. Wegen Erschlaffung des Urethrasphinkters kein Widerstand beim Katheterisieren. Bei chronischen Problemen häufig Entzündung der Blase. Bei Erschlaffung des Analsphinkters: Verlust des Analreflexes, Kotinkontinenz. (Sphinktertonus palpatorisch kontrollieren!) Bei chronischen Störungen: Megakolon (stark dilatiertes Kolon, röntgenologisch feststellbar).
• **Schwanzlähmung:** Der Schwanz wird nicht mehr »getragen«, er hängt schief herab, verliert seine normale Biegung, kein Wedeln mehr. Kein Widerstand bei Manipulation, eventuell palpierbare Atrophie der Coccygealmuskeln.
• **Sensibilitätsstörungen:** Verlust der Schmerzempfindung im Schwanz- und Perinealbereich. Bei irritativen Läsionen Schmerz (Hyperalgesie) oder Parästhesien (Juckreiz) im Gesäßbereich: Schwanzbeißen, Automutilation.
• Nicht selten sind Kombinationen von Sakralnervensymptomen mit neurologischen Störungen im Bereich der Hintergliedmaßen (Nachbarschaft der hauptsächlichen Wurzeln des *N. ischiadicus* mit Sakralwurzeln).
• Spezielle Untersuchungen: Röntgen der lumbosakralen Wirbelsäule, eventuell Venographie der Sakralgefäße (s. S. 74).

1.3.3 Hund und Katze

1.3.3.1 Stenose des Lumbosakralkanals (Hund)

Neben kongenitalen Stenosen im Zusammenhang mit Wirbelmißbildungen (vor allem L_6–S_1) kommen erworbene Stenosen nicht so selten vor. Exzessive Bewegungen, starke mechanische Belastung, degenerative Veränderungen der Zwischenwirbelscheibe und des umgebenden Bandapparates im »Lumbosakralgelenk« führen zu progressiven raumfordernden Veränderungen (Fibrose, Spondylose), die den Spinalkanal einengen und die *Cauda equina* komprimieren. Meist sind ältere Tiere vor allem großer Rassen betroffen, wobei Schäferhunde stark vertreten sind. Die klinischen Symptome entstehen schleichend, progressiv über Wochen und Monate. Neben Blasen-, Rektum- und Schwanzbewegungsstörungen liegen am häufigsten Schmerzsymptome vor: Mühe beim Aufstehen, starke Abwehrreaktion bei Berührung der Lumbosakralgegend, so etwa beim Bürsten, Lahmheit. Die Schmerzen können auch ausgelöst werden durch passive Lordosierung der Lumbosakralgegend (Nachhintenziehen der Hintergliedmaßen in Seitenlage). Anzeichen von Parästhesien sind beobachtet worden: Schwanzbeißen, Automutilation des Penis oder der Hintergliedmaßen. Motorische Ausfallserscheinungen (Parese) sind möglich, wenn die Wurzeln L_7 und S_1 einbezogen sind. Sie verstärken sich oft nach Anstrengung und imponieren etwa als »intermittierende Lahmheit« (schmerzbedingtes Anziehen der Gliedmaße), (siehe Seite 125).

Röntgendiagnose: Arthrotische Veränderungen des Lumbosakralgelenks, Stufenbildung bei Dorsalflexion des Gelenks, schlechte Füllung des Venenplexus im Wirbelkanal bei Venographie.

Behandlung: Chirurgisch durch dorsale Laminektomie von L_6–S_2. Die Prognose nach chirurgischer Behandlung scheint in der Regel gut zu sein.

1.3.3.2 Frakturen im Lumbosakralgebiet (Hund und Katze)

Meist im Zusammenhang mit Autounfällen. Bei Kompressionsfrakturen mit schweren Nervenquetschungen ist die Prognose reserviert.

Behandlung: chirurgische Dekompression.

Bei Luxation des Lumbosakralgelenks liegt häufig ein Abriß der *Cauda equina* vor. Hier ist die Prognose schlecht.

1.3.3.3 Sakrococcygeale Agenesie

Eine kongenitale Mißbildung mit fehlenden oder rudimentär ausgebildeten Sakral- und Schwanzwirbeln und *Spina bifida occulta* bei schwanzlosen oder kurzschwänzigen Rassen (Old English Sheepdog, Bulldogge, Boston-Terrier). Die *Cauda equina*-Nerven fehlen oder sind nur rudimentär ausgebildet. Neben sakralen Symptomen, die sich von Geburt an bemerkbar machen, liegen manchmal auch Bewegungsstörungen in der Nachhand vor.

Diagnose radiologisch. Die Prognose ist infaust. Dieses Leiden ist wohlbekannt bei Manxkatzen und kommt manchmal auch bei anderen schwanzlosen oder kurzschwänzigen Rassen vor. Symptome, Diagnose und Prognose wie beim Hund.

1.3.3.4 Kaudale lumbale Diskushernien bei Katzen

Im Gegensatz zum Hund sind bei Katzen praktisch keine Diskopathien im Zervikal- oder Thorakolumbalbereich bekannt. Interessanterweise gibt es aber bei dieser Spezies einen (selten vorkommenden) Diskusprolaps im kaudalen Lumbalbereich (L_6/L_7). Dieser kann perakut (explosiv) auftreten, sich aber auch langsam progressiv entwickeln. Meist sind ältere Tiere befallen. Neben Sakralnervensymptomen können auch eindeutige Ausfallserscheinungen — manchmal bilateral — im Bereich des *Nervus ischiadicus* vorliegen, verbunden mit Paresen und Muskelatrophie der Hintergliedmaßen.

Diagnose: Röntgen der Lumbosakralgegend.
Prognose: Bei Behandlung gut.
Behandlung: Dorsale Laminektomie im Lumbosakralgebiet.

1.3.3.5 Verschiedenes

Tumoren der Wirbelsäule oder Invasionen aus den umliegenden Strukturen (z. B. Prostatakarzinome) können die *Cauda equina*-Wurzeln komprimieren. Primäre Tumoren (Neurofibrom/Schwannom) sind in dieser Lokalisation selten. Osteomyelitis oder Diskospondylitis der Wirbelsäule (siehe Seite 172) sind ebenfalls seltene Ursachen von *Cauda equina*-Kompressionen. Ungenügende Asepsis, direkte mechanische Verletzung oder akzidentelles Einspritzen falscher Lösungen bei Epiduralanästhesie können auch zu *Cauda-equina*-Symptomen bis zu Paraplegie führen. In der Regel kommt es zu spontaner Erholung innerhalb einiger Tage.

1.3.4 Großtiere

1.3.4.1 Neuritis der *Cauda equina* beim Pferd

Dies ist eine sporadisch vorkommende Krankheit erwachsener Tiere ohne Rasse- und Geschlechtsprädilektion. Es handelt sich um eine chronisch-progressive, granulomatöse, destruktive Entzündung mit starker Fibrose und Verdickung der *Cauda equina*-Nerven. Die Ursache ist unbekannt. Es wurde vermutet, daß Virusinfektionen (Herpesviren; Adenovirus?) eine auslösende Rolle spielen könnten. Die Symptome sind schleichend, manchmal wird in den Anfangsstadien ein starker Juckreiz in der Kreuz- und Schweifgegend beobachtet (und die Hautläsionen vom Scheuern etwa als primäre Hautkrankheit interpretiert!). Schweiflähmung ist meist das erste Symptom. Im Perinealgebiet, am Schweif und über der kaudalen Oberschenkelmuskulatur liegt meist ein mehr oder weniger sattelförmiger, mehr oder weniger symmetrischer und gewöhnlich peripher durch eine hyperästhetische Zone abgrenzbarer Analgesiebezirk vor. Neben den charakteristischen Symptomen an Schweif, Blase und Rektum werden gelegentlich Ausfälle von Kopfnerven (besonders *N. facialis;* siehe S. 138) beobachtet. Die Prognose wurde früher quo ad usum als relativ günstig betrachtet, unter heutigen Bedingungen ist sie schlecht.

1.3.4.2 Sakrumfrakturen

Sakrumfrakturen insbesondere bei Milchkühen sind ein eher seltenes Problem. Sie können zustande kommen bei Schwergeburten, Stürzen, während dem Deckakt oder durch extrem rohe Behandlung. Neben Harnblasen-, Rektum- und Schwanzlähmungen **(»Hammelschwanz«)** können durch Schädigung von Ischiadikuswurzeln (beim Rind S_1 und S_2) Paresen und Gangstörungen in den Hintergliedmaßen auftreten.
Prognose: Wenn nach ca. 10 Tagen keine Besserung, ungünstig.
Behandlung: Epidurale Injektion von ca. 100 mg Prednisolon täglich für 3–5 Tage.

1.4 Kopfnerven

1.4.1 Allgemeines

Funktion, Untersuchung und Ausfallserscheinungen im Bereich der Kopfnerven wurden im entsprechenden Abschnitt der Untersuchungsmethoden beschrieben (siehe S. 31). Die beiden ersten Kopfnerven *(Nervus olfactorius, Nervus opticus)* sind keine eigentlichen peripheren Nerven, sondern Bestandteile des ZNS, und die diesbezüglichen klinischen Aspekte werden auf Seite 235 ff. über zerebrale Störungen behandelt. Die Kopfnerven III–XII haben ihre Zentren im Hirnstamm. Der Vestibularanteil des VIII. Kopfnervs spielt eine wichtige Rolle bei Gleichgewichtsstörungen und wird in einem gesonderten Kapitel besprochen. Symptome seitens der anderen Kopfnerven werden beim Tier sehr oft verursacht durch Krankheitsprozesse im Hirnstamm (siehe S. 194).

1.4.2 Symptome und Untersuchung

Diese wurden im Kapitel über die neurologische Untersuchung beschrieben. Die häufigsten Kopfnervensymptome (III–XII) sind Schielen (III, IV, VI); Pupillenlähmung (III); herabhängende Augenlider, Lippen, Ohren (VII); Kaumuskelatrophie, Lähmung des Unterkiefers, oft verbunden mit Auslaufen des Speichels (V); herabgesetzte Schmerzempfindlichkeit im Kopfbereich (V); Kopfschiefhaltung, Gleichgewichtsstörungen (VIII); Taubheit (VIII); Schluckbeschwerden (IX, X); Larynxlähmung (IX, X); Zungenlähmung (XII). Wichtig beim Vorliegen von Kopfnervensymptomen ist die Differentialdiagnose zwischen einer Läsion des peripheren Nervs und einer Läsion des Hirnstammes (siehe S. 200). Läsionen der Kopfnerven können auch auftreten in Verbindung mit Polyneuropathien (siehe S. 135).

1.4.2.1 Spezielle Untersuchung

Die Röntgenuntersuchung des Kopfes zielt vor allem auf die Erfassung von Veränderungen in den Nachbarschaftsgeweben des Gehirns. Besondere Aufmerksamkeit ist den Foramina zu widmen, durch welche die Hirnnerven die Schädelhöhle verlassen, sowie weiteren darstellbaren Strukturen entlang den Verlaufsstrecken dieser Nerven.

1.4.3 Hund und Katze

1.4.3.1 Trauma

Im Prinzip können alle Kopfnerven direkt traumatisiert oder durch traumatische, infektiöse oder neoplastische Prozesse des umgebenden Gewebes geschädigt werden. Retrobulbäre Prozesse bis zur *Fissura orbitalis* können zu Symptomen seitens der Augenmuskelnerven und des *Ramus ophthalmicus* des *N. trigeminus* führen. Fazialislähmungen treten häufig auf im Zusammenhang mit *Otitis media* und *interna.* Larynxparesen können nach Verletzung des *N. vagus* bei zervikaler Diskusfenestration oder Thyreoidektomie beobachtet werden.

Diagnose und Behandlung richten sich auf die Primärläsion.

1.4.3.2 Trigeminusneuritis

Dies ist eine entzündliche, entmarkende Erkrankung unbekannter Ursache der motorischen Anteile des *N. trigeminus* beider Seiten bei Hund und Katze. Die Symptome treten plötzlich auf: Parese bis Paralyse des Unterkiefers, manchmal begleitet von leichtgradigen Fazialissymptomen einschließlich reduziertem Speichelfluß (zähflüssiger, schleimiger Speichel).

Prognose und Behandlung: Spontane Erholung innerhalb 2–3 Wochen, selten länger. Erholung beschleunigt durch 2 mg Prednisolon pro kg/KG/Tag bis zur klinischen Besserung; unterstützende Diät (in schweren Fällen durch Magensonde).

1.4.3.3 Kopfnervenlähmungen bei Hypothyreoidismus (mit oder ohne Hypophysentumor)

Diese sind vor allem beim Hund zu beobachten. Meist sind die Fazialisnerven befallen, häufig uni-, manchmal bilateral. In einzelnen Fällen sind zusätzlich die Vestibulärnerven betroffen. Die Differentialdiagnose gegenüber Innenohrerkrankungen ist dann schwierig. Die Pathogenese ist unbekannt.

Diagnose: T_3/T_4-Analyse im Serum. Behandlung des Hypothyreoidismus.

1.4.3.4 Idiopathische Fazialislähmung

Mit unbekannter Pathogenese bei erwachsenen, meist älteren Tieren aller Rassen, häufiger aber bei Cocker-Spaniels und Boxern vorkommend. Meist sind die Symptome uni-, manchmal bilateral. Sie treten plötzlich auf.

Prognose und Behandlung: Im allgemeinen spontane Erholung innerhalb einiger Wochen; das Auge der gelähmten Seite mit Augentropfen behandeln (reduzierter Tränenfluß und ungenügender Schutz des Bulbus können zu Keratokonjunktivitis führen).

1.4.3.5 Hemifazialer Spasmus

Es handelt sich um eine anhaltende Kontraktion der Gesichtsmuskeln auf einer Seite. Dies ist auch beim Hund ein seltenes Syndrom und wird vermutlich durch irritative Prozesse im Bereich des VII. Nervs hervorgerufen, z. B. bei *Otitis media.*

1.4.3.6 Taubheit

Wie schon erwähnt (S. 38), ist das Gehör beim Tier eine schwer untersuchbare, sensorische Funktion und in der klinischen Tierneurologie diagnostisch wenig brauchbar. Klinisch erfaßbar sind praktisch nur totale Taubheit oder extrem reduziertes Hörvermögen. Als Ursache von Taubheit auf dem Niveau des peripheren Nervensystems tritt neben entzündlich bedingten Gehörschäden (vor allem Mittel- und Innenohrentzündungen) kongenitale Taubheit im Zusammenhang mit degenerativen Veränderungen oder Mißbildungen des peripheren Gehörapparates auf. Diese ist besonders häufig bei Katzen mit weißem Haarkleid und blauer Iris. Beim Hund findet sich eine Korrelation mit bestimmten Haarfarben (Merle-Faktor): Taubheit ist vor allem bekannt bei Dalmatinern, Old English Sheepdogs, englischen Bulldoggen und australischen Schäferhunden. Die Prognose des Gehördefektes bei kongenitaler Taubheit ist schlecht.

1.4.3.7 Laryngeale Paralyse beim Bouvier

Eine hereditäre, degenerative Erkrankung des N. recurrens. Die Symptome treten im Alter von 4–6 Monaten auf, mit Dyspnoe, schneller Ermüdung und Atemnot bei Anstrengung. Eine Behandlungsmöglichkeit ist nicht bekannt.

1.4.3.8 Tumoren

Primäre Tumoren (Schwannom/Neurofibrom) der Kopfnerven sind keine Seltenheit. Die meisten entstehen jedoch intrakranial im Bereich der Wurzelabgänge mit Verdrängung und Kompression des Hirnstammes (siehe S. 209). Basale Meningiome können auch verschiedene Kopfnerven zur gleichen Zeit erfassen (siehe S. 209).

1.4.4 Großtiere

1.4.4.1 Trauma

Vor allem beim Pferd (Hindernisspringen) eine Rolle spielend. Schädelbasis- oder Felsenbeinfrakturen beim Rückwärts-Sichüberschlagen (Aufschlagen des Genicks) haben oft kombinierte Fazialis- und Vestibulärsymptome zur Folge.

Diagnose: Beobachtetes Trauma, Schädelröntgen.

Prognose: Je nach Allgemeinzustand und weiteren Symptomen zweifelhaft bis ungünstig.

Behandlung: In erster Linie symptomatisch je nach Allgemeinzustand.

Iatrogene Fazialislähmung: Bei längerer Seitenlage (durch Druck auf die oberflächlichen Äste des N. VII nach Austritt aus dem *Foramen stylomastoideum*). Die Prognose ist günstig, doch vergehen bis zur Erholung meist mehrere Wochen.

1.4.4.2 Luftsackentzündung

Der Luftsack ist ein Divertikel der *Tuba auditiva,* beidseits dorso-lateral vom Pharynx und ventral von Schädel und Atlas gelegen. Verschiedene Kopfnerven laufen durch die Wände der Luftsäcke oder in ihrer unmittelbaren Nähe *(Abb. 68).* Bei Luftsackentzündungen

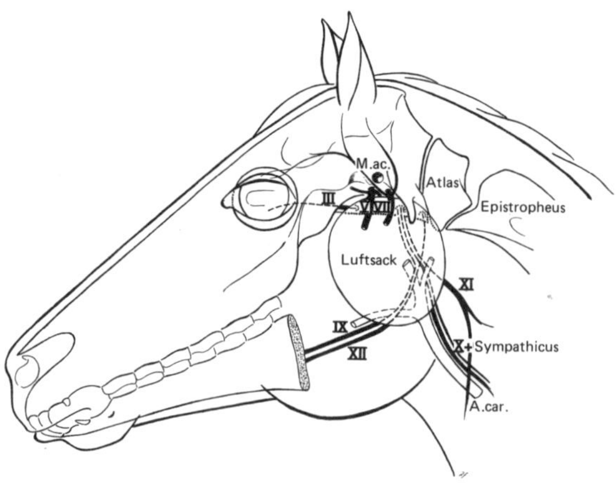

Abb. 68: Topographische Beziehung verschiedener Kopfnerven zum Luftsack beim Pferd (schematische Darstellung)

können sie in Mitleidenschaft gezogen werden und entsprechende Symptome verursachen: Schluckbeschwerden *(N. glossopharyngeus,* Pharyngealast des *N. vagus);* Horner-Syndrom *(N. caroticus internus);* bei schweren und ausgedehnten Prozessen Fazialisparese bzw. -paralyse oder Larynxhemiplegie *(N. vagus).*

Diagnose: Häufiges Begleitsymptom bei Luftsackentzündung ist Nasenbluten durch Arrosion der *Arteria carotis interna,* die ebenfalls über die Wand des Luftsacks verläuft. Röntgenologisch können eventuell sekundäre Veränderungen der umgebenden Knochen (Stylohyoid, Tympanohyoid, Felsenbein) festgestellt werden.

Behandlung: Lokale antiseptische Behandlung der Luftsackentzündung.

1.4.4.3 Laryngeale Hemiplegie (Roaren, Cornage)

Dies ist eine Störung unbekannter Pathogenese, die bei Rennpferden eine erhebliche Rolle spielt und durch Degeneration des linken *N. recurrens* und Paralyse der davon abhängigen Laryngealmuskulatur zu inspiratorischem Geräusch und Dyspnoe führt. Sie ist in der Pferdemedizin seit mindestens 300 Jahren bekannt und noch immer ein ungelöstes Problem. Verschiedene operative Methoden zur Korrektur, wenn auch nicht zur kausalen Behandlung, sind bekannt und werden praktiziert.

1.4.4.4 Hemifazialer Spasmus

Dieser ist beim Pferd sehr selten festgestellt worden; Einzelheiten siehe Hund.

1.5 Polyneuropathien

1.5.1 Allgemeines

Polyneuropathien — gleichzeitige Erkrankung mehrerer peripherer Nerven — sind ziemlich selten. Gelegentlich gibt es ein stärkeres Betroffensein entweder motorischer oder sensorischer Nervenfasern. Die Pathogenese erworbener Polyneuropathien ist meist unbekannt, doch spielen toxische oder autoimmune Faktoren ebenso ein Rolle wie eine Reihe erblicher Krankheiten, die sich bei Jungtieren bestimmter Rassen bemerkbar machen.

1.5.2 Symptome und Untersuchung

- Die Symptome treten häufig zuerst an den **Gliedmaßen** auf; stets sind beide Seiten betroffen. Häufig überwiegen die Ausfälle in der Nachhand oder beginnen in den Hintergliedmaßen, um später auch die Vorderbeine zu erfassen. Bei verschiedenen Syndromen sind gleichzeitig auch Kopfnervenausfälle zu verzeichnen.
- **Motorische Ausfälle:** Parese bis Paralyse mit abgeschwächtem Muskeltonus, deutliche Muskelatrophie und schwache bis erloschene spinale Muskelstreckreflexe. Bei Tieren, die im übrigen noch gehfähig sind, wird die Parese oft deutlicher nach Anstrengung.
- Sensorische Ausfälle: Parästhesien mit **Automutilation,** Verlust der Schmerzempfindung, Ataxie durch Ausfälle der Tiefensensibilität.
- Die klinische Unterscheidung zwischen Polyneuropathien und Rückenmarkserkrankungen ist, basierend allein auf der Untersuchung der klinischen Symptome, oft nicht möglich (siehe S. 176).

1.5.2.1 Spezielle Untersuchungsmethoden

Eine sichere Zuordnung von Polyneuropathien und Abgrenzung von Muskelkrankheiten erfordert die elektrodiagnostische Untersuchung (siehe S. 111) und die Nervenbiopsie (siehe S. 113). Umgekehrt muß eine Rückenmarkserkrankung sicher ausgeschlossen werden (Differentialdiagnose von Rückenmarkserkrankungen siehe S. 176).

Bei Polyneuropathien im Kopfnervenbereich müssen differentialdiagnostisch auch Hirnstammerkrankungen in Erwägung gezogen werden (siehe S. 194).

1.5.3 Hund und Katze

1.5.3.1 Akute Polyneuritis

Die akute Polyneuritis (auch bekannt als Polyradikuloneuritis oder Polyradikuloneuropathie) ist die häufigste Polyneuropathie beim Hund. Es handelt sich um eine entzündliche Erkrankung des peripheren Nervensystems, wobei vor allem die proximalen Anteile (Wurzeln) befallen sind. Die Ursache ist im Einzelfall unbekannt, man nimmt aber an, daß hier ähnlich wie bei der menschlichen Polyneuritis (Guillain-Barré-Syndrom) autoimmune Mechanismen vorliegen, wobei banale Infektionskrankheiten oder Impfungen eine auslösende Rolle spielen können. In Nordamerika wurde die Polyneuritis beim Hund häufig im Zusammenhang mit Bissen durch Waschbären beobachtet (sog. **Coonhound-Paralysis**). Die Symptome sind akut und setzen in der Nachhand ein, mit progressiver Parese und Paralyse, die nach einigen Tagen auch die Vordergliedmaßen erfaßt. Die Kopfnerven sind selten betroffen (etwa Heiserkeit, Stimmverlust). Die spinalen Muskelstreckreflexe sind sehr schwach bis fehlend, bei gleichzeitig völlig intakter Schmerzempfindung; nicht selten liegt Hyperästhesie vor.

LCS: Eiweißvermehrung bei normaler Zellzahl.

Diagnose: Beruht auf Verlauf, Symptomen, LCS, Elektrodiagnostik.

Prognose: Meist spontane Erholung innerhalb einiger Wochen. Rückfälle sind aber möglich (chronisch-rezidivierende Polyneuritis). Es ist zweifelhaft, ob die Corticosteroidtherapie die Krankheit zu beeinflussen vermag.

1.5.3.2 Zeckenlähmung

In Nordamerika wird beim Hund eine Krankheit mit sehr ähnlichen klinischen Symptomen und Verlauf beobachtet wie bei der akuten Polyneuritis; sie wird jedoch durch den Befall mit Schildzecken (Dermazentor) hervorgerufen. In Australien ist es *Ixodes holocyclus* (auch bei anderen Spezies). Diese Zecken produzieren ein Neurotoxin, das die neuromuskuläre Überleitung beeinträchtigt. Die Behandlung besteht in der Entfernung der Parasiten.

1.5.3.3 Andere Polyneuropathien

Seltene erbliche, toxisch oder metabolisch bedingte Polyneuropathien beim Hund sind in *Tabelle 12* zusammengefaßt.

Tab. 12: Polyneuropathien bei Kleintieren

Motorische Polyneuropathien	Verlauf	Klinische Aspekte	Pathologie/Pathogenese
Akute Polyneuritis, Hund, Katze (selten), Adulte Tiere von jeder Rasse	Akut-schnell, progressiv, manchmal chronisch-remittierend	Parese/Paralyse. Erst Hinterbeine, dann aufsteigend, selten Kopfnerven (Larynx)·spontane Erholung nach 4–6 Wochen. Evtl. immunosuppressive Therapie (Steroide)	Entzündlich, autoimmun, zeitlicher Zusammenhang mit Virusinfektionen, Impfung, Waschbärbiß (in Nordamerika)
Distale Denervation, Hund, alle Rassen, jedes Alter	Akut-subakut (progressiv über 3–4 Wochen)	Sehr ähnlich wie die akute Polyneuritis. Auch spontane Erholung	Degeneration der motorischen Nervenendigungen, Ursache unbekannt
Metabolische Neuropathien, Hund, Katze, jede Rasse, jedes Alter	Langsam progressiv	Im Zusammenhang mit Diabetes, Hypothyreoidismus und Karzinomen	Metabolisch-toxisch; Mechanismus unbekannt
Hypertrophische Neuropathie, Tibetanischer Mastiff	Akut-progressiv, Anfang im Alter von 7–12 Wochen	Aufsteigende Parese/Paralyse, LCS: vermehrt Protein	Zwiebelschalenneuropathie, erbliches Schwannzelldefizit
Riesenaxonneuropathie Deutscher Schäferhund	Langsam-progressiv, Anfang mit 15 Monaten	Parese und Ataxie in den Hintergliedmaßen. Später Megaoesophagus und Stimmverlust	Erbliche Axonkrankheit mit fokaler intraaxonaler Ansammlung von Filamenten
Sensorische Polyneuropathien			
Akrale Mutilation: Pointer, kurzhaariger Deutscher Vorstehhund	Subakut-progressiv, Anfang im Alter von 3 Monaten	Lecken, Beißen, Automutilation der Füße	Erblich, Defekt in den spinalen Ganglien
Sensorische Neuropathie bei Dackeln	Chronisch-progressiv, Anfang im Alter von 1–2 Monaten	Ataxie (v. a. Hintergliedmaßen), Fehlen der Schmerzempfindung, manchmal Automutilation	Erbliche Krankheit. Distale Axonopathie der sensiblen Neurone
Sensorische Ganglioneuritis, Hund, adulte Tiere, jede Rasse	Subakut bis chronisch-progressiv	Ataxie, Ausfälle in den sensorischen Anteilen der Kopfnerven	Nekrotisierende Entzündung der sensorischen Nervenfasern und Ganglien. Ursache unbekannt

1.5.3.4 Botulismus

Das Toxin (Typ C) von *Clostridium botulinum* kann beim Hund zu generalisierten motorischen Ausfallserscheinungen führen. Es blockiert die neuromuskuläre Übertragung. Das klinische Bild imponiert als Polyneuropathie. Botulismus ist beim Hund sehr selten und kann auftreten nach Aufnahme von **Kadaverfleisch.** Die Symptome sind schnell progrediente Parese und Paralyse, die in der Nachhand beginnt und nach wenigen Stunden auch die Vorderbeine erfaßt. Zugleich liegen schwere **Bulbärsymptome** vor, mit Lähmungen der Gesichts- und Kaumuskeln und Schluckunfähigkeit. Die Sensibilität ist völlig erhalten.

Diagnose: Sehr schwierig; zuverlässige anamnestische Angaben über die Toxinaufnahme sind selten; der Toxinnachweis in Faeces oder Serum ist nicht immer erfolgreich.

LCS: normal (wichtig zur Abgrenzung gegen Hirnstammläsionen, besonders Enzephalitis). Abnorme Befunde im EMG.

Prognose und Behandlung: Bei guter Pflege eher günstig; Fütterung durch Magensonde etc. Spontane Erholung innerhalb 1–3 Wochen. Mögliche Komplikation: Schluckpneumonie.

1.5.4 Großtiere

Eigentliche Polyneuropathien sind bei Pferd und Nutztieren kaum von Bedeutung. Zu erwähnen ist das mögliche Auftreten von Kopfnervensymptomen (besonders im Bereich des *N. facialis*) bei Pferden mit Neuritis der *Cauda equina* (siehe S. 131).

1.5.4.1 Botulismus

Wie beim Hund können bestimmte Serotypen von *Clostridium botulinum* bei Pferden (Typ B + C) und Wiederkäuern (Typ C + D) ein polyneuropathieähnliches Syndrom hervorrufen. Rinder sind zweifellos am empfindlichsten gegen Botulinustoxin. Einzelfälle von Bulbärparalyse sind dabei ursächlich meist schwer abklärbar. Gelegentlich jedoch werden **ganze Bestände** betroffen. Botulismus war früher teilweise ein großes Problem bei extensiver Weidewirtschaft mit Mangelkrankheiten (Osteophagie infolge Kalkmangel). In unseren Gegenden ist Botulismus sehr selten. In vielen Fällen besteht nur der klinische Verdacht, da sowohl die intravitale wie die postmortale Diagnose schwierig und aufwendig ist. Mit Toxin kontaminiertes Heu oder Kraftfutter stellt den gewöhnlichen Ausgangspunkt dar. Die Symptome treten akut auf und sind schnell progredient. Neben Kopfnervensymptomen, wobei **Schluckstörungen** dominieren (»Bulbärparalyse«), gibt es generalisierende **Muskelschwäche** (paretischer Gang) bis zum Festliegen; schlaffer Schwanz und Anus werden oft beobachtet. Nach 1–2 Tagen gewöhnlich Festliegen, dann Abgang durch Atemlähmung. Rasche Notschlachtung ist deshalb angezeigt.

Diagnose: Schwierig; Ausschluß anderer Hirnstammerkrankungen, insbesondere disseminierte Enzephalitis; bei Botulismus ist der Liquor unverändert!

Die Prognose ist schlecht, eine sinnvolle Behandlung erkrankter Tiere ist nicht bekannt. Wichtig ist die Beseitigung der verdächtigten oder nachweislich kontaminierten Futtermittel.

Auch bei jungen Fohlen sind Fälle von Botulismus beschrieben worden. Die Symptome sind ähnlich wie beim Rind. Charakteristisch soll ein starker Muskeltremor bei Belastung der paretischen Gliedmaßen sein **(shaker foals).**

1.5.5 Erkrankungen des vegetativen Nervensystems

Dieses Kapitel bleibt zwangsläufig rudimentär, obschon zweifellos Störungen von seiten des Vegetativums zahlreich sind. Sie sind aber im Rahmen von Erkrankungen anderer Organsysteme zu finden (etwa Koliken beim Pferd; Fremdkörpererkrankung beim Rind; sog. Hoflund-Syndrom; vermutlich auch manche Intoxikationen usw.), und ihre klinische Erfassung sowohl wie ihre Pathologie sind recht verschwommen. Die Frage, was sekundär sei, die Störung des autonomen Nervensystems oder die Organerkrankung, bleibt oft offen. Die beim Menschen eine erhebliche klinische Rolle spielenden neuro-vegetativen Störungen — Tummelfeld verschiedenster Sparten der praktischen Medizin — kommen sicher zumindest beim Hund vor, sind aber aus früher dargelegten Gründen schwerlich erfaßbar.

Verschiedene, das Vegetativum betreffende Störungen werden in anderem Zusammenhang besprochen (Hirnnerven, Hirnstamm, Rückenmark, Untersuchungsgang): so etwa solche der Tränen- und Speichelsekretion, der Pupillenmotorik, das Horner-Syndrom, die Blasen- und Mastdarmfunktionen.

Lichtmikroskopische Untersuchungen an vegetativen Ganglien und Nerven, unter teilweise großem Arbeitsaufwand durchgeführt, haben ziemlich regelmäßig »pathologische« Befunde ergeben (so etwa bei Koliken des Pferdes), aber leider sind solche auch an Material von »normalen« Tieren zu erheben. Selbst bei einer klassischen, als neuro-vegetativ interpretierten Krankheit wie der Grass Sickness (siehe S. 140) des Pferdes wird immer wieder die Frage der Spezifität der nervalen Veränderungen aufgeworfen. Sie und das in manchen Belangen ähnliche Key-Gaskell-Syndrom der Katzen sollen der Vollständigkeit halber kurz dargestellt werden.

1.5.5.1 Feline Dysautonomie (Key-Gaskell-Syndrom)

Erstmals 1982 in Großbritannien beschrieben, hat — wenigstens nach der Literatur zu schließen — diese neue (?) Krankheit dort eine schnelle Ausbreitung erfahren. Deshalb suchte man anfänglich nach exogen-toxischen Ursachen und glaubte einen Zusammenhang mit der vorausgegangenen Flohepidemie unter den britischen Katzen (und entsprechend breiter Anwendung von Antifloh-Mitteln) zu sehen. Diese Hypothese scheint inzwischen verlassen worden zu sein. Vereinzelte Fälle sind auch auf dem Kontinent gemeldet worden. Die klinischen Symptome sind im wesentlichen solche des vegetativen (sympathischen und parasympathischen) Nervensystems: plötzlich oder langsam sich entwickelnde Schluckbeschwerden mit Würgen, Erbrechen oder Regurgitieren. Fast stets liegt ein Megaoesophagus vor. Gelegentlicher, anfänglicher Durchfall geht in der Regel in Obstipation über. Bei längerem Überleben kann Kotinkontinenz auftreten. Anfänglich große, schlaffe Harnblase (Retention), passiv entleerbar; später ebenfalls Inkontinenz.

Die Kopfschleimhäute (Nase, Maulhöhle) sind trocken und oft mit braunen Krusten belegt, Speichel- und Tränensekretion sind reduziert. Auffallend sind die meist beidseitig (selten Anisokorie) erweiterten, auf Belichtung unresponsiven Pupillen. Der Fundus ist normal, Sehstörungen werden nicht beobachtet. Die ophthalmoskopische Untersuchung ist oft durch starken Nickhautvorfall erschwert. Dieser tritt früh auf, also bevor er der Exsikkose und Abmagerung zugeschrieben werden kann. Es besteht ausgeprägte Bradykardie.

Betroffen sind Katzen beiderlei Geschlechts und jeden Alters. Es gibt keine Rassendisposition. Der Verlauf ist häufig letal oder die Euthanasie wird nötig, besonders wenn Harn- und Kotinkontinenz auftreten oder die Futteraufnahme längere Zeit sistiert.

Die pathologischen Befunde bei der Sektion beschränken sich auf Exsikkose, harte Kotballen im Kolon und Megaoesophagus. Histologisch finden sich Neurondegenerationen in den sympathischen und parasympathischen Ganglien, weniger ausgeprägt in den Kernen einiger Hirnnerven (III, V, VII, X–XII), in den Ventralhörnern und im intermediolateralen Grau des Rückenmarks sowie in Spinalganglien, begleitet von mehr oder weniger deutlicher Proliferation von Satellitenzellen und Bindegewebselementen. Ultrastrukturelle Untersuchungen scheinen zu belegen, daß es sich vor allem um eine Schädigung des endoplasmatischen Retikulums handelt.

Die Ursache der Krankheit ist bisher unbekannt, die Behandlung eine rein symptomatische.

Die Symptome scheinen hinreichend typisch, um eine klinische Diagnose zu stellen. Wichtig ist der Nachweis des Megaoesophagus. Natürlich ist die Abgrenzung gegen andere Prozesse, die mit Pupillenerweiterung einhergehen, unerläßlich.

1.5.5.2 Grass Sickness des Pferdes

Länger bekannt als die Krankheit der Katzen, aber ihr in mancher Hinsicht ähnlich, ist die Grass Sickness benannte Störung bei Pferden und Eseln, ein Syndrom mit den Erscheinungen einer Dysautonomie und gastrointestinaler Erkrankung. Die Grundursache ist unbekannt, doch scheinen Streßfaktoren (Transporte, Temperatur- und Milieuwechsel) eine auslösende Rolle spielen zu können. Vermutete Zusammenhänge mit *Clostridum perfringens* Typ-A-Enterotoxin scheinen sich nicht bestätigt zu haben. Auch die Annahme von Intoxikationen durch Pflanzen oder Schimmelpilze oder von Virusinfektionen blieb unbewiesen. Gelegentliche Häufungen der Krankheit werden beobachtet. Sie endet meist fatal.

Die histologischen Veränderungen im ZNS gleichen weitgehend jenen, wie sie bereits für die feline Dysautonomie angegeben wurden. Problematisch ist der Umstand, daß nicht sicher ist, ob sie primärer oder sekundärer (von den intestinalen Störungen abhängiger) Natur sind. Für letzteres plädieren gute Kenner der Krankheit und halten die Ganglienzellveränderungen für die Folge der Anhydraemie, die sich schnell einstellt. Für einzelne Untersucher ist der Umstand, daß in chronischen Fällen die neuronalen Veränderungen sehr viel geringer sind, ein Hinweis auf ihre primäre Natur als Ursache der Darmatonie.

Ob die auffällige Verminderung der sog. regulatorischen Peptide in den Nerven der Dünndarmwandung ein primärer Prozeß ist, muß zur Zeit ebenso dahingestellt bleiben wie die Frage nach der Bedeutung des Anstiegs der Plasma-Katecholamine bei Grass Sickness.

Auffällig sind die massiven Flüssigkeitsansammlungen (oft stark stinkend) in Magen und Dünndarm im akuten Stadium. Außer den eher perakut verlaufenden Fällen (Verenden ohne Vorboten) manifestiert sich die Krankheit meist durch Apathie, Anorexie und verminderte Wasseraufnahme, oft verbunden mit Speichelfluß und Regurgitieren. Im rasch sich entwickelnden Schockzustand (bei akutem Verlauf) sind lokaler Schweißausbruch und Muskelzittern in der Trizepsgegend, Pulswerte meist über 80, kühle Körperoberfläche, verlängerte Kapillarfüllungszeit, schmutzige Konjunktiven und — als Kardinalsymptom — totale Darmatonie zu beobachten.

Bei subakutem bis chronischem Verlauf ist das Bild grundsätzlich das gleiche, wenngleich weniger ausgeprägt. Seltenes Absetzen harter, mit Fibrin überzogener Kotballen, Penisvorfall, Schluckbeschwerden, Darmatonie, aufgezogene Bauchdecken und rasche, hochgradige Abmagerung sind die auffälligsten Symptome. Mydriase wird nicht erwähnt.

Eine kausale Therapie der Krankheit steht bisher nicht zur Verfügung. Als Prophylaxe wird in gefährdeten Gebieten größte Vorsicht bei der Neueinstellung von Pferden, täglicher Unterbruch des Weideganges und Zufütterung von Heu empfohlen.

Literaturauswahl

Peripheres Nervensystem

ARNOLD, P., H. GERBER, T. SCHULER, J. GILMOUR, C. v. TSCHARNER & R. STRAUB, 1981: Grass Sickness beim Pferd. Schweiz. Arch. Tierheilk. **123,** 383–385.

COX, V. S., C. J. MCGRATH, & S. E. JORGENSEN, 1982: The role of pressure damage in pathogenesis of the downer cow syndrome. Am. J. Vet. Res. **43,** 26–31.

CUMMINGS, J. F., A. DE LAHUNTA, & J. F. TIMONEY, 1979: Neuritis of the cauda equina, a chronic idiopathic polyradiculoneuritis in the horse. Acta Neuropathol. (Berl.) **46,** 17–24.

DUNCAN, I. D., 1980: Peripheral nerve disease in the dog and cat. Vet. Clin. North America **10,** 177–211. Philadelphia, London, Toronto: W. B. Saunders Company.

– , I. R. GRIFFITHS, & R. E. MADRID, 1978: A light and electron microscopic study of the neuropathy of equine idiopathic laryngeal hemiplegia. Neuropathol. Appl. Neurobiol. **4,** 483–501.

FANKHAUSER, R., H. GERBER, G. C. CRAVERO, & R. STRAUB, 1975: Klinik und Pathologie der Neuritis caudae equinae (NCE) des Pferdes. Schweiz. Arch. Tierheilk. **117,** 675–699.

NORTHINGTON, J. W., M. J. BROWN, G. C. FARNBACH, & S. A. STEINBERG, 1981: Acute idiopathic polyneuropathy in the dog. JAVMA **179,** 375–379.

OLIVER, J. E., R. R. SELCER, & S. SIMPSON, 1978: Cauda equina compression from lumbosacral malarticulation and malformation in the dog. JAVMA **173,** 207–214.

ROCHLITZ, I., 1984: Feline dysautonomia (the Key-Gaskell or dilated pupil syndrome): a preliminary review. J. Small Anim. Pract. **25,** 587–598.

SWAIM, S. F., 1978: Peripheral nerve surgery. In: HOERLEIN, B. F., Canine neurology, 296–318. 3rd ed. Philadelphia, London, Toronto: W. B. Saunders Company.

TARVIN, G., & R. G. PRATA, 1980: Lumbosacral stenosis in dogs. JAVMA **177,** 154–159.

VANDEVELDE, M., P. OETTLI, R. FATZER & M. ROHR, 1981: Polyradikuloneuritis beim Hund. Klinische, histologische und ultrastrukturelle Beobachtungen. Schweiz. Arch. Tierheilk. **123,** 207–217.

2 Erkrankungen der Muskulatur

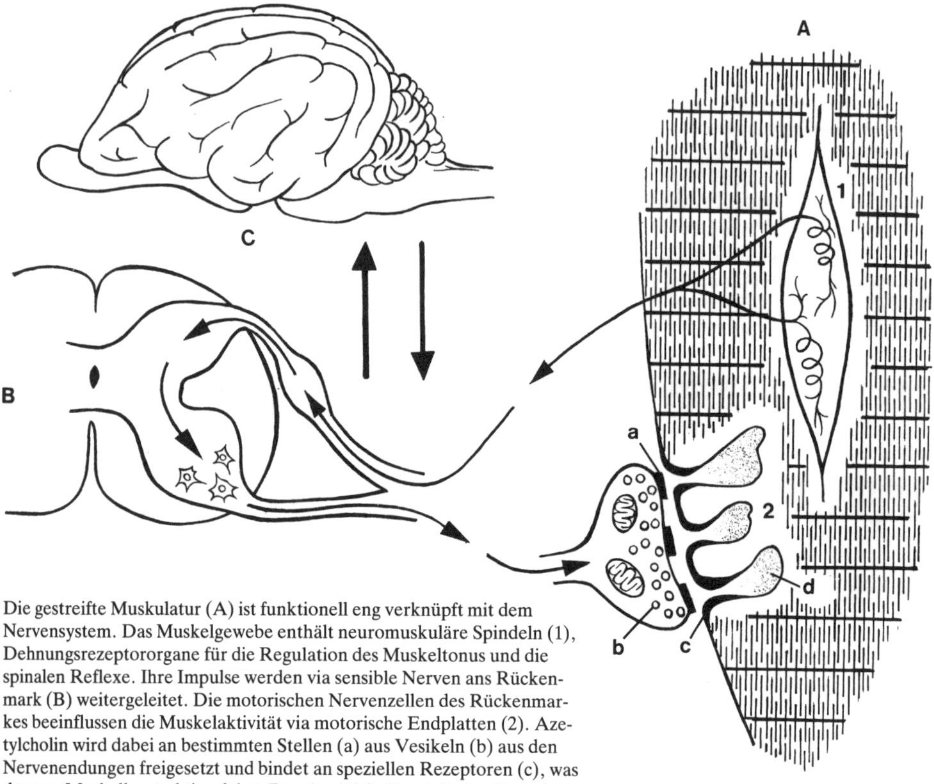

Die gestreifte Muskulatur (A) ist funktionell eng verknüpft mit dem Nervensystem. Das Muskelgewebe enthält neuromuskuläre Spindeln (1), Dehnungsrezeptororgane für die Regulation des Muskeltonus und die spinalen Reflexe. Ihre Impulse werden via sensible Nerven ans Rückenmark (B) weitergeleitet. Die motorischen Nervenzellen des Rückenmarkes beeinflussen die Muskelaktivität via motorische Endplatten (2). Azetylcholin wird dabei an bestimmten Stellen (a) aus Vesikeln (b) aus den Nervenendungen freigesetzt und bindet an speziellen Rezeptoren (c), was dann zu Muskelkontraktion führt. Das Azetylcholin wird schnell wieder abgebaut durch die Azetylcholinesterase (d) in den Falten der Endplatte. Die Muskelaktivität steht somit direkt unter der Kontrolle des spinalen Reflexbogens, der seinerseits durch die höheren Zentren (C) moduliert wird.

Die wichtigsten Symptome

Bewegungsstörungen

- ☐ Schwäche bei normaler Koordination
- ☐ Mühe, Kopf und Hals hochzuhalten oder aufzurichten
- ☐ Anstrengungsabhängige Schwäche (die nach Ruheperiode verschwindet)
- ☐ Muskelzittern bei Belastung

Sichtbare oder palpierbare Muskelveränderungen

- ☐ Muskelschwellung
- ☐ Schmerzhafte Muskeln
- ☐ Muskelschwund, Fibrose, sekundäre Gelenksversteifung
- ☐ Muskelsteifheit, Muskelspasmus

Schluckstörungen

- ☐ Megaösophagus

2.1 Einführung

Die Muskeln sind die wichtigsten Effektororgane des Nervensystems. Die Muskelfasern und motorischen Nervenzellen (und die daraus entspringenden motorischen Nerven) bilden eine funktionelle Einheit. Primäre systemische Erkrankungen der Muskeln gehören deshalb zum Arbeitsgebiet der Neurologie. Es ist oft nicht leicht, basierend allein auf der neurologischen Untersuchung, motorische Störungen entweder den Muskeln, den unteren motorischen Neuronen oder den neuromuskulären Endplatten zuzuordnen. Verschiedene Krankheiten in diesem Kapitel sind deshalb nach ihrem klinischen Erscheinungsbild klassifiziert worden.

Die quergestreifte Muskulatur besteht aus länglichen Elementen, die kontraktile Proteine enthalten. Es gibt zwei Arten von Muskelfasern: Typ 1, die langsam, und Typ 2, die schnell kontrahieren. Sie können mit speziellen Färbungen an Muskelschnitten unterschieden werden. Die Muskelzellen enthalten auch spezifische Enzyme: die Kreatinphosphokinase (CPK) und die Aldolase. Die Muskelzellen, versehen mit speziellen Azetylcholinrezeptoren, werden durch Ausschüttung von Azetylcholin am distalen Ende der motorischen Nervenfasern (motorische Endplatten) zur Kontraktion angeregt. Das ausgeschüttete Azetylcholin wird anschließend vom Enzym Azetylcholinesterase abgebaut. Die Muskeln enthalten auch spezialisierte Rezeptororgane (neuromuskuläre Spindeln), die eine wichtige Rolle bei der reflektorischen Muskelaktivität und in der Aufrechterhaltung des Muskeltonus spielen. In diesem Kapitel werden nur systemische Muskelerkrankungen besprochen. Für Probleme einzelner Muskeln verweisen wir auf chirurgische Lehrbücher.

2.2 Symptome und Untersuchung

- Bewegungsstörungen: Allgemeine **Schwäche** im Gang, **keine eigentliche Koordinationsstörung** der Bewegungen, sondern allgemeiner Verlust der Muskelkraft; dieser ist oft deutlicher erkennbar in der Nachhand, bei einigen Krankheiten in den Kopfmuskeln oder der Halsmuskulatur (das Tier hat Mühe, Kopf und Hals normal zu tragen).
- Die Parese kann deutlicher werden bei Prüfung der Haltungs- und Stellreaktionen, z. B. beim Hüpfen auf einer Gliedmaße: das Körpergewicht wird nur mit Mühe aufgefangen (Neigung der Gliedmaße zu kollabieren), jedoch erfolgt die Bewegung koordiniert. Bei sehr schweren destruktiven Muskelkrankheiten resultiert Paralyse.
- Schnelle **Ermüdung** bei Anstrengung (die Tiere sitzen oder liegen oft ab), welche nach einer Ruheperiode wieder verschwinden kann. Gelegentlich Muskelzittern bei Belastung.
- Bei bestimmten Krankheiten **versteifen** sich die Muskeln, es besteht Hyperextension der Gliedmaßen oder **Muskelspasmus.**
- Sichtbare oder palpierbare **Muskelveränderungen:** manchmal geschwollen, hypertrophisch oder abnorm hart, teilweise schmerzhaft bei Berührung. Häufiger vor allem bei chronischen Muskelkrankheiten: Muskelschwund, Fibrose mit eingeschränkter Beweglichkeit der Gelenke.
- Bei verschiedenen Krankheiten ist auch die quergestreifte Muskulatur des Oesophagus befallen mit Schluckbeschwerden, Regurgitieren, Schluckpneumonie; dilatierter Oesophagus **(Megaoesophagus)** auf dem Röntgenbild sichtbar.

2.2.1 Spezielle Untersuchungsmethoden

Muskelenzyme im Serum: Bei Muskelzerfall erhöhte CPK- oder Aldolasewerte (CPK normal 40 i. U., signifikant, wenn mindestens 150 i. U.).

Elektromyographie: Besonders wichtig für die Differentialdiagnose von Polyneuropathien (siehe S. 111).

Muskelbiopsie (siehe S. 113).

2.3 Spezifische Krankheiten

Nach klinischen Gesichtspunkten unterscheiden wir zwischen

1. destruktiven Muskelerkrankungen (sichtbare oder palpierbare Veränderungen, gesteigerte Serummuskelenzyme, Biopsiebefunde);
2. *Myasthenia gravis* (episodische Schwäche im Zusammenhang mit Anstrengung);
3. Übererregungszuständen (gesteigerter Tonus, Krämpfe).

2.3.1 Destruktive Muskelveränderungen

2.3.1.1 Toxoplasmose beim Hund

Toxoplasma gondii-Infektion bei Welpen — übrigens des öfteren auch bei erwachsenen Hunden — verursacht eine nekrotisierende Myositis mit schneller Atrophie und starker **Versteifung der Gliedmaßen** *(Tab. 13)*. Oft sind mehrere Wurfgeschwister betroffen. Meist liegen auch entzündliche Veränderungen im ZNS vor (Enzephalomyelitis), die zu entsprechenden Symptomen führen können (siehe S. 207).

Diagnose: Toxoplasmose-Serologie (für die Titerverlaufskontrolle steht oft nicht genügend Zeit zur Verfügung); Muskelbiopsie mit Nachweis von *Toxoplasma gondii.* Liquorveränderungen bei Enzephalomyelitis (siehe S. 207).

Behandlung: Bei starken Muskelveränderungen mit Gelenksversteifungen oder zerebrospinalen Symptomen ist die Prognose infaust. Zuerst Pyrimethamin 0,5 mg/kg für 2 Tage, danach 0,025 mg/kg/Tag für 2 Wochen. Sulfadiazin 60 mg/kg/Tag für 2–3 Wochen.

Tab. 13: Erkrankungen der Muskeln; die Namen der wichtigsten Krankheiten **in Fettdruck**

	Destruktive Krankheiten	Myasthenia gravis	Übererregungszustände
Hund	□ **Toxoplasmosemyositis** □ Polymyositis □ Kaumuskelmyositis □ **Kaumuskelatrophie** □ Übungsmyopathie (Greyhound) □ Myopathie beim Golden Retriever □ Myopathie beim Irish Setter □ Myopathie beim Labrador Retriever	□ Angeboren beim Springer-Spaniel, Foxterrier, Jack-Russel-Terrier, Samojeden □ **Autoimmune Myasthenia gravis**	□ **Tetanus** □ **Strychninvergiftung** □ Myotonie beim Chow-Chow □ Scotty Cramp □ Myotonie bei Cushing-Syndrom
Katze	□ Polymyositis □ **Ischämische Myopathie**	□ Autoimmune *Myasthenia gravis*	□ Tetanus □ **Strychninvergiftung**
Pferd	□ Paralytische Myoglobinurie		□ Myotonie □ **Tetanus** □ Shivering
Nutztiere	□ **Weißmuskelkrankheit**		□ **Tetanus** □ Krämpfigkeit (Rind) □ Spastische Parese (Rind) □ Myotonie (Ziege)

2.3.1.2 Polymyositis

Sie ist eine sporadische Muskelkrankheit unbekannter Ursache, meist bei adulten Tieren und häufiger bei großen Rassen. Klinisch sieht man vor allem Schwäche mit schneller Ermüdung, ausgeprägte Muskelatrophie und **Schluckbeschwerden** (Regurgitieren, Schluckpneumonie). Der Verlauf kann akut oder schleichend sein.

Prognose: Muskelbiopsie mit mononukleären Infiltraten; Röntgen des Thorax: Oesophagusdilatation.

Behandlung: 0,25–0,5 mg Prednisolon pro kg KG 2 × pro Tag; wenn keine Besserung nach 3 Tagen, Dosis erhöhen. Behandlungsdauer: 2 Wochen. Die Prognose ist meist gut, sofern keine schweren Schluckstörungen vorliegen. Auch bei Katzen ist ein ähnliches Syndrom bekannt. Die Schwäche ist hier vor allem auffällig in der Halsmuskulatur (Kopf und Hals werden ständig in Ventralflexion gehalten) und in den Vordergliedmaßen.

2.3.1.3 Kaumuskelmyositis *(Myositis eosinophilica)*

Dies ist eine sporadische Krankheit unbekannter Ätiologie, vor allem bei jungen adulten Tieren; sie kommt häufiger bei Schäferhunden vor. Bei akuten, fulminanten Fällen sind die Kaumuskeln stark geschwollen (Fuchskopf) und schmerzhaft.

Diagnose: Bluteosinophilie (20–30 %), Muskelbiopsie mit Fasernekrose und entzündlichen, zum Teil eosinophilen Infiltraten.

Behandlung: 0,5–1 mg Prednisolon pro kg KG 2 × täglich während 10 Tagen. Die Prognose ist bei Behandlung meist gut, doch ist ein chronisch-remittierender, schwer beeinflußbarer Verlauf möglich.

2.3.1.4 Kaumuskelatrophie

Die Tiere werden meist vorgestellt wegen Freßschwierigkeiten im Zusammenhang mit stark eingeschränkter Beweglichkeit der Kiefer. Der Zustand ist möglicherweise Endresultat einer chronischen, eosinophilen Myositis, obwohl bei den meisten Fällen keine entsprechende Vorgeschichte zu erheben ist. Bei Palpation wird extremer Schwund der Kaumuskeln festgestellt, das Maul kann nur wenig geöffnet werden.

Prognose und Behandlung: Bei Kiefersperre wird unter Narkose das Maul mit sanfter Gewalt maximal geöffnet, was zur Ruptur des fibrösen Gewebes führt. Während einigen Tagen hängt dann der Unterkiefer herunter, doch stellt sich die Funktion nach einiger Zeit wieder ein. Weiches Diätfutter.

2.3.1.5 Übungsmyopathie bei Greyhounds

Während Windhundrennen oder bei intensivem Training kommt es, vermutlich infolge massiver Milchsäurebildung, mit der die Metabolisierung nicht Schritt hält, zu Azidose, Schwellung und Nekrose der Muskelzellen (vergleichbar dem Kreuzschlag beim Pferd). Es treten plötzlich Steifheit und Hyperextension der Gliedmaßen mit schmerzhafter Schwellung der Muskulatur und, wenn die Muskelnekrose genügend massiv ist, Myoglobinurie auf.

Behandlung: Abkühlung, Ruhe, i. v.-Infusionen von Bikarbonat, Corticosteroiden und Antibiotika.

2.3.1.6 Ischämische Myopathie

Thrombosen der kaudalen Aorta oder ihrer Hauptverzweigungen kommen vor allem bei **Katzen** im Zusammenhang mit primärer Kardiomyopathie oder, seltener, bei bakterieller Endokarditis vor. Die Symptome treten schlagartig auf und sind gekennzeichnet durch **Paraplegie,** oft mit geschwollenen, harten und sehr schmerzhaften Muskeln. Diese werden nach einigen Tagen schlaff. Die distalen Enden der **Gliedmaßen sind kalt** und der **Femoralispuls fehlt.** Im Serum findet man einen massiven Anstieg der CPK. Wenn die Nerven auch nekrotisieren, liegen zusätzlich Sensibilitätsstörungen vor.

Diagnose: Verlauf, fehlender Puls, Anzeichen einer Herzkrankheit, CPK.

Prognose: Meist infaust.

Therapie: Die chirurgische Entfernung der Thrombose ist empfohlen worden.

2.3.1.7 Angeborene Myopathien beim Hund

Bei Golden-Retriever- und Irish-Setter-Welpen gibt es eine hereditäre Muskelkrankheit, die sich im Alter von 6 bis 8 Wochen durch schnelle Ermüdung, steifen Gang, rollende Bewegungen im Schultergürtel, Muskelatrophie und Dysphagie bemerkbar macht. Die Muskelbiopsie ergibt disseminierte Muskelzellnekrose mit Phagozytose und Verkalkungen. Die Symptome können sich nach einigen Wochen stabilisieren.

Die erbliche Myopathie beim Labrador Retriever manifestiert sich im Alter von 3–6 Monaten estmals durch Muskelschwäche, schnelle Ermüdung und Schwierigkeit, Kopf und Hals hochzutragen. Später erscheint steifer Gang, manchmal mit hüpfenden Bewegungen. Wenn die Tiere überleben und älter werden, bleibt die Störung stationär oder geht zurück, doch bleibt die Muskelatrophie bestehen.

Diagnose: Muskelbiopsie ergibt Fehlen der Typ-2-Fasern in der betroffenen Muskulatur.

2.3.1.8 Paralytische Myoglobinurie beim Pferd

Akute Muskelnekrose der Nachhand entsteht beim Pferd hauptsächlich bei plötzlicher Arbeit (Muskelaktivität) nach Ruheperioden, wobei durchgehende Leistungsfütterung einen begünstigenden Einfluß hat. Dieses Problem trat in der Ära des Zugpferdes häufiger auf als heute. Es kommt zu schnell auftretender Steifheit und Schwellung der Muskulatur, vor allem im Bereich der großen Muskelmassen von **Kruppe und Oberschenkeln** (bei Reitpferden gelegentlich im Schultergürtelbereich) mit ausgeprägter Schwäche der Nachhand und Myoglobinurie. Schwer betroffene Tiere kommen häufig wegen Festliegen mit Komplikationen in Abgang.

2.3.1.9 Weißmuskelkrankheit

Diese Krankheit ist nicht selten bei Kälbern, Schweinen, jungen Schafen und Ziegen und wurde auch beim Fohlen beschrieben. Sie wird durch Vitamin-E- und/oder Selenmangel hervorgerufen. Bei Nutztieren ist sie gelegentlich ein Bestandesproblem, in gewissen Gebieten und dann abhängig von Bodenverhältnissen enzootisch. Es kommt zu massiven Schädigungen der Muskulatur auch des Stammes mit steifem, unsicherem Gang und häufig auftretendem Tremor (»Zitterkrankheit«). Diagnostisch ist die starke **Erhöhung der Muskelenzyme** im Serum von Bedeutung. Die Behandlung besteht in parenteraler Verabreichung von Vitamin E und Selen, wichtig ist vor allem die Prophylaxe.

2.3.2 *Myasthenia gravis*

Dies ist eine Störung der neuromuskulären Übertragung auf dem Niveau der Azetylcholinrezeptoren. Beim Hund kennt man die **kongenitale erbliche Form** der *Myasthenia gravis* bei Springer-Spaniels, glatthaarigen Foxterriern, Jack-Russell-Terriern und Samojeden. Die Symptome treten hier schon in den ersten Lebensmonaten auf. Bei allen Hunderassen, vorwiegend aber bei Schäferhunden, selten hingegen bei Katzen kann in jedem Alter eine **erworbene Myasthenia gravis** auftreten und zwar nach Bildung von Autoantikörpern gegen Azetylcholinrezeptoren, die die neuromuskuläre Übertragung zu blockieren vermögen. Die Pathogenese dieser autoimmunen Form ist unbekannt. Bei Mensch und Hund hat man sie im Zusammenhang mit Thymustumoren beobachtet.

Klinisch steht vor allem die **schnelle Ermüdung** der Muskulatur im Vordergrund. Während des Gehens werden die Schritte allmählich kürzer und mühsamer, die Gliedmaßen scheinen sich zu versteifen, die Tiere sitzen oder liegen ab oder brechen zusammen. In schweren Fällen liegt eine vollständige Paralyse vor (myasthenische Krise). Nach einer Ruheperiode von einigen Minuten erholen sich die Tiere mehr oder weniger vollständig. Bei erworbener Myasthenie sind meist auch die Kopfmuskeln befallen, mit schlaffer Gesichts- und Kaumuskulatur (leicht hängender Unterkiefer). Fast immer ist auch die Oesophagusmuskulatur betroffen: **Megaoesophagus** (Röntgen) mit Regurgitieren, Schluckbeschwerden und ev. Schluckpneumonie.

Die Diagnose stützt sich in erster Linie auf die klinischen Erscheinungen. Nützlich ist der Tensilontest: i. v.-Injektion von 1–5 mg Tensilon (ein Azetylcholinesterasehemmer) nach Anstrengungskollaps führt zum schlagartigen Verschwinden der Symptome.

EMG: Fortschreitende Abnahme der Muskelreaktion nach repetitiver Stimulation des motorischen Nervs.

Thoraxröntgen: Megaoesophagus; evtl. mediastinaler Tumor.

Tab. 14: Differentialdiagnose von anstrengungsabhängiger oder episodischer Schwäche beim Hund

Krankheit	Klinisches	Diagnose
Myasthenia gravis	□ angeboren bei Welpen (Springer-Spaniel, glatthaariger Foxterrier, Jack-Russel-Terrier, Samojeden) □ erworben (autoimmun) bei jedem Alter und jeder Rasse	Elektromyographie, Tensilontest
Angeborene Myopathien	□ bei Welpen (Golden Retriever, Irish Setter, Labrador Retriever)	Muskelbiopsie
Polymyositis	□ adulte Tiere, meist große Rassen	Muskelbiopsie
Polyneuropathien	□ erworben oder angeboren (siehe S. 137)	Elektroneurographie Nervenbiopsie
Hypoglykämie	□ nach extremer Anstrengung (z. B. Jagd) □ bei Insulinom (5 Jahre oder älter)	Blutglukosegehalt Blutglukose- und Insulingehalt
Hypo/ Hyperkaliämie	□ Nebennierenrindeninsuffizienz, Nierenschädigung, Diabetes mellitus, schwere Azidose, Flüssigkeitsverlust	zusätzliche extraneurale Symptome und Blutkaliumgehalt
Hypoxie	□ bei Herzleiden, Anämie, schweren Lungenkrankheiten	Herz-/Lungenuntersuchung, EKG

Prognose und Behandlung: Spontane Erholung ist sowohl bei kongenitaler wie bei erworbener *Myasthenia gravis* möglich. Therapie mit Azetylcholinesterasehemmern, z. B. Mestinon 30–60 mg 2–3 × täglich (bei kongenitaler Form der Welpen 7,5–10 mg täglich); Prostigmin 0,5 mg pro kg KG 2–3 × täglich immer per os. Bei der erworbenen Myasthenie (Autoimmunkrankheit) kann diese Therapie mit Corticosteroiden kombiniert werden. Bei cholinergischer Krise infolge Überdosierung des Azetylcholinesterasehemmers: Behandlung mit Atropin. Der Megaoesophagus kann meist kaum beeinflußt werden. Die Tiere sind deshalb kurz nach Behandlung zu füttern, in kleinen Mengen, vorzugsweise mit breiiger Nahrung; nicht am Boden füttern. Die Differentialdiagnosen zu anderen Krankheiten mit intermittierender Muskelschwäche sind in *Tabelle 14* zusammengefaßt.

2.3.3 Überregtheitszustände der Muskulatur

Abnorme Tonussteigerungen der Muskeln können durch verschiedene Mechanismen zustande kommen, die ihren Ursprung teils im Muskelmetabolismus selbst haben oder durch pathologische Zustände in den motorischen Neuronen bedingt sind. Die Pathogenese vieler Muskelerregungszustände ist unbekannt.

2.3.3.1 Tetanus

Wundinfektionen mit *Clostridium tetani* können bei allen Tierarten vorkommen. Diese Keime produzieren das Tetanustoxin, das bestimmte inhibitorische Neurone im Rückenmark und Hirnstamm hemmt, wodurch es zu andauerndem, generalisiertem **Spasmus der Streckmuskeln** kommt mit steifem Gang, aufgerichtetem Schwanz und gestellten Ohren, aufgezogenen Lippen **(»Risus sardonicus«)**, weit aufgesperrten Augen, Protrusion des 3. Augenlides (vor allem beim Pferd). Die Symptome verstärken sich bei Aufregung. In schweren Fällen: Seitenlage mit extremem Extensorenspasmus, Opisthotonus und Trismus (Maul kann nicht geöffnet werden); Tod durch Atemlähmung.

Behandlung: Selbst wenn die Toxinquelle ausgeschaltet werden kann (Ausspülen oder Exzision der Wunde), bleibt das gebundene Toxin noch 2–3 Wochen wirksam. Geduld und adäquate Pflege sind deshalb wichtig. Antibiotika zur Elimination der Clostridien; Antitetanustoxin 3 × 500 i. U. pro kg KG intravenös in Abständen von 12 Stunden für Großtiere, 1 × 50–250 i. U. per kg KG intravenös bei Kleintieren. Es ist auch möglich, Antitoxin durch Liquorpunktion intrathekal zu verabreichen. Symptomatische Behandlung mit Muskelrelaxantien. Pferde in Aufhängeapparat, verdunkelte Box, absolute Ruhe; für genügende Wasserzufuhr sorgen, Diätfutter (wenn nötig Brei). Auf die Behandlung von Nutztieren wird man gewöhnlich verzichten. Außer in der Behandlung zugänglichen Wunden kann die Toxinquelle im Darm (Enteritis) oder in den Geburtswegen (Geburtstetanus beim Rind) zu finden sein und eine direkte Sanierung nahezu ausschließen.

2.3.3.2 Strychninvergiftung

Sie ist vor allem bei Hund und Katze ein Problem. Die Symptome gleichen stark jenen des Tetanus und sind meist hochgradig. Zur Diagnose Untersuchung des Mageninhaltes.

Behandlung: Magenspülung, Stimulation der Diurese, Behandlung der Muskelspasmen mit Barbituraten oder Valium. Tier in dunklem, ruhigem Raum halten.

Prognose: Bei frühzeitiger Diagnose und Therapie sowie erfolgreicher Kontrolle der Muskelspasmen tritt Erholung gewöhnlich innerhalb 24–48 Stunden ein.

2.3.3.3 Myotonie

Damit bezeichnet man einen Zustand, in dem die Muskeln nach Kontraktion nur zögernd erschlaffen. Die Pathogenese ist unbekannt. Klinisch macht sich die Myotonie vor allem in den Extensormuskeln bemerkbar, wodurch der Gang **steif** wird. Die proximalen Muskeln der Gliedmaßen sind meist spürbar hart und scheinbar vergrößert, manchmal durch unregelmäßige lokale Anschwellungen. Beim Beklopfen von Muskeln tritt etwa eine anhaltende, lokale Kontraktion auf **(myotonische Eindellung).** Die Myotonie ist beim Tier selten. Man unterscheidet zwischen kongenitalen, hereditären und erworbenen Formen. Erstere machen sich bereits bei jungen Tieren bemerkbar und sind bei Ziegen, Pferden und Chow-Chow-Hunden beschrieben worden. Erworbene Myotonie wird bei Hunden mit Cushingsyndrom **(Hyperadrenokortizismus)** beobachtet. Die Diagnose stützt sich auf Symptome, Rasse, Befallsalter, beim erwachsenen Tier auf das Vorliegen von endokrinen Störungen; schließlich auf typische EMG-Befunde (repetitive Muskelinsertionspotentiale, deren Amplitude zunächst zu-, dann abnimmt.

2.3.3.4 Scotty Cramp

Dies ist eine erbliche Krankheit unbekannter Pathogenese bei Scotch-Terriern. Erste Symptome treten zwischen 6 Wochen und 18 Monaten, oft nach Anstrengung oder Aufregung in Erscheinung. Der Gang wird plötzlich steif (vor allem in den Hinterbeinen), und die Gliedmaßen werden in extremer Weise gebeugt und gestreckt. Manchmal bleiben die Hintergliedmaßen spastisch gestreckt, so daß das Gehen unmöglich wird. Gelegentlich ist auch die Nacken- und Gesichtsmuskulatur betroffen. Die Symptome verschwinden im allgemeinen nach kurzen Ruheperioden.

Behandlung: Nur in schweren Fällen angezeigt; 0,5 mg Valium pro kg KG 2 × täglich.

2.3.3.5 Krämpfigkeit beim Rind

Sie ist wahrscheinlich ein Problem mit erblichem Hintergrund, vor allem bei Guernsey- und Holsteinrindern. Die Symptome treten zwischen dem 3. und 7. Lebensjahr erstmals bei Tieren auf, die ständig im Stall gehalten werden, und sie manifestieren sich als kurze Episoden extremer Streckung der Hintergliedmaßen im Stehen. Sie verschwinden beim Abliegen. Der Zustand kann stationär bleiben oder langsam progredient sein. Er wurde und wird aber auch bei vorwiegend älteren Milchkühen anderer Rassen diagnostiziert, vermutlich sind aber die Grundursachen nicht einheitlicher Natur, vielmehr dürfte der Ausdruck »Krämpfigkeit« oft für artikuläre, muskuläre und metabolisch bedingte Störungen verwendet worden sein. Wir haben z. B. tierärztlich diagnostizierte, fortgeschrittene »Krämpfigkeit« gesehen, die sich dann als generalisierte, zerebro-spinale Meningealtuberkulose herausgestellt hat!

Eine gezielte Behandlung gibt es nicht.

2.3.3.6 »Spastische Parese« beim Rind

Eine weitere Störung unbekannter Pathogenese, die vermutlich durch Erbfaktoren beeinflußt ist. Sie äußert sich durch erhöhten Tonus der Extensormuskeln in einer oder beiden Hintergliedmaßen. Die Symptome werden meist bereits bei Jungtieren beobachtet (2–6 Monate), selten treten sie bei älteren Tieren auf. Die betroffenen Gliedmaßen werden gestreckt gehalten, mit **extremer Steilstellung des Tarsus.** Der Tonus der Streckmuskeln (vor allem am *Gastrocnemius* und seiner Sehne deutlich tastbar) ist stark erhöht. Schließlich fußen die Tiere nur noch auf den Zehenspitzen.

Zur Behandlung wird vielerorts die Tenotomie der Achillessehne oder die Neurektomie der Tibialisäste zum *M. gastrocnemius* vorgenommen, was wohl teilweise zur starken Verbreitung der Störung beigetragen hat. Hierzulande ist die »spastische Parese« infolge züchterischer Selektion im Rahmen der KB sehr selten geworden. Vereinzelt beschriebene Veränderungen im ZNS (Vakuolisierung von Perikaryen des *Nucleus ruber*) hielten einer kritischen Nachprüfung nicht stand.

2.3.3.7 »Shivering« beim Pferd

Dieses Syndrom wird sehr selten bei Kaltblutrassen beobachtet. Es treten plötzliches Zittern oder Spasmen der Becken-, Schweif- und Hintergliedmaßenmuskulatur auf; sie können durch Rückwärtstreten ausgelöst werden. In schweren Fällen sind starke Flexion und Abduktion einer Hintergliedmaße sowie Hochstellen und Zittern des Schweifes zu beobachten. Die Erscheinungen decken sich zum Teil mit verschiedenen, ursächlich unabgeklärten Bewegungsstörungen, die als »Hahnentritt«, »jambe joyeuse« usw. bezeichnet worden sind.

Eine gezielte Behandlung gibt es wohl nicht; mitunter kommt es nach längeren Ruheperioden zur mehr oder weniger völligen Erholung.

Literaturauswahl

Muskulatur

AVERILL, D. R., 1980: Diseases of the muscle. Vet. Clin. North America **10,** 223–234.

BLAKLEY, B. R., 1984: Epidemiologic and diagnostic considerations of strychnine poisoning in the dog. JAVMA **184,** 46–47.

BRAUND, K. G., A. R. DILLON, & R. L. MIKEAL, 1980: Experimental investigation of glucocorticoid-induced myopathy in the dog. Exp. Neurol. **68,** 50–71.

KRAMER, J. W., G. A. HEGREBERG, & M. J. HAMILTON, 1981: Inheritance of a neuromuscular disorder of Labrador retriever dogs. JAVMA **179,** 380–381.

MILLER, L. M., V. A. LENNON, E. H. LAMBERT, S. M. REED, G. A. HEGREBERG, J. B. MILLER, & R. L. OTT, 1983: Congenital myasthenia gravis in 13 smooth haired fox terriers. JAVMA **182,** 694–697.

PALMER, A. C., 1980: Myasthenia gravis. Vet. Clin. North America **10,** 213–221.

TROJABORG, W., & A. FLAGSTAD, 1982: A hereditary neuromuscular disorder in dogs. Muscle & Nerve **5,** 30–38.

3 Erkrankungen des Rückenmarks

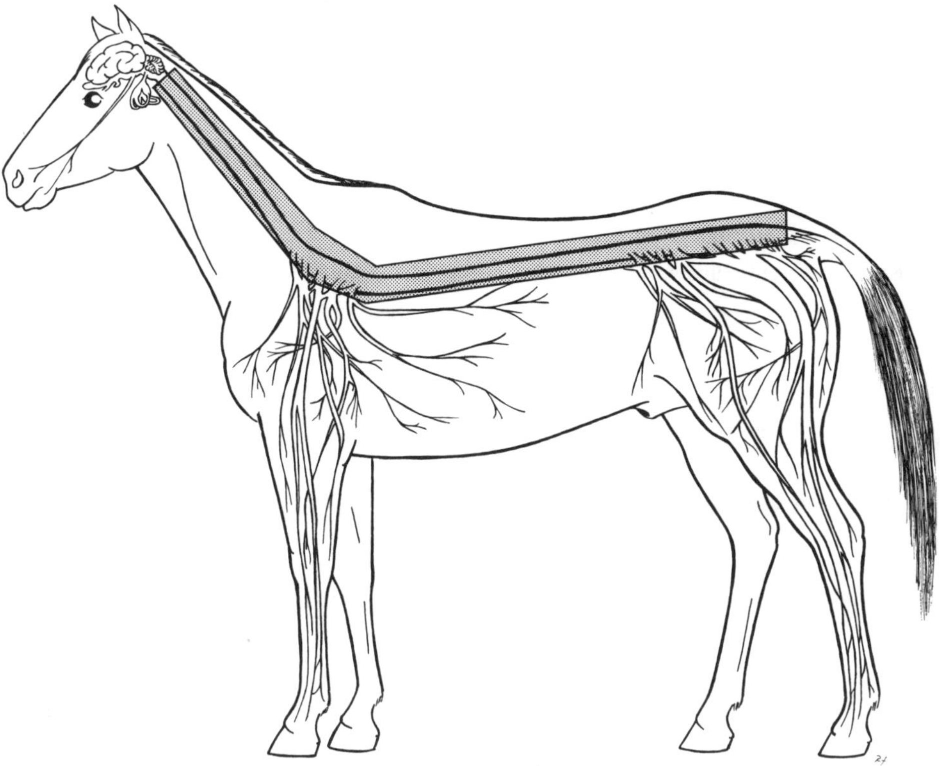

Die wichtigsten Symptome

Bilaterale Gehstörungen

- ☐ Vollständige Lähmung der Nachhand
- ☐ Lähmung der Nachhand mit Spastizität der Vordergliedmaßen
- ☐ Vollständige Lähmung aller Gliedmaßen (Tetraplegie)
- ☐ Gehstörungen der Nachhand oder in allen Gliedmaßen mit Schwäche, Spastizität, Schwanken, Stolpern, Zehenschleifen, Überköten (spinale Ataxie)

Schmerzerscheinungen

- ☐ Gekrümmter Rücken
- ☐ Steifer Hals
- ☐ Bewegungsunlust
- ☐ Schreien bei Bewegung oder Berührung, vor allem in Hals- und Rückengegend

Harn- und Kotretention

Verlust der Schmerzempfindung

- □ Hypalgesie oder Analgesie in den gelähmten Körperteilen; oft scharf abgrenzbar über dem Rücken kaudal der Läsion

Abnormale spinale Reflexe

- □ Hypo- Areflexie auf dem Niveau der Läsion
- □ Hyperreflexie kaudal der Läsion
- □ Verlust des Pannikulusreflexes kaudal der Läsion
- □ Gekreuzter Extensor-Flexorreflex

Abnormale Haltungs- und Stellreaktionen

- □ Korrektur- und Hüpfreaktionen verzögert oder abwesend kaudal der Läsion

3.1 Anatomie — Physiologie

Das Rückenmark befindet sich im Wirbelkanal. Auf dem Niveau des Atlantookzipitalgelenks geht es in das verlängerte Mark *(Medulla oblongata)* über und an seinem kaudalen Ende (ungefähr 5./6. Lumbalwirbel) in die Cauda equina. Das Innere des Rückenmarks besteht aus grauer Substanz, die im Querschnitt die Form eines Schmetterlings hat *(Abb. 69)*. Dieses Rückenmarksgrau enthält die Reflexzentren mit motorischen und sensiblen Nervenzellen sowie verschiedene Typen sog. Zwischen- oder Schaltneurone. In der hinteren Hals- und Lendengegend gibt es eine stärkere Anhäufung von Nervenzellen im Zusammenhang mit der Innervation der Gliedmaßen (siehe Seite 118); das Rückenmark ist in diesen Regionen merklich dicker: sog. Zervikal- und Lumbalschwellung. Die Axone der motorischen Nervenzellen verlassen das Rückenmark als Ventralwurzeln und innervieren die Muskeln. Die sensiblen Rückenmarksneurone stehen in Verbindung mit den Dorsalwurzeln und den Spinalganglien, die sich ebenfalls im Wirbelkanal befinden und die via sensible Anteile der peripheren Nerven Impulse aus dem Körper und von seiner Oberfläche erhalten. Die dorsalen und ventralen Wurzeln verschmelzen noch im Wirbelkanal peripher von den Spinalganglien und verlassen ihn durch die *Foramina intervertebralia* als paarige spinale Nerven. Übereinstimmend mit jedem Spinalnervenpaar wird das Rückenmark in Segmente unterteilt (beim Hund 8 zervikale, 13 thorakale, 7 lumbale, 3 sakrale). Die ersten 7 Spinalnervenpaare (C_1–C_7) verlassen den Spinalkanal kranial vom entsprechenden Wirbelkörper (z. B. der 4. Spinalnerv durch das *Foramen intervertebrale* zwischen 3. und 4. Wirbelkörper). Die spinalen Nerven C_8–S_3 dagegen verlassen den Kanal kaudal von den entsprechenden Wirbeln. Eine weitere anatomische Besonderheit ist klinisch wichtig *(Abb. 70)*: Die Rückenmarkssegmente sind gegenüber den entsprechenden Wirbelkörpern im erwachsenen Zustand etwas nach kranial verschoben **(Ascensus medullae)**, was im Lumbalgebiet besonders ausgeprägt ist. Die Lumbalschwellung (L_4–L_7) befindet sich z. B. bei den meisten Hunden in den Wirbeln L_3–L_4, während das Sakralmark (S_1–S_3) sich im Wirbel L_5 befindet. Die entsprechenden Spinalnerven verlaufen deshalb eine Strecke weit kaudalwärts im Wirbelkanal, bevor sie diesen verlassen. Diese Verhältnisse variieren geringfügig von Tierart zu Tierart und auch individuell. (Hochgradig ist der Ascensus beim Menschen: Rückenmarksende auf Höhe des 1./2. Lendenwirbels!)

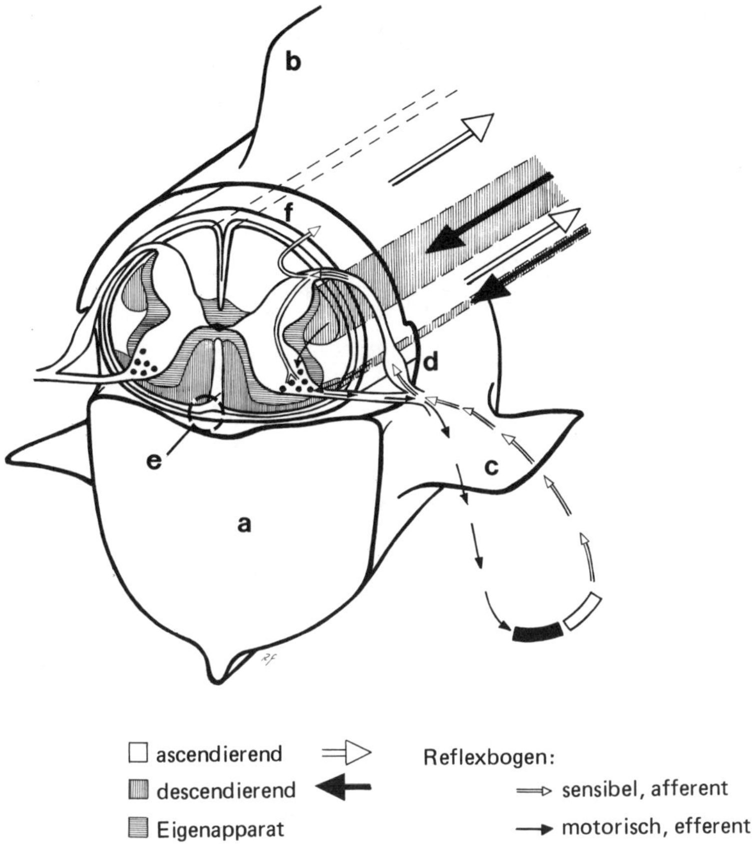

Abb. 69: Rückenmarkssegment im Spinalkanal; schematische Darstellung
Wirbelkörper (a) mit dorsalen (b) und lateralen (c) Fortsätzen sowie *Foramen intervertebrale* (d), durch das die Spinalnerven den Kanal verlassen. Das Rückenmark ist von den Meningen (e) umgeben. Zwischen Meningen und Rückenmark fließt der *Liquor cerebrospinalis.* Zwischen Dura (äußerstes Blatt der Meningen) und Wirbelkanalwand befindet sich der Epiduralraum (f). Das Rückenmarksgewebe besteht aus einer im Querschnitt schmetterlingsförmigen grauen Substanz, deren Ventralhörner die motorischen Nervenzellen enthalten, aus denen die ventralen (motorischen) Wurzeln der Spinalnerven entspringen. Die Dorsalhörner enthalten sensible Nervenzellen, die sensible Reize via dorsale (sensible) Wurzeln und Spinalganglien empfangen. Die graue Substanz, zusammen mit sensiblen und motorischen Wurzeln und Nerven, Rezeptororganen und Muskeln, bildet den Reflexbogen.
Die graue ist umgeben von weißer Substanz, bestehend aus absteigenden motorischen Bahnen (senkrecht schraffiert), die die unteren motorischen Nervenzellen im Rückenmarksgrau beeinflussen, und aufsteigenden Bahnen (weiß), die Informationen aus der Peripherie via Dorsalhörner zum Gehirn führen. Ein beträchtlicher Teil der Fasern in der weißen Substanz verbindet Rückenmarkssegmente untereinander (Eigenapparat Grundbündel; waagerecht schraffiert)

Die graue Substanz ist der Sitz der spinalen Reflexaktivität, wie auf Seite 20 erklärt wurde. Sie ist umgeben von der weißen Substanz, mit auf- und absteigenden Fasern *(Abb. 69),* die die spinalen Reflexzentren untereinander und mit den höheren Zentren verbinden. Diese letzteren beeinflussen die Funktion der Rückenmarksneurone über absteigende Faserverbindungen und erhalten Informationen aus der Peripherie über aufsteigende. Die weiße Substanz enthält neben langen (spino-zerebralen bzw. zerebro-spinalen) auch kürzere Fasern, die die einzelnen Rückenmarkssegmente auf verschiedene Distanz, sowie

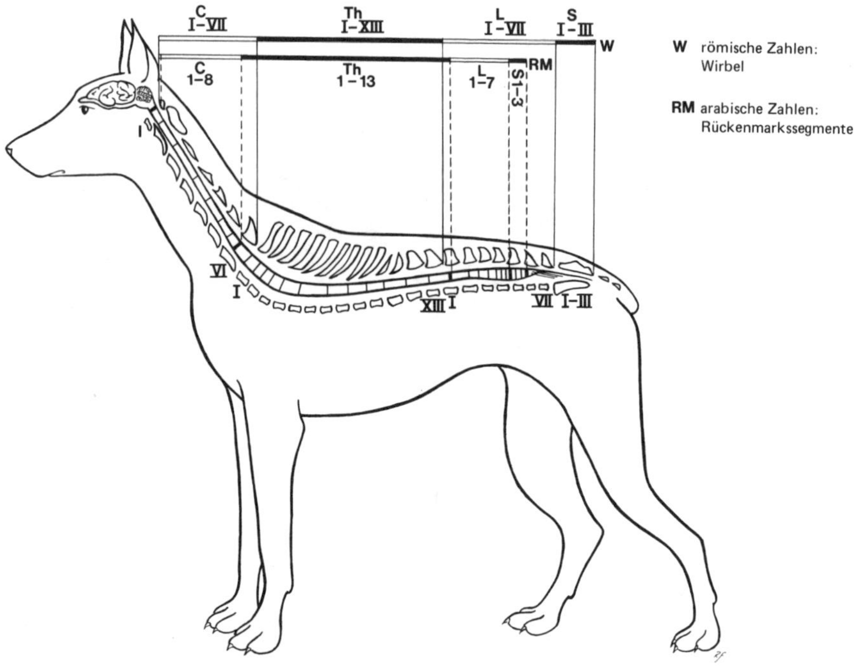

Abb. 70: Lage des Rückenmarks im Spinalkanal beim Hund; Position einzelner Rückenmarkssegmente gegenüber den entsprechenden Wirbelkörpern. Im Lumbalbereich ist das Rückenmark gegenüber der Wirbelsäule merklich nach kranial verschoben *(Ascensus medullae)*. Die Lumbalschwellung befindet sich hauptsächlich in den Wirbelkörpern L_3 und L_4, das Sakralmark im Wirbelkörper L_5

beide Rückenmarkshälften miteinander verbinden. Diese intersegmentalen Fasern, auch Grundbündel genannt (obschon es sich zweifellos nicht um ein kompaktes Faserbündel handelt), spielen bei unseren Haustieren eine wichtige Rolle bei der Steuerung des Gangs. Ein entscheidender Teil des Zusammenspiels der Bewegungsabläufe einzelner Gliedmaßen findet schon auf dem Niveau dieses Grundbündels seine Steuerung. Die intersegmentalen Fasern spielen auch eine Rolle beim Pannikulusreflex (Seite 27) und beim Schiff-Sherrington-Phänomen (Seite 156).

3.2 Symptome und Untersuchung

3.2.1 Bewegungsstörungen: Parese, Paralyse, spinale Ataxie

Bei Erkrankungen des Rückenmarks liegen in erster Linie Störungen des Gangs vor. Im Gegensatz zu Lähmungen bei Läsionen einzelner Gliedmaßennerven sind spinale Lähmungen praktisch immer **bilateral,** da die große Mehrheit der Läsionen im Rückenmark sowohl die linke wie die rechte Hälfte erfassen (Erklärung siehe Seite 159). Hingegen sind die Symptome oft asymmetrisch, indem eine Seite stärker betroffen ist als die andere.

Gehstörungen können sowohl durch Läsionen der grauen (untere motorische Neurone, Seite 20) wie der weißen Substanz (obere motorische Neurone) verursacht werden. Obwohl es spezifische Krankheiten gibt, die die graue Substanz selektiv befallen, sind bei der

Mehrheit der spinalen Erkrankungen gleichzeitig Anteile der grauen und der weißen Substanz betroffen. Deshalb werden durch solche Läsionen im oberen Teil des Rückenmarks (C_1–Th_1) alle vier Gliedmaßen in Mitleidenschaft gezogen. Bei Läsionen unterhalb von Th_1 liegen Gehstörungen nur der Nachhand vor.

Bei schweren Läsionen tritt je nach Lokalisation Paraplegie (vollständige Lähmung der Nachhand) oder Tetraplegie (vollständige Lähmung aller Gliedmaßen), bei weniger schweren Läsionen Paraparese oder Tetraparese auf. Wenn solche unvollständigen Läsionen im oberen Teil des Rückenmarks lokalisiert sind, erscheinen die Symptome meist viel ausgeprägter in der Nachhand. Dies hängt mit der Anordnung der Faserverbindungen im Rückenmark zusammen sowie mit der Tatsache, daß der Hauptimpuls für die Fortbewegung aus der Nachhand kommt. Wie schon auf Seite 20 ff. besprochen wurde, setzt der normale Bewegungsablauf eine intakte Sensibilität voraus. Wegen fehlender verbaler Kommunikation sind oft rein motorische (eigentliche Parese) und rein sensorische (Ataxie) Ausfälle kaum auseinanderzuhalten. Obwohl nicht ganz korrekt, spricht man in der Veterinärmedizin bei Gehstörungen als Folge von Rückenmarksschäden von **spinaler Ataxie,** wobei meist die Kombination von motorischen und sensiblen Ausfällen gemeint ist. Die spinale Ataxie ist je nach Lokalisation der Schädigung auf die Nachhand beschränkt oder erfaßt alle Gliedmaßen. Dies macht sich bemerkbar durch: Schwanken der Nachhand, des Rumpfes oder des ganzen Körpers; schlechte Koordination zwischen den Bewegungen der einzelnen Gliedmaßen; herabgesetzte Flexion der Gliedmaßen (Spastizität), Kippbewegungen der Gliedmaßen mit Überkreuzen; Überköten der Phalangen bei Belastung, Zehenschleifen, Anschlagen der Füße an kleinen Hindernissen, Stolpern; Bei Überschreiten von Hindernissen übertriebenes Anheben der Gliedmaßen.

3.2.2 Schlaffe Lähmungen und Reflexausfälle

Wie auf Seite 20 besprochen, ist die graue Substanz mit den sensorischen und motorischen Nervenzellen verantwortlich für die Reflexaktivität. Bei Läsionen des Rückenmarkgraus kommt es zu Bewegungsstörungen in den entsprechenden Körperteilen mit schlaffen Lähmungen (kein oder herabgesetzter Widerstand gegen passive Manipulation) und abgeschwächten oder erloschenen Spinalreflexen. Klinisch sind in erster Linie die Reflexzentren für die Funktion der Gliedmaßen wichtig, für die Vordergliedmaßen die Zervikalschwellung (C_6–Th_1), für die Hintergliedmaßen die Lumbalschwellung (L_4–S_1). Reflexausfälle in diesen Zentren können klinisch sehr gut abgegrenzt werden. Zusätzliche Zentren in der grauen Substanz, die sich klinisch abgrenzen lassen, sind das Sakralmark (Blasen- und Rektumfunktion, Schwanzmotorik) die Segmente Th_1–Th_2 mit dem **Zentrum für den Pannikulusreflex,** und das Segment C_8–Th_1, das verantwortlich ist für die **sympathische Innervation des Auges** (bei Ausfall: ipsilaterales Horner-Syndrom).

3.2.3 Analgesie/Hypalgesie

Neben Ausfällen der Tiefensensibilität, die schließlich zu einem anomalen Bewegungsablauf führen, liegen bei Rückenmarksläsionen auch Störungen der Oberflächensensibilität vor. Praktisch gesehen ist, wie bereits besprochen, eigentlich nur die Schmerzempfindung prüfbar. Bei Läsionen auf dem Niveau der sensiblen Neurone des Rückenmarkgraus und in den Spinalnerven können, wie bei Läsionen der peripheren Nerven, abgrenzbare Analgesie- oder Hypalgesiebezirke in den entsprechenden Dermatomen festgestellt werden (siehe Kapitel Peripheres Nervensystem, S. 118). Bei Schädigungen der weißen Substanz liegt eine Analgesie oder Hypalgesie in allen Körperteilen kaudal der Läsion vor (Unterbrechung der aufsteigenden Schmerzfasern). Bei Prüfung der Schmerzempfindung der Haut entlang der Wirbelsäule kann man bei schweren Rückenmarksläsionen häufig eine scharfe Linie feststellen, kaudal derer die Schmerzempfindung herabgesetzt oder aufgehoben ist. Bei kompressiven Prozessen liegt häufig eine Hyperalgesie auf der Höhe der Läsion vor.

3.2.4 Abnormer Pannikulusreflex

Ähnlich wie die Schmerzempfindung hängt der Pannikulusreflex von der Intaktheit der weißen Substanz im Rückenmark ab. Bei Läsionen des Rückenmarks etwa zwischen L_5 und Th_1 (und der grauen Substanz im Reflexzentrum bei Th_1) ist der Pannikulusreflex herabgesetzt oder abwesend (Stimulation der Haut kaudal von einer Läsion auf der ipsilateralen Seite). Der Pannikulusreflex ist also hilfreich für die relativ genaue Höhenlokalisation von Rückenmarksläsionen in diesem Bereich.

3.2.5 Abnorme Haltungs- und Stellreaktionen

Wenn deutliche spinale Gehstörungen vorliegen, sind die meisten Haltungs- und Stellreaktionen in den betroffenen Gliedmaßen gleichfalls gestört, je nach Lokalisation nur in der Nachhand oder auch im Bereich der Vorderbeine. Bei subtilen Bewegungsstörungen sind die Haltungs- und Stellreaktionen nützlich, um sie deutlicher hervortreten zu lassen und um das Niveau der spinalen Läsion zu präzisieren. Schnell durchführbar sind die Korrekturreaktionen, wobei jede Gliedmaße einzeln getestet wird. Hüpfreaktionen auf den Vordergliedmaßen sind häufig hilfreich, um geringfügige Ausfälle im Bereich der Vorderbeine zu erfassen.

3.2.6 Enthemmungsphänomene

Wie auf Seite 21 erklärt wurde, haben die höheren motorischen Zentren einen hemmenden Einfluß auf den Tonus der Streckmuskeln über die langen Bahnen der weißen Substanz des Rückenmarks. Wenn dieser abgeschnitten wird, kommt es zu Enthemmungserscheinungen: Spastizität und gesteigerte Muskelstreckreflexe in den Körperteilen kaudal der Rückenmarksläsion. Bei partiellen Rückenmarksläsionen macht sich die Spastizität der Extensormuskeln bemerkbar durch eine auffällig reduzierte Flexion der Gliedmaßen während des Gangs (steifer Gang). Bei völlig paralysierten Tieren sieht man in der akuten Phase nur selten Extensorspasmus. Ein sehr regelmäßiger Befund bei Rückenmarksläsionen oberhalb des zugehörigen Reflexzentrums ist eine deutliche Steigerung der Muskelstreckreflexe kaudal der Läsion.

Bei Rückenmarksläsionen oberhalb des Sakralmarks (Reflexzentrum für Blasen-, Rektum- und Kolonfunktion) kommt es sehr häufig zu **Harn- und Kotretention** durch Unterbrechung der hemmenden Einflüsse höherer Zentren auf den Sphinktertonus (siehe Seite 127).

Ein spezielles Enthemmungsphänomen ist die **Schiff-Sherrington-Reaktion,** auftretend bei ausgedehnten Läsionen in der grauen Substanz der Lumbalschwellung oder häufiger bei Querschnittsläsionen oberhalb von dieser. In solchen Fällen tritt Extensorspasmus der Vordergliedmaßen auf, da die Zentren der Lumbalschwellung normalerweise einen hemmenden Einfluß auf den Extensortonus der Vordergliedmaße haben.

Tab. 15: Lokalisation von Läsionen im Rückenmark

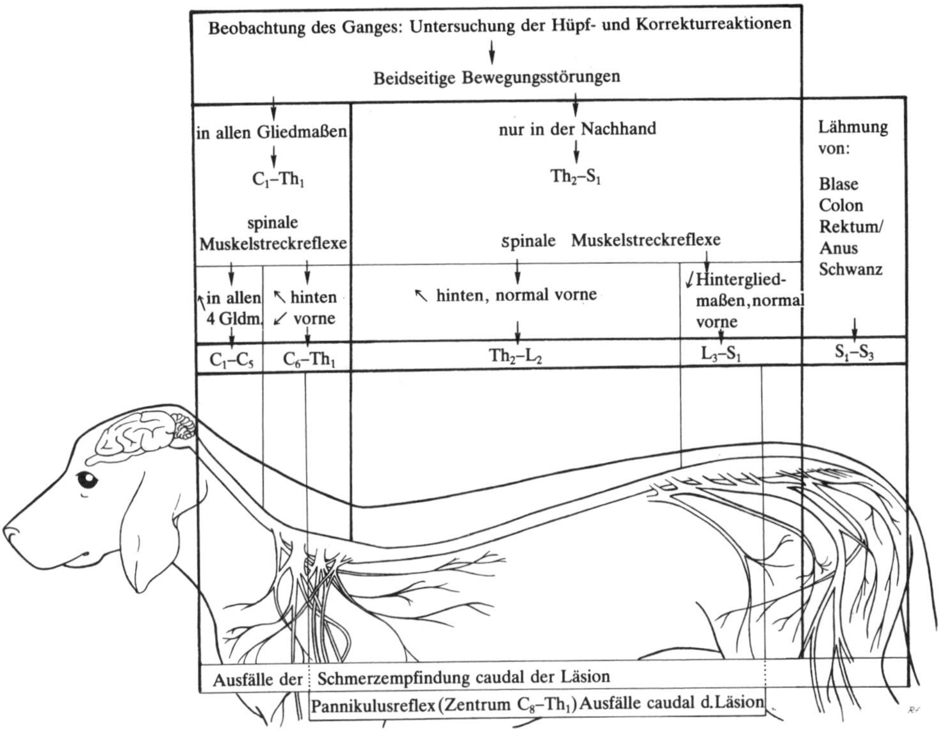

Basierend auf der neurologischen Untersuchung (Gang, Korrektur- und Hüpfreaktionen, spinale Muskelstreckreflexe) kann eine fokale Läsion in einem der folgenden Abschnitte des Rückenmarks lokalisiert werden C_1–C_5; C_6–Th_1; Th_2–L_2; L_3–S_1; S_1–S_3. Klar abgrenzbare Ausfälle des Pannikulusreflexes und/oder der Schmerzempfindung sind lokalisatorisch sehr nützlich (Ausfälle unmittelbar kaudal der Läsion)

3.2.7 Lokalisation im Rückenmark

Anhand der neurologischen Untersuchung können fokal begrenzte Läsionen des Rückenmarks in einem der folgenden Abschnitte lokalisiert werden *(Abb. 12):* C_1–C_5, C_6–Th_1, Th_2–L_3, L_4–S_1, S_1–S_3. Bei Läsionen auf Höhe S_1–S_3 kommt es ähnlich wie beim *Cauda equina*-Syndrom (siehe Seite 129) zu Blasen-, Kolon-, Sphinkter- und Schwanzlähmungen sowie zu Schmerzempfindungsausfällen im Perineal- und Schwanzbereich. Läsionen oberhalb des Sakralmarkes führen zu Gehstörungen. Die Lokalisation solcher Gehstörungen ist in *Tabelle 15* zusammengefaßt.

3.2.8 Spezielle Untersuchungsmethoden

3.2.8.1 Grundsätzliches zur Prognose

Im allgemeinen hängt die Prognose vom Ausmaß der neurologischen Störungen und von der Natur der Läsion ab, wie im Abschnitt über die Differentialdiagnose von spinalen Erkrankungen (S. 159) besprochen wird. Beim Kleintier ist die Prognose grundsätzlich von den therapeutischen Möglichkeiten abhängig. Es gibt jedoch einige allgemeingültige Kriterien, nach denen man schon im Frühstadium der Untersuchung die Entscheidung treffen kann, ob weitere, aufwendigere Untersuchungen sinnvoll sind oder ob man die Euthanasie bzw. Schlachtung vorschlagen sollte. Ungünstige prognostische Zeichen sind:

1. Ausfall der Schmerzempfindung kaudal der Läsion; da die schmerzleitenden Fasern dank ihres kleineren Durchmessers widerstandsfähiger sind als die motorischen Fasern, sind Ausfälle der Schmerzempfindung ein Zeichen für eine umfassendere Rückenmarksschädigung;
2. Schlaffe Lähmungen mit Areflexie und eventueller Analgesie in den Gliedmaßen;
3. Schiff-Sherrington-Phänomen (siehe Seite 156);
4. Stark veränderter *Liquor cerebrospinalis.*

3.2.8.2 Röntgen der Wirbelsäule und Myelographie

Durch seine Lage in der Wirbelsäule, in einem engen Knochentunnel, ist das Rückenmark besonders gefährdet durch Kompression. Auch relativ geringfügige räumliche Veränderungen im Spinalkanal führen sehr schnell zu Verlagerung und Druck mit Verletzung des Rückenmarkgewebes. Dabei handelt es sich nicht lediglich um die mechanische Kompression als solche; je nach Ausmaß der Störung von Liquorfluß (Leptomeningealraum) und Blutumlauf (bes. venöser Abfluß: basaler Venensinus) kann das Rückenmark lokal in Mitleidenschaft gezogen werden.

Die Mehrheit der spinalen Probleme bei Haustieren werden durch irgendeine Form von Rückenmarkskompression verursacht. Überdies gibt es eine Reihe von primären, nicht-kompressiven Rückenmarkskrankheiten, die zu ähnlichen spinalen Symptomen führen können. In der Differentialdiagnose von spinalen Problemen muß man in erster Linie zwischen kompressiven und nicht-kompressiven Läsionen differenzieren. Die zentrale Stellung in dieser Frage nimmt die Röntgenuntersuchung ein.

Röntgenaufnahmen der Wirbelsäule sind das wichtigste Hilfsmittel zur Diagnose von spinalen Störungen. In erster Linie konzentriert sich die Röntgenuntersuchung auf das Rückenmarksniveau, auf dem anhand der klinischen Untersuchung die Läsion vermutet wird. Liegt kein deutlicher lokalisatorischer Hinweis vor, muß die ganze Wirbelsäule in Teilstücken (je nach Größe des Tieres) geröntgt werden.

Myelographie: Wenn bei spinalen Störungen, bei denen eine fokale Rückenmarksläsion vermutet wird, keine positiven Leerröntgenbefunde vorliegen oder wenn die Beziehung zwischen Leerröntgenbefund und Rückenmarksläsion nicht klar ist, ist eine Myelographie indiziert. Auch wenn keine deutlichen, lokalisierbaren spinalen Symptome vorliegen, kann unter Umständen das Myelogramm eine Rückenmarkskompression bestätigen oder ausschließen.

Eine detaillierte Besprechung findet sich im Kapitel Neuroradiologie, ab S. 77 ff.

3.2.8.3 *Liquor cerebrospinalis*

Der LCS ist bei fokalen kompressiven Läsionen des Rückenmarks selten deutlich verändert, da das Ausmaß dieser fokalen Veränderungen zu geringfügig ist, um die Zusammensetzung des LCS zu beeinflussen, besonders weil in der Regel subokzipital, also höher im Liquorstrom punktiert wird. Die Lumbalpunktion wäre bei Rückenmarksläsionen aufschlußreicher. Da die Diagnose von Kompressionen durch Röntgenuntersuchung erfolgt, hat die LCS-Untersuchung bei nachgewiesener Kompression nur geringe diagnostische Aussagekraft. Doch kann sie hier **prognostisch** weiterhelfen: wie schon angedeutet, weisen starke LCS-Veränderungen auf schwere, prognostisch ungünstige Rückenmarksschäden hin. Bei primären (nicht-kompressiven) Rückenmarksläsionen dagegen ist die Untersuchung des LCS unerläßlich und kann Aufschluß über die Natur der Veränderungen geben.

3.2.8.4 Evozierte Potentiale

Mit aufwendigen diagnostischen Apparaturen ist es möglich, die Leitfähigkeit des Rückenmarks objektiv zu testen. Falls schnelle, preiswerte Verfahren entwickelt werden könnten, würden solche Untersuchungen sicher nützlich sein, vor allem bei Tieren, deren Sensibilität objektiv kaum prüfbar ist.

3.3 Rückenmarkskrankheiten bei Hund und Katze

3.3.1 Kompressive Prozesse

3.3.1.1 Pathophysiologie der Rückenmarkskompression

Wie *Abbildung 69* zeigt, gibt es verhältnismäßig wenig freien Raum zwischen dem Rückenmark und den starren Wänden des Wirbelkanals. Deshalb kommt es bei pathologischer Raum beanspruchenden Veränderungen im Spinalkanal sehr schnell zur Verdrängung und Kompression des Rückenmarks. Die Veränderungen, die dabei entstehen, hängen zum großen Teil ab vom Entwicklungstempo der Kompression (sog. **dynamischer Faktor).** Sehr schnell fortschreitende Kompression (z. B. bei explosivem Diskusprolaps oder Wirbelfraktur) führt oft zu schweren Veränderungen mit vollständiger Erweichung der betroffenen Rückenmarkssegmente. Diese hämorrhagische Myelomalazie kann sich sogar über größere Strecken des Rückenmarks, oberhalb oder unterhalb des komprimierten Segmentes ausbreiten (aszendierende oder deszendierende hämorrhagische Myelomalazie). Bei Prozessen, die sich allmählich über längere Zeit entwickeln (Tage bis Wochen), kann das Rückenmark sehr gut kompensieren, bis eine gewisse Schwelle überschritten wird, wonach einerseits direkter mechanischer Schaden entsteht und andererseits venöse Abflußstörungen mit **Ödembildung** auftreten. Ödembildung ist eine schwerwiegende Komplikation, da sie mit einer weiteren Volumenzunahme und Druckanstieg im bereits eingeengten Wirbelkanal einhergeht.

Bei Kompression wird das Rückenmark nicht nur auf der Seite der komprimierenden Kraft verletzt, sondern es wird auch an die gegenüberliegende Wand des Spinalkanals gedrängt. Deshalb treten klinische Symptome praktisch immer auf beiden Körperseiten auf, und zwar nicht nur bei ventralen Kompressionen, sondern auch bei seitlichen. Da die weiße Substanz sich auf der Außenseite des Rückenmarks befindet, ist sie bei Kompressionen immer in Mitleidenschaft gezogen, mit entsprechenden klinischen Symptomen auf- und absteigender Bahnen (Seite 154). Kompressive Läsionen müssen schon recht erheblich sein, um in der grauen Substanz Schäden von klinischer Bedeutung hervorzurufen. Diese sind nur im Bereich der zervikalen und lumbosakralen Anschwellungen praxisrelevant.

3.3.1.2 Diskopathien

3.3.1.2(1) Allgemeines

Als Folge von degenerativen Veränderungen der Zwischenwirbelscheiben, besonders häufig

Tab. 16: Rückenmarkskrankheiten; die Namen der wichtigsten Krankheiten **in Fettdruck**

	Mißbildung	Entzündlich	Degenerativ	Tumoren	Vaskuläre Prozesse	Trauma	Toxisch-metabolisch
Hund	☐ **Canine Wobbler** ☐ **Atlantoaxiale Subluxation** ☐ Hemivertebrae ☐ Okzipitale Dysplasie ☐ Exostosen im Spinalkanal ☐ Syringomyelie ☐ Dysraphie ☐ Spina bifida	☐ **Hundestaupe** ☐ Granulomatöse Enzephalomyelitis ☐ Toxoplasmose ☐ Tollwut ☐ Eitrige Myelitis (Abszeß) ☐ Osteomyelitis der Wirbelsäule ☐ Aseptische eitrige Meningitis	☐ Stockards Paralyse ☐ Spinale Muskelatrophie (Brittany-Spaniel) ☐ Motor Neuron-Krankheit (Lapplandhund) ☐ Motor Neuron-Krankheit (Colliehunde) ☐ Entmarkung bei Zwergpudeln ☐ Leukodystrophie beim Afghan und Kooikerhund ☐ Globoidzelleukodystrophie (West-Highland-Terrier und Cairn Terrier) ☐ Ataxie beim Glatthaar-Foxterrier ☐ Entmarkung beim Rottweiler ☐ Progressive Axonopathie beim Boxer ☐ **Degenerative Myelopathie bei großen Rassen**	☐ **Tumoren der Wirbelsäule** ☐ Meningeome ☐ **Wurzeltumoren** ☐ Epidurale Tumoren ☐ Gliome ☐ Lymphone	☐ **Fibrokartilaginöse Embolie** (Infarkt) ☐ Blutungen ☐ Aszendierende hämorrhagische Myelomalazie	☐ **Diskopathien** ☐ **Frakturen der Wirbelsäule** ☐ **Luxationen/Subluxationen der Wirbelsäule**	
Katze	☐ Syringomyelie	☐ **Feline infektiöse Peritonitis** ☐ **Feline Poliomyelitis**	☐ primäre Rückenmarksdegeneration	☐ Tumoren der Wirbelsäule ☐ Meningeome ☐ Wurzeltumoren ☐ **Lymphosarkome** ☐ Gliome	☐ Fibrocartilaginöse Embolie (Rückenmarksinfarkt)	☐ **Frakturen** ☐ **Luxationen/Subluxationen** ☐ **Hypervitaminose A**	

Tab. 16 (Fortsetzung): Rückenmarkskrankheiten; die Namen der wichtigsten Krankheiten **in Fettdruck**

	Mißbildung	Entzündlich	Degenerativ	Tumoren	Vaskuläre Prozesse	Trauma	Toxisch-metabolisch
Pferd	□ Atlantookzipitale Mißbildung	□ **Herpesmyelitis** □ Protozoäre Myelitis □ Equine infektiöse Anämie □ Tollwut □ Larva migrans	□ degenerative Myelo-enzephalopathie		□ Postoperative Hämatomyelie □ Fibrokartilaginöse Embolie (Rücken-marksinfarkt)	□ **Equine Wobbler** □ **Cervicale degenerative Osteoarthropathie** □ **Synovialzysten im Wirbelkanal** □ **Frakturen/Luxationen**	
Rind	□ Spina Bifida	□ **Abszess** □ **Nicht-eitrige Myelitis** □ Tollwut	□ Ataxie bei Charolais □ Ataxie beim Braun-vieh	□ **Lymphosarkom**		□ Frakturen	
Kleine Wieder-käuer		□ **Caprine Arthritis/ Enzephalitis** □ Abszeß				□ Frakturen	□ **Enzootische Ataxie**
Schwein		□ **Poliomyelitis** □ **Abszeß**	□ Motor Neuron-Krankheit	□ Liposarkom			□ **Poliomyelomalazie** □ Ödemkrankheit □ Mikroangiopathie

bei sog. chondrodystrophoiden Hunderassen, können die Fasern des *Anulus fibrosus* dorsalwärts von degeneriertem *Nucleus pulposus*-Material infiltriert werden, sich dadurch gegen den Wirbelkanal vorwölben oder aber durchreißen und das Material in den Wirbelkanal einquellen lassen **(Diskushernie, bzw. Diskusruptur und -prolaps).** Im Zervikalabschnitt bleibt das prolabierte Material häufiger von Bandmaterial überdeckt, ebenso lumbal in der Medianlinie *(Ligamentum longitudinale dorsale).* Im Thorakalabschnitt bis etwa Th_{10} verstärkt das *Ligamentum conjugale costarum* dorsal den Diskus; Prolapse sind dort so gut wie unbekannt. Ein Diskusprolaps kann plötzlich, explosiv auftreten oder über längere Zeit langsam zunehmen. Die meisten werden in der thorako-lumbalen Wirbelsäule, vor allem zwischen Th_{10} und L_2 beobachtet, aber auch in der Halswirbelsäule sind Diskopathien nicht selten. Sie können bei jeder Rasse auftreten, doch sind besonders Dackel, aber auch Pudel, Pekinesen, Cocker-Spaniels und andere kurzbeinige Rassen prädisponiert. Eine gewisse familiäre Häufung ist bei Dachshunden festgestellt worden. Die Mehrheit der Fälle ereignet sich zwischen 4 und 6 Jahren, obwohl gelegentlich jüngere oder auch ältere Tiere erstmals betroffen sein können.

Diskushernien bei Katzen sind eine extreme Seltenheit (siehe S. 130).

3.3.1.2(2) Symptome

Verlauf: die Symptome treten oft **schlagartig** auf, manchmal im Zusammenhang mit körperlichen Anstrengungen, Sprüngen, geringfügigen Traumen usw. Sie können aber auch einen schleichenden Beginn haben. Bei Diskushernien wird nicht selten ein **chronisch-remittierendes** Symptomenbild beobachtet. Die Symptome können stationär bleiben, manchmal kommt es sogar zu spontaner Besserung, häufig aber beobachtet man eine schnelle Progression.

Schmerz: Sehr häufig werden Diskusprolapse von starken Schmerzen begleitet oder ist Schmerz überhaupt das dominierende Symptom. Er ist Folge einer Irritation der Spinalwurzeln und -nerven sowie der sie umgebenden bindegewebigen Strukturen. Bei thorakolumbaler Lokalisation besteht stark aufgekrümmter Rücken, Bewegungsunlust, Schmerzäußerung. Schmerz kann durch manuellen Druck auf die Wirbelsäule in der Gegend der Schädigung ausgelöst werden. Zervikale Diskushernien sind häufig **extrem schmerzhaft:** Die Tiere bewegen Kopf und Hals kaum, der Kopf wird häufig tief gehalten, der Hals bleibt in Flexionsstellung, die Tiere wollen nicht mehr vom Boden Futter aufnehmen. Manipulation des Halses ist oft sehr schmerzhaft. Der Schmerz kann auch in eine Vordergliedmaße ausstrahlen und durch Manipulation oder bloße Berührung ausgelöst werden.

Bewegungsstörungen: Je nach Lokalisation treten Bewegungsstörungen in der Nachhand (thorako-lumbal) oder in allen Gliedmaßen (zervikal) auf. Je nach Schwere der Rückenmarkskompression kommt es von milder Ataxie bis zu vollständiger Para- oder Tetraplegie zu allen denkbaren Intensitätsstufen der Bewegungsbehinderung. Bei vielen Fällen thorakolumbaler Diskusprolapse kommt es zu Blasenstauung und Kotverhaltung.

Sensibilitätsstörungen: Bei schweren Fällen beobachtet man Hypo- oder Analgesie kaudal von der Läsion, sowie eine hyperalgetische Zone in den Dermatomen auf Höhe der Läsion selbst.

3.3.1.2(3) Röntgenologische Befunde

Klassische Röntgenbefunde bei Diskopathien sind: verengter oder keilförmiger Zwischenwirbelraum, veränderte Form oder Verschattung der *Foramina intervertebralia,* verkalkte Zonen im Zwischenwirbelbereich, verkalktes Diskusmaterial im Spinalkanal. Häufig findet man, vor allem bei chondrodystrophoiden Rassen, Diskusveränderungen an verschiedenen Stellen. Es ist dann oft schwierig, die Kompressionsstelle mit Sicherheit zu lokalisieren. Deshalb ist eine Kontrastmyelographie, vor allem wenn eine chirurgische Behandlung in

Betracht gezogen wird, sehr nützlich. Bei der Kontrastmyelographie sollten sowohl latero-laterale wie dorso-ventrale Aufnahmen gemacht werden, wodurch die genaue Lokalisation des prolabierten Materials möglich wird. Näheres siehe im Kapitel Neuroradiologie, S. 87 ff.

3.3.1.2(4) Behandlung

Obwohl die Behandlung von Diskopathien anhand von sehr großen, sorgfältig dokumentierten Serien auf wissenschaftlicher Basis genau untersucht wurde, bestehen erstaunlicherweise noch immer kontroverse, manchmal sogar abergläubisch anmutende Vorstellungen. Die nachfolgenden Ausführungen basieren im wesentlichen auf den Untersuchungen von B. F. HOERLEIN, die Behandlungsmethoden, die darauf beruhen, wurden seit Jahren mit Erfolg bei unserem Patientenmaterial eingesetzt.

(1) Indikationen Sehr wichtig bei der Behandlung von Diskopathien ist die genaue Einstufung der neurologischen Befunde. Je nach Schweregrad der Ausfallserscheinungen wird eine bestimmte Therapie bevorzugt.

• **Schmerzen mit oder ohne leichtgradige Gehstörungen:** Hier ist die konservative Therapie angezeigt. Bei Hunden, die nach 2–3 Wochen trotz Behandlung keine Besserung zeigen, oder bei wiederholten Rückfällen mit starken Schmerzen oder Gehstörungen, ist eine chirurgische Therapie in Erwägung zu ziehen.

• **Starke Bewegungsstörungen (Para- oder Tetraplegie) mit erhaltener Schmerzempfindung kaudal der Läsion:** Wichtig bei dieser Gruppe ist das Entwicklungstempo der Kompression (siehe Abschnitt Pathophysiologie, S. 159). Bei schnell progressivem Verlauf (vollständige Lähmung innerhalb von Stunden bis zu 2 Tagen) muß rasch gehandelt werden. Hier bietet die chirurgische Dekompression die besten Aussichten. Die Operation soll **so schnell wie möglich,** auf jeden Fall innerhalb von 24–28 Stunden erfolgen. Bei langsamem Verlauf (Paralyse, die sich über Wochen progressiv entwickelt hat) ist der Zeitpunkt der Operation etwas weniger dringend. Je länger jedoch abgewartet wird, desto länger dauert die postoperative neurologische Erholungsphase. Die chirurgische Behandlung wird medikamentös und durch zusätzliche Maßnahmen unterstützt. Wenn nur eine konservative Therapie bei Patienten dieser Gruppe möglich ist, soll jedenfalls eine möglichst umfassende Kombination von konservativen Therapiemaßnahmen durchgeführt werden. Die Erfolgsrate ist in diesen Fällen aber wesentlich geringer, vor allem ist die Rückfallsfrequenz viel höher.

• **Vollständige Paraplegie oder Tetraplegie mit deutlicher Hypo- oder Analgesie kaudal der Läsion:** Die Prognose ist in diesen Fällen ungünstig. Wenn die Euthanasie nicht durchsetzbar ist, kann eine konservative Behandlung durchgeführt werden. Bei Hunden mit Querschnittsläsionen zwischen Th_{10} und L_2 ist gelegentlich beobachtet worden, daß sich innerhalb einiger Monate eine Reflexmotorik der Hinterbeine entwickelte. Solche Tiere können mit den Hinterbeinen stehen und laufen, jedoch fehlt die Koordination zwischen Vordergliedmaßen und Nachhand. Möglicherweise sind die »Erfolge« gewisser irrationaler Therapien auf diesen Zeitgewinn zurückzuführen.

(2) Konservative Therapie **Ruhe:** Die Bewegung soll für 2–3 Wochen möglichst eingeschränkt werden (oft unrealistisch, wenn die Tiere nicht hospitalisiert sind), in kleiner Boxe, evtl. unter leichter Sedation.

Ödembekämpfung: In der akuten Phase bei paraplegischen Tieren 2–3 × Mannitol, 1–2 g pro kg KG intravenös über 20 Minuten. Diese Behandlung während der ersten 2 Tage verschiedene Male wiederholen. Blase katheterisieren, genügend Trinkwasser anbieten, evtl. Infusionen. Mannitolbehandlung kombinieren mit Steroiden. Bei nicht paraplegischen Tieren: Dexamethason 1 mg pro kg KG 2 × pro Tag für 3 Tage; anschließend Prednisolon für 3 Wochen, 1 mg pro kg KG als Anfangsdosis, dann abnehmend.

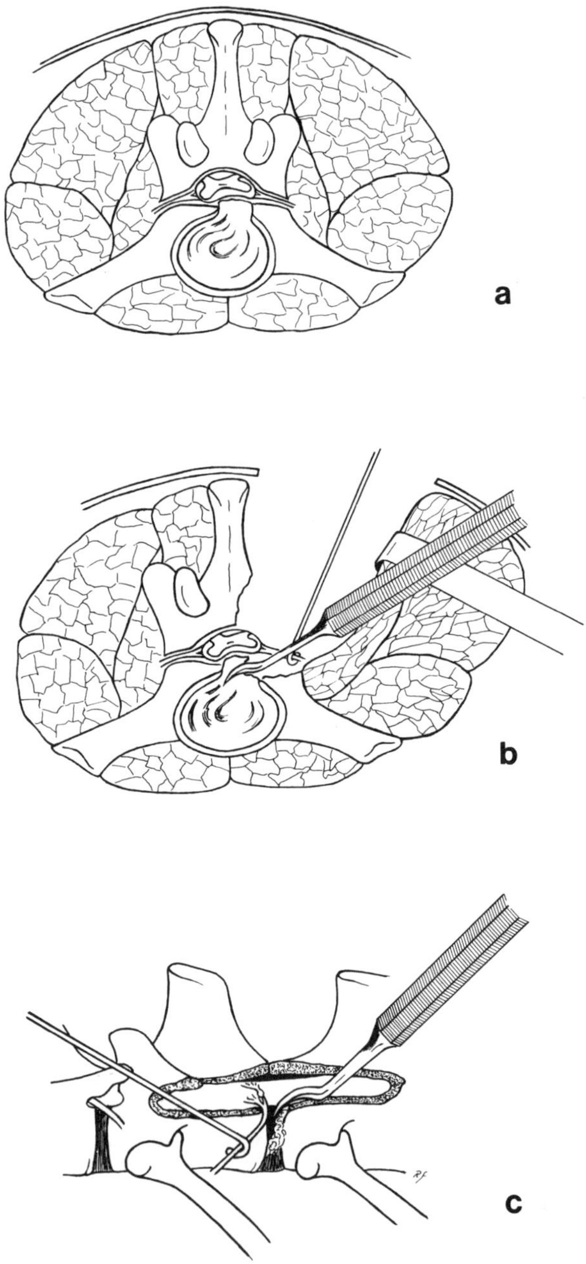

Abb. 71: Prinzip der chirurgischen Behandlung von Diskushernien (nach Hoerlein, B. F., 1978: Canine Neurology, Diagnosis and Treatment, 3rd ed., Philadelphia, London, Toronto: W. B. Saunders Comp., mit Genehmigung des Autors)

a) Querschnitt durch Wirbelsäule auf dem Niveau einer degenerierten Bandscheibe; Diskusprolaps mit Kompression des Rückenmarks. **b)** Hemilaminektomie: Eröffnung einer Seite der Wirbelkanalwand und Entfernung des prolabierten Materials unter Schonung der Spinalwurzel. **c)** Seitenansicht: Hemilaminektomiedefekt über der Kompressionsstelle. Entfernung des restlichen *Nucleus pulposus*-Materials aus der degenerierten Bandscheibe: Fenestration

Unterstützende Maßnahmen: Wärme, passive Bewegung von gelähmten Gliedmaßen, Physiotherapie (z. B. in Schwimmbecken). Blase regelmäßig leeren. Akupunktur ist vor allem bei Schmerzsyndromen mit Erfolg eingesetzt worden.

Vorbeugende Maßnahmen (verhindern von Rezidiven): Stark konzentrierte Muskelaktion vermeiden (z. B. nicht auf Sofa o. ä. springen); beim Treppensteigen kleine Hunde tragen. Bei zervikalen Diskushernien auf keinen Fall Halsband, sondern Brustgeschirr.

(3) Chirurgische Therapie Bei der chirurgischen Therapie wird

1. das prolabierte Material aus dem Spinalkanal entfernt und
2. durch partielle Eröffnung des Spinalkanals das Rückenmark weiter dekomprimiert.

Verschiedene Methoden stehen zur Auswahl. Bei der Laminektomie werden im Gebiet der Rückenmarkskompression die Wirbelbogen (evtl. samt Intervertebralgelenken) beidseits entfernt. Bei der Hemilaminektomie wird der Kanal nur einseitig eröffnet. Bei der Spondylektomie wird der Kanal sogar von ventral eröffnet, wobei Teile der Wirbelkörper entfernt werden. Fenestration der Zwischenwirbelscheibe erfolgt durch Perforation des *Anulus fibrosus* von der Seite und Entfernung des *Nucleus pulposus,* wodurch weiteres Prolabieren von Diskusmaterial in den Kanal verhindert wird. **Die Fenestration allein ist aber keine adäquate dekompressive Behandlung.**

Bei thorakalen oder lumbalen Diskushernien ist die Methode der Wahl eine Kombination von Hemilaminektomie und Fenestration *(Abb. 71).* Mit dieser Methode kann das Rückenmark dekomprimiert und das degenerierte Diskusmaterial aus dem Spinalkanal und den geschädigten Zwischenwirbelscheiben entfernt werden. Bei thorako-lumbalen Operationen ist die prophylaktische Fenestration auch der benachbarten Zwischenwirbelscheiben zu empfehlen.

Bei zervikalen Diskushernien ist die Laminektomie bedeutend schwieriger. Hier wird die Fenestration von ventral ausgeführt; bei schweren Fällen kann eine Diskektomie mit Spondylektomie ausgeführt werden, wobei der Spinalkanal von ventral schlitzförmig eröffnet wird *(Abb. 74).* Bei lateralen Hernien im Zervikalbereich muß die Wirbelsäule jedoch von dorso-lateral eröffnet werden; genaue Lokalisation durch Darstellung der *Foramina intervertebralia* auf Schrägaufnahmen.

Auch wenn die Lokalisation des Prolapses gesichert scheint, ist es empfehlenswert, vor der Operation ein Myelogramm anzufertigen, um die genaue Ausdehnung des prolabierten Diskusmaterials festzustellen, insbesondere auch um abzuklären, ob der Prolaps links- oder rechtsseitig ist. In manchen Fällen kommt es zum Rückenmarksödem, das sich gelegentlich über 1–2 Segmente erstreckt. Deshalb kann es im Myelogramm kranial vom Prolaps zu einem Stopp der Kontrastmittelsäule kommen. Stets ist der Spinalkanal auf dem Niveau des Stopps und anschließend in kaudaler Richtung weiter zu eröffnen, bis der Prolaps sichtbar ist.

Für genaue Angaben verweisen wir auf die chirurgische Fachliteratur.

3.3.1.3 Frakturen und Luxationen

3.3.1.3(1) Symptome

Je nach Intensität des Traumas kommt es zu mehr oder weniger schweren spinalen Störungen. Die Ursache ist meistens bekannt (Autounfall, Sturz usw.). Es kommt jedoch vor, daß Tiere aufgefunden werden, ohne daß ein Unfall beobachtet wurde. Nicht selten liegen multiple Verletzungen des Bewegungsapparates und der inneren Organe oder auch des Kopfes und des Gehirns vor, so daß neben spinalen Symptomen noch andere neurologische und extraneurale Erscheinungen bestehen. Manchmal kommt es erst viele Wochen oder Monate nach einem Trauma zu spinalen Symptomen, wenn **Kallusbildung** im Bereich

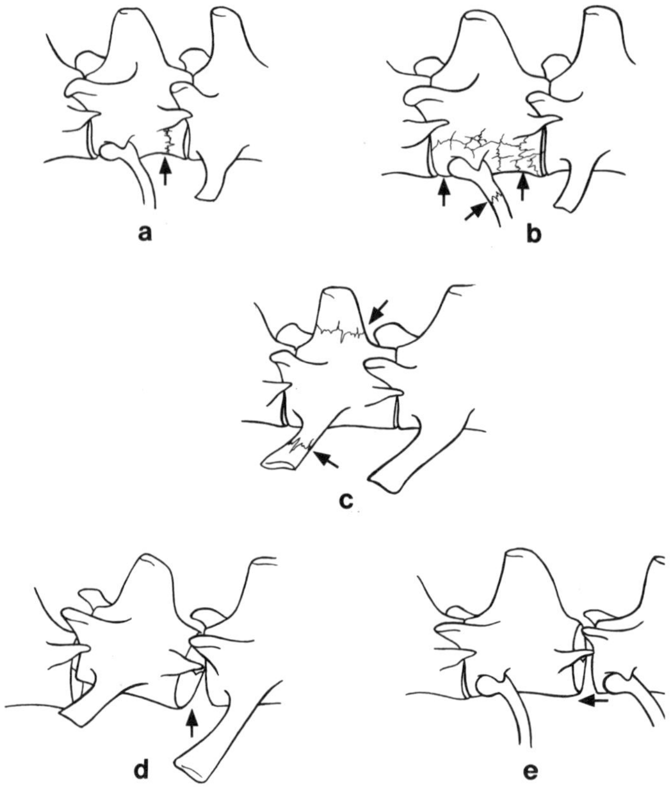

Abb. 72: Halbschematische Darstellung der verschiedenen Typen von Wirbelsäulen-Traumen (nach Hoerlein, B. F., 1978: Canine Neurology, Diagnosis and Treatment, 3rd ed., Philadelphia, London, Toronto: W. B. Saunders Comp., mit Genehmigung des Autors)
A. Querfraktur des Wirbelkörpers. **B.** Kompressionsfraktur. **C.** Frakturen der Seiten- und Dornfortsätze. **D.** Luxation. **E.** Subluxation

des Wirbelkanals das Rückenmark nach und nach komprimiert. Bei akuten Rückenmarkserschütterungen oder -verletzungen kann es beim Menschen zum sog. spinalen Schock kommen mit vorübergehendem, völligem Verlust von Reflexen, Muskeltonus und Sensibilität kaudal von der Läsion. Dieser Zustand kann Stunden oder Tage lang andauern. Bei Haustieren ist der spinale Schock ein sehr seltenes Phänomen und von sehr kurzer Dauer, d. h. klinisch nicht von Wichtigkeit.

3.3.1.3(2) Röntgenbefunde

Die radiologische Untersuchung der Wirbelsäule ist wichtig für die Diagnose und Prognose. Die verschiedenen Frakturtypen sind in *Abbildung 72* dargestellt. Frakturen mit deutlichen Verschiebungen sind leicht feststellbar, erfordern aber immer dorso-ventrale und latero-laterale Aufnahmen. Partielle Frakturen, Risse und Kompressionsfrakturen sind dagegen schwieriger zu diagnostizieren. Auch soll auf Frakturen der seitlichen oder Dornfortsätze der Wirbel geachtet werden, wobei der Spinalkanal zwar intakt bleiben kann, die aber oft mit **Kontusion des Rückenmarks** einhergehen. Wenn kein deutlicher Befund vorliegt, ist ein Myelogramm zur weiteren Abklärung angezeigt. Näheres zu diesem und den folgenden Abschnitten siehe im Kapitel Neuroradiologie, S. 105.

3.3.1.3(3) Prognose und Behandlung

In erster Linie müssen die nicht-neurologischen Folgen des Traumas behandelt werden (Schock, Blutverlust, offene Wunden usw.). Die Manipulation des Tieres ist soweit möglich einzuschränken. Das Ausmaß der spinalen Schädigung ist entscheidend für die Prognose. Liegen schwere Schmerzempfindungsstörungen kaudal von der Läsion vor, so ist die Prognose ungünstig. Häufig ist die Schmerzempfindung anfänglich kaum zuverlässig zu prüfen, z. B. bei Tieren unter Schock oder mit hochgradigen Schmerzen im Läsionsgebiet. Der radiologische Befund ist dann vorerst das wichtigste Kriterium für die Prognose. Liegen massive Veränderungen der Wirbelsäule mit starken Verschiebungen vor, z. B. **ein Drittel oder mehr des Durchmessers des Spinalkanals,** so ist die Prognose meist schlecht. Bei geringeren neurologischen Ausfällen und wenn weder Instabilität noch Verschiebungen der Wirbelsäule vorliegen, ist eine konservative Behandlung ähnlich wie bei Diskushernien (Seite 163) indiziert. Das gleiche gilt für leichtere Verlagerungen kaudal von L_5, wo das Rückenmark nicht mehr direkt betroffen wird. Bei schweren spinalen Störungen oder bei Verschiebungen mit Instabilität kann notfalls nur chirurgisch geholfen werden: **Dekompression** des Rückenmarks am Ort der Fraktur (Hemilaminektomie); **interne Stabilisation** (Verplattung, Vernagelung, Verdrahtung, wobei die benachbarten Wirbelkörper als Fixationspunkte dienen); wenn möglich, zusätzlich externe Fixation mit Ganzkörpergips. Alle diese Maßnahmen versprechen höchstens dann einen Erfolg, wenn sie **sofort** nach dem Trauma eingesetzt werden *(Abb. 73)*.

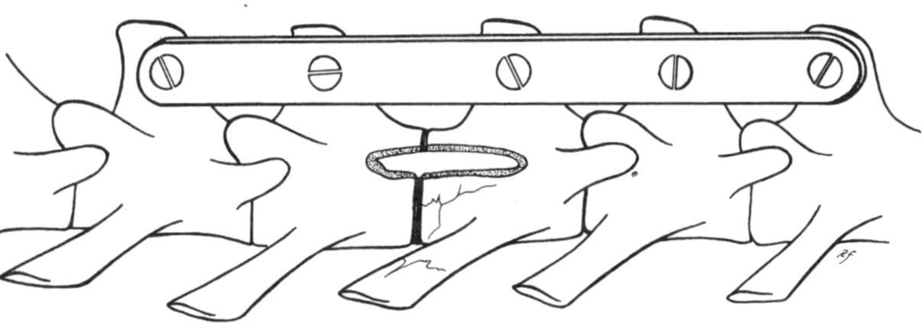

Abb. 73: Prinzip der chirurgischen Behandlung von spinalen Traumen (nach HOERLEIN, B. F., 1978: Canine Neurology, Diagnosis and Treatment, 3rd ed., Philadelphia, London, Toronto: W. B. Saunders, mit Genehmigung des Autors). Dekompression des Rückenmarks am Ort des Traumas und Stabilisierung der traumatisierten Wirbelsäule, z. B. mit Verplattung der Dornfortsätze

3.3.1.4 Zervikale Spondylopathie („Wobbler Syndrom")

Diese kommt bei großen Hunderassen vor, vor allem bei Deutschen Doggen oder Dobermannpinschern. Wir haben jedoch ähnliche Läsionen auch bei anderen großen Hunderassen beobachtet. Es handelt sich zum Teil um eine kongenitale Mißbildung mit **Instabilität** der Halswirbelgelenke (C_3–C_7), mit Verschiebungen der Wirbelkörper gegeneinander, wodurch der Spinalkanal eingeengt und das Rückenmark komprimiert wird. Die Pathogenese ist im einzelnen jedoch unklar. Die Instabilität kann ferner zu chronischer Reizung der umgebenden Gewebe führen *(Lig. longitudinale dorsale, Lig. flavum,* Meningen, Zwischenwirbelscheibe) und zu deren Volumenzunahme beitragen, was ebenfalls eine Einengung des Spinalkanals nach sich zieht. Bei Bassethounds und Bulldoggen ist eine erbliche Instabilität im Bereich von C_3/C_4 beschrieben worden. Weiteres siehe im Kapitel Neuroradiologie, S. 85.

3.3.1.4(1) Symptome

Bei Deutschen Doggen treten die ersten Symptome meist im Jugendalter auf, zwischen 3 und 18 Monaten, bei anderen Rassen oft erst später (bis zu 8 Jahren). Es bestehen generalisierte Bewegungsstörungen in allen Gliedmaßen (spinale Ataxie), die häufig in den Hinterbeinen stärker ausgeprägt sind. Die Symptome sind meist progressiv. Gelegentlich werden zervikale Schmerzen beobachtet: eingeschränkte Beweglichkeit des Halses, Tiefhaltung des Kopfes, Schmerzäußerung bei Manipulation des Halses.

3.3.1.4(2) Röntgenbefunde

Latero-laterale Aufnahmen bei gestreckter, nach ventral, bzw. dorsal gebeugter Halswirbelsäule: Bei Instabilität Stufenbildung am Boden des Spinalkanals durch Dorsalverschiebung eines Wirbelkörpers im gebeugten Zustand. Bei chronischen Fällen sind die Zwischenwirbelscheiben zwischen den instabilen Wirbelkörpern oft verändert und es liegen arthrotische Veränderungen in den Zwischenwirbelgelenken vor. Bei unklaren Fällen ist ein Myelogramm angezeigt. Weiteres siehe Kapitel Neuroradiologie, S. 86.

3.3.1.4(3) Prognose und Behandlung

Die Prognose ist abhängig vom Ausmaß und von der Dauer der neurologischen Störungen. Bei chronischen Fällen mit starker Bewegungsbehinderung kann wenig erreicht werden. Im Frühstadium der Krankheit oder wenn nur mäßige Ataxie vorliegt, kann chirurgisch eingegriffen werden. Zu diesem Zweck wird eine sog. **Ventralschlitzoperation** ausgeführt. Im instabilen Abschnitt wird ein länglicher, relativ breiter Schlitz angelegt, um das Rückenmark von ventral zu dekomprimieren *(Abb. 74)*. Der Wirbeldefekt kann durch ein partielles Knochentransplantat oder Biozement stabilisiert werden. Es ist auch möglich, instabile Wirbel mittels Platten oder Schrauben zu fixieren. Die konservative Behandlung mit Antiphlogistika und Analgetika bewirkt meistens eine nur vorübergehende Besserung.

Grundsätzlich ist allerdings zu sagen, daß sich die — übrigens sehr aufwendige — chirurgische Korrektur derartiger Bauanomalien der Wirbelsäule strikt auf Fälle beschränken sollte, bei denen der Besitzer in besonderer Weise an einem Einzeltier hängt und den notwendigen finanziellen Aufwand zu tragen bereit ist. Selbst im Erfolgsfalle sollten derartige Tiere von der Zucht ferngehalten werden. Wir sind im Laufe der Jahre mit der Indikationsstellung zum chirurgischen Eingriff äußerst zurückhaltend geworden.

3.3.1.5 Atlanto-axiale Mißbildungen

Die beiden ersten Halswirbel sind auf besondere Weise miteinander verbunden. Der Dens des Epistropheus ist mit Ligamenten am Boden des Spinalkanals im Atlas verankert. Dorsal sind die zwei ersten Halswirbel durch das dorsale atlanto-axiale Ligament verbunden. Bei bestimmten Zwergrassen, vor allem Yorkshire-Terriern und Pekinesen, kommt eine kongenitale Hypoplasie oder Aplasie des Dens vor. Dies führt zu starker Instabilität im Ventralbereich des Gelenks, oft mit Abriß des dorsalen atlanto-axialen Ligaments. Es folgt dann eine massive Subluxation der beiden ersten Halswirbel mit Rückenmarkskompression. Bei

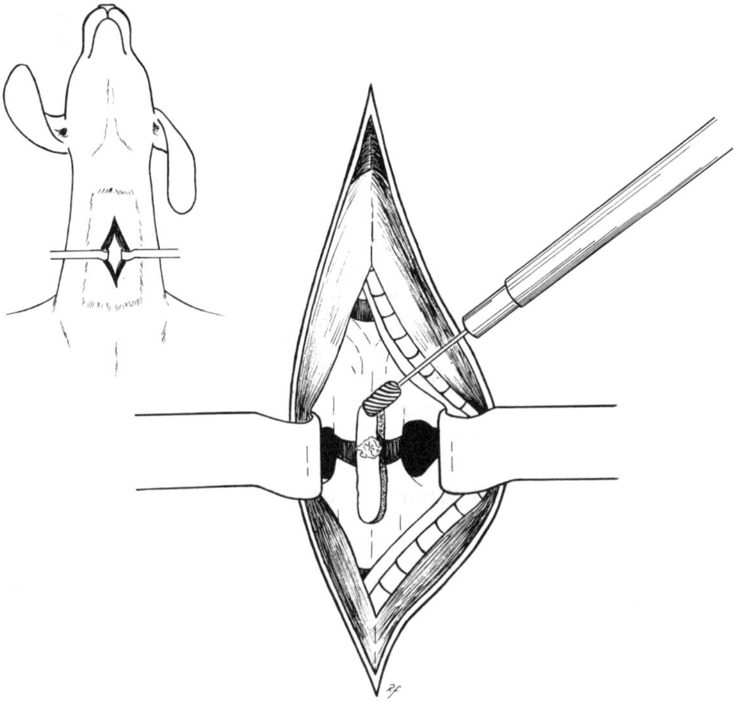

Abb. 74: Prinzip der Ventralschlitzoperation (nach Hoerlein, B. F., 1978: Canine Neurology, Diagnosis and Treatment, 3rd ed., Philadelphia, London, Toronto: W. B. Saunders Comp., mit Genehmigung des Autors). Tier in Rückenlage; Einschnitt von ventral und Seitwärtsverlagerung von *Oesophagus* und *Trachea.* Teile zweier benachbarter Wirbelkörper und Bandscheibe werden abgetragen (Spondylektomie und Diskektomie) bis zum Spinalkanal

Pekinesen und Zwergpudeln wurde auch eine kongenitale Abwinkelung des Dens nach dorsal mit Rückenmarkskompression beschrieben. Abrisse des Ligamentes oder Frakturen des Dens mit Subluxation können natürlich traumatisch bei beliebigen Rassen und in jedem Alter auftreten.

Bei der kongenitalen atlanto-axialen Subluxation kommt es meist schon sehr früh zu generalisierten, progredienten Bewegungsstörungen in allen Gliedmaßen. Als Folge eines zusätzlichen Traumas (Sturz, übermäßiges Zerren am Halsband) kann eine plötzliche Tetraplegie einsetzen.

Röntgen: Latero-laterale Aufnahmen: Anomal große Distanz zwischen Dorsalfläche des Atlasbogens und Dornfortsatz des Epistropheus, die sich bei Ventralflexion des Kopfes vergrößert. Bei kongenitaler atlanto-axialer Mißbildung ist, vor allem auf dorso-ventralen Aufnahmen, die Hypoplasie oder Aplasie des Dens, auf den lateralen Aufnahmen die abnorme Winkelung gut erkennbar (S. 85).

Behandlung: **Chirurgische Verdrahtung** der beiden ersten Halswirbel wird praktiziert. Es sind dagegen die gleichen Vorbehalte angezeigt wie im vorangehenden Abschnitt.

3.3.1.6 Okzipitale Dysplasie

Bei Zwergrassen (Pekinese, Zwergpudel, Yorkshire-Terrier) wird häufig die kongenitale Erweiterung des *Foramen magnum* infolge zurückgebliebener Entwicklung des *Os occipitale* beobachtet. Diese Vergrößerung kann recht massiv sein und geht häufig einher mit Verkümmerung des ersten Halswirbels und mit **Hydrozephalus.** In hochgradigen Fällen kann es zu spinalen Störungen kommen, die schon in den ersten Lebensmonaten, manchmal aber erst später auftreten.

Diagnose: Palpation des vergrößerten Foramens. Röntgen von Halswirbelsäule und Schädel (antero-posteriore Aufnahmen). Eine Behandlung gibt es nicht.

3.3.1.7 Kongenitale Enostosen

Osteokartilaginöse Enostosen sind mißbildungsartige Prozesse, die überall im Skelett einschließlich der Wirbelsäule auftreten können. Es liegen seltene Beobachtungen über Junghunde vor, deren Rückenmark zunehmend komprimiert wurde.

Diagnose: Durch Röntgen der Wirbelsäule.

Behandlung: Das teilweise empfohlene chirurgische Vorgehen ist wohl fragwürdig.

Bei großen Hunderassen wurden kartilaginöse Enostosen dorsal zwischen Atlas und Epistropheus beobachtet, die das oberste Halsmark komprimierten. Die Symptome traten zwischen 3 und 6 Monaten auf und waren rasch progredient. Eine Behandlung wurde nicht versucht.

3.3.1.8 *Hemivertebrae*

Mißbildungen der Wirbelsäule selbst, die zu Rückenmarkskompressionen führen, sind eher selten. Unvollständig ausgebildete Wirbel (**Keilwirbel** oder *Hemivertebrae*) führen zu **Verkrümmungen der Wirbelsäule** (Kyphose, Skoliose oder beides) mit Einengung des Spinalkanals und Rückenmarkskompression. Andere Mißbildungen, wie Blockwirbel, Wirbelverschmelzungen und Übergangswirbel geben in der Regel keinen Anlaß zu spinalen Symptomen.

Röntgenbefunde: Wir verweisen auf das Kapitel Neuroradiologie, S. 85.

Eine Behandlung ist nicht möglich.

Es muß noch einmal nachdrücklich betont werden, daß alle in den vorangehenden Abschnitten beschriebenen Störungen im Bereich der Wirbelsäule Mißbildungscharakter haben und eines genetischen Hintergrunds verdächtig sind. Teilweise hängen sie mit Extremvarianten der Körperbildung zusammen (Zwergrassen!), die durch die Zuchtwahl willkürlich herbeigeführt wurden. Auch wenn Verschiedenes durch geeignete chirurgische Maßnahmen für das Individuum (Korrektur des Phänotyps!) behoben werden kann, leistet man möglicherweise der Rasse einen schlechten Dienst. Jedenfalls sollten Patienten im zuchtfähigen Alter auch beim Erfolg korrigierender Eingriffe von der Vermehrung wohl besser ausgeschlossen werden.

3.3.1.9 Hypervitaminose A

Sie tritt auf bei **Katzen,** die über längere Zeit vorwiegend **rohe Leber** zu fressen bekamen. Es entstehen hypertrophische Skelettveränderungen an Gliedmaßen und Wirbelsäule, mit möglicher Einengung der Zwischenwirbellöcher und kompressiven Schädigungen der Spinalnerven. Es ist im Einzelfall recht schwierig, echte summative neurologische Störungen von der mechanischen Behinderung der Beweglichkeit der Wirbelsäule abzugrenzen. Diese eingeschränkte Beweglichkeit führt unter anderem auch dazu, daß die Tiere sich nicht mehr putzen können, so daß das Fell schmutzig und verklebt erscheint, wobei sich gelegentlich über dem Rücken ganze Haarplatten bilden können (besonders bei langhaarigen Tieren). Die Diagnose basiert auf dem röntgenologischen Nachweis der hypertrophischen Knochenveränderungen (S. 87). Die Behandlung besteht im Absetzen der Leberdiät, doch sind die schon bestehenden Skelettveränderungen kaum reversibel.

3.3.1.10 Tumoren

Spinale Tumoren kommen vorwiegend in der zweiten Lebenshälfte vor, obwohl sie auch bei jüngeren Tieren beobachtet werden. Die Mehrzahl entsteht in der Wirbelsäule als primäre Knochentumoren oder Metastasen. Neubildungen können aber auch von den Meningen (Meningiome) oder spinalen Wurzeln (Neurofibrome) ausgehen. Metastatische Tumoren, vor allem Lymphosarkome, siedeln sich oft im Epi- und Subduralraum an. Seltener als Tumoren der Hüllen sind primäre Neoplasmen des Rückenmarks, die mesenchymaler oder neuroektodermaler Natur sein können.

Die Tumoren verursachen Störungen durch Rückenmarkskompression, einzelne können infiltrativ ins Rückenmark einwachsen (z. B. Meningealsarkome). Primäre Rückenmarkstumoren sind im allgemeinen invasiv, komprimieren aber zusätzlich das noch nicht betroffene Rückenmarksgewebe. Symptome einer Rückenmarkskompression können durch Meningealzysten, eine allerdings sehr seltene Läsion, hervorgerufen werden.

Primäre Tumoren der Wirbelsäule oder des Rückenmarks und seiner Hüllen sind bei Katzen eher selten. Häufiger sind Lymphosarkome in Verbindung mit feliner Leukämie. Mediastinale oder abdominale Lymphosarkome können die Zwischenwirbelscheiben oder Knochen von ventral durchwuchern oder auch durch die Zwischenwirbellöcher in den Wirbelkanal eindringen. Manchmal entstehen lymphosarkomatöse Infiltrate im Epiduralraum ohne Verbindung mit dem umgebenden Knochen.

Symptome: Die spinalen Symptome können plötzlich oder schleichend einsetzen. Der Verlauf ist immer progressiv, aber von unterschiedlichem Tempo. Die Dauer beträgt meist einige Wochen (stark abhängig von äußeren Umständen: Einstellung des Besitzers), seltener ist eine schnelle Progression (Tage). Die Symptome zur Zeit der ersten Untersuchung hängen von der Lokalisation und vom Ausmaß der Läsion ab.

Symptome: Tumoren des Knochengewebes sind auf den Röntgenbildern meist deutlich sichtbar, solche der Weichteile können nur mittels Myelographie sicher lokalisiert werden. Je nach myelographischem Befund kann man eventuell zwischen intraduralen oder extraduralen Tumoren unterscheiden. Bei Neurofibromen, die von den Wurzeln ausgehen, können Erweiterungen der *Foramina intervertebralia* im Röntgenbild sichtbar sein (S. 106).

Liquor: Der LCS ist bei Rückenmarkstumoren manchmal verändert, vor allem besteht Eiweißvermehrung. Gelegentlich gelingt es, im Liquorzellpräparat Tumorzellen nachzuweisen. Aussagekräftiger als der subokzipitale wäre in solchen Fällen der lumbale Liquor (evtl. Sperrliquor). Bei Katzen mit Verdacht auf Lymphosarkom ist der FeL-Test angezeigt.

Behandlung und Prognose: Die Prognose von spinalen Tumoren ist in der Regel ungünstig. Manchmal kann eine temporäre Verbesserung durch eine Corticosteroidtherapie erzielt werden. Diese beruht vermutlich auf der Zurückdämmung des kollateralen Ödems im komprimierten Rückenmarksabschnitt. Es liegen auch Mitteilungen über erfolgreiche chirurgische Entfernung oberflächlicher Meningiome oder Wurzeltumoren sowie von Meningealzysten vor.

3.3.1.11 Osteomyelitis und Abszesse

Bakterielle Infektionen mit Osteomyelitis und Abszeßbildung der Wirbelsäule sind beim Kleintier sehr selten. Meist handelt es sich um traumatisch entstandene Infektionen im Zusammenhang mit **Frakturen** oder **Bißverletzungen.** In Gebieten mit vorkommender **Brucella canis-**Infektion wurden vereinzelte Fälle von **Diskospondylitis** mit entzündlich-nekrotisierenden Veränderungen von Zwischenwirbelscheibe und angrenzendem Knochen beobachtet. Auch Infektionen mit *Staphylococcus aureus* kommen vor. Die spinalen Symptome hängen von Schweregrad und Lokalisation der Rückenmarkskompression ab. In den USA sind Fälle von Osteomyelitis im Bereich der Wirbelsäule mitgeteilt worden, die durch Migration von bestimmten **Gramineen-Grannen** verursacht worden waren.

Röntgen: Osteomyelitis ist radiologisch meist leicht diagnostizierbar; es handelt sich um lytische und sklerosierende Knochenveränderungen.

Behandlung: Kombination von chirurgischer Entfernung des veränderten Gewebes (Curettage) mit hochdosierter Antibiotikatherapie für minimal 3–4 Wochen. Es ist empfehlenswert, eine bakteriologische Untersuchung des entfernten Materials sowie ein Antibiogramm ausführen zu lassen.

3.3.1.12 Ankylosierende Spondylose / Verknöcherung der *Dura mater*

Massive Exostosen mit Bildung von Knochenbrücken zwischen den Wirbelkörpern, vor allem aber nicht ausschließlich im Lumbalbereich, kennzeichnen den häufigen radiologischen Befund besonders bei adulten bis älteren Hunden großer Rassen. Bei Deutschen Boxern können diese Veränderungen oft enorme Ausmaße erreichen. Da keine Einengung des Spinalkanals vorliegt, verursacht die Spondylose **keine direkte Schädigung des Rückenmarks.** Bei Einengung der *Foramina intervertebralia* durch laterale Knochenbrückenbildung können radikuläre Schmerzen entstehen (siehe Seite 125), auch kann es zur Beeinträchtigung der Beweglichkeit der Wirbelsäule kommen. Einzelheiten über ankylosierende Spondylose finden sich im Kapitel Neuroradiologie, S. 88. Die metaplastischen Verknöcherungen der *Dura mater spinalis* sind ebenfalls ein recht häufiger Befund beim Röntgen der Wirbelsäule oder bei postmortalen Untersuchungen, wiederum überwiegend bei großen Rassen. Hinsichtlich ihrer möglichen Auswirkungen gilt das bei der Spondylose Gesagte.

3.3.2 Nicht-kompressive Erkrankungen

3.3.2.1 Dysraphische Störungen, Syringomyelie, *Spina bifida*

Bei Syringomyelie finden sich mit Liquor gefüllte Hohlräume im Rückenmark, die sich meist über einige Segmente erstrecken und sowohl die graue als auch die weiße Substanz erfassen können. Es handelt sich um eine dysraphische Mißbildung, die beim amerikanischen Weimaranerhund gut untersucht ist, bei anderen Rassen jedoch sehr selten vorkommt. Sie wurde im Zusammenhang mit *Spina bifida occulta* (Schlußdefekt der Wirbelsäule bei intaktem Integument) bei englischen Bulldoggen beschrieben. Auch bei Katzen sind vereinzelte Fälle von Syringomyelie bekanntgeworden.

Klinische Symptome: Diese Mißbildungen des Rückenmarks machen sich klinisch immer früh bemerkbar. Die spinalen Symptome hängen ab von Lokalisation und Ausmaß des Defekts und sind häufig progressiv. Zusätzlich zu den früher beschriebenen spinalen Ausfallserscheinungen werden etwa **bizarre Bewegungsstörungen** beobachtet: Weimaranerhunde mit Syringomyelie haben häufig einen hüpfenden Gang wie Kaninchen.

Röntgen: Auf Leerröntgen ist nur etwas zu sehen, wenn Mißbildungen der Wirbelsäule *(Spina bifida)* vorliegen. Besteht ein Zusammenhang zwischen der Syrinx und den Liquorräumen, ist es möglich, die Syringomyelie im Myelogramm darzustellen.

Behandlung gibt es keine; erbhygienische Maßnahmen sind selbstverständlich.

3.3.2.2 Myelitis

Entzündliche Krankheiten, die sich auf das Rückenmark beschränken, sind beim Hund sehr selten. Bakterielle Infektionen mit eitrig-nekrotisierender Myelitis kommen bei perforierenden Bißverletzungen besonders in der Kreuzgegend vor. Virale Infektionen **(Tollwut, Staupe)** sind fast nie nur im Rückenmark lokalisiert, sondern erfassen auch oder vorwiegend weitere Teile des ZNS. Das gleiche gilt für die disseminierte, granulomatöse Enzephalitis, eine Krankheit unbekannter Ätiologie. Allerdings können gelegentlich klinisch die spinalen Symptome stark im Vordergrund stehen. Bei **Toxoplasmose** liegen häufig Rückenmarksläsionen vor, ihre Symptome sind aber meist überlagert von Myositis und Veränderungen der peripheren Nerven (Seite 144). Postvakzinale entzündliche Läsionen können gelegentlich eine spinale Symptomatik auslösen (siehe Seite 206).

Der Verlauf entzündlicher Prozesse ist meist akut bis subakut und progredient. Die spinalen Ausfallserscheinungen hängen vom Ausmaß und von der Lokalisation der häufig disseminierten oder diffusen Läsionen ab. Die wichtigsten diagnostischen Kriterien sind:

1. Klärung, ob Symptome von seiten anderer Organsysteme vorliegen oder den neurologischen Störungen vorangegangen sind (Staupe);
2. Symptome seitens anderer ZNS-Regionen;
3. Liquoruntersuchung: Sie ist wohl die wichtigste diagnostische Hilfe bei entzündlichen Krankheiten.

Liegt eine Pleozytose vor, die je nach Typ der Infektion ein bestimmtes Zellbild aufweisen kann (Seite 65), und zeigt sich ein erhöhter IgG-Index (Seite 67), so ist die Diagnose eines entzündlichen Prozesses weitgehend gesichert. Bei den (seltenen) rein spinalen Prozessen ist Lumballiquor aussagekräftiger. Die Prognose ist meist ungünstig. Bakterielle Prozesse können mit geeigneten Antibiotika behandelt werden.

Bei jungen adulten Hunden sind sporadische Fälle einer suppurativen, jedoch **aseptischen Meningitis** beobachtet worden. Vermutlich handelt es sich hier um ein immunpathologisches Problem. Im Vordergrund steht eine generalisierte Hyperalgesie mit sehr heftigen Schmerzen in der Nackengegend. Die Tiere sind sehr bewegungsscheu, manchmal Seitenlage mit Opisthotonus. Meistens liegt hohes Fieber vor. LCS: Proteingehalt erhöht, massive neutrophile Pleozytose (Prednisolon 0,5 mg pro kg KG pro Tag für ca. 1 Woche führt zu rascher Besserung; allerdings werden häufig Rezidive beobachtet).

Das Virus der **FIP** verursacht granulomatöse, nekrotisierende Veränderungen im Bereich der Liquorräume bei Katzen. Obwohl die Lokalisation in der hinteren Schädelgrube am häufigsten ist, kann es auch zu schweren spinalen Meningitiden und Ependymitis im Zentralkanal des Rückenmarks kommen, mit progredienten spinalen Symptomen.

Diagnose: Extraneurale Symptome und deutliche Liquorveränderungen (näheres Seite 206).

Bei Katzen kommt ohne Rassen-, Alters- und Geschlechtsdisposition eine sporadisch auftretende **Poliomyelitis** (z. T. mit Enzephalitis) vor, vermutlich viraler Natur; die genaue Ursache ist jedoch noch unbekannt. Die Symptome sind meist schleichend progressiv mit Ataxie und Muskelschwund, können über Monate andauern oder sich stabilisieren. Einzelne Tiere erholen sich weitgehend. Eine rationelle Behandlung ist nicht bekannt.

3.3.2.3 Rückenmarksinfarkt (fibrokartilaginöse Embolie)

Auf noch unbekannte Weise kann *Nucleus pulposus*-Material der Zwischenwirbelscheiben in die spinalen Gefäße eindringen, was zu Gefäßverschlüssen und anämischer Infarzierung in der grauen und weißen Substanz der betroffenen Rückenmarkssegmente führt. Diese Rückenmarksinfarkte als Folge von fibrokartilaginösen Emboli können bei Hunden jeder Rasse und in jedem Alter auftreten, sind jedoch viel häufiger bei erwachsenen Tieren großer Rassen. Auch bei Katzen kommen solche Infarkte vor.

Symptome: Sehr charakteristisch sind plötzlich auftretende und **perakut** verlaufende Bewegungsstörungen. Rückenmarksinfarkte sind oft in der Zervikal- oder Lumbalschwellung lokalisiert. Deshalb werden häufig auch Symptome seitens der unteren motorischen Neurone (schlaffe Lähmungen der Gliedmaßen) beobachtet. Da die Infarkte häufig vorwiegend einseitig sind, kommt es zu **lateralisierten Ausfällen.** Bei einseitigen Infarkten im Halsmark begegnet man Hemiparese bzw. Hemiplegie, die in schweren Fällen allerdings nur erkennbar wird, wenn man das Tier passiv aufstellt und unterstützt. Ein wichtiges Unterscheidungsmerkmal vom akuten Diskusprolaps ist das **Fehlen von Schmerzerscheinungen.**

Röntgenuntersuchung: Nur selten liegen degenerative Veränderungen in den Zwischenwirbelscheiben vor. Bei der Myelographie (wichtig für die Differentialdiagnose von akuten Diskushernien) stellt man in vielen Fällen eine Schwellung des Rückenmarks im Gebiet des Infarktes fest.

Liquor: Meist verändert, vor allem besteht deutliche Eiweißvermehrung.

Die Prognose ist in den meisten Fällen ungünstig, vor allem bei schlaffer Lähmung der Gliedmaßen. Eine sinnvolle Behandlung ist nicht möglich.

3.3.2.4 Rückenmarksblutung

Primäre Blutungen des Rückenmarks sind sehr selten und können als Folge von Gefäßmißbildungen oder entzündlich-nekrotisierenden Vaskulitiden entstehen. Selten kommt es bei wahrscheinlich explosivem Diskusprolaps zu sog. aszendierender, hämorrhagischer Myelomalazie.

Klinisch sind solche Blutungen akut auftretende Prozesse, die bei Einsetzen in den kaudalen Teilen des Rückenmarks eine rasch kranialwärts fortschreitende Symptomatologie zeigen (Paraplegie, die sich innerhalb Stunden zu Tetraplegie entwickelt). Die spinalen Ausfallserscheinungen sind massiv, die Prognose ist ungünstig.

3.3.2.5 Rückenmarksdegeneration bei jungen Hunden

Degenerative Krankheiten des Rückenmarks sind entweder in der weißen oder in der grauen Substanz lokalisiert. Meist sind große Abschnitte oder sogar das ganze Rückenmark erfaßt. Die Pathogenese ist unbekannt; häufig treten solche Krankheiten bei bestimmten Rassen auf; ihre **hereditäre** Natur ist teilweise nachgewiesen worden.

Der klinische Verdacht einer degenerativen Rückenmarkserkrankung basiert auf folgenden Kriterien:

1. Jungtiere (Ausnahme: Rottweiler) bestimmter Rasse (siehe *Tab. 17*)
2. Langsam progressive Entwicklung der spinalen Symptome
3. Mehrere Tiere eines Wurfes oder verwandte Tiere mit ähnlichen Symptomen
4. Bei Krankheiten der weißen Substanz liegen vor allem Symptome der Leitungsunterbrechung (spinale Ataxie), bei solchen der grauen Substanz schlaffe Lähmungen,

Tab. 17: Degenerative Rückenmarkserkrankungen mit nachgewiesener oder vermuteter erblicher Ursache beim Hund

Krankheit	**Rasse**	**Alter beim Ausbruch der Symptome**	**Symptome und Verlauf**
Spinale Muskelatrophie (Stockard-Paralyse)	Deutsche Dogge –/ Bernhardiner Kreuzung Bloodhound	3 Monate	Akute Paralyse der Oberschenkelmuskulatur, keine Progression (nur von historischem Interesse, da in den letzten Jahrzehnten keine Fälle mehr)
Spinale Muskelatrophie	Brittany Spaniel	4–5 Monate	Langsam progressive Ataxie bis Tetraplegie in 4–26 Monaten
Motor Neuron-Krankheit	Collie-Hunde	3–9 Monate	Akute Paraparese bis Paraplegie in 2–4 Wochen
Hereditäre Abiotrophie	Schwedische Lapplandhunde	5–7 Wochen	Generalisierte Schwäche bis Tetraplegie innerhalb einiger Wochen, sehr starke Muskelatrophie mit Arthrogrypose
Entmarkung	Zwergpudel	2–4 Monate	Paraparese bis spastische Tetraplegie innerhalb einiger Wochen
Leukodystrophie	Afghan, Kooiker	3–13 Monate	Ataxie der Nachhand bis Tetraplegie innerhalb einiger Wochen
Globoidzelleukodystrophie	West Highland White/ Cairn Terrier	3–6 Monate	Ataxie der Nachhand bis Para- oder Tetraplegie innerhalb einiger Monate
Ataxie	Glatthaar-Foxterrier	3–6 Monate	Ataxie der Nachhand bis generalisierte Ataxie mit Hypermetrie innerhalb einiger Monate
Progressive Axonopathie	Boxer	3–6 Monate	Ataxie der Nachhand bis generalisierte Ataxie innerhalb einiger Monate
Entmarkung	Rottweiler	1,5–3 Jahre	Langsam progressive Ataxie über Monate bis 1 Jahr; meistens zuerst in den Vordergliedmaßen

Muskelatrophie und Kontrakturen von Muskeln und Sehnen der Gliedmaßen vor.

Die Erkrankungen sind bei den betroffenen Individuen selbstbegrenzend, d. h. sie führen zur Elimination. In den betroffenen Zuchtfamilien sind die erbhygienischen Gesichtspunkte zu beachten. Eine Behandlung ist nicht möglich.

Degenerative Krankheiten des Rückenmarks bei Jungkatzen sind sporadisch beschrieben worden. Das Symptomenbild war charakterisiert durch chronisch-progressive Ataxie; die Ursache blieb unbekannt.

3.3.2.6 Degenerative Myelopathie bei alten Hunden

Dies ist eine relativ häufige Krankheit, welche mit Degeneration der weißen Substanz des Rückenmarks, vor allem ausgeprägt im Brustmark, einhergeht. Ursache und Pathogenese sind unbekannt. Nur **ältere Tiere größerer Rassen** sind betroffen. Es ist möglich, daß erbliche Faktoren eine Rolle spielen, doch ist dies zur Zeit nicht gesichert. Die Diagnose stützt sich auf folgende Kriterien:

1. große Rasse, vor allem Schäferhunde;
2. langsam progressiver Verlauf über Monate bis Jahre;
3. Alter bei Beginn der Symptome 7 Jahre oder mehr;
4. Gehstörungen in der Nachhand mit Ataxie, häufigem Zehenschleifen, Muskelschwäche und -atrophie, manchmal Störungen der Muskelstreckreflexe, selten Miktionsstörungen;
5. myelographisch negativer Befund;
6. im *Liquor cerebrospinalis* häufig Eiweißvermehrung bei normaler Zellzahl.

Die Prognose ist ungünstig, da der Verlauf, abgesehen von kurzen Remissionen, immer progressiv ist. Es gibt außer palliativer und pflegerischer keine Behandlung.

3.3.3 Zusammenfassung

Das klinische Vorgehen bei Rückenmarkserkrankungen beim Kleintier ist schematisch zusammengefaßt in *Tabelle 18.* Nach der neurologischen Untersuchung, durch die abgeklärt werden soll, ob ein spinales Leiden vorliegt und wo das vermutliche Niveau der Schädigung lokalisiert ist, werden zuerst Röntgenaufnahmen der Wirbelsäule angefertigt und der Liquor untersucht. Wenn kein klarer Befund vorliegt, wird eine Myelographie vorgeschlagen.

Tab. 18: Diagnostisches Vorgehen und Differentialdiagnose bei spinalen Störungen beim Hund – Untersuchungsschema

Anamnese, Neurologische Untersuchung
↓
Gehstörung, Keine zerebralen Symptome
↓
Vermutlich Rückenmark
↓
Röntgen der Wirbelsäule

← Kein od. unsicherer Befund
↓ Befund:
- □ Diskushernie
- □ Frakturen
- □ Mißbildungen
- □ Tumoren der Wirbelsäule
- □ Osteomyelitis
- □ Instabilität

Kein od. unsicherer Befund → Myelographie → Befund:
- □ Bei Veränderungen der Wirbelsäule
- □ Tumoren von Rückenmark und Hüllen
- □ Stenosen des Spinalkanals
- □ (Infarkt)

(Befunde nach Röntgen und Myelographie:) Kompressive Rückenmarksläsionen

Myelographie → Ohne Befund

Ohne Befund → Primäre Rückenmarkserkrankungen
- □ Myelitis
- □ Degeneration
- □ Infarkt
- □ Blutung
- □ Mißbildung

Nicht kompressive Erkrankungen: Rasse, Alter, Verlauf, LCS entscheidend für weitere Diagnose

Ohne Befund → Generalisierte periphere Nerven- oder Muskelerkrankungen
- □ Muskelenzyme, EMG, ENG, Nerven/ Muskelbiopsie, entscheidend für weitere Diagnose

Durch die radiologischen Untersuchungen können kompressive Krankheitsprozesse abgegrenzt werden. Liegen keine entsprechenden Befunde vor, besteht der Verdacht einer primären, nicht kompressiven Rückenmarksläsion. Alter, Rasse, Verlauf und Liquorbefund sind dann entscheidend für die Diagnose. In seltenen Fällen können motorische und sensible Ausfälle in der Nachhand oder in allen Gliedmaßen die Folge generalisierter neuromuskulärer Krankheiten sein (siehe Seite 135). Die Diagnose solcher Läsionen hängt ab vom klinischen Symptomenbild und von speziellen Untersuchungen wie Muskelenzyme im Serum, Elektromyographie, Elektroneurographie, Muskel- und Nervenbiopsie.

3.4 Pferd

3.4.1 Rückenmarkskompression

3.4.1.1 Mißbildungsstenose des Spinalkanals (Equines Wobbler-Syndrom)

Dies ist wohl die häufigste neurologische Krankheit des Jungpferdes als Folge von Rückenmarkskompression im Zusammenhang mit Einengung des Spinalkanals. Die Ursachen der Stenose bei jungen Pferden sind Mißbildungen der Halswirbelsäule (C_1–C_6) mit instabiler Verbindung der Intervertebralgelenke (**dynamische Stenose,** vor allem C_3/C_4 und C_4/C_5) oder aber ein zu enger Spinalkanal in einzelnen Wirbeln **(statische Stenose).** Diese Zustände sind bei allen Rassen, vor allem bei männlichen Vollblütern beschrieben worden. Die Symptome treten meist vor dem zweiten Lebensjahr auf. Der Beginn kann schleichend oder plötzlich sein; häufig treten die Symptome im Anschluß an ein Trauma auf. Klinisch liegt das Bild einer spinalen Ataxie vor; die Symptome sind meist vor allem in der Nachhand deutlich, bei schwerer Kompression sind auch die Vordergliedmaßen betroffen. Selten liegen Schmerzerscheinungen vor, bemerkbar als gesteigerte Resistenz gegen Manipulation des Halses.

Diagnose: Röntgen der Halswirbelsäule gestreckt und in Flexion. Richtwerte für den Durchmesser des Spinalkanals auf den Röntgenaufnahmen sind erarbeitet worden, d. h. der minimale sagittale Durchmesser für jeden Halswirbel und der minimale Flexionsdurchmesser auf dem Niveau des Intervertebralspaltes. Solche Richtwerte sind nur für standardisierte Rassen brauchbar. Zur Lokalisation einer Rückenmarkskompression kann auch beim Pferd die Myelographie eingesetzt werden.

Prognose: Der Zustand kann sich stabilisieren, selten kommt es zu völliger Erholung. Wie beim Hund kommen auch hier entzündungshemmende und entschwellende Mittel zur Anwendung. Die dynamische Stenose kann mittels chirurgischer Fusion benachbarter Wirbelkörper (Arthrodese) und die statische durch Hemilaminektomie behandelt werden. Fraglich ist aus Sicherheitsgründen, ob Pferde mit Rückenmarksläsionen — auch wenn nach der Behandlung nur subtile Störungen zurückbleiben sollten — noch zur Arbeit zu verwenden sind. Obschon keine konkreten Anhaltspunkte für eine vererbbare Grundlage dieses Leidens vorliegen, sollte man die betroffenen Tiere von der Zucht ausschließen.

3.4.1.2 Zervikale degenerative Osteoarthropathie

Ein Syndrom, das bei älteren Pferden auftritt. Degenerative Veränderungen der Intervertebralgelenke der Halswirbelsäule gehen mit Bildung von Exostosen einher, die den Spinalkanal einengen. Ob ein pathogenetischer Zusammenhang besteht mit dem Wobbler-Syndrom, ist unsicher. Die spinalen Symptome treten bei älteren Tieren auf und sind ähnlich wie beim typischen Wobbler.

Diagnose: Röntgenologischer Nachweis von intervertebralen Gelenksveränderungen.
Prognose: Zweifelhaft.

3.4.1.3 Synovialzysten der Halswirbelsäule

Dies ist wahrscheinlich eine recht häufige Ursache spinaler Ataxie beim erwachsenen Pferd, die aber häufig nicht als solche erkannt wird. Es handelt sich um Gelenksgallen, die vermutlich (obwohl dies nicht in allen Fällen nachzuweisen ist) von den Intervertebralgelenken (meist C_5/C_6 und C_6/C_7) ausgehen und durch Vorquellen in den Spinalkanal das Rückenmark komprimieren. In einigen Fällen wurden auch degenerative Veränderungen der Intervertebralgelenke vom vorausgehend beschriebenen Typus zusammen mit diesen Synovialzysten nachgewiesen. Klinisch liegt meist auch hier eine progressive, gelegentlich aber eine plötzlich einsetzende Spinalataxie vor, die manchmal von Remissionen begleitet ist (Füllungszustand der Zyste?).

Diagnose: Röntgenologischer Nachweis von eventuellen Wirbelgelenksveränderungen. Die Zysten könnte man nur mittels Kontrastarthrographie und Myelographie darstellen. An eine Behandlung ist infolge der unsicheren diagnostischen Möglichkeiten vorerst nicht zu denken; die Prognose ist dementsprechend infaust.

3.4.1.4 Trauma

Wenn keine Traumaanamnese vorliegt (z. B. Sturz beim Rennen, Springen oder Verletzung auf der Weide), ist die Diagnose eines spinalen Traumas recht schwierig. Meist treten die spinalen Symptome sehr akut auf, bleiben stationär oder bessern sich.

Die Diagnose kann röntgenologisch gesichert werden, wenn eindeutige Frakturen oder Dislokationen an der Wirbelsäule nachweisbar sind.

3.4.1.5 Atlanto-okzipitale Mißbildung beim Araberfohlen

Es handelt sich um eine erbliche, kongenitale Mißbildung mit hypoplastischem, mit dem Okziput verschmolzenem Atlas, oft begleitet von ventraler Subluxation des *Dens epistrophei.* Der Spinalkanal im ersten Halswirbel ist eingeengt. Die Symptome werden unmittelbar nach der Geburt oder in den ersten Lebenswochen bemerkbar: generalisierte Ataxie und steife Haltung des Halses mit gestrecktem Kopf. Sporadische Fälle dieser Mißbildung wurden auch bei anderen Pferderassen beobachtet.

Diagnose: Röntgenologisch zu sichern.
Prognose: Schlecht.

3.4.2 Primäre Rückenmarkserkrankungen

3.4.2.1 Myelitis

Das **equine Herpesvirus Typus II** kann bei erwachsenen Pferden eine multifokale Vaskulitis mit Myelomalazie hervorrufen. Die Symptome sind meist akut und in Einzelfällen auch von extraneuralen Erscheinungen (respiratorische Symptome und Fieber) begleitet. Selten ergeben sich Hinweise auf andere Lokalisationen (zerebral, Hirnstamm). Es können milde spinale Ataxien, manchmal aber schwere Lähmungserscheinungen vorliegen. Häufig kommt es zur Blasenlähmung mit **Harninkontinenz,** wobei die Pathogenese dieses Symptoms nicht klar ist. Der Liquor zeigt Proteinvermehrung bei normaler Zellzahl, manchmal ist er xanthochrom.

Diagnose: Symptome, Liquorbefund, extraneurale Symptome und Serologie mit Verfolgung des Titerverlaufes.

Prognose und Behandlung: Die Krankheit ist im allgemeinen nicht progredient; wenn keine schweren spinalen Symptome vorliegen, können die Tiere sich weitgehend erholen.

In den USA kommt eine **protozoäre Myelitis** vor, die durch einen toxoplasmaähnlichen Organismus verursacht wird, den man jetzt nach morphologischen Kriterien den Sarkosporidien zurechnet. Die Symptome sind akut bis chronisch-progressiv, oft asymmetrisch mit betonten fokalen Muskelatrophien. Auch liegen deutliche entzündliche Liquorveränderungen vor. Die Prognose ist schlecht.

Bei der **infektiösen Anämie der Pferde** sind gelegentlich spinale Symptome beobachtet worden; das gleiche gilt für die Tollwut. Näheres über diese zwei Infektionen auf den Seiten 210 und 266.

Parasitäre Myelitis: **Wandernde Nematodenlarven** (vor allem *Strongylus vulgaris*) können auch im Rückenmark Läsionen verursachen, sind aber häufiger im Gehirn (siehe Seite 265). Auch Setarialarven sind beobachtet worden.

Diagnose: Schwierig; theoretisch sollte Liquorpleozytose mit Eosinophilen vorliegen, doch fehlt die Erfahrung.

Fibrokartilaginöse Embolie: Infarzierung des Rückenmarks durch Emboli ist auch beim Pferd beschrieben worden; Verlauf und Symptome wie beim Hund (siehe Seite 174).

3.4.2.2 Degenerative Myelopathie

Sie wurde bei verschiedenen Rassen in den USA beschrieben. Es handelt sich um den Zerfall der weißen Substanz des Rückenmarks, aber auch des Gehirns. Ursache und Pathogenese sind unbekannt. Betroffen sind vor allem Fohlen, klinisch besteht eine langsam progrediente spinale Ataxie.

3.4.2.3 Vaskuläre Störungen

Diffuse, akute hämorrhagische Nekrose des Rückenmarks ist bei jungen Pferden, die bei Operationen längere Zeit in Rückenlage blieben, festgestellt worden. An der Pathogenese sind vermutlich Störungen der Strömungs- und Druckverhältnisse im Gebiet der *Vena cava caudalis* beteiligt. Beim Aufwachen aus der Narkose vermögen die Tiere nicht mehr zu stehen: schlaffe Lähmung der Nachhand, Analgesie und Sphinkterlähmungen. Die Prognose ist hoffnungslos; Rückenlage bei chirurgischen Eingriffen sollte möglichst vermieden werden.

3.5 Rind und kleine Wiederkäuer

3.5.1 Kompressive Krankheiten

3.5.1.1 Abszesse

Abszesse der Wirbelsäule mit Kompression oder Infiltration des Rückenmarks kommen bei Kälbern, Ziegen und Schafen, seltener bei erwachsenen Rindern sporadisch vor, meist im Zusammenhang mit hämatogenen, metastatischen bakteriellen Infektionen oder *per continuitatem* aus anderen Organen, vor allem paravertebralen Lymphknoten. Ähnlich wirkt sich die seltene, bakteriell oder mykotisch bedingte Diskospondylitis aus.

Diagnose: Meist gut klinisch lokalisierbare Rückenmarksläsion; Röntgen der Wirbelsäule, wenn möglich; lumbaler LCS: manchmal hoher Eiweißgehalt **(Sperrliquor; gerinnt).** Die Prognose ist schlecht.

In Gebieten, wo die Rindertuberkulose noch ein Problem darstellt, ist bei spinaler Symptomatologie natürlich auch an *Spondylitis tuberculosa* mit Rückenmarkskompression oder an Tuberkulose der Rückenmarkshäute zu denken.

3.5.1.2 Lymphosarkom

Am ehesten bei erwachsenen Rindern, selten bei Jungtieren können epidurale Lymphosarkome auf jedem Niveau des Rückenmarks vorkommen. Sehr selten ist dabei die Wirbelsäule mitbetroffen. Die Symptome treten im allgemeinen langsam, manchmal aber auch plötzlich auf.

Diagnose: Lymphosarkome in anderen Organen, Blutbild, Leukosetiter.

3.5.1.3 Frakturen

Frakturen der Wirbelsäule sind selten; gegebenenfalls röntgenologische Diagnose.

3.5.2 Primäre Rückenmarkserkrankungen

3.5.2.1 Mißbildungen

Verschiedene Mißbildungen im Bereich des Rückenmarks sind bei Kälbern beschrieben worden. Am häufigsten ist die **Spina bifida,** gewöhnlich mit weiteren Anomalien des Rückenmarks vergesellschaftet (Syringomyelie, Doppelbildungen). Die Tiere werden paraplegisch oder tetraplegisch geboren, je nach Lokalisation. Häufig liegt über der offenen Wirbelsäule ein Hautdefekt vor, eventuell mit Protrusion von Meningeal- und Rückenmarksgewebe (Meningomyelocele). Bei verschlossener Haut kann der Defekt der Wirbelsäule röntgenologisch festgestellt werden. *Spina bifida aperta* führt schnell zur bakteriellen Infektion des Meningealraumes. Dagegen können stehunfähige Kälber ohne offenen Defekt unter Umständen bis zur Schlachttauglichkeit erhalten werden.

3.5.2.2 Poliomyelitis

Wir sehen sporadische Fälle von Poliomyelitis (manchmal verbunden mit Enzephalitis) bei Jungrindern und Kälbern. Die genaue Ursache ist nicht bekannt (viral, Chlamydien?). Die Symptome sind akut und progredient, häufig liegen ausgeprägte Reizerscheinungen vor (vor allem Muskelzuckungen in Rumpf und Gliedmaßen).

Diagnose: *Liquor cerebrospinalis* mit Proteinvermehrung und mononukleärer Pleozytose.

Prognose: Schlecht.

3.5.2.3 Caprine Arthritis / Enzephalitis

Bei Ziegen kommt eine granulomatöse Enzephalomyelitis vor, die durch ein Retrovirus, das Caprine Arthritis/Enzephalitis-Virus verursacht wird. Es ist eine meist sporadisch auftretende Krankheit, die hauptsächlich **Jungtiere unter 5 Monaten** befällt. Obwohl nach serologischen Untersuchungen in der Ziegenpopulation verschiedener europäischer Länder und in den USA eine subklinische Infektion weit verbreitet ist, werden bei erwachsenen Tieren selten neurologische Symptome beobachtet. Der Anfang ist akut oder subakut und schnell progressiv (1–2 Wochen bis zur völligen Lähmung). Die Lähmung hat klinisch oft einen von kaudal nach kranial aufsteigenden Charakter. Verschiedene Abschnitte des Rückenmarks können ungleich stark betroffen sein. Obwohl spinale Symptome am häufigsten sind oder das klinische Bild beherrschen, kann es auch zerebelläre oder Hirnstammlokalisationen mit entsprechenden Erscheinungen geben. Bei längerer Dauer kommt es zu **Gelenksversteifungen** *(Carpi, Tarsi)*.

Diagnose: Verlauf, Liquor: Meist bedeutende Pleozytose mit überwiegend mononukleären Zellen und starker Proteinvermehrung.

3.5.2.4 Parasitäre Myelitis

In verschiedenen Gegenden Nordamerikas wird die Infestation mit *Parelaphostrongylus tenuis* zum Problem bei weidenden Ziegen und Schafen.

Dieser Parasit kann durch das ZNS, insbesondere das Rückenmark, wandern und eine schwere Myelitis verursachen.

Diagnose: Hilfreich ist Pleozytose des Liquors mit Eosinophilen.

Behandlung: Vorbeugende Parasitenbekämpfung.

3.5.2.5 Rückenmarksdegeneration

Bei Charolais-Rindern ist eine erbliche Entmarkungskrankheit bekannt, die mit Zerstörung der weißen Substanz im Rückenmark, aber auch in weiten Gebieten des Gehirns einhergeht. Die Symptome setzen im Alter von 8–24 Monaten ein, sind langsam progredient über 1–2 Jahre, wonach die Tiere vollständig gelähmt sind. Die Krankheit ist, außer im Original-Zuchtgebiet, bei Tieren dieser Rasse in verschiedenen Teilen der Welt festgestellt worden.

Bei der Brown-Swiss-Rasse in Nordamerika ist eine erbliche, degenerative Myelopathie bekanntgeworden, die mit einer disseminierten Degeneration der weißen Substanz des Rückenmarks einhergeht. In den USA scheint die Verbreitung recht erheblich zu sein; in der Schweiz wurde bisher ein einziger Fall bei einem Braunvieh-Jungbullen mit hohem amerikanischem Brown-Swiss-Blutanteil festgestellt. Die Symptome sind langsam progredient und setzen im Alter von 5–8 Monaten ein, Bekämpfung nur erbhygienisch.

3.5.2.6 Enzootische Ataxie

Als Folge von Kupfermangel oder Ungleichgewicht anderer Spurenelemente der Nahrung kommt es bei Schaf- und Ziegenlämmern während der ersten Lebenswochen oder -monate, manchmal aber schon intrauterin zu degenerativen Veränderungen im ZNS. Beim klassischen »Swayback« oder Kupfermangelsyndrom der Lämmer bestehen degenerative Veränderungen der weißen Substanz, in Extremfällen bis zur Verflüssigung und Höhlenbildung, sowie der Nervenzellen in Rückenmark und Gehirn.

Die enzootische Ataxie der Ziegen, die in den letzten Jahren in den USA, aber auch in verschiedenen europäischen Ländern festgestellt wurde, ist eine Entartung der motorischen Neurone im Rückenmark und zum Teil auch im Hirnstamm. Die Symptome sind subakut und progredient; es dominieren Paresen und Paralysen mit ausgeprägtem **Muskelschwund und Sehnenverkürzungen.** Die klinische Abgrenzung von capriner Enzephalomyelitis ist schwierig. Fast immer sind mehrere Tiere eines Bestandes gleichzeitig betroffen. LCS: Normal bis leichte Eiweißvermehrung.

3.6 Schwein

3.6.1 Rückenmarkskompression

Die häufigste Ursache von Rückenmarkskompressionen beim Schwein sind zweifellos Abszesse der Wirbelsäule. Sie können, wie beim Rind, als Folge von metastatischen bakteriellen Prozessen entstehen. Am häufigsten sind aber wohl aufsteigende bakterielle Infektionen als Folge von Verletzungen durch **Schwanzbeißen.** Nicht selten sind solche Abszesse der Wirbelsäule ein gewichtiges Bestandesproblem.

Diagnose: Abgrenzbare spinale Läsion mit Tetra- oder Paraparese, bzw. -plegie. Sperrliquor (Lumbalpunktat); evtl. Röntgen der Wirbelsäule.

Ganz vereinzelt sind Liposarkome des Epiduralraums beobachtet worden.

3.6.2 Primäre Rückenmarkserkrankungen

3.6.2.1 Poliomyelitis

Verschiedene Enteroviren können entzündliche Läsionen im Rückenmark hervorrufen. Hochvirulente Stämme wie bei der **Teschener Krankheit** verursachen akute, schwere Myelitiden und Enzephalitiden mit hoher Morbidität und Mortalität. In vielen Ländern sind sporadische Ausbrüche viraler Poliomyelitis mit geringerer Morbidität und leichteren Verläufen beobachtet worden (Westeuropa, Großbritannien: **Talfan-Disease,** Nordamerika etc.). In Großbetrieben ist die Früherkennung und Abgrenzung, vor allem gegen Aujeszky-Krankheit und Schweinepest, sehr wichtig. Bei den sporadischen und eher gutartig verlaufenden viralen Poliomyelitiden mit niedriger Morbidität und Mortalität stehen Gehstörungen mit Paresen, seltener Paralysen bei einzelnen Tieren im Vordergrund. Oft lassen sich in der Gruppe auch bei nicht neurologisch erkrankten Individuen erhöhte Körpertemperaturen feststellen. In einzelnen Betrieben kann das Problem über Jahre endemisch sein.

Diagnose: Erkrankung mehrerer Tiere, mononukleäre Pleozytose des Liquors.

3.6.2.2 Ödemkrankheit

Obwohl die Ödemkrankheit in der Regel Hirnstammläsionen hervorruft (Seite 214), kann es in seltenen Fällen zu fokalen Myelomalazien kommen.

Diagnose: Extraneurale Symptome der Ödemkrankheit, Verlauf in der Gruppe, LCS: stark gesteigerter Proteingehalt.

3.6.2.3 Poliomyelomalazie

Dies ist eine sporadisch vorkommende Krankheit mit akuter, symmetrischer Nekrose der grauen Substanz in ausgedehnten Abschnitten des Rückenmarks. Sie wurde u. a. mit **Selenintoxikation** in Zusammenhang gebracht. Im allgemeinen handelt es sich um ein akutes Bestandesproblem mit mehreren betroffenen Tieren, die schlaff para- oder tetraplegisch werden. Bei Betroffensein der Thorakalsegmente (Atemmuskulatur) kann es zu starker Dyspnoe kommen.

3.6.2.4 Verschiedenes

Neuronale Degeneration als vermutlich erbliches Leiden der motorischen Nervenzellen des Rückenmarks mit progressiven, schlaffen Lähmungen ist bei Ferkeln beschrieben worden. Ebenso sind Fälle von Rückenmarksinfarzierung im Zusammenhang mit fibrokartilaginöser Embolie bekannt. Schließlich können bei Mikroangiopathie spinale Symptome dominieren (näheres siehe Seite 214).

Literaturauswahl

Rückenmark

Ball, M. U., J. A. McGuire, S. F. Swaim, & B. F. Hoerlein, 1982: Patterns of occurrence of disk disease among registered Dachshunds. JAVMA **180,** 519–522.

Beech, J., &D. C. Dood, 1974: Toxoplasma-like encephalomyelitis in the horse. Vet. Pathol. **11,** 87–96.

Boehm, D., & W.-G. Hebeler, 1980: Die funktionelle Röntgenuntersuchung der Halswirbelsäule des Pferdes unter Berücksichtigung der spinalen Ataxie. Berl. Münch. Tierärztl. Wschr. **93,** 181–184.

Bichsel, P., M. Vandevelde & J. Lang, 1984: Myelopathie bei großen Hunderassen. Tierärztl. Prax. **12,** 239–249.

Chambers, J. N., J. E. Oliver, J. N. Kornegay, & G. A. Malnati, 1982: Ventral decompression for caudal cervical disk herniation in large- und giant-breed dogs. JAVMA **180,** 410–414.

Cho, D. Y., & H. W. Leipold, 1977: Spina bifida and spinal dysraphism in calves. Zbl. Vet. Med. A **24,** 680–695.

Cordy, D. R., & H. D. Knight, 1978: California goats with a disease resembling enzootic ataxia or swayback. Vet. Pathol. **15,** 179–185.

Dahme, E., & H. Schebitz, 1970: Zur Pathogenese der spinalen Ataxie des Pferdes unter Zugrundelegung neuerer Befunde. Zbl. Vet. Med. A **17,** 120–143.

Debowes, R. M., B. D. Grant, G. W. Bagby, A. M. Gallina, R. D. Sande, & M. H. Ratzlaff, 1984: Cervical vertebral interbody fusion in the horse: A comparative study of bovine xenografts and autografts supported by stainless steel baskets. Am. J. Vet. Res. **45,** 191–199.

Feeney, D. A., & J. E. Oliver, 1980: Blunt spinal trauma in the dog and cat: Insight into radiographic lesions. J. Amer. Anim. Hosp. Ass. **16,** 885–890.

Gerber, H., R. Fankhauser, R. Straub & G. Ueltschi, 1980: Spinale Ataxie beim Pferd verursacht durch synoviale Cysten in der Halswirbelsäule. Schweiz. Arch. Tierheilk. **122,** 95–106.

GRIFFITHS, I. R., 1980: Trauma of the spinal cord. Vet. Clin. North America **10,** 131–146.
HOERLEIN, B. F., 1979: Comparative disk disease: Man and dog. J. Amer. Anim. Hosp. Ass. **15,** 535–545.
LUTTGEN, P. J., K. G. BRAUND, W. R. BRAWNER, & M. VANDEVELDE, 1980: A retrospective study of twenty-nine spinal tumours in the dog and cat. J. small Anim. Pract. **21,** 213–226.
MAYHEW, I. G., A. DE LAHUNTA, R. H. WHITLOCK, L. KROOK, & J. B. TASKER, 1977: Spinal cord disease in the horse. Ithaca: The Cornell Veterinarian Inc.
NORMAN, S., & M. C. SMITH, 1983: Caprine arthritis-encephalitis: Review of the neurologic form in 30 cases. JAVMA **182,** 1342–1345.
PURSELL, A. R., L. T. SANGSTER, T. D. BYARS, T. J. DIVERS, & J. R. COLE JR., 1979: Neurologic disease induced by equine herpesvirus 1. JAVMA **175,** 473–474.
RAFFE, M. R., & C. D. KNECHT, 1980: Cervical vertebral malformation — A review of 36 cases. J. Amer. Anim. Hosp. Ass. **16,** 881–883.
ROSIN, A., 1982: Neurologic disease associated with lymphosarcoma in ten dogs. JAVMA **181,** 50–53.
SWAIM, S. F., & D. HYAMS, 1982: Clinical observations and client evaluation of ventral decompression for cervical intervertebral disk protrusion. JAVMA **181,** 259–260.
VANDEVELDE, M., 1980: Degenerative diseases of the spinal cord. Vet. Clin. North America: Small Anim. Pract. **10,** 147–154.
VASSEUR, P. B., G. SAUNDERS & C. STEINBACK, 1981: Anatomy and function of the ligaments of the lower cervical spine in the dog. Am. J. Vet. Res. **42,,** 1002–1006.
WILSON, J. W., H. J. KURTZ, H. W. LEIPOLD, & G. E. LEES, 1979: Spina bifida in the dog. Vet. Pathol. **16,** 165–179.
WILSON, T. M., R. W. SCHOLZ, & R. DRAKE, 1983: Selenium toxicity and porcine focal symmetrical poliomyelomalacia: description of a field outbreak and experimental reproduction. Canad. J. Comp. Med. **47,** 412–421.
WRIGHT, J. A., D. A. BELL, & D. G. CLAYTON-JONES, 1979: The clinical and radiological features associated with spinal tumours in thirty dogs. J. small Anim. Pract. **20,** 461–472.
WOODARD, J. C., J. M. GASKIN, P. W. POULOS, R. J. MACKAY, & M. J. BURRIDGE, 1982: Caprine arthritis-encephalitis: Clinicopathologic study. Am. J. Vet. Res. **43,** 2085–2096.

4 Erkrankungen des peripheren Vestibulärapparates

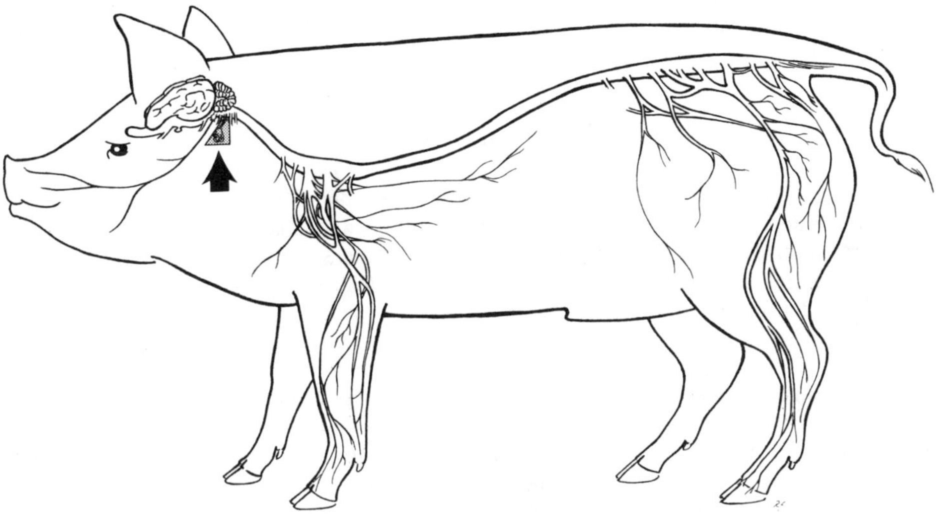

Die wichtigsten Symptome

Gleichgewichtsstörungen

- ☐ Neigung, auf die betroffene Seite umzufallen

Generalisierte Gehstörungen

- ☐ Neigung, auf die betroffene Seite zu fallen, Rollbewegungen um die Längsachse auszuführen oder im Kreis herumzugehen; Seitwärtsdrall
- ☐ Bei Stehunfähigkeit Neigung, immer auf der betroffenen Seite zu liegen

Kopfschiefhaltung nach der betroffenen Seite

Rhythmische Augenzuckungen (Nystagmus)

Abnormale Aufrichtungsreaktionen

Übelkeit (Erbrechen, Hypersalivation)

Wie schon in den Abschnitten über Untersuchung und Krankheiten der Kopfnerven angedeutet, nimmt der Vestibuläranteil des VIII. Hirnnervs eine Sonderstellung ein. Der Gleichgewichtssinn beschränkt sich natürlich nicht auf den Kopfbereich, sondern umfaßt und beeinflußt den ganzen Körper. Erkrankungen in diesem Bereich sind bei unseren Haustieren sehr häufig *(Tab. 19)*. Aus diesen Gründen wird dem Vestibulärapparat ein besonderes Kapitel gewidmet.

4.1 Anatomie — Physiologie

Beidseits im Labyrinth der Felsenbeine befinden sich die Gleichgewichtsorgane. Diese bestehen aus den Bogengängen, die in den drei Raumebenen angeordnet sind und an ihrem Ende Erweiterungen aufweisen *(Ampullae; Abb. 75)*. Sie stehen in Verbindung mit zwei weiteren Hohlräumen: dem *Ventriculus* und dem *Sacculus*. Das ganze System ist mit einer Flüssigkeit, der sog. Endolymphe, gefüllt. Veränderungen der Schwerkraft, Beschleunigung, Verlangsamung und Änderungen der Kopfposition verursachen dank der Trägheit eine relative Bewegung zwischen Endolymphe und Organ, wodurch spezialisierte Rezeptorzellen der *Christae ampullares* und *Maculae sacculi* dieser Hohlräume stimuliert werden. Diese Stimuli werden via VIII. Hirnnerv und *Ganglion vestibulare* in die Vestibulärkerne geleitet, die sich in der Nähe des 4. Ventrikels im Hirnstamm befinden. Es bestehen verschiedene klinisch-funktionell wichtige Verbindungen zwischen diesen Vestibulärkernen und anderen Zentren *(Abb. 75)*, nämlich mit

1. den motorischen Zellen im Rückenmark via **vestibulo-spinale Bahnen.** Auf diesem Weg werden die Streckmuskeln der ipsilateralen Seite stimuliert und diejenigen der kontralateralen Seite gehemmt; dadurch wird die Haltung des Körpers und der Tonus der Gliedmaßen koordiniert mit Bewegungen und Position des Kopfes;
2. den Augenmuskelkernen via **Fasciculus longitudinalis medialis** im Hirnstamm; auf diesem Weg werden die Augenbewegungen automatisch koordiniert mit Positionsänderungen; wie auf Seite 32 erwähnt, besteht auch eine Verbindung zwischen Sehrinde (Okzipitalkortex) und Augenmuskelkernen via Mittelhirn und *Fasciculus longitudinalis medialis* (visuelle Orientierung);
3. der *Formatio reticularis,* vor allem deren »Brechzentrum«;
4. dem *Nodulus-Flocculus* **(Vestibuläranteil des Kleinhirns)** via hintere Kleinhirnschenkel; hierdurch wird der Gleichgewichtssinn mit der Kontrolltätigkeit des Kleinhirns koordiniert (siehe S. 218).

Wichtiges anatomisches Detail: Der *Nervus facialis* (VII) sowie die sympathischen Fasern für die Innervation des Auges verlaufen im Felsenbeinkanal. Der *N. facialis* liegt dabei in enger Nachbarschaft zum Hohlraum der *Bulla tympanica.*

4.2 Symptome und Untersuchung

Bei Läsionen des Vestibulärapparates oder seiner zentralen Anteile und Verbindungen kommt es zu Störungen der Kopf- und Körperhaltung, Gangstörungen, anomalen Augenbewegungen und zur Beeinträchtigung der Aufrichtungsreaktionen.

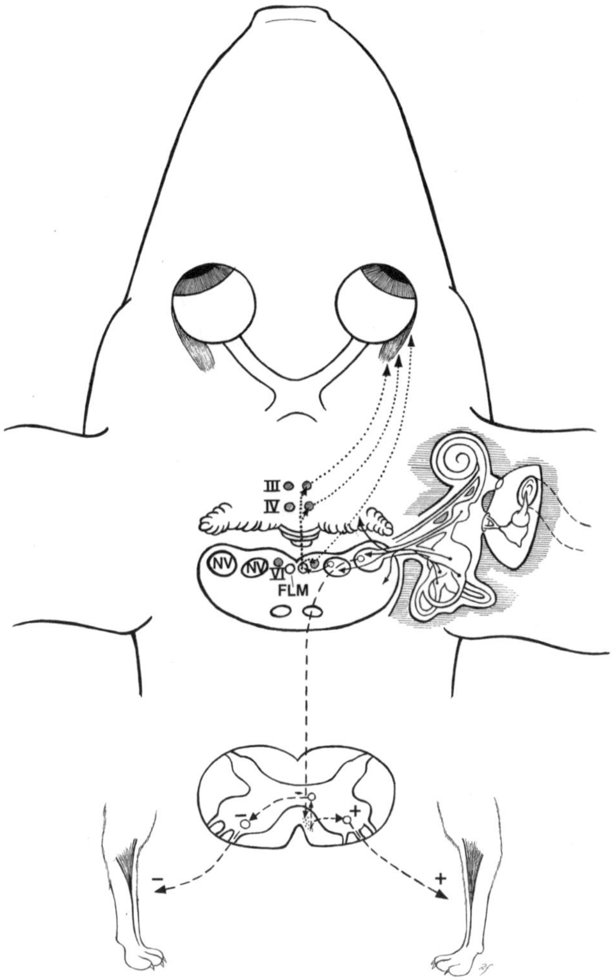

Abb. 75: Vestibulärsystem. Vereinfachte, schematische Darstellung
Mittel- und Innenohrstrukturen im Felsenbein mit Gleichgewichtsorgan und Nerven, die Signale zu den Vestibulärkernen (NV), z. T. auch zum Mittelhirn leiten. Von den Vestibulärkernen gehen Impulse via vestibulo-spinalen Trakt zu den unteren motorischen Neuronen im Rückenmark: Erregung der Strecker auf der ipsilateralen, Hemmung auf der kontralateralen Seite = Kontrolle der Körperhaltung. Verbindung der Vestibulärkerne mit den Augenmuskelkernen (III, IV, VI) via *Fasciculus longitudinalis medialis* (FLM) = Koordination von Positionsänderungen des Kopfes mit Augenbewegungen

4.2.1 Abnorme Kopfhaltung

Der Kopf wird schräg gehalten (Rotation um die Längsachse) mit der betroffenen Seite nach unten. Diese Kopfschiefhaltung ist oft sehr auffällig, gelegentlich mit starker Verdrehung oder sogar Rückwärtsbiegung des Halses, manchmal jedoch erst bei genauer Beobachtung feststellbar. Sie kann sich verstärken bei Zubinden der Augen oder Hochheben des Tieres am Becken mit herunterhängendem Kopf.

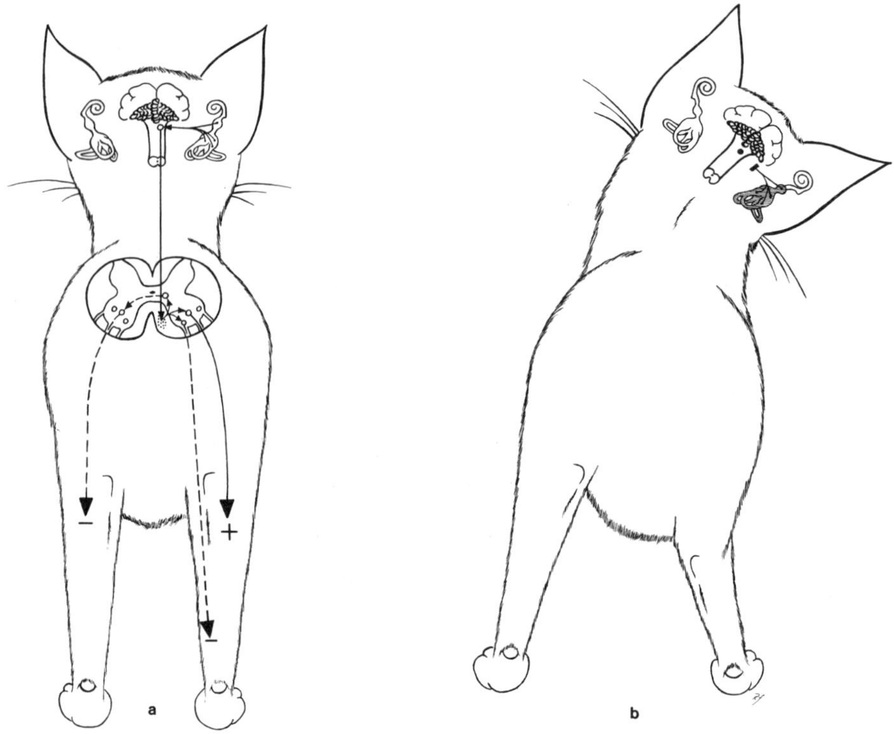

Abb. 76: Vestibuläre Kontrolle von Muskeltonus und Körperhaltung. Schematische Darstellung von kaudal gesehen **a)** Das Gleichgewichtsorgan der rechten Seite stimuliert (via vestibulo-spinalen Trakt im Rückenmark) rechtsseitig die Streckmuskeln und hemmt die Flexormuskeln; es hemmt die Streckmuskeln linksseitig. **b)** Bei Läsion des rechten Gleichgewichtsorgans oder seiner Verbindungen entfällt dieser Einfluß: Kopfschiefhaltung nach rechts, Hypotonie der Streckmuskeln rechts und Spastizität der Strecker links. Resultat: Neigung, nach rechts umzukippen oder enge Kreisbewegungen zu machen, kompensatorischer Rechtstrend

4.2.2 Abnorme Augenbewegungen

4.2.2.1 Nystagmus

Dies ist eine rhythmische, oszillierende Bewegung des Augenbulbus (meist an beiden Augen simultan) mit einer langsamen Komponente, gefolgt von einer ruckartigen Bewegung in die entgegengesetzte Richtung.

Normaler Nystagmus: Nystagmus ist normal bei Bewegungen des Kopfes. Beispiel: Bei passiver Drehung des Kopfes nach links verschieben sich die Augenbulbi langsam nach rechts, gefolgt von einer ruckartigen (schnelle Komponente) Bewegung nach links. Diese Augenbewegung tritt mehrere Male nacheinander während einer ausgiebigeren Kopfdrehung auf. Unterwirft man das Tier einer rotierenden Bewegung, tritt ein Nystagmus auf, bei dem die Richtung der schnellen Augenbewegung der Drehungsrichtung entspricht. Wird die Drehbewegung plötzlich gestoppt, geht der Nystagmus (postrotatorisch) für einige Zeit in die entgegengesetzte Richtung.

Spontaner Nystagmus ist pathologisch und weist auf eine Läsion im Vestibulärsystem oder seinen Verbindungen hin. Nystagmus kann permanent sein und wird dann oft auch vom Besitzer bemerkt. Manchmal tritt er jedoch nur bei einer bestimmten Kopfposition auf (Positionsnystagmus); bei der klinischen Untersuchung ist es deshalb wichtig, die Augen bei passiven Bewegungen des Kopfes zu beobachten.

Der Nystagmus ist oft horizontal, mit langsamer Komponente in der Richtung der Läsion. Er kann aber auch vertikal oder sogar rotatorisch sein. Meist sind die Bewegungen beider Bulbi synchron; es kommt jedoch vor, daß nur ein Auge oder beide Augen in unterschiedlicher Richtung Nystagmus aufweisen. Der physiologische Nystagmus als Reaktion auf Kopfdrehung oder Rotation kann bei Läsionen des Vestibulärapparates gestört sein; der postrotatorische Nystagmus ist dann auf der betroffenen Seite kaum erkennbar. Allerdings eignet sich diese Untersuchung nur für kleinere Tiere, die man, z. B. auf dem Schoß, im Drehstuhl einer schnellen Rotation unterwerfen kann.

4.2.2.2 Vestibulärer Strabismus

Manchmal liegt bei Läsionen des Vestibulärapparates eine gleichseitige ventrale Abweichung des Bulbus vor. Vestibulärer Strabismus ist beim Kleintier häufig nur auffällig beim passiven Strecken (Biegen nach dorsal) des Kopfes. Bei Wiederkäuern (weniger gut demonstrierbar beim Pferd) ist ventrale Abweichung der Bulbi bei Kopfstreckung normal; diese physiologische Ventralrotation kann aber bei Vestibulärläsionen ausbleiben.

4.2.3 Abnorme Aufrichtungsreaktionen

Bei Hochheben des Tieres unter Anfassen in der Beckengegend werden Kopfschiefhaltung und Deviation des Körpers häufig stärker ausgeprägt. Bei Annäherung an den Boden erfolgt keine normale Unterstützungsreaktion, sondern das Tier landet auf dem Nacken oder einer Körperseite. Bei der Fallprobe dreht sich die Katze nicht auf den Bauch. Große Tiere kann man in Seitenlage bringen und beobachten, ob sie sich aufzurichten vermögen. Normalerweise werden zuerst Kopf und Hals aufgerichtet, nachher folgt der übrige Körper. Der Test ist möglichst auf beiden Seiten durchzuführen. Bei der Beobachtung des spontanen Aufstehens ist die **Kenntnis tierartlicher Unterschiede** Voraussetzung: z. B. geht das Pferd zuerst mit dem Vorderkörper, das Rind mit der Nachhand hoch.

4.2.4 Abnorme Körperhaltung und abnormer Gang

Durch das Fehlen der stimulierenden Einflüsse auf die Streckmuskeln der ipsilateralen Seite und Hemmung der gegenüberliegenden Strecker kommt es bei Vestibulärläsionen zu Hypotonie der Läsions- und Spastizität der kontralateralen Seite *(Abb. 76)*. Dies führt dazu, daß die Tiere die Neigung haben, umzufallen oder kleine Kreise nach der betroffenen Seite zu drehen bzw. beim Geradeauslaufen nach dieser Seite zu drängen *(Abb. 76)*. In extremen Fällen kann es zu Rollbewegungen um die eigene Körperachse kommen. Bei Tieren, die nicht mehr stehfähig sind, besteht oft die Tendenz, nur auf der betroffenen Seite liegen zu wollen. Zu beachten ist die tierartliche Disposition: Rollbewegungen sind vor allem bei Katzen, Kaninchen, kleinen Labortieren und Vögeln, kaum aber bei größeren Tieren zu beobachten! Diese Gangstörungen bei vestibulären Läsionen werden als vestibuläre Ataxie bezeichnet. Die Spastizität der kontralateralen Seite kann bei geeigneten Tieren sehr gut erfaßt werden durch Testen der Hüpfreaktionen.

4.2.5 Übelkeit

In der akuten Phase kommt es bei Tierarten, die normalerweise leicht erbrechen (Hund, Katze, Schwein), nicht aber bei Wiederkäuern oder Pferden, oft zu Erbrechen und vermehrtem Speichelfluß, was vermutlich dank den Verbindungen zwischen den Vestibulärkernen und dem Brechzentrum im Hirnstamm zustande kommt.

4.2.6 Paradoxes Vestibulärsyndrom

Im allgemeinen zeigen sich bei Erkrankungen des Gleichgewichtsapparates und seiner Verbindungen die Symptome auf der gleichen Körperseite. Läsionen der Vestibuläranteile des Kleinhirns und ihrer Verbindungen können Symptome auf der gegenüberliegenden Seite hervorrufen.

4.2.7 Bilaterale Vestibulärläsionen

Selten kommt es vor, daß Läsionen auf beiden Seiten des Vestibulärapparates vorliegen. Bei solchen Fällen fehlen Kopfschiefhaltung und Nystagmus sowie Lateralisierung der Bewegungsstörungen. Auffällig sind weit ausschwingende, oszillierende Bewegungen von Kopf und Hals sowie das völlige Ausbleiben der Aufrichtungsreaktionen.

4.2.8 Unterscheidung zwischen peripheren und zentralen Vestibulärläsionen

Aus diagnostischen und vor allem prognostischen Gründen ist es wichtig abzuklären, ob vestibuläre Symptome durch eine Läsion in den peripheren Anteilen (Innenohr, Bogengänge, Nerv) verursacht sind oder ob eine Läsion in den zentralen Anteilen (Hirnstamm, Kleinhirn) vorliegt. Diese Unterscheidung stützt sich auf folgende Kriterien *(Tab. 20):*

1. Art des Nystagmus: Sowohl bei peripheren als auch bei zentralen Läsionen kann ein horizontaler oder rotatorischer Nystagmus vorliegen. Vertikaler Nystagmus oder ein bei Positionsveränderungen des Kopfes die Richtung ändernder Nystagmus weist auf eine zentrale Läsion hin.
2. Nachweis anderer Hirnstammsymptome (siehe Besprechung auf Seite 200): Wesentlich ist vor allem der Nachweis weiterer Hirnnervenfunktionsstörungen, vor allem im Bereich des V. und VI. Symptome seitens des VII. (Fazialisparese, -paralyse) sind häufig bei peripheren Läsionen im Bereich des **Mittel- und Innenohrs,** können aber natürlich auch auftreten bei zentralen Läsionen. Bei Hirnstammschädigungen beobachtet man auch Störungen in den Haltungs- und Stellreaktionen sowie Bewußtseinsstörungen.
3. Nachweis von Kleinhirnsymptomen: Bei fokalen Kleinhirnsymptomen liegt oft ein paradoxes Vestibulärsyndrom (siehe S. 221) vor. Zerebelläre Symptome sind auf Seite 220 besprochen. Typische zerebelläre Erscheinungen wie Hypermetrie, Kopftremor und Intentionstremor sind bei einseitigen fokalen Kleinhirnläsionen oft nicht deutlich. Ein weiteres Symptom bei ausgedehnten einseitigen Kleinhirnläsionen ist das gleichseitige Fehlen des Drohreflexes bei normaler Fazialisfunktion und unbeeinträchtigtem Sehvermögen.
4. Indizien für Innenohrveränderungen: *Otitis externa,* Veränderungen des Trommelfells und/oder radiologische Innenohrveränderungen (Felsenbein, *Bulla tympanica*) im Zusammenhang mit Vestibulärsymptomen weisen in erster Linie auf eine periphere Läsion hin.

Tab. 19: Differentialdiagnose von Vestibulärstörungen beim Kleintier

Symptome	Befund	→	Diagnose / weitere Abklärung	→
Nur vestibuläre Symptome □ Kopfschief-haltung □ Nystagmus □ vestibulärer Strabismus □ vestibuläre Ataxie	→ Otoskopischer Befund → Röntgenbefund	→	*Otitis media/interna* Trauma (Felsenbein) Tumor Felsenbein)	
	→ Kein otoskopischer oder Röntgenbefund	→	Weitere Abklärung: LCS Verlauf Alter/Rasse Therapieerfolg (Antibiotica)	→ Idiopathisches Vestibulärsyndrom → Kleinhirnläsion → Otitis media/interna
Vestibuläre Symptome **+ Facialisparese** **+ Hornersyndrom**	→ Otoskopischer Befund → Röntgenbefund	→	*Otitis media/interna* Trauma (Felsenbein) Tumor (Felsenbein)	
	→ Kein otoskopischer oder Röntgenbefund	→	Weitere Abklärung: LCS Verlauf Alter/Rasse	→ *Otitis media/interna* → Hirnstammläsion
Vestibuläre Symptome **+Facialisparese/-paralyse** **+ andere Kopfnervenausfälle** (v. a. V) **+ evtl. abnomale Haltungs- und Stellreaktionen** **+ evtl. Bewußtseinsstörungen**		→	Hirnstammläsion	

4.2.9 Spezielle Untersuchungsmethoden

Otoskopische Untersuchung: Da Infektionen des äußeren Gehörapparates vielfach die Ursache für *Otitis media-interna* und vestibuläre Störungen sind, soll bei deren Vorliegen immer eine otoskopische Untersuchung vorgenommen werden; neben Exsudat, Rötung oder Vereiterungen im äußeren Gehörgang liegen bei *Otitis media* oft **Veränderungen des Trommelfells** vor, wie Hervorwölbung oder Ruptur. Für bakteriologische Untersuchungen oder auch für therapeutische Zwecke kann das Trommelfell mit einer Injektionsnadel perforiert und Material aus dem Mittelohr entnommen werden. Wichtig ist ebenfalls die Inspektion der Tonsillen, da Tonsilleninfektionen sich via *Tuba auditiva* ins Mittelohr fortpflanzen können.

Radiologische Untersuchung: Wie auf Seite 108 beschrieben, können die knöchernen Hüllen des Vestibulärapparates röntgenologisch gut dargestellt werden. Bei akuten Innenohrentzündungen: Flüssigkeitsansammlung in der *Bulla tympanica;* bei chronischen Prozessen lytische und/oder sklerotische Knochenveränderungen im Bereich von Felsenbein und *Bulla tympanica.*

4.3 Krankheiten des Mittel- und Innenohrs

Hier werden nur Krankheiten des peripheren Anteils des Vestibulärsystems besprochen. Für die Unterscheidung zwischen zentralen und peripheren Ursachen vestibulärer Symptome siehe *Tabelle 20.* Zu den Läsionen des Hirnstamms siehe Seite 203, zu Kleinhirnläsionen Seite 222.

Tab. 20: Vestibuläre Krankheiten; die Namen der wichtigsten Krankheiten **in Fettdruck**

Hund & Katze	□ **Otitis Media/Interna** □ **Idiopathisches/geriatrisches Vestibulärsyndrom** □ Trauma im Bereich des Felsenbeines □ Tumoren im Bereich des Felsenbeines □ Kongenitale vestibuläre Störungen □ Streptomycinvergiftung
Pferd	□ **Otitis Media/Interna** □ **Schädeltrauma**
Nutztiere	□ **Otitis Media/Interna**

4.3.1 Hund und Katze

4.3.1.1 *Otitis media-interna*

Sie ist zweifellos die häufigste Ursache von Vestibulärproblemen beim Kleintier und oft die Folge einer *Otitis externa* oder seltener einer sich ausbreitenden Tonsillitis. Die Symptome können plötzlich auftreten oder sich mehr schleichend, über Tage oder Wochen entwickeln. Bei perakutem Verlauf besteht manchmal Erbrechen (Übelkeit). In über 50 % der Fälle liegt neben den Vestibulärsymptomen auch eine **Fazialisparese** oder -paralyse vor; selten wird ein **Horner-Syndrom** (Miosis, Enophthalmus, Ptosis) beobachtet. Bei etwa 50 % der Fälle bestehen Anzeichen einer *Otitis externa* (otoskopische Untersuchung); bei etwa einem Drittel liegen Veränderungen oder Perforationen des Trommelfells vor. Häufig sind röntgenologische Veränderungen, manchmal bilateral. Beim Kleintier kommt es, wenn auch eher selten, zum Eindringen des Prozesses in den intrakraniellen Raum. Dies führt dann zu eitriger Meningitis, Enzephalitis oder Abszessen, die durch Liquoruntersuchungen oft erfaßbar sind (Pleozytose mit Neutrophilen).

Prognose und Behandlung: Rechtzeitig und in geeigneter Weise behandelt, hat die Otitis eine günstige Prognose. Die Kopfschiefhaltung kann jedoch für längere Zeit persistieren, in leichter Form eventuell auf Dauer. Da fast immer bakterielle Infektionen vorliegen (am häufigsten *Staphylococcus aureus* und hämolytische Streptokokken), sind Antibiotika indiziert: Chloramphenicol 50 mg pro kg KG 3 × täglich für **4–6 Wochen** ist in den meisten Fällen wirksam. Bakteriologische Kultivierung von pathologischem Material aus dem Gehörgang oder Mittelohr und Herstellung eines Antibiogramms kann in therapieresistenten Fällen nützlich sein. Zusätzliche Gabe von Prednisolon (0,5 mg pro kg KG 2 × täglich) kann durch Entzündungshemmung die antibiotische Therapie unterstützen. Bei *Otitis externa:* Äußeren Gehörgang reinigen, eventuell lokale Behandlung mit Chloromycetinsalbe während einer Woche. Wenn massive Veränderungen mit Anhäufung von Exsudat in der *Bulla tympanica* vorliegen, ist es häufig schwierig, das Leiden mit Antibiotika unter Kontrolle zu bringen. In solchen Fällen ist die chirurgische Eröffnung der Bulla erforderlich (Bulla-Osteoektomie). Verschiedene Methoden sind beschrieben worden. Man entfernt das nekrotische und eitrige Material und legt einen kleinen Katheter ein, durch welchen die Bulla täglich während einigen Tagen mit Antibiotika oder Antiseptikalösungen gespült wird. Für Einzelheiten — auch der chirurgischen Behandlung von *Otitis externa* — sei auf die Spezialliteratur verwiesen.

4.3.1.2 Idiopathisches Vestibulärsyndrom

Diese Erkrankung des peripheren Vestibulärapparates mit unbekannter Pathogenese und Ätiologie bildet die zweithäufigste Ursache von vestibulären Störungen adulter Katzen und alter Hunde. Beim Hund spricht man auch von geriatrischem Vestibulärsyndrom. Die Symptome treten immer plötzlich auf. Erbrechen und Nystagmus werden häufig beobachtet, die Haltungs- und Bewegungsstörungen sind meist stark ausgeprägt (Falltendenz, Rollbewegungen). Im Gegensatz zu *Otitis interna* werden weder Fazialisparese noch Horner-Syndrom beobachtet. Die Diagnose stützt sich auf das Alter (vor allem beim Hund) und die Abwesenheit jeglicher Ohr- oder Innenohrveränderungen.

Prognose und Behandlung: Die Prognose ist günstig, da sich die Tiere meist innerhalb einiger Tage bis zu 3 Wochen spontan erholen. Da die Patienten sich häufig extrem aufregen, ist es angebracht, während den ersten Tagen Valium 2–5 mg 3 × pro Tag zu verabreichen.

4.3.1.3 Trauma

Vestibulärsymptome als Traumafolge können durch Frakturen des Felsenbeins oder der *Bulla tympanica* hervorgerufen werden. Bei akuten vestibulären Störungen mit Traumaanamnese, wie Sturz auf der Treppe, dürfte das Trauma oft eher Folge anstatt Ursache der Gleichgewichtsstörungen sein. Bei Kopftrauma mit oder ohne Schädelfrakturen müssen immer auch **Gehirnläsionen** (Kontusion) in Betracht gezogen werden. Bei peripheren Schädigungen ist der Verlauf meist günstiger und eine Besserung innerhalb einiger Tage zu erwarten.

Diagnose: Anamnese, Röntgen des Schädels. Behandlung: palliativ.

4.3.1.4 Tumoren

Tumoren der Knochen (Osteosarkome) oder des Bindegewebes (Fibrosarkome), die in der Schädelkapsel entstehen, können auch die knöchernen Hüllen des Gleichgewichtsapparates erfassen und so zu vestibulären Störungen führen. Metastatische Tumoren sind ebenfalls, wenn auch sehr selten, beschrieben worden. Die Symptome entwickeln sich eher langsam.

Diagnose: Röntgen des Kopfes. Prognose: Schlecht.

Primäre Tumoren (Neurinome) des VIII. Gehirnnervs können auch zu langsam sich entwickelnden vestibulären Störungen Anlaß geben. Sie erfassen jedoch meist auch die benachbarten Hirnnerven V–VII und verursachen häufig zusätzlich Hirnstammkompression (siehe Seite 209).

4.3.1.5 Kongenitale Vestibulärstörungen

Angeborene Vestibulärstörungen sind verschiedentlich beschrieben worden, so beim Deutschen Schäferhund, Dobermann, Beagle und bei Siamkatzen. Zum Teil handelt es sich dabei um erbliche Krankheiten. Die Symptome treten akut auf, kurz nach der Geburt oder bis zum Alter von 3 Monaten, und sind in der Regel nicht progredient. Manchmal sind die Vestibulärsymptome von Taubheit begleitet. Es gibt keine weiteren Kopfnervenerscheinungen. Röntgen des Kopfes, sonstige neurologische Untersuchung und *Liquor cerebrospinalis* mit normalen Resultaten.

Prognose und Behandlung: Die Tiere erholen sich meist im Verlauf von einigen Wochen oder Monaten; leichte Kopfschräghaltung kann persistieren. Erbhygienische Gesichtspunkte sind im Auge zu behalten.

4.3.1.6 Streptomycinvergiftung

Aminoglykosidantibiotika (Streptomycin, Dihydrostreptomycin, Neomycin, Kanamycin, Gentamycin), in hoher Dosis über längere Zeit verabreicht, können bei Katzen degenerative Veränderungen im Innenohr und Gleichgewichtsorgan verursachen, die sich durch vestibuläre Symptome mit oder ohne Taubheit manifestieren. Die Symptome sind häufig asymmetrisch.

Prophylaxe: Aminoglykoside bei Katzen nur beschränkt anwenden. Wenn bereits Probleme vorliegen, können die Tiere nach Absetzen der Antibiotika ihre Vestibulärläsionen kompensieren; die Taubheit jedoch bleibt bestehen.

4.3.2 Pferd

4.3.2.1 *Otitis media-interna*

Im Gegensatz zum Kleintier sind infektiös-entzündliche Veränderungen im Bereich des Mittel- und Innenohrs beim Pferd eher selten. Die beobachteten Fälle sind nicht Resultat einer sich ausbreitenden *Otitis interna,* sondern von **naso-pharyngealen Infektionen.** Wie beim Kleintier liegen neben Vestibulärsymptomen sehr häufig auch Fazialislähmungen vor. Die Lähmung der Augenlider führt häufig zu ulzerativer Keratitis. Manchmal ist die Palpation der Ohrbasis schmerzhaft. Schluckbeschwerden können auftreten, wenn der entzündliche Prozeß des Felsenbeins sich bis zum *Foramen lacerum* (Durchtrittsstelle von X. und XI. Hirnnerv) ausbreitet.

Diagnose: Röntgen der Felsenbeingegend (ventrodorsale, laterale und rostrokaudale Aufnahmen) können proliferative Veränderungen im Bereich des Stylohyoids, von *Bulla tympanica* und Felsenbein aufzeigen.

Behandlung und Prognose: Chloramphenicol 25 mg pro kg KG 4 × täglich oder Ampicillin 2 mg pro kg KG 2 × täglich während einigen Wochen. Keratitis und Ulzeration der Hornhaut sind die häufigsten Komplikationen: lokale Behandlung mit Antibiotika-Atropinsalbe. Die vestibulären Symptome verschwinden gewöhnlich nach 2–3 Wochen, die Fazialisparalyse braucht 1–2 Monate, um abzuheilen.

4.3.2.2 Trauma

Kopftraumen sind häufige Ursachen von Vestibulärstörungen beim Pferd. Vor allem beim Rückwärtsfallen und Aufschlagen des Okziputs kommt es zu Frakturen, die sehr oft durch das Felsenbein verlaufen. Neben Vestibulärstörungen liegen gewöhnlich Fazialislähmung und Horner-Syndrom vor.

Diagnose: Trauma-Anamnese, Röntgen des Kopfes (Frakturen ohne Verschiebungen oder chronische Sekundärveränderungen sind schwer feststellbar).

Prognose und Behandlung: Die Prognose ist erfahrungsgemäß eher ungünstig; Kopfschiefhaltung und leichte Ataxie können persistieren, so daß ein Reitpferd gebrauchsuntauglich wird.

4.3.3 Nutztiere

Bei Kälbern, häufiger noch bei Schweinen, werden bakterielle Infektionen des Mittel- und Innenohrbereichs festgestellt, die zu ähnlichen vestibulären Symptomen Anlaß geben wie bei den anderen Haustierarten. In der Schweineintensivhaltung werden solche Infektionen gelegentlich als Bestandesproblem gesehen. Bei dieser Tierart kommt es auch recht häufig zum Durchbruch des Prozesses in die hintere Schädelgrube unter Bildung von Kleinhirn- oder Hirnstammabszessen (siehe Seite 213).

Prognose und Behandlung: *Otitis media* und *interna* kann meist durch Antibiotika mit Erfolg behandelt werden. Bei Kälbern empfiehlt es sich, auch den Gehörgang und Mittelohrbereich mit verdünnten antiseptischen Lösungen (z. B. Betadin) 2 × pro Tag während einigen Tagen zu spülen.

Literaturauswahl

Vestibulärapparat

CHRISMAN, C. L., 1980: Vestibular diseases. Vet. Clin. North America **10,** 103–129.

POWER, H. T., B. J. WATROUS, & A. DE LAHUNTA, 1983: Facial and vestibulocochlear nerve disease in six horses. JAVMA 183, 1076–1080.

SCHUNK, K. L., & D. R. AVERILL JR., 1983: Peripheral vestibular syndrome in the dog: A review of 83 cases. JAVMA 182, 1354–1357.

5 Erkrankungen des Hirnstamms

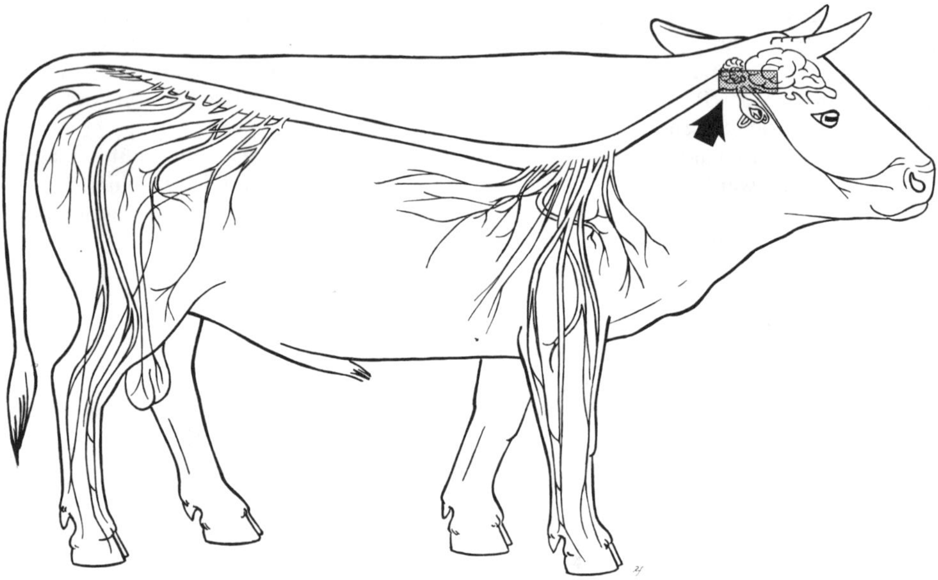

Die wichtigsten Symptome

Ausfälle der Kopfnervenfunktionen

□ Schielen, Pupillenlähmung, Kopfschiefhaltung, Nystagmus, Kaumuskelschwäche und Atrophie, Kieferlähmung, Ausfälle der Schmerzempfindung im Kopfbereich, Lähmung der Ohren, Lippen, Augenlider und Nasenflügel, Schluckstörungen, Zungenlähmung, vermehrter oder reduzierter Speichelfluß, Stimmveränderung, inspiratorische Dyspnoe

Gangstörungen

□ Vestibuläre Ataxie mit Neigung umzufallen, zu rollen und im Kreis herumzugehen; Seitwärtsdrall
□ Leichte bis schwere generalisierte Ataxie und Parese zum Teil seitenbetont
□ Tetraplegie mit Enthirnungsstarre

Ausfälle in Haltungs- und Stellreaktionen

□ Häufig seitenbetont

Bewußtseinsstörungen

□ Apathie — Stupor — Koma

Ausfälle vitaler Funktionen

□ Unregelmäßige Atmung bis Atemstillstand
□ Herzarrhythmie, Herzstillstand

5.1 Anatomie — Physiologie

In diesem Abschnitt werden neurologische Krankheiten mit Schwerpunkt im **kaudalen Hirnstamm** (Mittelhirn, Ponsregion und *Medulla oblongata*) besprochen. Viele der hier angeführten Prozesse, insbesondere die entzündlichen, sind in wechselnder Weise auch in anderen Teilen des ZNS verstreut, wobei der postmortale Nachweis entzündlicher Veränderungen nur bedingt für die »Lokalisation« der funktionellen Störungen verbindlich ist; ein Beispiel dafür ist etwa die Tollwut! Deshalb braucht die Symptomatologie nicht eindeutig zu sein. Hier erfolgt eine Auslese nach dominierenden Symptomen im hinteren Hirnstamm. Anatomisch ist dieser eine komplex aufgebaute Region, in der Kerngebiete und Faserbahnen stark durchmischt sind. Dorsal ist er größtenteils bedeckt von den Okzipitallappen des Großhirns und dem Kleinhirn *(Abb. 77)*. Das Mittelhirn geht kranialwärts in den Thalamus über und besteht in seinen dorsalen Anteilen aus der Vierhügelplatte, die für visuelle und akustische Orientierungsfunktionen verantwortlich ist *(Abb. 77)*. Der ventrale Teil enthält massive Faserbündel (Hirnschenkel) mit ab- und aufsteigenden Verbindungen zwischen Großhirnrinde, vorderem Hirnstamm und Rückenmark *(Abb. 77, 78)*; ferner befinden sich hier die Roten Kerne und die *Substantia nigra,* die eine Rolle spielen in der »willkürlichen« Kontrolle der Motorik, und schließlich Kerne, die für die Augenbewegungen verantwortlich sind. Die Brücke besteht aus dem dicken Faserband der mittleren Kleinhirnschenkel, in das die Ponskerne eingebettet sind *(Abb. 77, 78)*. Diese Kerne spielen eine Rolle bei der

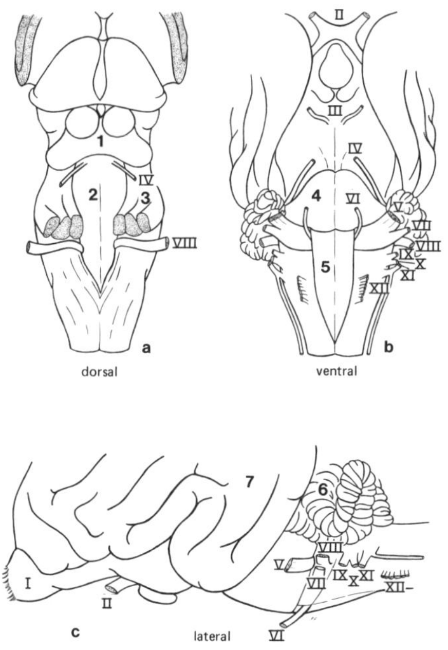

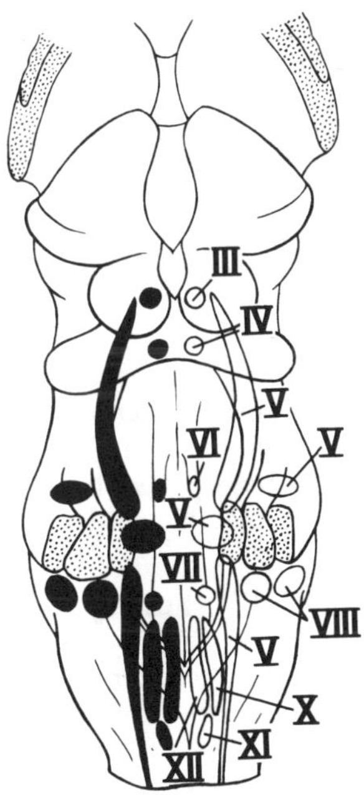

Abb. 77 (links): Hirnstamm von dorsal (a) nach Entfernung des Klein- und Großhirns, von ventral (b) und lateral (c). Nach rostral (oben) geht das Mittelhirn in den Thalamus über, nach kaudal (unten, bzw. rechts) die *Medulla oblongata* ins Rückenmark. Einige anatomische Anhaltspunkte: Vierhügelplatte (1), IV. Ventrikel (2), Kleinhirnschenkel (3), Pons (4), Pyramiden (5), Kopfnervenabgänge (III–XII). Der Großteil des Hirnstammes ist am intakten Gehirn dorsal durch Kleinhirn (6) und Großhirn (7) bedeckt

Abb. 78 (rechts): Hirnstamm von dorsal mit den Kerngebieten der Kopfnerven

Integration der Funktion von Groß- und Kleinhirn (cortico-ponto-cerebelläres System, siehe S. 218). Die *Medulla oblongata* schließlich enthält die nicht schon im Mittelhirn oder in der Brücke gelegenen Kerngebiete der Hirnnerven, einige Integrationszentren wie die Oliven, die mit der Kleinhirnfunktion zusammenhängen, und die Dorsalstrangkerne (propriozeptives System, siehe Seite 24), sowie verschiedene Fasersysteme, von denen später die Rede sein wird. Beidseits der Mittellinie und diffus über den ganzen Hirnstamm verteilt findet sich die *Formatio reticularis,* ein netzartig angeordnetes System von Nervenzellen mit kürzeren und längeren Faserverbindungen.

5.1.1 Funktionell wichtigste Strukturen

5.1.1.1 Kopfnervenkerne

Kerngebiete der Kopfnerven III–XII, welche die Reflexzentren für alle motorischen und sensibel-sensorischen Funktionen im Kopfbereich darstellen (siehe Seite 31). Diese Kerngebiete haben je nach Nerv eine unterschiedliche Ausdehnung im Hirnstamm, sind aber oft sehr nahe beieinander angeordnet; so sind z. B. die Kerngebiete sowohl wie die Wurzelaustritte für V, VII und VIII dicht aneinander gedrängt *(Abb, 77, 78).*

5.1.1.2 Zentren für Kontrolle von Körperhaltung und Bewegung

Die Vestibulärkerne, ihre Verbindungen und ihr Einfluß auf Körperhaltung und Muskeltonus wurden im Kapitel Vestibulärstörungen beschrieben (Seiten 186–188).

Die *Formatio reticularis* beeinflußt auch den Muskeltonus, wobei ihre rostralen und kaudalen Teile je eine antagonistische Wirkung haben. Sie wirkt via retikulospinale Bahnen auf den Tonus der Beuge- und Streckmuskeln in analoger Weise wie das Vestibulärsystem ein und spielt auf diese Weise auch eine Rolle bei der Wahrung der Körperhaltung im Schwerefeld.

Der Rote Kern ist ein gut abgegrenztes Zellgebiet beidseits im Zentrum des Mittelhirns *(Abb. 79).* Er gehört zum sog. extrapyramidalen System (siehe Kapitel Großhirn, S. 236), das eine indirekte Verbindung zwischen motorischer Großhirnrinde und motorischen Nervenzellen im Rückenmark über die rubrospinalen Bahnen darstellt. Es spielt eine Rolle beim Ingangsetzen von Bewegungen (Bewegungsauslösung). Es ist jedoch nicht vollständig klar, wie dies beim Tier exakt funktioniert. Man nimmt an, daß »willkürliche« Bewegungen oder Bewegungsantriebe (philosophische Vorbehalte siehe Seite 41) beim Tier im Prinzip ihren Ursprung im Hirnstamm nehmen (sog. Hirnstamm-Lokomotionszentrum).

5.1.1.3 Fasersysteme

Zwischen den Kerngebieten befinden sich große Mengen Fasern, zum Teil Verbindungen zwischen den Hirnstammzentren selbst, zum großen Teil aber auf- und absteigende Bahnsysteme, die das Großhirn mit dem hinteren Hirnstamm, Kleinhirn und Rückenmark verbinden *(Abb. 79).*

Die wichtigsten aufsteigenden Bahnsysteme, die den Hirnstamm durchlaufen, sind *(Abb. 79):*

1. die Tiefensensibilitätsbahnen, die von den Dorsalsträngen des Rückenmarks über die Dorsalstrangkerne (dorsolateral in der kaudalen *Medulla oblongata*) zur anderen Seite hinüber kreuzen *(Fibrae arcuatae internae)* und dann im *Lemniscus medialis* (mediale Schleife) auf beiden Seiten zum Thalamus verlaufen;

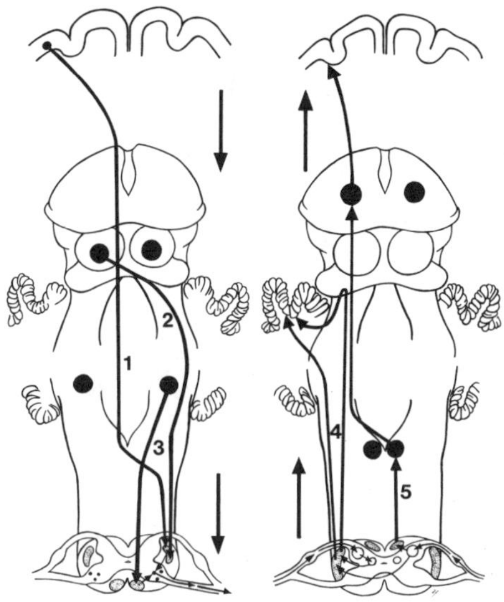

Abb. 79: Einige absteigende (kortikospinal 1, rubrospinal 2, vestibulospinal 3) und aufsteigende (spinozerebellär 4, Dorsalstrangsystem 5) Fasersysteme, die durch den Hirnstamm verlaufen und ihre Verbindungen mit dem Rückenmark (vereinfachte, schematische Darstellung, von dorsal gesehen). Diese Systeme haben einen wichtigen Einfluß auf Körperhaltung, Gang sowie Haltungs- und Stellreaktionen. Einige Bahnen sind gekreuzt, weshalb Ausfallserscheinungen sowohl auf der gleichen wie auf der kontralateralen Seite auftreten können

2. die Kleinhirnbahnen, die von den Lateralsträngen des Rückenmarks grosso modo dorsolateral nahe der Oberfläche der *Medulla oblongata* zum Kleinhirn verlaufen (näheres siehe Kapitel: Kleinhirn, S. 218).

Die wichtigsten absteigenden Bahnen sind:

1. die vestibulospinalen (siehe Seite 186) und die retikulospinalen (siehe S. 186) Bahnen: Kontrolle von Körperhaltung und Tonus der Streckmuskeln;
2. die rubrospinalen Bahnen: Verbindung zwischen rotem Kern und motorischen Rükkenmarksneuronen; spielt eine wesentliche Rolle für die »integrierten« Bewegungsabläufe;
3. die kortiko-pontinen, -bulbären und -spinalen Bahnen: Verbindungen zwischen Großhirnrinde, Brücke, *Medulla oblongata* und Rückenmark; sie spielen für das Tier eine in ihrem Wesen noch weitgehend ungeklärte Rolle bei der »Willkürbewegung« (siehe Seite 235: Diskussion über Motorik).

Ein auch klinisch wichtiges Phänomen ist die **Kreuzung verschiedener Bahnsysteme** innerhalb des Hirnstamms. Die rubrospinalen Bahnen überkreuzen sich im Mittelhirn, die propriozeptiven und die kortikospinalen in der kaudalen *Medulla oblongata.*

5.1.1.4 Vitale Funktionen

Zentren für die Kontrolle von vitalen Funktionen befinden sich in der *Formatio reticularis* und sind lebenswichtig für die Aufrechterhaltung von Atmung und Herzfunktion sowie für die Kontrolle von Miktion und Defäkation, Schlucken und Erbrechen.

5.1.1.5 Retikuläres aktivierendes System

Dieses System spielt eine außerordentlich wichtige Rolle für das »Bewußtsein« bzw. die »Wachheit des Sensoriums oder des Erlebens«. Es erhält Impulse von sämtlichen sensiblen und sensorischen Systemen, die es »diffus« in die Großhirnrinde projiziert *(Abb. 80).* Auf diese Weise wird ein bestimmtes Maß an Wachheit aufrechterhalten und das Schlaf-/Wach-

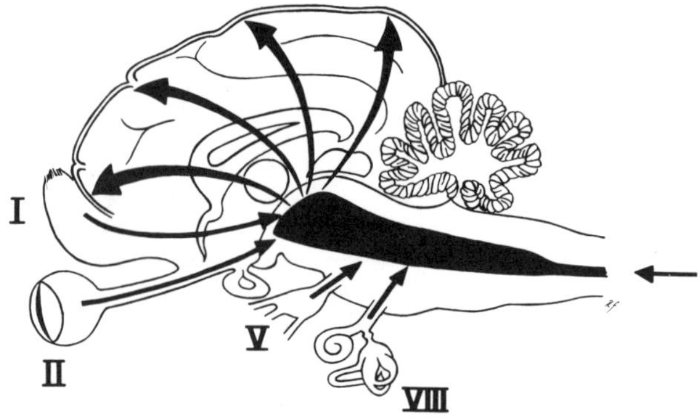

Abb. 80: Retikuläres aktivierendes System. Die *Formatio reticularis* (im Hirnstamm) erhält Impulse aus allen sensorischen Funktionsbereichen und projiziert diffus in die Hirnrinde, wodurch ein wechselndes Maß an Wachheit erzeugt wird (nach OLIVER & LORENZ, 1983: Handbook of Veterinary Neurologic Diagnosis, Philadelphia, London, Toronto: W. B. Saunders Comp., mit Genehmigung der Autoren)

seinsverhalten kontrolliert. Es ist also ein System, das die Großhirnrinde auf einem bestimmten Aktivitätsniveau hält. Jeder Tierbeobachter weiß, daß der Abstand Wachheit-Schlaf beim Menschen einen weit größeren Schwellenwert hat als beim Tier.

5.2 Symptome und Untersuchung

5.2.1 Lateralisation

Die Symptome bei Hirnstammerkrankungen sind häufig einseitig oder zumindest auf einer Seite stärker betont. Dies steht im Gegensatz zu Rückenmarkserkrankungen, wo sie fast immer bilateral sind.

5.2.2 Ausfälle der Kopfnerven

Symptome im Bereich der Kopfnervenfunktionen: Da der Hirnstamm die Zentren für die Kopfnervenfunktionen enthält, kommt es bei Läsionen in seinem Bereich sehr schnell zu entsprechenden Ausfallserscheinungen. Sehr oft sind verschiedene Funktionen zur gleichen Zeit betroffen. Diese Erscheinungen sind im Abschnitt Untersuchung der Hirnnervenfunktion beschrieben worden (Seite 31); vestibuläre Störungen wurden in einem separaten Kapitel besprochen (Seite 185). Ausfallserscheinungen sind, kurz rekapituliert, Schielen, ungleich große, auf Lichtstimulation nicht reagierende, zu große oder zu kleine Pupillen; Kopfschiefhaltung, Nystagmus, vestibulärer Strabismus; reduzierte Beißkraft, Kaumuskelatrophie, Unterkieferlähmung; Verlust oder Herabsetzung der Schmerzempfindung im Kopfbereich einschließlich Zunge und Maulhöhle; abwesender Kornealreflex; gelähmte Augenlider, Ohren, Nasenflügel, Lippen; abwesender Drohreflex bei normalem Visus; Schluckbeschwerden, Zungenlähmung, verstärkter Speichelfluß, evtl. veränderter Speichel; Stimmveränderung, inspiratorische Dyspnoe.

Nota bene: Zur Differenzierung zwischen peripheren und zentralen Hirnnervenläsionen (Sonderfall »Vestibulärfunktion« siehe Seite 190):

a) Läsionen der peripheren Anteile von Kopfnerven sind im allgemeinen einseitig und oft mononerval, mit Ausnahme jedoch von Polyneuropathien.

b) Bei Hirnstammläsionen sind vielfach mehrere Kopfnerven befallen.

c) Nahezu ausnahmslos liegen bei Hirnstammläsionen zusätzliche weitere neurologische Symptome, also Symptomenkomplexe vor.

5.2.3 Haltungs- und Bewegungsstörungen

Anomaler Gang: Bei Läsionen der Vestibulärkerne oder ihrer Verbindungen sieht man vestibuläre Ataxie mit Neigung umzufallen, zu rollen, Kreisbewegungen zu vollführen etc. (siehe Seite 189).

• Läsionen der anderen Zentren *(Nucleus ruber, Formatio reticularis),* der motorischen (rubrospinalen, kortikospinalen) oder sensorischen Bahnen (Tiefensensibilitätssystem, spinozerebelläre Bahnen) müssen schon recht massiv sein, um deutliche Gangstörungen hervorzurufen. Parese vom oberen motorischen Neurontyp (mit spinaler Hyperreflexie) und Ataxie sind dann oft seitenbetont. Bei unvollständiger Schädigung ist oft der spontane Gang erstaunlich gut erhalten, was einmal mehr darauf hinweist, wie wichtig das Rückenmark und seine internen Verbindungen für die »Grundmotorik« beim Tier sind. Subtilere Bewegungsstörungen kommen am besten zum Ausdruck bei der Prüfung der Haltungs- und Stellreaktionen.

• Ausfälle von Haltungs- und Stellreaktionen: Auch wenn der spontane Gang nicht oder nur geringgradig gestört ist, liegen oft Ausfallserscheinungen oder Unterschiede zwischen links und rechts vor. Die Ausfallserscheinungen oder fehlenden Reaktionen können sich entweder auf der gleichen Seite wie die Ausfälle der Kopfnervenfunktion befinden oder aber kontralateral (Kreuzung der Bahnsysteme).

• Enthirnungsstarre: Dies ist ein Sonderfall bei massiven (subtotalen) Läsionen des Mittelhirns (vor allem im Zusammenhang mit Hirntraumen: siehe Seite 252) durch Unterbrechung sämtlicher Einflüsse der höheren Zentren auf das Rückenmark. Die Tiere sind in Seitenlage mit extremem Spasmus aller Streckmuskeln, vor allem des Halses (Opisthotonus) und der Vordergliedmaßen.

5.2.4 Ausfallserscheinungen vitaler Zentren

Diese treten nur auf bei sehr massiven Läsionen: Herzstillstand, unregelmäßige Atmung, Atemstillstand. Derartig schwere Läsionen können deshalb zum sofortigen Tode führen.

5.2.5 Bewußtseinsstörungen

Bei ausgedehnten Läsionen des Hirnstamms, die die *Formatio reticularis* betreffen, kommt es zu Funktionsstörungen des retikulären aktivierenden Systems. Die Folge ist herabgesetztes »Bewußtsein« oder Sensorium. Klinisch unterscheidet man drei Stufen: **Apathie:** Inaktivität, fehlender Kontakt mit der Umgebung, verstärkte Schlafneigung, Reaktion nur auf relativ starke Stimuli; **Stupor:** Schläfrige Benommenheit, keine Reaktion auf Umweltreize und Berührung, wohl aber noch auf schmerzhafte Stimuli; **Koma:** Tiefe Bewußtlosigkeit, keine Reaktion auf schmerzhafte Stimuli, die spinalen Reflexe jedoch funktionieren.

Störungen des tierischen Bewußtseins sind natürlich nicht nur oder nicht einmal vorwiegend bedingt durch anatomisch nachweisbare Läsionen des »reticular activating system«! Dies zeigen zahlreiche Intoxikationen oder Stoffwechselstörungen, von denen als Musterbeispiel nur die hypokalzämische Gebärparese des Rindes genannt sei. Wo hier die entscheidende »Unterbrechung« der das »Bewußtsein« generierenden Regulationskreise von Fall zu Fall liegt, ist weitgehend Gegenstand von Spekulationen.

5.2.6 Spezielle Untersuchungsmethoden

Liquor cerebrospinalis: Da es sich bei Läsionen des Hirnstamms (im Gegensatz zum Rückenmark, wo relativ kleine, fokale Läsionen häufiger sind) meist um recht ausgedehnte Prozesse handelt, liegen oft Liquorveränderungen vor. Bei Verdacht auf eine Hirnstammläsion ist die Liquoruntersuchung immer angezeigt.

Röntgenuntersuchung: Läsionen des Hirnstamms, die durch Veränderungen der Schädelknochen hervorgerufen werden, sind selten. Die Hauptindikation für Schädelröntgen bei Hirnstammsymptomen sind Trauma- und Mißbildungsverdacht. Beim Vorliegen vestibulärer Störungen ist Röntgen der Felsenbeingegend unerläßlich (Seite 108).

Tab. 21: Hirnstammkrankheiten; die Namen der wichtigsten Krankheiten **in Fettdruck**

	Entzündung	Trauma	Tumoren	Toxisch-metabolisch	Vaskulär
Hund	□ **Hundestaupe** □ **Tollwut** □ **Granulomatöse Meningoenzephalitis** □ **Aujeskysche Krankheit** □ Postvakzinale Enzephalitis □ Toxoplasmose □ Mykotische Infektionen	□ **Fraktur des Schädels** □ **Kontusionen**	□ **Meningeom** □ **Kopfnerventumor** □ **Choroidplexustumor** □ Lymphosarkom □ Gliom	□ Thiaminmangel	□ Blutung
Katze	□ **Tollwut** □ **Aujeskysche Krankheit** □ **Feline infektiöse Peritonitis** (F.I.P.) □ Mykotische Infektionen	□ **Schädelfrakturen** □ **Kontusionen**	□ **Lymphone** □ Meningeom □ Gliom	□ **Thiaminmangel**	
Pferd	□ Herpesenzephalitis □ Protozoäre Enzephalitis □ Abszesse □ *Larva migrans* □ **Tollwut** □ Granulomatöse Enzephalitis	□ **Schädelfraktur** □ Kontusion			
Wiederkäuer	□ **Listeriose** □ **Abszeß** □ **Sporadische Enzephalitis** (Rind) □ **Tollwut** □ Aujeskysche Krankheit □ Caprine Arthritis-Enzephalitis				
Schwein	□ **Virusenzephalitis** □ **Abszeß**			□ **Ödemkrankheit**	

5.3 Die einzelnen Krankheiten des Hirnstamms

5.3.1 Hund und Katze

5.3.1.1 Hundestaupe/Enzephalitis

Die Hundestaupe schien seit der systematischeren Anwendung der Impfung in vielen Gebieten Europas eher selten zu werden. Es hat aber in letzter Zeit — vor allem infolge rückläufiger »Impffreudigkeit« sowie auch eines gewissen Versagens von Vakzinen — wieder Ausbrüche gegeben, und in den Mittelmeer- und gewissen östlichen Ländern ist sie noch sehr verbreitet. Vor allem sind Junghunde befallen, doch kann nervöse Staupe in jedem Alter auftreten. In der Regel sind Tiere mit schlechtem Impfstatus betroffen, doch ist die Krankheit auch bei vorschriftsgemäß geimpften Tieren zu beobachten.

Die Staupe als systemische Krankheit ruft zuerst eine massive Immunsuppression mit starker Lymphopenie hervor. Allgemeine Symptome wie Husten, Nasenausfluß, Konjunktivitis, Erbrechen und Durchfall treten 1–2 Wochen nach Infektion auf. Bei klassischem Verlauf kommt es 2–4 Wochen nach diesen systemischen Symptomen zu ZNS-Störungen. Häufig jedoch sind die respiratorischen und gastrointestinalen Symptome sehr milde und werden vom Besitzer kaum bemerkt, so daß die Krankheit mit ZNS-Störungen einzusetzen scheint. Der Verlauf ist meist rasch und progredient; bei einzelnen Tieren ist er über Wochen bis Monate mehr chronisch-protrahiert. Chronisch-rezidivierende Verläufe scheinen außerordentlich selten zu sein. Das Hundestaupevirus attackiert zuerst die weiße Substanz von Gehirn und Rückenmark an bestimmten Prädilektionsorten und führt später zu entzündlichen Reaktionen (Enzephalitis). Da die ZNS-Läsionen multifokal sind, können nicht nur Hirnstammsymptome (häufig vestibulären Charakters sowie Myoklonus der Kau- und Gesichtsmuskeln), sondern auch Kleinhirn- und Rückenmarkssymptome vorliegen.

Diagnose: a) Extrazerebrale Symptome (anamnestisch; Vorliegen von systemischen, respiratorischen und gastro-intestinalen Symptomen, Konjunktivitis, Hyperkeratose von Fußballen und/oder Nasenspiegel, Fieber, **Lymphopenie**).

b) Augenhintergrund: häufig Chorioretinitis mit Tapetumveränderungen, evtl. *Neuritis optica* mit Veränderungen der Sehnervenpapille.

c) *Liquor cerebrospinalis:* in der akuten Phase leichte Eiweiß- und geringgradige Zellvermehrung; in der subakuten deutliche Eiweißvermehrung und mononukleäre Pleozytose.

d) Hirnstammsymptome wie motorische Störungen, Hirnnervenausfälle, Bewußtseinstrübungen; entsprechend der disseminierten Natur der Veränderungen können spinale Symptome wie Lähmungen, Reflexanomalien, Myoklonus von Gliedmaßenmuskeln oder zerebelläre (Ataxie) sowie zerebrale Symptome (Verhaltensstörungen, Sehstörungen, Krämpfe) dazukommen.

e) Staupeantigennachweis: Abstriche von Konjunktival-, Vaginal-, Rektal- oder Präputialschleimhaut; mit Tupfer entnehmen, auf Objektträger ausstreichen, an der Luft trocknen lassen und an diagnostisches Labor schicken. Der direkte Nachweis ist möglich mit immunologischen Methoden, auch an Liquorzellen (Sedimentausstriche).

Behandlung und Prognose: Die Prognose der nervösen Hundestaupe ist immer reserviert. Wenn schwere neurologische Störungen vorliegen, vor allem generalisierte Krampfanfälle, ist sie infaust. Bei eher mittelgradigen oder leichten Ausfällen können die Tiere sich eventuell erholen, mit möglicher Persistenz von Restsymptomen. Myoklonien z. B. verschwinden kaum je vollständig. Erholung setzt voraus, daß die immunologische Abwehrlage des Tieres eine weitere Ausbreitung des Virus verhindert. Hunde, deren Immunsystem sich rasch erholt, haben bessere Heilungsaussichten.

Serotherapie: Intravenöse Injektionen von Staupevirus-Antikörpern (z. B. Stagloban) können nützlich sein, um die systemische Ausbreitung der Infektion zu bekämpfen. Es ist jedoch fraglich, ob solche Antikörper auch im ZNS wirksam sind. Sekundäre bakterielle Infektionen werden mit Antibiotika bekämpft. Da die akute Virusinfektion stark immunsuppressiv wirkt, sind in dieser Phase Corticosteroide absolut kontraindiziert. Corticosteroidtherapie ist dagegen angebracht in **chronisch-progressiven Fällen,** wo die massive entzündliche Reaktion das ZNS schädigt. Am wichtigsten ist natürlich die Vorbeuge durch regelmäßige Impfungen mit bewährten Produkten. Auch ältere Hunde sollten jährlich nachgeimpft werden.

5.3.1.2 Tollwut (Lyssa)

Obwohl die Schutzimpfung in vielen Teilen Europas angesichts der Präsenz sylvatischer Tollwut systematisch durchgeführt wird, gibt es immer wieder sporadische Fälle von Lyssa beim Hund. Fast regelmäßig handelt es sich dabei um Tiere, die in ländlichen Gegenden frei herumlaufen und eine ungenügende Impfanamnese aufweisen. Wir sahen aber auch Fälle bei Hunden, die aus exotischen Ländern (z. B. Nordafrika) eingeschmuggelt wurden. Die Tollwut wird in Mitteleuropa vor allem durch Füchse unterhalten und verbreitet. Die Infektion wird in der Regel durch Biß übertragen. Das Virus gelangt aus der Muskulatur den Nerven entlang ins Zentralnervensystem, wo es sich in Nervenzellen vermehrt und entzündliche Veränderungen provoziert. Die Enzephalitis ist disseminiert und häufig liegen betonte Hirnstammveränderungen vor. Die neurologischen Symptome sind in der Regel akut und schnell progredient mit Todesfolge innerhalb einiger Tage. Ein Verlauf über mehrere Wochen ist nur ganz selten beobachtet worden. Außer Fieber gibt es keine extraneuralen Symptome. Wie bei jeder disseminierten Enzephalitis ist auch hier **keine spezifische Symptomatologie zu erwarten.** Aggressivität mit Beißwut und Hydrophobie, die traditionell mit Tollwut assoziiert werden, sind nur in einem Bruchteil der dokumentierten Fälle festgestellt worden. Zerebrale Erscheinungen (siehe Seite 246) mit Verhaltensstörungen (etwa Allotriophagie) und Krämpfen sowie spinale Erscheinungen (aufsteigende Lähmung) sind möglich, daneben Hirnstammsymptome wie Unterkieferlähmung, Augenmuskellähmungen, Schluckstörungen und übermäßiger Speichelfluß. Manchmal aber äußert sich die Krankheit vorwiegend durch zunehmende Depression und Apathie. **Grundsätzlich ist in endemischen Gebieten bei jedem Hund und jeder Katze mit multifokalen ZNS-Störungen, insbesondere aber mit den erwähnten Hirnstammsymptomen, an Tollwut zu denken.**

Infolge ihrer häufigen Unbeaufsichtigtheit, ihres schlecht kontrollierbaren Impfstatus und ihrer häufigen Aggressivität im Erkrankungsfalle ist die Katze hierzulande als Überträger der Infektion auf den Menschen wichtiger als der Hund.

Diagnose: In Betracht zu ziehen in erster Linie in Endemiegebieten; akuter Verlauf, fehlende, schlechte, unsichere oder unbekannte Impfanamnese, möglicher Kontakt mit Wildtieren. Da die Inkubationszeit sehr lang sein kann, wird oft der Zusammenhang zwischen Tollwutsymptomen und früheren Verletzungen vergessen.

Liquor cerebrospinalis: Proteinvermehrung und mononukleäre Pleozytose (typisch für virale Enzephalitis, aber nicht spezifisch für Tollwut!). Die Liquorzellen enthalten kein Tollwutantigen.

Immunfluoreszenzdiagnostik: Eine sehr zuverlässige in-vivo-Diagnose ist möglich mittels Immunfluoreszenznachweis von Tollwutvirus in Gefrierschnitten von Hautbiopsien. Diese Biopsien werden im Kopfbereich entnommen. Die Methode hat sich aus schwer verständlichen Gründen in Europa nicht eingebürgert.

Verlauf: Der Verlauf ist in der Regel schnell progredient und immer letal. Bei Tollwutverdacht müssen die Tiere in Isolation beobachtet werden. Die Quarantänevorschriften variieren von Land zu Land.

Der Kopf des gestorbenen oder getöteten Tieres muß an die Tollwutinstitute zur

Immunfluoreszenzdiagnostik eingesandt werden (Beachtung der jeweils gültigen Vorschriften!).

Prognose und Behandlung: Die Prognose ist absolut infaust, Behandlung gibt es keine. Die präventive Schutzimpfung ist die wichtigste Maßnahme zur Unterbrechung der Infektkette vom Virusreservoir in der Wildtierpopulation über die Haustiere zum Menschen. Gesundheitspolizeiliche Maßnahmen müssen beachtet werden, die Zuständigkeiten von Arzt und Tierarzt sind zumeist genau umschrieben. Tierarzt und Klinikpersonal sollten nach jedem Kontakt mit tollwutkranken Tieren **nachgeimpft** werden, evtl. mit vorausgehender Titerkontrolle.

5.3.1.3 Granulomatöse Meningoenzephalitis

Dies ist eine weltweit sporadisch vorkommende Krankheit des Hundes mit unbekannter Ätiologie und Pathogenese. Es handelt sich um disseminierte, gefäßgebundene, granulomatöse Läsionen vor allem im Hirnstamm, die beträchtliche Ausdehnung erreichen können. Praktisch werden nur erwachsene Hunde befallen, weibliche Tiere scheinen anfälliger zu sein. Die Krankheit wurde bei zahlreichen Rassen beschrieben; in den USA scheint eine gewisse Häufung bei Zwergpudeln aufzutreten. Der Verlauf ist subakut bis chronisch-progressiv. Außer intermittierenden Fieberschüben liegen keine extraneuralen Symptome vor. Auffällig ist das Auftreten von **zervikalen Schmerzen** bei mehr als der Hälfte der Tiere. Neben solchen des Hirnstamms können gelegentlich zerebrale oder spinale Symptome vorliegen.

Diagnose: Alterskategorie, Geschlecht, Verlauf; zervikale Schmerzen. Der LCS ist immer stark verändert mit massiver Eiweißvermehrung und Pleozytose (überwiegend mononukleär, mit vielen Makrophagen und vereinzelten Granulozyten).

Prognose und Behandlung: Die Progressivität der Krankheit verschlechtert die Prognose, bei unbekannter Ursache fehlt eine gezielte Therapie. Es ist möglich, mit Corticosteroiden eine vorübergehende Besserung zu erzielen.

5.3.1.4 Aujeszkysche Krankheit (Pseudowut)

Sie wird durch ein Herpesvirus verursacht *(Herpes suis)* und ist in vielen Gebieten Europas und Nordamerikas endemisch. Bei Nutztieren ist sie in erster Linie ein Problem der **Schweinehaltung. Nur in Gebieten mit endemischer Aujeszky-Krankheit** in der Schweinepopulation kann sie auch ein Problem für das Kleintier (und für Rinder) sein. Es kommt sogar vor, daß Fälle in der Kleintierpraxis festgestellt werden, bevor das Vorkommen in der Schweinepopulation offensichtlich wird. Die Krankheit bei Hund und Katze wurde fast ausschließlich im Zusammenhang mit dem Verzehr von Schlachtabfällen von Schweinen beobachtet. Gefährlich sind insbesondere Teile von Kehlkopf und Luftröhren, da die Tonsillen eine bevorzugte Virusvermehrungsstelle sind. Das Virus dringt über die Maulschleimhaut ein und breitet sich den sensiblen Kopfnerven entlang zum Hirnstamm aus, wo es sich vermehrt und enzephalitische Veränderungen teilweise nekrotischen Charakters hervorruft. Es gibt keine extraneuralen Symptome, die neurologischen sind perakut. Nach einer Periode starker Unruhe kommt es innerhalb von Stunden zu schweren neurologischen Störungen. Pathognomonisch ist **extremer Juckreiz im Kopfgebiet;** Die Tiere kratzen sich am Kopf, reiben ihn an Wänden und am Boden bis zu schwerer Automutilation (Verwechslungsgefahr mit *Otitis externa!*). Das Kratzen geht nicht selten in generalisierte Krampfanfälle über. Selten sind atypische Fälle ohne Juckreiz beobachtet worden. Bei solchen ist in Endemiegebieten selbstverständlich immer an Tollwut zu denken. Neben dem Pruritus (als Symptom von seiten des V. Hirnnervs) liegen noch andere Hirnstammsymptome vor. Der

Verlauf ist aber **perakut und letal,** selten überleben die Tiere länger als 48 Stunden nach Auftreten der ersten Symptome. Bei Katzen wurden protrahierte Verläufe mit spinalen Lähmungserscheinungen beobachtet.

Diagnose: Nur in Gebieten vorkommend, wo die Aujeszkysche Krankheit in der Schweinepopulation existiert; Juckreiz; perakuter, letaler Verlauf.

Liquor cerebrospinalis: Proteinvermehrung und mononukleäre Pleozytose (unspezifisch!).

Prognose und Behandlung: Die Prognose ist aussichtslos, eine gezielte Behandlung gibt es nicht. Bei Katzen soll Spontanheilung vorgekommen sein. Die Serotherapie ist unwirksam. Man kann lediglich, bevor die ätiologische Diagnose feststeht, Juckreiz und Konvulsionen durch starke Sedation lindern.

Vorbeugung: Die Impfung von Kleintieren ist nur in Endemiegebieten angezeigt; dort ist das Verfüttern roher Schlachtabfälle strikt zu unterlassen.

Diagnosesicherung: Histologische Hirnuntersuchung; Virusnachweis im Laboratorium.

5.3.1.5 Feline infektiöse Peritonitis (FIP)

Der Erreger, ein Coronavirus, verursacht meist eine subakute bis chronische Allgemeinerkrankung mit Symptomen verschiedener Organsysteme. Manchmal stehen ZNS-Symptome und häufig auch Augenveränderungen (Uveitis) im Vordergrund. Die granulomatös-eitrigen Gehirnläsionen sind in erster Linie an den Ventrikelufern (Ependymitis), in den *Plexus chorioidei* und Meningen lokalisiert, mit nekrotisierenden Veränderungen im anliegenden Parenchym. Als Folge der Granulombildung kann es zu Liquorabflußstörungen (hauptsächlich Aquädukt und IV. Ventrikel) und *Hydrocephalus internus* kommen. Die neurologischen Symptome sind subakut bis chronisch und progressiv; neben Hirnstamm- (meist Vestibulär-)Symptomen können auch solche aus anderen ZNS-Regionen vorliegen. Die extraneurale Symptomatologie ist eher diffus: Anorexie, Fieber, Abmagerung, Vergrößerung des Abdomens (Bauchpunktat!), Anstieg der Gammaglobuline im Serum.

Diagnose: Extraneurale Befunde, Augenveränderungen (Uveitis), FIP-Antikörper im Blut. LCS: Starke Eiweißvermehrung, Pleozytose (gemischtzellig mononukleär-polymorphkernig).

Prognose und Behandlung: Die Prognose ist im allgemeinen schlecht. In milden Fällen kann mit einer immunosuppressiven Therapie Besserung erzielt werden.

5.3.1.6 Postvakzinale Enzephalitiden

Hier unterscheidet man zwischen entzündlich-allergischen Veränderungen, die als autoimmune Reaktionen nach Anwendung von hirnsubstanzhaltigen Impfstoffen auftreten, und Enzephalitiden, die durch das Impfvirus selbst verursacht werden. Da nur noch selten Impfstoffe auf der Basis von Hirngewebe eingesetzt werden, ist die klassische allergische Enzephalitis fast zum historischen Begriff geworden. Wohl aber kommt es nach Verwendung von bestimmten Tollwutimpfstoffen, die in neugeborenen Mäusen hergestellt wurden, wenn auch sehr selten zu neurologischen Komplikationen im peripheren Nervensystem (akute Polyneuritis, siehe Seite 136). Impfvirus-Enzephalitiden sind wiederholt, im Verhältnis zur Gesamtzahl der geimpften Tiere allerdings verschwindend selten, nach Anwendung attenuierter Lebendimpfstoffe aus Zellkulturen beobachtet worden. Schwere Enzephalitiden wurden im Zusammenhang mit Staupevirus-Impfungen gesehen. Die postvakzinalen Enzephalitiden sind akute Krankheiten, deren Symptome praktisch immer **binnen 10–14 Tagen nach der Impfung** auftreten. Es handelt sich um disseminierte Prozesse, wobei neben

Hirnstammsymptomen auch solche von anderen ZNS-Regionen vorliegen. Extraneurale Symptome treten nicht auf.

Diagnose: Zeitlicher Zusammenhang mit Lebendvirus-Impfung; *Liquor cerebrospinalis:* mononukleäre Pleozytose.

Prognose und Behandlung: Die beobachteten postvakzinalen Tollwut- sowie Staupeenzephalitiden waren akute, progressive, letal verlaufende Prozesse ohne effektive Behandlung.

5.3.1.7 Toxoplasmose

Toxoplasmose verursacht bei jungen Hunden häufig eine generalisierte Myositis, Neuritis und Myelitis, die das klinische Bild prägen. Die disseminierten Läsionen in anderen Teilen des Nervensystems manifestieren sich klinisch oft wenig. Bei älteren Hunden kann die Toxoplasmoseinfektion mit fokaler Granulombildung einhergehen, die auch im Hirnstamm, häufiger zwar im *Cortex cerebri* und *cerebelli* lokalisiert ist. Ausgedehnte, nekrotisierende Läsionen der Großhirnrinde oder des Kleinhirns sind vereinzelt beobachtet worden. Der Verlauf ist subakut bis chronisch und progressiv; die Verfolgung des Toxoplasmose-Titerverlaufs ist meist aus Zeitgründen nicht möglich. Die enzephalitischen Symptome sind an sich unspezifisch, eine Annäherung an die Diagnose ist zum Teil per exclusionem möglich. Wichtig zu wissen, daß Staupevirusinfektion oft latente Toxoplasmose aktivieren kann und dann beide enzephalitischen Prozesse nebeneinander ablaufen. Unter Umständen zeigt der Augenhintergrund Veränderungen einer *Chorioretinitis toxoplasmica.* Im Liquor findet sich oft starke Eiweißvermehrung und Pleozytose, evtl. mit Eosinophilen. Nachweis der Erreger ausnahmsweise möglich.

Prognose und Behandlung: Im allgemeinen ungünstig. Therapieversuch mit Sulfonamid wenig erfolgversprechend.

5.3.1.8 Mykotische Enzephalitiden

Mit Ausnahme sehr sporadischer Fälle von Cryptococcose (siehe Seite 224) sind mykotische Infektionen des Nervensystems bei Hund und Katze in West- und Zentraleuropa nahezu unbekannt. In den südlichen Teilen Nordamerikas sind sie häufige Ursache von ZNS-Erkrankungen beim Kleintier. Die wichtigsten Infektionen sind Blastomykose, Histoplasmose, Mucormykose und Coccidioidomykose. Dies sind alles systemische, häufig subakut verlaufende Krankheiten, wobei neben dem ZNS verschiedene andere Organsysteme befallen sind. Im ZNS handelt es sich im allgemeinen um granulomatöse, oft fokal betonte Läsionen. Neben zerebralen sind auch andere ZNS-Lokalisationen möglich.

Diagnose: Befall anderer Organsysteme. Augenuntersuchung (sehr häufig liegen Augenhintergrundsveränderungen vor). LCS: Entzündliche Veränderungen und direkter Nachweis des Erregers im Zellpräparat.

Prognose bei schweren Fällen ungünstig, sonst Behandlungsversuch mit Antimykotika, wie Amphotericin B oder Ketoconazole.

5.3.1.9 Parasitäre Enzephalitis

Bei der neuropathologischen Untersuchung werden selten kleine, sog. *Larva migrans*-Granulome als Zufallsbefunde angetroffen. Sie geben unseres Wissens kaum je zu klinischen Symptomen Anlaß. In Nordamerika, wo die Infestation mit *Dirofilaria immitis* (Herzwurm) vorkommt, gibt es sporadische Fälle von Larvenwanderung dieses Parasiten im Gehirn, die mit schweren klinischen Symptomen einhergehen.

5.3.1.10 Thiaminmangel-Enzephalopathie

Bei Katzen viel häufiger als beim Hund, wird diese Störung meist beobachtet im Zusammenhang mit **Fischdiät** (viele Fischarten enthalten Thiaminase) oder Futter, das überhitzt wurde. Klassische Fälle, die durch einseitige Fütterung mit Fischkonserven ausgelöst werden, sind vor allem bei Stadtkatzen, die ständig in der Wohnung leben, zu beobachten. Auch das regelmäßige Verfüttern roher Süßwasserfische kann die Krankheit auslösen. Doch sind unter Umständen auch freilaufende Tiere gefährdet, da sie zufällig Thiaminase enthaltendes Material aufnehmen können. Bei die Toleranzgrenzen überschreitendem, akutem oder chronischem Thiaminmangel kommt es zu degenerativen Veränderungen in verschiedenen dorsalen Kerngebieten des Hirnstamms. Die neurologischen Erscheinungen pflegen perakut aufzutreten. Vestibuläre Symptome und **starke Mydriase** sind häufig zu beobachten. Die Katzen sind wenig ansprechbar bis komatös, auch werden gelegentlich Krampfanfälle beobachtet. Ein typisches Symptom ist die **extreme Ventralflexion des Kopfes und Halses,** oft machen die Tiere auch Rollbewegungen.

Die entsprechende Störung beim Hund ist selten und kann nach langfristiger Verabreichung thiaminarmen Futters (z. B. stark erhitztes, ausgekochtes Fleisch) auftreten. Neben zerebralen Symptomen (Krampfanfälle, abnormes Verhalten) liegen häufig zentral-vestibuläre Störungen vor. Starke Ventralflexion des Kopfes und Tortikollis bei Prüfung der Aufrichtungsreaktionen sind typisch. Die Symptome treten akut auf und führen innerhalb einer Woche zum Tode, wenn nicht gezielt behandelt wird. Auffälligstes extraneurales Symptom ist die starke Inappetenz.

Diagnose: Anamnestische Angaben betreffend Diät, Symptome, niedriger Pyruvat- und Laktatspiegel im Blut, niedrige Transketolaseaktivität der Erythrozyten. Schneller Therapieerfolg mit Thiamininjektionen.

Behandlung und Prognose: Ohne Behandlung ist die Prognose schlecht, besonders bei schon komatösem Zustand. Bei frühzeitigem Eingreifen kommt es rasch zu klinischer Erholung: 10–100 mg Thiamin pro kg KG je Tag während einigen Tagen; nach 24 Stunden sollte bereits eine deutliche Besserung eintreten.

5.3.1.11 Trauma

Direkte Traumen des Hirnstamms im Zusammenhang mit Autounfall, Sturz etc. werden im Vergleich zu Großhirnläsionen eher selten beobachtet. Die Hirnstammkompression im Zusammenhang mit Schädeltrauma und subtentorialer Herniation wird auf Seite 252 behandelt. Schädelfrakturen im Gebiet der hinteren Schädelgrube können mit direkter Traumatisierung von Kopfnerven (Seite 132) und/oder Kontusion des Hirnstamms einhergehen. Die Symptome sind hochakut und die Situation kann sich, wenn massivere Blutungen vorliegen, innerhalb kurzer Zeit schnell verschlechtern.

Diagnose: Anamnese, oft Zustand ähnlich Enthirnungsstarre, Augenmuskelsymptome, gestörte Pupillenfunktion, evtl. positiver Befund im Schädelröntgen (bei Fissuren unwahrscheinlich).

Prognose: Mehrere Tage andauernde Kopfnervenausfälle als Folge von Hirnstammkontusion machen die Prognose schlecht. Gehstörungen und Bewußtseinstrübungen dagegen können sich weitgehend zurückbilden.

Behandlung: Die Grundsätze der Traumabehandlung sind auf Seite 253 ausführlich behandelt. Im Prinzip geht es um die Bekämpfung des intrakraniellen Druckanstiegs und der Ödembildung mit Corticosteroiden und Dehydrierung. Operative Eingriffe zur Entfernung von Blutgerinnseln oder Druckentlastung sind im Bereich der hinteren Schädelgrube aus technischen Gründen problematisch.

5.3.1.12 Blutungen

Spontane Blutungen im Hirnstamm sind beim Hund sehr selten beobachtet worden. Vermutlich kommen solche zustande als Folge von Gefäßmißbildungen (Aneurysmen, kavernöse Hämangiome). Die Symptome treten perakut auf. Wenn eine vestibuläre Komponente vorliegt, ist die Differentialdiagnose eines geriatrischen Vestibulärsyndroms (Seite 193) in Betracht zu ziehen. Zu wenig Fälle sind beobachtet worden, um über Prognose und Therapie etwas aussagen zu können. Daß die Aussichten eher schlecht sind, ergibt sich aus der Natur und Lokalisation der Prozesse.

5.3.1.13 Tumoren

Hirnstammtumoren können aus verschiedenen Zelltypen entstehen. Sie sind in erster Linie ein Problem bei älteren Tieren. Gliome des Hirnstamms sind nicht sehr häufig (die Mehrheit der Gliome ist supratentoriell). Bei dolichozephalen Hunden (Schäfer, Collie) und bei Pudeln werden gelegentlich basale Meningiome beobachtet, die sich symmetrisch entlang dem ganzen Hirnstamm erstrecken können. Schwannome oder Neurofibrome können von den Kopfnervenwurzeln ausgehen (besonders V. bis VIII. im sog. Kleinhirnbrückenwinkel) und den Hirnstamm komprimieren. Bei jungen, adulten Hunden beobachtet man gelegentlich Papillome des *Plexus chorioideus,* die im 4. Ventrikel entstehen und von dort aus Hirnstamm und Kleinhirn komprimieren können. Auch Lymphosarkome können vom Plexus oder von den Meningen aus in den Hirnstamm hineinwachsen, vor allem bei jungen, adulten Katzen. Die Symptome sind subakut bis chronisch-progressiv und betont fokalisiert, oft zerebellär.

Diagnose: Rasse, Alter, Symptome seitens anderer Organsysteme bei Lymphosarkom, Verlauf. LCS: Häufig Eiweißvermehrung, meist normale Zellzahl; möglicherweise Tumorzellen im Präparat. Bei Meningiomen, die oft von Neutrophilen durchsetzt sind, Neutrophile. Bei Lymphosarkomen starke Pleozytose mit vielen Tumorzellen im Präparat. Katzen: FeL-Test. Röntgen: Meist negativ, bei Meningiomen evtl. sekundäre Knochenveränderungen an Schädelbasis.

Prognose und Behandlung: Der Verlauf ist progredient und die Prognose infaust. Die sekundären Effekte des Tumors, wie Schwellung (Ödem), können vorübergehend mit Corticosteroiden gemildert werden.

5.3.3 Pferd

5.3.3.1 Equine Herpes-II-Enzephalomyelitis

Wie bereits im Kapitel über Rückenmarkserkrankungen beschrieben, werden die ZNS-Störungen bei dieser Infektionskrankheit vor allem durch spinale Symptome geprägt. Gelegentlich werden auch Hirnstammsymptome beobachtet. Manchmal liegen Fieber und respiratorische Symptome vor.

Diagnose: Epidemiologische Situation, extraneurale Symptome, spinale Symptome, evtl. Blasenlähmung. Titerverlauf der Serologie. Liquor: Gelegentlich xanthochrom, Eiweißvermehrung bei normaler Zellzahl.

Prognose und Behandlung: Die neuralen Formen der Herpes-II-Infektion sind gewöhnlich nicht progressiv und die Tiere können sich weitgehend erholen. Allerdings kommen einzelne in Abgang, vor allem bei schweren spinalen Paresen.

5.3.3.2 Protozoäre Enzephalomyelitis

Wie im Kapitel Rückenmarkskrankheiten, Seite 179, erwähnt, ist sie in den USA eine häufige Ursache neurologischer Störungen beim Pferd, wobei meist spinale Symptome das Bild prägen. Wie bei der Herpes-II-Infektion können bulbäre Symptome beobachtet werden. Der Liquor ist entzündlich verändert. Die protozoäre Infektion ist chronisch progressiv, die Prognose schlecht.

5.3.3.3 Abszesse

Verglichen mit Wiederkäuern und Schwein, sind Hirnabszesse beim Pferd sehr selten. Man beobachtete sie früher etwa als Durchbrüche bei Zahnfachvereiterungen oder im Gefolge der Druse. Bei Lokalisation in oder am hinteren Hirnstamm können sie entsprechende Symptome verursachen. Symptome des Hirnstamms (Bewegungsstörungen, Haltungsanomalien, Hirnnervensymptome) sind fokalisiert und oft seitenbetont.

Liquor: Eiweißvermehrung, je nach Grad der Abkapselung normale Zellzahl oder Pleozytose, evtl. mit Neutrophilen.

5.3.3.4 Parasitäre Enzephalitis

Wandernde Parasitenlarven können in jeder Region des ZNS durch Zerstörung von Parenchym und nachfolgende entzündliche Reaktionen Schaden anrichten. Es handelt sich dabei vor allem um Strongyliden-, Setaria-, *Hypoderma bovis*- und *Hypoderma lineatum*-Larven. Die Häufigkeit ist geographisch außerordentlich verschieden. Nach eigenen Beobachtungen bei Pferden und Eseln liegen in den meisten Fällen zerebrale oder zerebelläre Symptome vor (siehe Seite 265), Hirnstammläsionen sind aber gleichfalls möglich. Die Symptome können akut oder mehr schleichend sein.

5.3.3.5 Granulomatöse Enzephalitis

Wir haben sporadische Fälle einer granulomatösen Enzephalitis mit Hirnstammbeteiligung bei adulten Pferden beobachtet. Es handelte sich um multifokale Granulome unter Bildung mehrkerniger Riesenzellen. Infektiöse Organismen einschließlich säurefester Bakterien konnten nicht gefunden werden; die Ursache blieb bisher unbekannt. Der Verlauf war subakut und progressiv. Hauptsymptome waren Bewegungsstörungen mit Lateralisationstendenz, vestibuläre Störungen und einseitige Hirnnervenausfälle (V, VII). Die Fälle sind zu wenig zahlreich, um spezifische diagnostische Kriterien aufzustellen.

5.3.3.6 Tollwut

Auch beim Pferd werden, obschon selten, Tollwutfälle beobachtet. Lyssa muß in Betracht gezogen werden in Endemiegebieten, besonders bei Tieren mit Weidegang. Zur Symptomatologie siehe Rind; die Bewegungsstörungen können beim Pferd ausgeprägter sein. Eine vorwiegend spinale Symptomatologie ist möglich.

5.3.3.7 Trauma

Kopftraumen mit Hirnstammkontusion werden gelegentlich beobachtet bei Stürzen (vor allem beim Springen oder Rückwärts-Überschlagen). Wie auf Seite 194 dargelegt, liegen beim Pferd häufig Frakturen oder Fissuren des Felsenbeins mit vestibulären Störungen und Fazialislähmung vor. Die Schädelbasis ist beim Pferd eine relativ schmale, kranio-kaudale Brücke, noch geschwächt durch die ausgedehnten *Foramina lacera.* Gewalteinwirkungen können sich auch durch die kräftigen Unterkiefer auf sie fortpflanzen. Weitere Kopfnervenausfälle und Bewußtseinsstörungen weisen auf eine Traumatisierung des Hirnstamms hin.

Diagnose: Durch Anamnese, *Status praesens* und Schädelröntgen.

Prognose: fast immer ungünstig.

5.3.4 Rind und kleine Wiederkäuer

5.3.4.1 Listeriose

Infektionen mit *Listeria monocytogenes* sind zweifellos die Hauptursache von Hirnstammerkrankungen beim Rind und anderen Wiederkäuern. Dieser Keim dringt ins ZNS den Kopfnerven entlang ein und verursacht Malazien, Mikroabszesse und massive perivaskuläre und meningeale Entzündungen, vorwiegend im hinteren Hirnstamm. (Wir sahen vereinzelt Fälle bei Ziegen, wo sich der entzündliche Prozeß um das telenzephale Ventrikelsystem konzentrierte, während die sonst typische Lokalisation fehlte. Vermutlich handelte es sich hier um hämatogene Einschleppung.) Listeriose tritt vor allem während der **kalten Jahreszeit** auf, was damit zusammenhängen mag, daß die Listerien bei niedriger Temperatur besser wachsen. Die Begünstigung durch **Silagefütterung** wird dadurch erklärt, daß sich die Keime in den peripheren Zonen der Silos, insbesondere bei Verpilzung und Ansteigen des pH über 5,0 anreichern können. Listeriose tritt aber oft, selbst gehäuft, ohne Zusammenhang mit Silagefütterung auf. Englische Autoren vermuten, daß bei Schafen die Zeit des Zahnwechsels die Infektionsgefährdung stark heraufsetzt. Die Symptome treten akut auf und sind schnell progredient. Auffällig sind vor allem Kopfnervenausfälle, jedoch werden Bewegungsstörungen bis zum Festliegen oder Bewußtseinstrübungen ebenfalls ziemlich regelmäßig beobachtet. Extraneurale Symptome zeigen sich durch Fieber und sekundäre Probleme im Zusammenhang mit Dehydrierung sowie metabolische Azidose als Folge von Schluckstörungen (Speichelverlust).

Diagnose: Symptome, Jahreszeit, evtl. Silagefütterung. Liquor: Eiweißvermehrung und Pleozytose hauptsächlich mit mononukleären Zellen (viele Monozyten-Makrophagen und teilweise Neutrophile).

Prognose und Behandlung: Tiere, die festliegen, haben eine schlechte Prognose. Sonst kann sich in geeigneten Fällen ein Therapieversuch mit Antibiotika lohnen (am besten Penizillin in hoher Dosierung, einige Male wiederholt). Palliative Therapie, vor allem Infusionen bei Tieren mit Freß- oder Abschluckschwierigkeiten, kann nötig sein. Stellt bei kleinen Wiederkäuern die Listeriose ein Herdenproblem dar, kann evtl. die ganze Gruppe während mehreren Tagen präventiv antibiotisch behandelt werden. Die Erfolgskontrolle ist natürlich schwierig.

5.3.4.2 Abszesse

Diese können im Zusammenhang mit **durchbrechenden Innenohrentzündungen** auftreten oder einen hämatogenen Ursprung haben (Sellaempyem siehe S. 272). Die Symptome sind gewöhnlich subakut und fortschreitend.

Diagnose: Evtl. Nachweis eines extraneuralen Infektionsherdes, herdbetonte Symptome (Kopfhaltung, einseitige Hirnnervensymptome, betont lateralisierte Bewegungsstörungen). Liquor: Eiweißvermehrung, evtl. Zellvermehrung mit Neutrophilen, gelegentlich aber unverändert.

5.3.4.3 Sporadische, nicht-eitrige Enzephalitis

In Zentraleuropa werden bei Rindern jeden Alters (nicht bei jungen Kälbern) sporadische Fälle von Enzephalomyelitis festgestellt, häufig mit betonter Lokalisation der entzündlich-destruktiven Veränderungen in der grauen Substanz (Polio-Enzephalomyelitis). Die Ursache ist unbekannt, und obschon die Art der pathologischen Veränderungen für eine Virusinfektion spricht, ist diese bisher nicht belegt. Vielerorts scheinen **Chlamydien** nachgewiesen worden zu sein, wie bei der amerikanischen **Sporadic bovine encephalomyelitis,** es fehlen aber im Krankheitsbild die typischen Gelenksveränderungen und Serositiden. Meist ist der Entzündungsprozeß disseminiert im ganzen ZNS und es dominieren zerebrale Symptome (siehe Seite 270). Es gibt auch Fälle mit betonter Kleinhirn- (siehe Seite 228) oder Rückenmarkslokalisation (siehe Seite 189), wobei nicht auszuschließen ist, daß es sich bei der ganzen Gruppe nicht um eine einheitliche Ätiologie handelt. Der Anfang ist meist akut und der Verlauf schnell progredient. Wenn Hirnstammsymptome beobachtet werden, sind sie meist von anderen mit abweichender Lokalisation begleitet.

Diagnose: Gesamtbild, Einzelfall; Liquor: Proteinvermehrung und mononukleäre Pleozytose (vor allem Lymphozyten). Differentialdiagnostisch ist stets an Tollwut zu denken, wobei die lange Inkubationszeit und die Möglichkeit des Weidegangs in einer anderen (Endemie-)Gegend zu bedenken sind. Die Prognose ist ungünstig.

5.3.4.4 Tollwut

In Gebieten mit endemischer Fuchstollwut können Tiere während des Weidegangs exponiert sein. Rinder und Schafe weisen deshalb das höchste Tollwutvorkommen unter den Haustieren auf. Lange Inkubationszeit und Ortswechsel können die Zusammenhänge vergessen lassen! Tollwut ist, wie schon gesagt, eine disseminierte Gehirninfektion, so daß **»typische« Wutsymptome** (Tobsucht, starke Exzitation, Aggressivität, Stimmveränderung, Schluckbeschwerden) **durchaus nicht regelmäßig zu erwarten sind.** Das klinische Bild ist von Symptomen verschiedener Topographie geprägt, wobei häufig Hirnstammsymptome, insbesondere Schluckstörungen mit übertriebenem Speichelfluß, Stimmveränderung, Bewußtseinstrübungen möglich sind. Gelegentlich dominieren neurovegetative Symptome weitgehend (totale Anorexie, Pansenparese, Pressen). Bei starkem Speichelfluß mit oder ohne Schluckbeschwerden soll man beim Rind **immer Tollwut differentialdiagnostisch in Betracht ziehen** und entsprechende Vorsichtsmaßnahmen treffen (z. B. Untersuchung des Mauls nur mit Handschuhen). Der Verlauf ist meist schnell progredient mit Todesfolge innerhalb einiger Tage, wobei allerdings unter hiesigen Verhältnissen meist sehr bald die Notschlachtung angeordnet wird. Protrahierte Verläufe sollen jedoch vorkommen.

Diagnose: Liquor: Mononukleäre Pleozytose mit Lymphozyten (unspezifisch!). Die Prognose ist absolut ungünstig, das Vorgehen ist nach den einschlägigen Vorschriften zu richten.

5.3.4.5 Morbus Aujeszky

Auch Rinder und Schafe sind für das Herpes suis-Virus empfindlich, was im wesentlichen bei endemischem Vorkommen eine Rolle spielt. Es kann sich um Bestandesprobleme mit eher niedriger Morbidität (± 10 %) handeln. Wie beim Kleintier, ist der klinische Verlauf oft perakut mit Tod innert 48 Stunden. **Juckreiz,** z. T. im Kopfgebiet, aber auch an andern Körperteilen, scheint häufig, manchmal ist er generalisiert und führt zu tobsuchtsähnlichen Zuständen. Neben den dem Hirnstamm zuzuordnenden Symptomen gibt es auch spinale.

Diagnose: Epidemiologische Anhaltspunkte, akuter Verlauf, Juckreiz; Azetonämie ist auszuschließen! Differentialdiagnose: Tollwut. Liquor: Mononukleäre Pleozytose.

5.3.4.6 Caprine Arthritis-Enzephalitis

Obwohl diese Krankheit oft in erster Linie **Rückenmarkssymptome** verursacht (aufsteigende Lähmung; siehe Seite 181), liegen gelegentlich vestibuläre oder andere Kopfnervenausfälle vor. Diese Retrovirus-Infektion ist eher sporadisch mit Befall von Einzeltieren. Doch sind manchmal mehrere im Bestand erkrankt, hauptsächlich junge Tiere bis zu 5 Monaten. Der Verlauf ist akut bis subakut und schnell progressiv.

Diagnose: Meist nur im Zusammenhang mit Gesamtsituation und basierend auf vorausgehenden Sektionsresultaten zu vermuten. Liquor: Eiweißvermehrung und starke Pleozytose mit überwiegend mononukleären Zellen; Arthritiden. Die Prognose ist ungünstig.

5.3.5 Schwein

5.3.5.1 Virusenzephalitiden

Verschiedene Virusinfektionen verursachen disseminierte entzündliche Läsionen im ZNS. Deshalb sind meist Symptome von seiten mehrerer Lokalisationen zu erwarten. Virulente Enterovirusstämme **(Teschener Krankheit)** können neben spinalen Ausfallserscheinungen (siehe Seite 182) auch Hirnstamm- und zerebrale Symptome verursachen. Bei der klassischen Teschener Krankheit sind die Veränderungen oft am massivsten im hinteren Hirnstamm und Zerebellum, weshalb eine zerebello-vestibuläre Symptomatologie dominiert. Bei vielen benigneren Enterovirusinfektionen (Ferkel-Poliomyelitiden, Talfan disease etc.) dominieren die spinalen Ausfallserscheinungen. Enzephalitis wird auch durch die Erreger der Aujeszkyschen Krankheit und der klassischen Schweinepest verursacht, daneben sporadisch durch eine Vielzahl anderer Viren von geringerer praktischer Bedeutung. Bei den zwei erstgenannten Seuchen handelt es sich um fieberhafte Erkrankungen mit Betroffensein mehrerer oder aller Tiere des Bestandes (Temperaturkontrollen!).

Diagnose: Sie stützt sich vor allem auf die **epidemiologische Situation** (Morbidität, Mortalität und Altersgruppe), auf Temperaturkontrollen im Bestand sowie auf das Resultat von Probesektionen (Pest). Der Liquor zeigt leichte bis mittelgradige Eiweißvermehrung und mononukleäre Pleozytose.

5.3.5.2 Abszesse

Bakterielle (Corynebakterien, Staphylokokken, Streptokokken) Invasionen mit Abszeßbildung im Gehirn sind beim Schwein häufig. Wir unterscheiden zwei Haupttypen: **Otogene Abszesse,** die als Durchbruch einer bakteriellen *Otitis interna* entstehen und sich einseitig im

Hirnstamm und Kleinhirn ausbreiten; **hämatogene Infektionen** mit Empyem der *Sella turcica,* das sich nach kaudal entlang der Hirnstammbasis als eitrige Basalmeningitis entwickelt. Meist sind nur Einzeltiere befallen, gelegentlich jedoch mehrere, oder Einzelfälle kommen wiederholt im Betrieb vor.

5.3.5.3 Ödemkrankheit

Colienterotoxaemie führt zu Gefäßveränderungen mit Permeabilitätsstörungen in verschiedenen Organen einschließlich des ZNS. Hier kommt es zu Malazien vor allem im Bereich des dorsalen Hirnstamms. Ödemkrankheit ist ein Hauptproblem des Absetzalters (zwischen 8 und 14 Wochen). Meist sind mehrere Tiere im Betrieb befallen (Morbidität 10–35 %) und häufig ist die Krankheit ein **Bestandesproblem.** Es sind jedoch atypische Fälle bekannt, wo auch ältere Tiere betroffen werden. Die Symptome treten akut auf, sind zuerst schnell progressiv und bleiben dann stationär, eventuell bilden sie sich sogar zurück. Die Mortalität schwankt zwischen 20 und 100 %; Dauer eines Ausbruchs im Betrieb meist etwa 4–8 Tage. Die Ödemkrankheit ist eine generalisierte, nicht fieberhafte Erkrankung, wobei **subkutane Ödeme,** insbesondere im Kopfbereich (Augenlider, Stirn) oder Heiserkeit als Folge von **Larynxödem** beobachtet werden. Nicht immer jedoch liegen klinisch erfaßbare Ödeme vor. Die neurologischen Symptome sind meist dramatisch, wobei sehr häufig vestibuläre Störungen vorliegen. Kopfnervenausfälle und Bewußtseinstrübungen sind ebenfalls möglich. Seltener liegen spinale Störungen vor, d. h. wenn auch das Rückenmark (graue Substanz) befallen ist. (Vergleiche auch symmetrische Myelomalazien; Selenintoxikation?)

Diagnose: Epidemiologie, subkutane Ödeme, Hirnstammsymptome. Der Liquor zeigt starke Eiweißvermehrung bei normaler oder erhöhter Zellzahl (mononukleär, evtl. zahlreiche Makrophagen).

5.3.5.4 Mikroangiopathie

Dies ist eine recht heterogene Gruppe von Syndromen mit disseminierten vaskulären Läsionen und Permeabilitätsstörungen, die z. T. zu ausgedehnten Enzephalomalazien führen können. In der Pathogenese spielen Entgleisungen des Vitamin-E- und Selenstoffwechsels, vermutlich aber noch andere Faktoren eine Rolle. Es handelt sich meist um akute Ausbrüche im Bestand, wobei verschiedene Altersklassen befallen sein können. Neben Hirnstammsymptomen liegen oft auch zerebrale und spinale Erscheinungen vor.

Diagnose: Abgrenzung gegen virale Enzephalitis schwierig. LCS: Sehr starke Eiweißvermehrung, z. T. auch massive mononukleäre Pleozytose. Prognose schlecht.

Literaturauswahl

Hirnstamm

Charlton, K. M., & M. M. Garcia, 1977: Spontaneous listeric encephalitis and neuritis in sheep. Vet. Pathol. **14,** 297–313.

Cordy, D. R., 1979: Canine granulomatous meningoencephalomyelitis. Vet. Pathol. **16,** 325–333.

Fankhauser, R., 1961: Sporadische Meningo-Encephalomyelitis beim Rind. Schweiz. Arch. Tierheilk. **103,** 225–235.

– , & R. Fatzer, 1977: Meningitis und Chorioependymitis granulomatosa der Katze; mögliche Beziehungen zur felinen infektiösen Peritonitis (FIP). Kleintier-Praxis **22,** 19–22.

– , – , F. Steck & J.-P. Zendali, 1975: Morbus Aujeszky bei Hund und Katze in der Schweiz. Schweiz. Arch. Tierheilk. **117,** 623–629.

Fatzer, R., & F. Steck, 1974: Histologische Differentialdiagnose bei tollwutverdächtigen Rindern. Schweiz. Arch. Tierheilk. **116,** 347–356.

Jubb, K. V., L. Z. Saunders, & H. V. Coates, 1956: Thiamine deficiency encephalopathy in cats. J. Comp. Path. **66,** 217–227.

Minor, R., 1977: Rabies in the dog. Vet. Rec. **101,** 516–520.

Read, D. H., & D. D. Harrington, 1981: Experimentally induced thiamine deficiency in Beagle dogs: Clinical observations. Am. J. Vet. Res. **42,** 984–991.

– , R. D. Jolly, & M. R. Alley, 1977: Polioencephalomalacia of dogs with thiamine deficiency. Vet. Pathol. **14,** 103–112.

Rebhun, W. C., & A. de Lahunta, 1982: Diagnosis and treatment of bovine listeriosis. JAVMA **180,** 395–398.

Smith, W. B., D. C. Blenden, T.-H. Fuh, & L. Hiler, 1972: Diagnosis of rabies by immunofluorescent staining of frozen sections of skin. JAVMA **161,** 1495–1501.

Steinhagen, P., 1976: Ein Beitrag zur Diagnostik der Aujeszkyschen Krankheit beim Hund. Dtsch. Tierärztl. Wschr. **83,** 100–103.

6 Erkrankungen des Kleinhirns

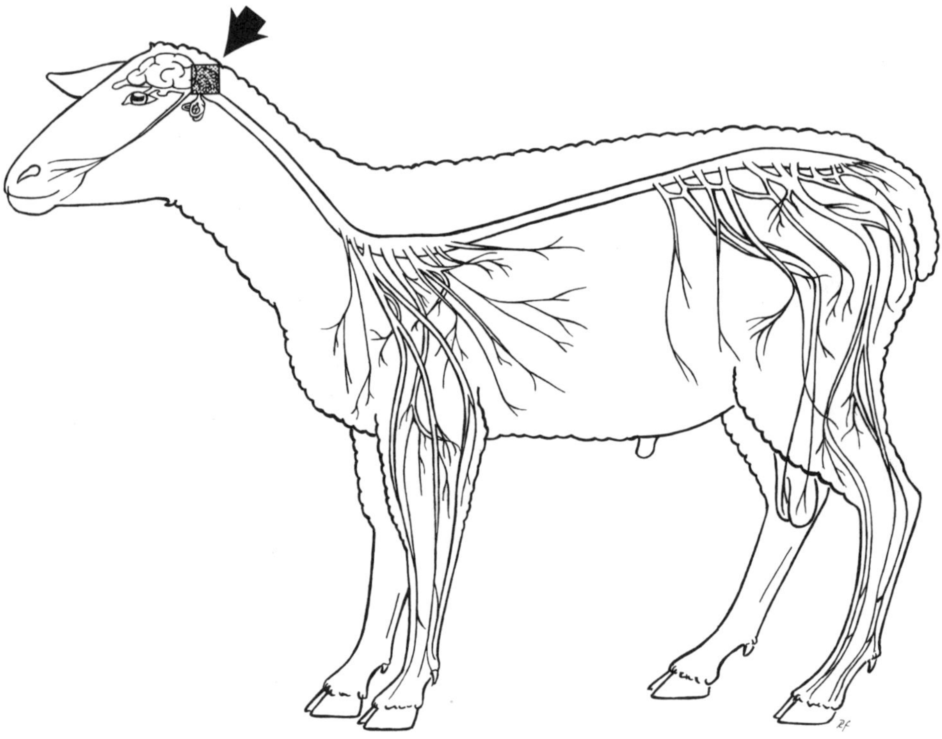

Die wichtigsten Symptome

Abnormale Körperhaltung

- ☐ Breitbeiniger Stand
- ☐ Grobe Schwankungen des ganzen Körpers mit Neigung umzufallen

Generalisierte Gehstörungen

- ☐ Ataxie des ganzen Körpers ohne Schwäche
- ☐ Überschießende Bewegungen (Hypermetrie) vor allem in den Vordergliedmaßen
- ☐ Häufiges Umfallen
- ☐ In-Hindernisse-Hineinrennen (Unvermögen, rechtzeitig zu bremsen)

Kopftremor

- ☐ Ruhend, sehr feiner Tremor
- ☐ Starker, grobschlägiger Tremor bei gezielten Kopfbewegungen (Intentionstremor)

Spastizität der Gliedmaßen

□ Deutlich bei den Hüpfreaktionen

Fehlender Drohreflex

□ Bei normaler Sehfähigkeit und Augenlidmotorik

Vestibuläre Symptome

□ Vor allem bei fokalen Kleinhirnläsionen
□ Kopfschiefhaltung, Nystagmus

6.1 Anatomie — Physiologie

Das Kleinhirn liegt in der hinteren Schädelgrube, getrennt von den Okzipitallappen des Großhirns durch das *Tentorium cerebelli (Abb. 83)*. Es bedeckt den kaudalen Hirnstamm und bildet zusammen mit dem *Velum medullare craniale* und *caudale* das Dach des IV. Ventrikels. Es ist mit dem übrigen ZNS verbunden durch drei Paare sog. Kleinhirnarme (vordere, mittlere, hintere), dicke Faserbündel, durch die die Verbindungen vom und zum Kleinhirn laufen. Die mittleren Kleinhirnarme *(Brachia pontis)* bilden die Verbindungen von den Brücken- oder Ponskernen zu den Kleinhirnhemisphären. Das Kleinhirn selbst besteht aus einer stark gefalteten Rinde, mit histologisch einheitlichem, dreischichtigem Aufbau (von außen nach innen: Molekular-, Purkinjezell- und Körnerzellschicht). Diese ist unterlagert von einem korallenstockähnlichen zentralen Markkörper, in den die Kleinhirnkerne eingebettet sind, nämlich bilateral symmetrisch *Nucleus dentatus, N. fastigii* und *interpositus.* Die Kleinhirnrinde ist gegliedert in zahlreiche, grundsätzlich quer zur Längsachse des Gehirns orientierte Läppchen (Folien), in die hinein sich die Markblättchen erstrecken. Die histologische Struktur der Kleinhirnrinde ist, wie gesagt, einheitlich, wobei sich die hirschgeweihartig verzweigten Dendriten der Purkinjezellen in der Molekularschicht in der Sagittalebene des Körpers ausbreiten und mit quer oder parallel dazu verlaufenden Fasern anderer Neuronentypen in Kontakt stehen. Es besteht also in der Kleinhirnrinde eine intensive, dreidimensionale Vernetzung. Unterschiede der Kleinhirnrinde bestehen ausschließlich nach der Herkunft des Inputs, während der zerebellofugale Ausfluß — mit Ausnahme von vestibulären Anteilen — ebenfalls ein genereller ist. Anatomisch kann das Kleinhirn unterteilt werden in einen kleinen, ventralen, hirnstammnahen, phylogenetisch ältesten Teil, den Flocculus-Nodulus, und einen großen dorsalen Teil, der in den medianen Wurm und die zwei lateralen Hemisphären gegliedert ist. Dieses sog. Neocerebellum kann wieder unterteilt werden in frontale und kaudale Lappen, gegliedert in Einzellappen, deren Namen rein deskriptiv und deshalb hier entbehrlich sind. Funktionell-anatomisch ist eine Gliederung nach Zielregionen der zentripetalen Verbindungen möglich, die aber praktisch-klinisch für die Tierneurologie nicht weiter relevant sind. Während die Kleinhirne unserer Haussäuger im Prinzip ähnliche Gliederung und relative Größe aufweisen, gehen diese im gesamten Wirbeltierreich stark auseinander, wohl je nach den dem Zerebellum zukommenden Funktionen (Beispiele: aquatische Säuger, Bären, Vögel).

6.1.1 Verbindungen

Das Kleinhirn erhält Impulse aus sensiblen und motorischen Systemen *(Abb. 81):*

1. aus der Peripherie des Körpers via **spino-zerebelläre Bahnen im Rückenmark,** die hauptsächlich in den lateralen Anteilen der Seitenstränge verlaufen;

1.1 propriozeptive Fasern aus den Dorsalsträngen des Rückenmarks, mit Umschaltung in den Dorsalstrangkernen und homolateralem Eintritt ins Kleinhirn;

2. aus den Gleichgewichtskernen (siehe Kapitel vestibuläre Störungen, S. 186);
3. aus dem visuellen und auditiven System;
4. aus den oberen motorischen Zentren; für das extrapyramidale System (siehe Seite 236) via untere Oliven (Kerngebiete ventral in der *Medulla oblongata,* beidseits der Mittellinie). Die Großhirnrinde projiziert ins Kleinhirn über die Ponskerne und mittleren Kleinhirnarme. Ferner gibt es direkte Verbindungen mit dem roten Kern und der *Formatio reticularis.*

Das Kleinhirn projiziert (hauptsächlich über die zentralen Kleinhirnkerne) in

1. den Roten Kern; dies ist praktisch-funktionell die wichtigste Efferenz des Kleinhirns *(Abb. 82)*
2. das Vestibulärsystem (direkt von der Rinde des *Nodulus-Flocculus* in die Vestibulärkerne),
3. den Thalamus, das Pallidum und die Großhirnrinde.

Alle zerebellopetalen Impulse erregen die Purkinjezellen der Kleinhirnrinde entweder via Moosfasern und Körnerzellen oder via Kletterfasern über die unteren Oliven. Diese aufsteigenden Fasern geben kollaterale Verbindungen zu den Kleinhirnkernen ab, die ebenfalls erregt werden. Impulse verlassen die Kleinhirnrinde (zerebellofugal) ausschließlich über Purkinjezellaxone, die ihrerseits fast hundertprozentig in die zentralen Kleinhirn-

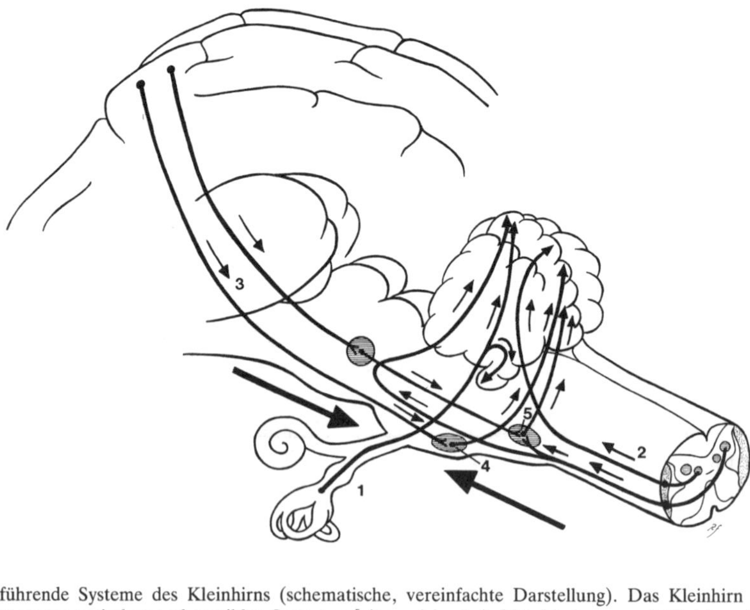

Abb. 81: Zuführende Systeme des Kleinhirns (schematische, vereinfachte Darstellung). Das Kleinhirn verknüpft Informationen aus sensorischen und sensiblen Systemen [eingezeichnet sind Verbindungen mit Gleichgewichtsorgan (1) und spino-zerebelläre Bahnen (2)], mit Impulsen aus den höheren motorischen Zentren (3) über Ponskerne (4) und untere Oliven (5)

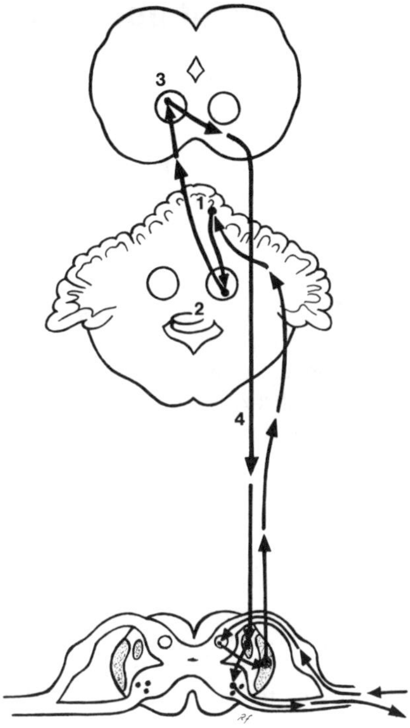

Abb. 82: Die klinisch wichtigste Kleinhirnefferenz: Einfluß des Kleinhirns auf den Bewegungsablauf. Impulse aus der Kleinhirnrinde (1) verlassen das Kleinhirn via Kleinhirnkerne (2) zum kontralateralen *Nucleus ruber* (3) im Mittelhirn, der via rubrospinale Bahnen (4) die motorischen Nervenzellen im Rückenmark beeinflußt. Die aufsteigende (sensible) Kleinhirnbahn ist ebenfalls eingezeichnet

kerne projizieren. Die Purkinjezellen haben im allgemeinen eine inhibitorische Wirkung. Insgesamt stammt fast der gesamte Output des Kleinhirns zu anderen Zentren aus den Kleinhirnkernen. Dieser Output wirkt kontinuierlich bahnend auf die motorischen Zentren des Hirnstamms. Wie stark diese Stimulation ist, hängt aber von der Hemmwirkung der Purkinjezellen ab, die ihrerseits durch die zerebellopetalen Systeme erregt werden. Damit scheint das Kleinhirn ein globales **Moderations- und Modulationssystem** zu sein, das auf alle Ebenen der Motorik (einschließlich Muskeltonus) seinen Einfluß ausübt, und zwar gleichsam als Echo auf die ihm zufließenden Erregungen aus den motorischen und sensorischen Systemen.

6.1.2 Funktion des Kleinhirns

Das Kleinhirn ist somit ein äußerst wichtiger Regulator (Koordinator) der motorischen Aktivitäten. Diese Reglerfunktion kommt zustande durch die **Verknüpfung sensibler und sensorischer mit motorischen Impulsen.** Einerseits wird das Kleinhirn via aufsteigende Bahnen im Rückenmark informiert über die räumliche Position der einzelnen Körperteile, andererseits empfängt es Informationen aus den Gleichgewichts-, visuellen und akustischen Systemen. Daneben empfängt es gleichzeitig Signale aus den zerebralen motorischen Zentren, wodurch es gleichsam schon über die »Intention« motorischer Impulse informiert wird. Durch die Verknüpfung dieser sensiblen und motorischen Informationen spielt das Kleinhirn eine regulierende Rolle bei der **genauen Dosierung der Muskelaktivität,** wodurch abgerundete, fließende Bewegungen zustande kommen. Durch seine enge Verbindung *(Nodulus-Flocculus)* mit dem Vestibulärsystem spielt das Kleinhirn auch eine wichtige Rolle zur Erhaltung des Gleichgewichts und zur Regulation des Muskeltonus.

6.2 Symptome und Untersuchung

6.2.1 Diffuse Läsionen

Bei den meisten bekannten Kleinhirnerkrankungen der Haustiere handelt es sich um diffuse Läsionen, wobei das Kleinhirn als Ganzes befallen ist. Diese führen zu einem charakteristischen Symptomenbild, das vor allem durch eine Dysregulation der Motorik, die **»zerebelläre Ataxie«,** geprägt ist.

6.2.1.1 Abnorme Körperhaltung

Diese kommt vor allem zustande durch Wegfall der Kleinhirnkontrolle des Gleichgewichtssinns. Sie führt zu Kompensationshaltung mit breitbeinigem Stand, schwingenden Bewegungen des Körpers von vorn nach hinten oder nach seitwärts und Neigung, nach vorn, seitlich oder rückwärts umzufallen (Pro-, Latero-, Retropulsion). Bei extremen Läsionen (z. B. kongenitale Abwesenheit des Kleinhirns) sind die Tiere stehunfähig.

6.2.1.2 Abnormer Gang

Bei Kleintieren besteht meist eine sehr ausgeprägte, charakteristische Ataxie, jedoch ohne motorische Schwäche oder grundsätzliche Beeinträchtigung gezielter Bewegungen. Die Muskelaktivität ist schlecht dosiert: Intentionsbewegungen beginnen zuerst etwas verspätet, doch wenn einmal im Gange, werden sie zu spät gebremst. Diese Dysmetrie macht sich vor allem bemerkbar durch stark übertriebene, überschießende Bewegungen; die Gliedmaßen (vor allem Vordergliedmaßen) werden zu hoch gehoben und zu weit nach vorn geschleudert: **Hypermetrie.** Hunde oder Katzen rennen aus schneller Gangart oft in Hindernisse hinein, offenbar weil sie die Vorwärtsbewegung nicht wirksam zu bremsen vermögen.

Zerebelläre Ataxie bei Pferd oder Rind ist meist weniger spektakulär als beim Kleintier; starke Bewegungsstörungen mit Umfallen usw. sind nur bei massiven Läsionen auffällig; die Hypermetrie ist meist deutlich, und auch die Neigung, schnelle Gangarten nicht rechtzeitig abbremsen zu können, ist ausgeprägt. Oft besteht die Tendenz, sich bei passivem Rückwärtstreten nach hinten zu überschlagen.

Bei der neurologischen Untersuchung von Kleintieren können die zerebellären Störungen durch Prüfung der Haltungs- und Stellreaktionen deutlicher gemacht werden.

6.2.1.3 Kopftremor

Beim stillstehenden oder sitzenden Tier fällt ein sehr feiner Tremor des Kopfes auf (bei Stehohren oft nur an den Ohrspitzen bemerkbar). Viel deutlicher wird ein grobschlägiger Kopftremor z. B. beim Fressen oder Trinken: **Intentionstremor.** Es handelt sich im Prinzip um eine Form der Hypermetrie, wobei die versuchten Korrekturbewegungen überschießend sind. Als Test ist am einfachsten das Anbieten von Futter oder Getränk.

6.2.1.4 Spastizität der Gliedmaßen

Da das Kleinhirn i. a. eine hemmende Wirkung auf den Extensormuskeltonus hat, kommt es bei seinem Ausfall zu Spastizität, die vor allem auffällig wird bei der Untersuchung von

Haltungs- und Stellreaktionen. Die spinalen Muskelstreckreflexe sind ebenfalls gesteigert. Dagegen beobachtet man oft eine Hypotonie der Stammesmuskulatur.

6.2.1.5 Fehlender Drohreflex

Dieser Reflex wurde auf Seite 34 erklärt und beruht auf der Intaktheit von Sehbahnen, Verbindungen zwischen den Sehzentren, motorischer Hirnrinde und Hirnstamm sowie *Nervus facialis.* An dieser sehr komplexen Reflexbahn ist offenbar auch das Kleinhirn beteiligt und bei diffusen Läsionen dieses Hirnteiles findet man sehr oft — bei normaler Sehfunktion und Augenlidmotorik — Fehlen des Drohreflexes.

6.2.1.6 Nystagmus

Ein eher seltener Befund bei diffusen Kleinhirnläsionen. Er kann spontan oder durch Positionsveränderungen des Kopfes (Positionsnystagmus siehe Seite 188) hervorgerufen sein. Meist ist er rotatorisch oder vertikal.

6.2.2 Fokale Läsionen

Fokale oder einseitige Läsionen des Kleinhirns sind oft bedeutend schwieriger zu erkennen, bzw. zu deuten. Im Prinzip kann es bei massiven einseitigen Läsionen zu ipsilateralen Bewegungsstörungen mit Hypermetrie und einseitigen Ausfällen des Drohreflexes kommen.

Wenn die vestibulären Anteile des Kleinhirns einseitig befallen sind, kommt es zu vestibulären Störungen mit Kopfschiefhaltung, Nystagmus und vestibulärer Ataxie (siehe Seite 188). Oft jedoch liegt ein sog. **paradoxes Vestibulärsyndrom** vor, mit Symptomen auf der kontralateralen Seite (z. B. Kopfschiefhaltung nach rechts bei Läsion in Kleinhirnhemisphäre oder Kleinhirnschenkel links) (siehe auch Differentialdiagnose der vestibulären Störungen Seite 191).

Andere fokale Kleinhirnsymptome sind vor allem aus der experimentellen Physiologie bekannt, ohne daß spontane Entsprechungen klinisch von Nutzen wären: so sollen fokale Läsionen des Vorderlappens des Wurmes Opisthotonus und Hyperextension der Vordergliedmaßen verursachen mit Neigung, rückwärts zu fallen. Zerstörung der Kleinhirnkerne verursacht Pupillendilatation, Protrusion des 3. Augenlides und Erweiterung der Lidspalte.

6.2.3 Spezielle Untersuchungsmethoden

LCS: Wie bei anderen Gehirnprozessen sind klinisch sich manifestierende Läsionen des Kleinhirns meist recht ausgedehnt und können deshalb die Zusammensetzung des Liquors beeinflussen. Dies setzt allerdings voraus, daß noch ein aktiver entzündlicher (etwa Toxoplasmose oder eitrige Meningitis), degenerativer (etwa Abiotrophie) oder neoplastischer (z. B. Lymphosarkomatose) Prozeß im Gange ist.

Röntgenuntersuchung: Kleinhirnläsionen mit Auswirkungen auf die umgebenden Schädelstrukturen (Trauma, Mißbildungen) sind sehr selten. Zu beachten ist die Position und Beschaffenheit des *Tentorium cerebelli,* das bei bestimmten Prozessen verlagert oder arrodiert sein kann. Das Kleinhirn selbst ist nur durch spezielle Methoden (Computertomographie) darstellbar.

6.3 Die einzelnen Krankheiten des Kleinhirns

Allgemeine Bemerkungen: Da die meisten spezifischen pathologischen Kleinhirnprozesse bei Haustieren angeboren sind, ist es sinnvoll, sie wie folgt einzuteilen:

1. kongenitale Prozesse mit zerebellären Symptomen, die sich sofort oder kurz nach der Geburt manifestieren;
2. angeborene Störungen, die zu progredienten Kleinhirnsymptomen führen, sich aber erst einige Wochen oder Monate nach der Geburt bemerkbar machen;
3. erworbene Kleinhirnerkrankungen.

Es ist zu beachten, daß zerebelläre Symptome bei unmittelbar nach der Geburt steh- und gehfähigen Tierarten sofort, bei sog. Nesthockern aber erst allmählich mit der Entwicklung der Motorik auffällig werden.

6.3.1 Hund und Katze

6.3.1.1 Kleinhirnhypoplasie bei feliner Panleukopenie-Infektion

Kleinhirnhypoplasie als Folge transplazentaler Infektion mit dem felinen Panleukopenievirus ist zweifellos die häufigste Ursache von Kleinhirnstörungen bei Katzen. Dieses Parvovirus zerstört die äußere Keimschicht, wodurch die Kleinhirnrinde sich nur schlecht entwikkelt, mit mehr oder weniger starker Reduktion des Organs. Klassische zerebelläre Sym-

Tab. 22: Kleinhirnkrankheiten; die Namen der wichtigsten Krankheiten **in Fettdruck**

	Kongenitale Syndrome Symptome nach Geburt	Kongenitale Syndrome Symptome verspätet	Erworben
Hund	□ Hypoplasie □ Agenesie	□ **Atrophie** bei Gordon Setter, Rauhhaar - Collie Airedale Terrier Finnish Harrier Berner Sennenhund Kerry Blue Terrier □ Neuroaxonale Dystrophie bei Rottweilern □ **Diffuse degenerative Krankheiten**	□ **Hundestaupe** □ Toxoplasmose □ Cryptococcose □ **Tumoren** □ Trauma
Katze	□ **Hypoplasie**	□ **Diffuse degenerative Krankheiten** □ Neuroaxonale Dystrophie	□ **Feline infektiöse Peritonitis** □ **Cryptococcose** □ Trauma □ Tumoren
Pferd		□ **Atrophie beim Araber** □ Atrophie beim Gotlandpony	□ Abzeß □ Parasitäre Enzephalitis
Rind	□ Hypoplasie □ **Aplasie** □ **Medulloblastom**	□ Atrophie bei Holstein-Friesen	□ **Sporadische Bovine Enzephalitis** □ **Abszeß** □ Coenurose
Kleine Wiederkäuer	□ Mißbildung	□ Atrophie (Daft Lamb Disease) bei Welsh Mountain und Corriedale	□ **Coenurose** □ Louping-ill □ **Abszeß**
Schwein	□ Hypoplasie	□ Atrophie bei Yorkshire	□ **Abszeß**

ptome fallen auf, sobald die Tiere zu gehen beginnen. Des öfteren sind mehrere Tiere eines Wurfes betroffen, wobei die häufige Reduktion der Wurfgröße die Übersicht erschwert. Die Symptome sind nicht progredient.

Diagnose: Nicht fortschreitende zerebelläre Ataxie verschiedenen Grades, etwa ab 4. Lebenswoche deutlicher in Erscheinung tretend. Wir haben wiederholt Kätzchen beobachtet, bei denen neben der Kleinhirnschädigung Entwicklungsstörungen weiterer Hirngebiete vorlagen. Sie pflegten sich vor allem durch psychische Abnormitäten (häufiges Schreien, Unsauberkeit, gelegentlich Aggressivität) auszuzeichnen.

Prognose: Bei geringeren Graden der Ataxie kann sich mit der Zeit eine gewisse Kompensation einstellen. Wir haben zerebellär-ataktische Katzen beobachtet, die ein Alter von 10 und mehr Jahren erreichten.

Behandlung: Keine direkte; präventive Impfung gegen die feline Parvovirose.

6.3.1.2 Kleinhirnhypoplasie beim Hund

Gänzliche oder partielle Agenesien sind seltene, kongenitale Syndrome bei dieser Tierart. Wir haben sporadische Fälle bei verschiedenen Rassen beobachtet. Kleinhirnhypoplasie mit Betroffensein mehrerer Tiere eines Wurfes ist beim Irischen Setter, drahthaarigen Foxterrier (in Kombination mit Lissenzephalie), Chow-Chow und Zwergpudel beobachtet worden. Ein kongenital unterentwickeltes Kleinhirn, offenbar als Folge eines intrauterinen degenerativen Prozesses, wurde bei verschiedenen Würfen von Beagles und Samojeden gesehen. Die Symptome werden manifest, sobald die Welpen zu gehen beginnen, bleiben dann aber stationär. Es kann auch zu einem gewissen Grad von Kompensation kommen, sofern die Tiere längere Zeit am Leben gelassen werden.

Diagnose: Nicht-progrediente zerebelläre Symptome, kurz nach der Geburt in Erscheinung tretend. LCS: normal.

Prognose: Bei leichten klinischen Symptomen können die Tiere fortschreitend kompensieren, bis nur geringfügige residuäre Störungen zurückbleiben.

Behandlung: Keine.

6.3.1.3 Kleinhirnatrophie

Als Folge von noch ungeklärten, vermutlich spezifischen metabolischen Defekten kommt es zum fortschreitenden Zerfall von Nervenzellen, insbesondere Purkinjezellen in einem Kleinhirn, das bei der Geburt völlig normal entwickelt scheint. Solche Krankheiten werden auch als **Abiotrophien** bezeichnet. Progressiver Zellzerfall geht mit allmählicher Volumenabnahme des Kleinhirns einher (Atrophie). Diese Kleinhirnatrophie kommt als sporadische Krankheit vor, wurde aber vor allem bei einer Reihe von Hunderassen als erbliches Syndrom oder vermutlich genetisch bedingte Krankheit beschrieben: beim Gordon-Setter, Rauhhaar-Collie, Airedale-Terrier, Finnish Harrier, Berner Sennenhund und Kerry-Blue-Terrier. Beim Kerry-Blue-Terrier liegt neben der Kleinhirndegeneration auch ein Zerfall bestimmter extrapyramidaler Kerngebiete vor. Charakteristisch ist, daß die Welpen sich während der ersten Lebenswochen oder -monate **völlig normal entwickeln,** wonach allmählich zunehmende Kleinhirnsymptome auftreten. Beim Gordon-Setter treten die zerebellären Symptome verspätet auf, meist ab 18 Monaten. Wir haben sporadische Fälle von Kleinhirnatrophie auch bei alten Hunden beobachtet.

Prognose: Progrediente Kleinhirnsymptome, meist bei Jungtieren, nach anfänglich normaler Entwicklung. LCS: meist normal.

Prognose: Ungünstig, fortschreitende Verschlechterung.

Behandlung: Erbhygiene, was beim Gordon-Setter wegen später Manifestation problematisch ist.

6.3.1.4 Hundestaupe

Das Kleinhirn ist eine der Prädilektionsstellen für die durch das Hundestaupevirus induzierten Läsionen, die vor allem durch Entmarkung gekennzeichnet sind. Wie schon in anderen Kapiteln besprochen, verursacht Hundestaupevirus eine systemische Infektion und multifokale Läsionen im ZNS, so daß natürlich neben zerebellären auch andere neurologische Symptome vorhanden zu sein pflegen. Näheres über Diagnose, Prognose und Behandlung siehe Seite 203.

6.3.1.5 Feline infektiöse Peritonitis

Wie im Kapitel über Hirnstammkrankheiten beschrieben wurde, führt FIP oft zu vestibulären Symptomen. Kleinhirnsymptome sind jedoch auch möglich. Näheres über Diagnose, Prognose und Behandlung siehe S. 206.

6.3.1.6 Toxoplasmose bei erwachsenen Hunden

Die Toxoplasma gondii-Infektion beim Hund ist, wie auf Seite 144 beschrieben, vor allem eine Krankheit der Welpen mit hochgradigen Muskelveränderungen und generalisierten ZNS-Läsionen. Bei erwachsenen Hunden haben wir jedoch wiederholt eine chronisch-progressive Toxoplasmose mit spezifischer Kleinhirnlokalisation beobachtet. Die Läsionen sind durch intensive entzündliche Prozesse mit Einschmelzung von Kleinhirnrinde und -mark gekennzeichnet. Der Verlauf ist progredient, imponiert klinisch allerdings oft als akute Erkrankung. Extraneurale Läsionen werden nicht festgestellt.

Diagnose: Progressive zerebelläre Symptome bei erwachsenen Hunden. LCS: Starke entzündliche Veränderungen, gelegentlich erheblicher Anteil von eosinophilen Granulozyten.

Prognose: Da die Veränderungen zur Zeit des Auftretens der Symptome schon weit fortgeschritten sind, meist ungünstig.

Differentialdiagnose: Zerebelläre Lokalisation von Lymphosarkomen; andere Tumoren mit zerebellärem Sitz.

Behandlung: Eventuell Versuch mit Pyrimethamin 1 mg pro kg KG 1 × täglich für 2 Tage, dann 0,025 mg pro kg KG täglich für 2 Wochen. Oder Sulfadiazin 60 mg pro kg KG 4–6 × täglich für mehrere Tage.

6.3.1.7 Cryptococcose

Diese in Europa sehr selten auftretende infektiöse Krankheit befällt Hunde und, etwas häufiger, Katzen. Die Infektion mit *Cryptococcus neoformans* kann verschiedene Organsysteme angreifen, wie Kopfhöhlen, Lunge, Haut, Nieren und Lymphknoten. Die ZNS-Symptome stehen häufig im Vordergrund. Es handelt sich um eine generalisierte Leptomeningitis, manchmal auch Ependymitis, mit Ansammlung riesiger Mengen von Organismen und milden bis schweren entzündlichen Infiltraten. Die Meningen über dem Kleinhirn sind meist stark betroffen. Zusätzlich zu den zerebellären können andere Lokalisationen und entsprechende Erscheinungen vorliegen. Ophthalmitis wird nicht selten beobachtet. Der Verlauf ist subakut und progredient.

Diagnose: Extraneurale Symptome, Chorioretinitis, Opticus-Neuritis (Augenhintergrund!). LCS: Entzündlich verändert, evtl. direkter Nachweis des Erregers im zytologischen Präparat.

Prognose: Sehr reserviert.

Behandlung: Eventuell Versuch mit Amphotericin B, 5-Fluorocytosine, Ketoconazole (10 mg/kg/Tag).

6.3.1.8 Tumoren

Tumoren im Kleinhirnbereich können ausgehen von neuroektodermalen Elementen (Gliome), mesenchymalen (Meningiome, Retikulose, Sarkome) oder entstehen als Metastasen aus anderen Organsystemen. Relativ häufige Tumoren vor allem bei langschädligen Rassen sind Meningiome im Bereich des *Tentorium cerebelli.* Ein Tumor mit typischem Sitz im Kleinhirn ist das **Medulloblastom,** beim Hund allerdings selten; dieser Tumor tritt bei sehr jungen Tieren auf, fortschreitende Symptome werden schon bald nach der Geburt bemerkbar. Tumoren, die im IV. Ventrikel entstehen (Chorioidplexuspapillom, Ependymom, Lymphosarkom) können dorsalwärts ins Kleinhirn hineinwachsen. Mit Ausnahme des Medulloblastoms und Chorioidplexuspapilloms (die auch bei jungen, adulten Tieren vorkommen) sind Tumoren vor allem ein Problem älterer Hunde. Da sie fokale Läsionen sind, ist nur bei massiver Zerstörung großer Teile des Kleinhirns mit einer klassischen Kleinhirnsymptomatologie zu rechnen. Bei einseitigen Läsionen kann ein paradoxes Vestibulärsyndrom vorliegen.

Gliome sind selten bei Katzen; Meningiome, die häufigste Tumorart bei dieser Spezies, werden überwiegend im Bereich des Großhirns gefunden. Gelegentlich können sie jedoch auch am *Tentorium cerebelli* entstehen. Die häufigste Tumorart mit Lokalisation in der hinteren Schädelgrube bei dieser Spezies sind Lymphosarkome, die sich von den Meningen oder aus dem IV. Ventrikel ins Kleinhirn ausbreiten können.

Diagnose: Verlauf, Alter, LCS: Eiweiß vermehrt, Zellen normal bis leicht vermehrt, evtl. tumorverdächtige Zellen im zytologischen Präparat, Neutrophile bei Meningiomen.

Röntgen: Erbringt evtl. einen Befund bei Meningiomen im Tentoriumgebiet, insbesondere bei solchen mit deutlicher Verkalkungstendenz.

Prognose: Ungünstig.

Behandlung: Mit Corticosteroiden kann gegebenenfalls eine nur vorübergehende Besserung erreicht werden. Vernünftige Erfahrungen mit chirurgischer Entfernung liegen nicht vor.

6.3.1.9 Diffuse degenerative Krankheiten

Näheres über Speicherkrankheiten und Leukodystrophien ist im Kapitel über Großhirnkrankheiten zu finden (Seite 247 ff.). Es sind in der Regel Krankheiten, die entweder das ganze oder große Abschnitte des Nervensystems befallen und durch erbliche oder vermuteterweise erbliche metabolische Defekte hervorgerufen werden. Wie später beschrieben wird, werden bei solchen Krankheiten häufig Hyperkinesien beobachtet, wobei **Tremor** überwiegt. Dieser Tremor ist jedoch am ganzen Körper deutlich und meist gröber als der feine zerebelläre Tremor, der hauptsächlich am Kopf auftritt. Deutliche zerebelläre Gangstörungen (Hypermetrie) und Intentionstremor sind bei einigen generalisierten Speicherkrankheiten beobachtet worden.

Diagnose: Progressiver Verlauf bei meist reinrassigen Jungtieren, evtl. sind mehrere verwandte Tiere befallen. Extraneurale Symptome sind bei Speicherkrankheiten möglich, dominierend sind die Erscheinungen im Großhirn.

Prognose: Infaust.

Behandlung: Erbhygiene.

6.3.1.10 Neuroaxonale Dystrophie

Bei Rottweiler-Hunden ist eine erbliche Axondystrophie beschrieben worden, mit degenerativen Veränderungen in weiten Teilen des ZNS, aber mit betont zerebellärer Ataxie. Die Symptome fangen im Alter von einem Jahr an und sind langsam progressiv.

Es gibt auch eine hereditäre Krankheit bei Hauskatzen mit Axondegeneration in verschiedenen Teilen des Hirnstamms und Kleinhirns. Zerebelläre Symptome setzen mit 4 Wochen ein und sind schnell progredient.

6.3.1.11 Trauma

Direkte traumatische Schädigung des Zerebellums ist selten. Bei traumatischen Blutungen oder Ödemen im Bereich des Großhirns können Teile der Okzipitallappen unter dem *Tentorium cerebelli* hindurchgepreßt werden mit Verdrängung des Kleinhirns nach kaudal. Dadurch können kaudale Anteile des Organs in das *Foramen magnum* gedrückt und geschädigt werden. Allerdings ist hier in erster Linie die Schädigung des Großhirns und die sekundäre Hirnstammkompression von Bedeutung. Bei Erholung sind Residuärsymptome des Kleinhirns denkbar.

6.3.2 Pferd

6.3.2.1 Kleinhirnatrophie

Wie bei verschiedenen Hunderassen kommt beim Araberpferd und beim Gotlandpony eine progressive Kleinhirnatrophie vermutlich erblicher Natur vor. Nach der Geburt und während den ersten Lebensmonaten **entwickeln sich die Tiere normal.** Die ersten Symptome treten zwischen 2 und 6 Monaten auf und sind langsam progredient. Sie können sich gelegentlich nach einigen Monaten stabilisieren, bei anderen Tieren verstärken sie sich zunehmend. Sie sind weniger spektakulär als beim Kleintier: Der Gang ist meist spastisch mit mehr oder weniger ausgeprägter Hypermetrie. Auch im vorgerückten Stadium haben wir Tiere beobachtet, die ihre Fortbewegung noch erstaunlich gut unter Kontrolle hatten. Häufig jedoch rennen sie aus schnellen Gangarten in Hindernisse hinein. Konstant sind der Intentionstremor am Kopf und der fehlende Drohreflex.

Prognose: Die Tiere können oft recht gut kompensieren, zum Gebrauch werden sie jedoch untauglich.

Behandlung: Erbhygiene.

6.3.2.2 Abszesse

Wie in anderen Regionen des ZNS, können auf metastatischem Wege Abszesse im Kleinhirn entstehen. Der Verlauf ist akut bis chronisch, zur Diagnose tragen evtl. extraneurale Befunde (Blutbild) bei. LCS: Eiweißvermehrung, Zellzahl normal bis erhöht bei Neutrophilie.

6.3.2.3 Parasitäre Läsionen

Wanderung von Parasitenlarven mit fokalen Entzündungsprozessen und Granulombildung sind auch im Kleinhirnbereich möglich. Näheres über die parasitäre Enzephalitis siehe Kapitel Großhirn, Seite 265.

6.3.3 Rind und kleine Wiederkäuer

6.3.3.1 Mißbildungen

Mißbildungen des Kleinhirns sind bei neugeborenen Kälbern keine Seltenheit und werden als sporadische Erscheinung bei verschiedenen Rassen beobachtet. Es kann sich um auf das Kleinhirn beschränkte Defekte (Hypoplasie, Aplasie) handeln oder um die Kombination mit anderen Verbildungen des Gehirns, insbesondere Hydrozephalus. Schwere konnatale Kleinhirnläsionen können durch verschiedene intrauterine Virusinfektionen hervorgerufen werden, wie **bovine Virusdiarrhoe, Bluetongue-Virus** und **Akabane-Virus.** Bei den beiden letztgenannten Virusinfektionen kommt es meist zur Kombination mit Mißbildungen des Großhirns, insbesondere Hydranenzephalie. Derartige virusinduzierte Kleinhirnschädigungen können in Beständen oder Gebieten gehäuft auftreten, stellen aber doch oft isolierte Erscheinungen dar, die im Einzelfall ätiologisch nicht geklärt werden können. Die klinischen Symptome zeigen sich unmittelbar nach der Geburt.

Prognose: Zerebelläre Ataxie mit Hypermetrie insbesondere der Vordergliedmaßen, Falltendenz, Wackeltremor des Kopfes. Bei schweren Defekten meist stehunfähig, mit Extensionshaltung der Gliedmaßen.

Prognose: Ungünstig.

Behandlung: Keine direkte; bei gehäuftem Vorkommen Präventivmaßnahmen.

Im Zusammenhang mit transplazentaler Bluetongue-Virusinfektion sind nekrotisierende Kleinhirnläsionen beim Schaf beschrieben worden, jedoch praktisch immer zusammen mit schweren zerebralen Mißbildungen (Hydranenzephalie).

6.3.3.2 Kleinhirnatrophie (Abiotrophie)

Bei Holstein-Friesen-Kälbern in den USA ist eine vererbbare Kleinhirnatrophie beobachtet worden. Nach anfänglich normaler Entwicklung treten im Alter von 3–9 Monaten zerebelläre Symptome auf, die in den ersten Tagen schnell progredient sind, dann langsam sich verstärken, bis die Tiere kaum mehr gehfähig sind. Sporadische Fälle sind auch bei anderen Rassen aufgetreten.

Diagnose: Rasse, progrediente Kleinhirnsymptome ab ca. 3. Lebensmonat, LCS: normal.

Prognose: Schlecht.

Behandlung: Erbhygiene.

6.3.3.3 Daft Lamb Disease

Beim Welsh-Mountain-Schaf in Schottland und Corriedale-Schaf in Kanada ist eine kongenitale Kleinhirnatrophie erblicher Natur unter obiger Bezeichnung bekannt. Die zerebellären Symptome sind unmittelbar nach der Geburt präsent und bleiben stationär. Daneben sind Taubheit und Blindheit beobachtet worden.

Diagnose: Rasse, konnatale Symptome.

Behandlung: Erbhygiene.

6.3.3.4 Medulloblastom

Diese kongenitalen neuroektodermalen Tumoren des Kleinhirns sind bei Kälbern wiederholt beschrieben worden, einmal sogar bei ungleichgeschlechtigen Zwillingen. Die zerebellären Symptome treten während den ersten Lebenswochen in Erscheinung und sind rasch progredient.

Diagnose: Progressive Kleinhirnsymptome bei jungen Kälbern. LCS: Eiweißvermehrung oder Pleozytose.

Prognose: Schlecht.

6.3.3.5 Sporadische bovine Enzephalitis

Wie bereits erwähnt, werden in Zentraleuropa und anderen Teilen der Welt sporadisch nicht-eitrige Meningoenzephalitiden weitgehend unbekannter Ätiologie registriert. Für einzelne werden **Chlamydien** (Miyagawanellen) verantwortlich gemacht. In gewissen, eher seltenen Fällen ist der entzündliche Prozeß hauptsächlich im Kleinhirn lokalisiert mit fortschreitendem Abbau und starker Vernarbung der Kleinhirnrinde. Der Verlauf ist progredient und kann sich über Wochen und Monate hinziehen.

Diagnose: Progressive zerebelläre Symptome bei vorher normalen, jungen bis erwachsenen Tieren. LCS: Proteinvermehrung, mononukleäre Pleozytose.

Prognose: Schlecht.

Behandlung: Keine.

6.3.3.6 Abszess

Siehe Abschnitt Pferd.

6.3.3.7 Coenurose

Näheres über *Coenurus cerebralis* siehe im Kapitel Großhirnerkrankungen, Seite 273. Die parasitären Zysten können gelegentlich in der hinteren Schädelgrube lokalisiert sein und eine zerebelläre Symptomatologie begründen. Wir haben gelegentlich abgestorbene, teilweise verkalkte Coenurusblasen im Kleinhirn zerebellär-ataktischer Schafe beobachtet. In solchen Fällen ist der Verlauf, im Gegensatz zur Phase des aktiven Blasenwachstums, stationär.

6.3.3.8 Louping ill

Dies ist eine den anderen Zeckenenzephalitiden verwandte Viruserkrankung beim Schaf, die auf den britischen Inseln, in Nordamerika und vermutlich auch anderen Weltteilen vorkommt. Das Virus wird durch Zecken übertragen, viele Wildtiere stellen das Erregerreservoir dar. Vor allem Jungtiere sind empfänglich. Die Infektion kann selektiv Zellen der Kleinhirnrinde zerstören und schnell progrediente, zerebelläre Symptome auslösen.

Diagnose: Epidemiologie; LCS: entzündlich verändert.

Behandlung: Präventiv durch Schutzimpfungen.

6.3.4 Schwein

6.3.4.1 Kleinhirnhypoplasie

Intrauterine Infektionen mit Schweinepestvirus können zu verschiedenartigen Läsionen im ZNS (z. B. Markreifungsstörungen: Tremorsyndrom), unter anderem aber zu Kleinhirnhypoplasie führen. Eine weitere mögliche Ursache konnataler Kleinhirnhypoplasie beim Schwein ist die antiparasitäre Behandlung mit **Neguvon** etwa zwischen dem 50. und 70. Tage der Trächtigkeit. Die Symptome treten, wenn auch mit wechselnder Schwere, bei ganzen Würfen oder in mehreren Würfen auf. Neben zerebellärer Ataxie wird häufig Tremor beobachtet.

Diagnose: Symptome, Häufung, Anamnese.

Prognose: Ferkel, die sich genügend bewegen und saugen können, erholen sich gelegentlich nach einiger Zeit spontan.

Behandlung: Keine direkte; Vermeiden der Ursache.

6.3.4.2 Kleinhirnatrophie

Eine vermutlich erbliche Kleinhirnatrophie ist bei Yorkshire-Schweinen beschrieben worden. Nach anfänglich normaler Entwicklung treten im Alter von 3–5 Wochen plötzlich Gehstörungen auf, zuerst mit Spastizität in den Hintergliedmaßen, die schnell auf die Vorderbeine übergreift. Die Symptome sind rasch progredient und führen nach einigen Tagen zum Festliegen. Der Allgemeinzustand bleibt jedoch gut; die Tiere fressen und gewinnen Gewicht.

Diagnose: Rasse, Verlauf.

Behandlung: Erbhygiene.

6.3.4.3 Abszesse

Meist im Zusammenhang mit der Ausbreitung einer *Otitis interna* kann das Kleinhirn durch Abszesse invadiert werden, die von Fall zu Fall mehr wie ein eitrig-einschmelzender oder wie ein umschriebener raumfordernder Prozeß wirken. Näheres siehe Kapitel Hirnstamm, Seite 213.

Literaturauswahl

Kleinhirn

Bjoerck, G., K. E. Everz, H.-J. Hansen, & B. Henricson, 1973: Congenital cerebellar ataxia in the Gotland pony breed. Zbl. Vet. Med. A **20,** 341–354.

Cork, L. C., J. C. Troncoso, D. L. Price, E. F. Stanley, & J. W. Griffin, 1983: Canine neuroaxonal dystrophy. J. Neuropathol. Exp. Neurol. **42,** 286–296.

De Lahunta, A., & D. R. Averill Jr., 1976: Hereditary cerebellar cortical and extrapyramidal nuclear abiotrophy in Kerry Blue Terriers. JAVMA **168,** 1119–1124.

Kilham, L., & G. Margolis, 1966: Viral etiology of spontaneous ataxia of cats. Am. J. Pathol. **48,** 991–1011.

Wilson, T. M., A. de Lahunta, & L. Confer, 1983: Cerebellar degeneration in dairy calves: Clinical, pathologic and serologic features of an epizootic caused by bovine viral diarrhea virus. JAVMA **183,** 544–547.

Woodard, J. C., G. H. Collins, & J. R. Hessler, 1974: Feline hereditary neuroaxonal dystrophy. Am. J. Pathol. **74,** 551–556.

7 Erkrankungen des Großhirns

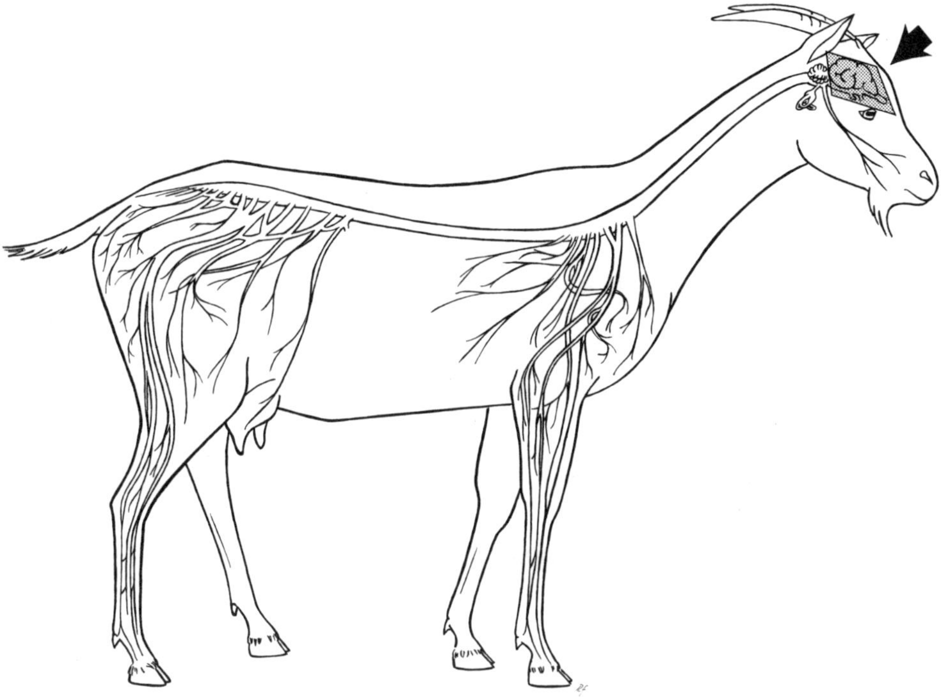

Die wichtigsten Symptome

Gehstörungen

- □ Subtile Parese und Ataxie, seitenbetont
- □ Gestörter Gang im Zusammenhang mit Reizerscheinungen

Motorische Reizerscheinungen

- □ Tremor, rhythmische Muskelkontraktionen (Myoklonus), Krämpfe
- □ Drangwandern, an die Wand anlehnen, gegen die Wand drängen, im Kreis herumgehen
- □ Unwillkürliche koordinierte Bewegungen

Blindheit

- □ Einseitig oder beidseitig
- □ Bei erhaltener Pupillenreaktion

Verhaltensstörungen

- □ Übertriebene Aggressivität oder Ängstlichkeit, Verblödung

Bewußtseinsstörungen

- □ Apathie, Stupor, Koma

Anfallserkrankungen

- □ Epilepsie, Narkolepsie, Kataplexie

Ausfälle in Haltungs- und Stellreaktionen

- □ Meistens seitenbetont

Neuroendokrine Störungen

- □ Polyurie
- □ Polydipsie *(Diabetes insipidus)*
- □ Abnormaler Appetit (Anorexie — Polyphagie — Allotriophagie)
- □ Abnormale Temperaturregulation

7.1 Anatomie — Physiologie

In diesem Abschnitt werden Prozesse behandelt, deren Symptomatologie vorwiegend — wenn auch sehr oft nicht ausschließlich — durch Störungen der Funktion des Großhirns charakterisiert ist. Dabei verstehen wir unter Großhirn das eigentliche Telenzephalon mit **Kortex, Stammganglien und Thalamus.** Es füllt die vordere Schädelgrube aus *(Abb. 83)* und ist kaudal vom Kleinhirn getrennt durch das *Tentorium cerebelli,* ein knöchernes und bindegewebiges, quer zur Längsachse angeordnetes Septum. Der überwiegende Teil des Großhirns besteht aus den zwei Hemisphären, die in der dorsalen Hälfte median durch die *Falx cerebri,* eine longitudinal verlaufende, bindegewebige, im hinteren und dorsalen Teil manchmal verknöcherte Platte, getrennt sind.

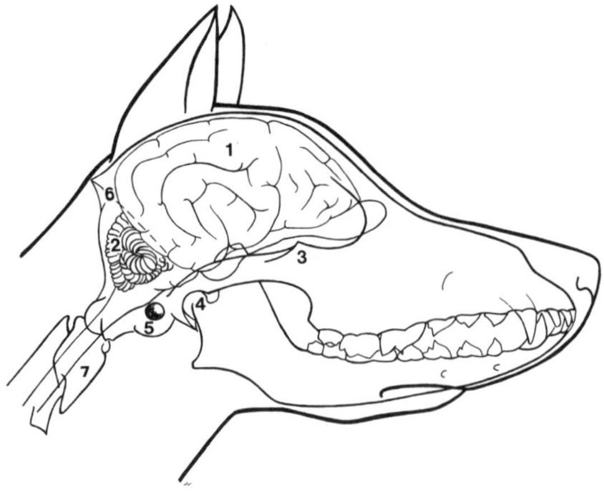

Abb. 83: Gehirn *in situ*: Lage des Groß- (1) und Kleinhirns (2) im Kopf. Einige röntgenologisch erfaßbare Orientierungspunkte sind angedeutet: Schädelbasis (3), Kiefergelenk (4), Felsenbein mit Innen- und Mittelohrstrukturen (5), *Tentorium cerebelli* (6), Halswirbelsäule (7)

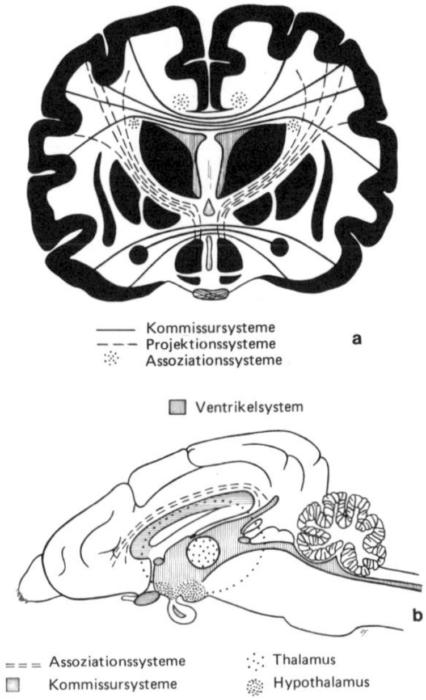

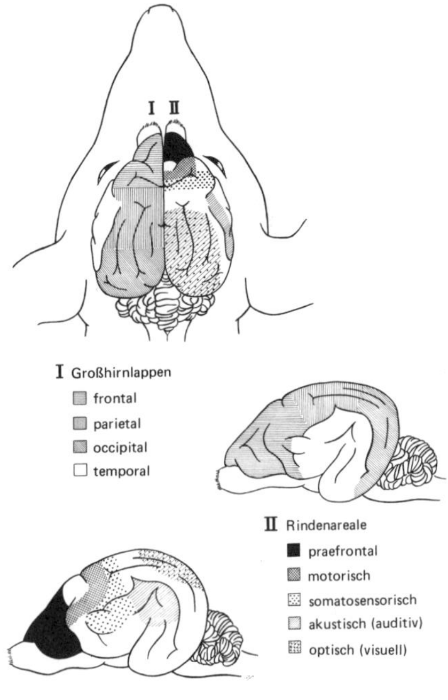

Abb. 84 (links): **a)** Frontalschnitt durch das Großhirn. Die graue Substanz (schwarz) besteht aus einer dicken oberflächlichen Schicht (Großhirnrinde) und ausgedehnten Kerngebieten (Stammganglien und Thalamus) in der Tiefe. Die weiße Substanz besteht aus den subkortikalen Fasern sowie aus kompakten Faserbündeln (verschiedene Typen sind schematisch dargestellt). **b)** Sagitalschnitt des Gehirns entlang der Mittellinie. Die punktierte Linie zeigt die ungefähre Ausdehnung des Thalamus. In der Mitte sind beide Thalamushälften verschmolzen (sog. *Massa intermedia*). Ventral vom Thalamus, verbunden mit der Hypophyse, befindet sich der Hypothalamus. Die kommissuralen Fasersysteme, die beide Gehirnhälften miteinander verbinden, sind angedeutet

Abb. 85 (rechts): Großhirnrinde (Hund). Anatomische Einteilung in Frontal-, Parietal-, Okzipital- und Temporallappen sowie Lokalisation von motorischen und sensorischen Arealen

7.1.1 Kortex

Die Großhirnrinde *(Cortex cerebri)* an der Oberfläche der Hemisphären *(Abb. 84)* ist eine stark gefaltete, dicke Lage grauer Substanz, die enorme Zahlen von Nervenzellen mit einer kaum abschätzbaren Menge synaptischer Kontakte enthält. Die Nervenzellen sind in mehr oder weniger deutlichen Schichten angeordnet. Es gibt, funktionell gesehen, motorische und sensorische Bezirke sowie Gebiete, die als Assoziationskortex bezeichnet werden. Die Großhirnhemisphären werden mehr oder weniger willkürlich in frontale, parietale, temporale und okzipitale Lappen eingeteilt *(Abb. 85),* wobei zwischen den sog. höheren Primaten — nicht zu reden von unseren Haustieren — und dem Menschen ein gewaltiger Abstand in der Entwicklung vor allem des Temporal- und des Frontallappens besteht. Die Nervenfasern, die aus den Nervenzellen des Kortex entspringen, und jene, die diesem Impulse aus den subkortikalen Gebieten zuführen, bilden die weiße Substanz des Großhirns (das Marklager), das teilweise in massiven Faserbündeln organisiert ist: so etwa das *Corpus callosum* (Balken), das beide Hemisphären miteinander verbindet, und die *Capsula interna,* durch die die auf- und absteigenden Verbindungen zu allen anderen Anteilen des ZNS verlaufen. Die assoziativen Fasersysteme innerhalb der beiden Hemisphären sind dagegen an Haustiergehirnen kaum zu individualisieren.

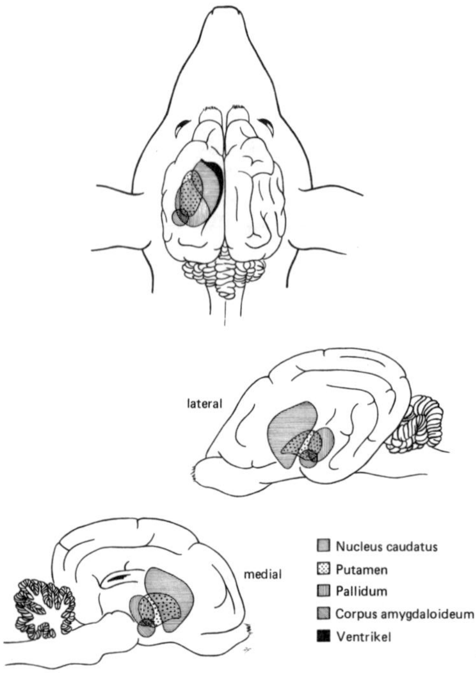

Abb. 86: Topographie und Einteilung der Stammganglien

7.1.2 Stammganglien

In der Tiefe der Hemisphären, unmittelbar ans Ufer der lateralen Ventrikel anstoßend, befinden sich große Ansammlungen von Nervenzellen, die in vier verschiedenen Kerngebieten organisiert sind: *Nucleus caudatus* (Schwanzkern) unmittelbar am Ventrikelufer, *Globus pallidus,* etwas nach ventral und lateral gelagert und schließlich lateral davon *Putamen* und *Claustrum.* Die 3 letzteren sind durch die *Capsula interna* vom *Nucleus caudatus* getrennt *(Abb. 86).* Sie werden auch als Streifenkörper *(Corpus striatum)* zusammengefaßt. Die basalen Kerne stehen mittels vieler Fasersysteme in Verbindung untereinander wie auch mit dem Thalamus und der Großhirnrinde.

7.1.3 Thalamus und Hypothalamus

Es handelt sich um ein ausgedehntes Kerngebiet, das beidseits der Mittellinie teils mediodorsal, teils kaudal von den Stammganglien in der Tiefe der Hemisphären liegt. Kaudolateral bildet der Thalamus (Sehhügel) die Kniekörper *(Corpora geniculata),* die den Übergang zum Mittelhirn darstellen. Die beiden Thalamushälften sind beim Tier weitgehend verschmolzen in der sog. *Massa intermedia* und nur durch eine um diese herumziehende ringförmige Spalte, den 3. Ventrikel, getrennt. Dieser steht im kranialen Bereich des Thalamus beidseits durch spaltförmige, sichelartig gebogene Öffnungen *(Foramina Monroi)* in Verbindung mit den Seitenventrikeln *(Abb. 84).* Der Thalamus empfängt Faserverbindungen aus sämtlichen zuleitenden sensorischen Systemen und ist weitgehend mit den motorischen Zentren des vorderen Hirnstamms verbunden. Er projiziert hauptsächlich in die Großhirnrinde und empfängt umgekehrt von dieser absteigende Verbindungen.

Ventral vom Thalamus, beidseits vom unteren Teil des 3. Ventrikels, befindet sich der Hypothalamus (nur histologisch vom Thalamus abgrenzbar), der über das Infundibulum mit der Hypophyse verbunden ist *(Abb. 84)*.

7.1.4 Limbisches System

Dies ist eine mehr nach funktionellen Gesichtspunkten erfolgte, anatomisch komplexe Zusammenordnung verschiedener Strukturen, welche, vereinfacht, in den medialen Wandungen der Hemisphären liegen: die Mandelkerne, das Ammonshorn, der *Gyrus cinguli* und das Gebiet des *Septum interventriculare.* Es werden aber zum Teil auch verschiedene Kerngebiete von Thalamus, Hypothalamus und vorderstem Hirnstamm dazugerechnet. Das limbische System erhält Impulse von sämtlichen sensorischen Systemen und projiziert vor allem in den Hypothalamus und in die Kerngebiete des Hirnstamms, die für die viszerale Motorik verantwortlich sind. Man hat Grund zur Annahme, daß es in den psycho-neurovegetativen Verknüpfungen eine zentrale Stelle einnimmt.

7.1.5 Klinisch wichtige funktionelle Systeme

7.1.5.1 Bewußte Wahrnehmung von sensiblen Impulsen

Impulse, von Sinnesorganen (Auge, Ohr, Geschmacksknospen usw.) registriert, werden über zentripetale Bahnen zuerst dem Thalamus zugeleitet und dort »integriert« *(Abb. 85)*. Zum Teil werden sie schon auf diesem Niveau »bewußt« wahrgenommen, die meisten aber in die sensorischen Areale der Hirnrinde projiziert, wo die bewußte Perzeption stattfindet.

Schmerz und bewußt registrierte Tiefensensibilität sind in der sensorischen Hirnrinde lokalisiert und eng verknüpft mit der motorischen Funktion (sog. sensori-motorische Hirnrinde). Da die propriozeptiven Bahnen sich schon in der *Medulla oblongata* überkreuzen, ist die Tiefensensibilität für die rechte Körperhälfte in der linken sensori-motorischen Hirnrinde lokalisiert.

Sehvermögen: Grundsätzliches zum Sehvermögen wurde auf Seite 31 beschrieben. Die Sehtrakte enden in den lateralen Kniekörpern des Thalamus; von dort werden die Impulse in die Sehrinde der gleichseitigen Okzipitallappen projiziert.

Gehör: Das bewußte akustische Wahrnehmungsvermögen ist in der temporalen Hirnrinde lokalisiert.

Geruch: Der Geruchssinn wird, wie auf Seite 31 besprochen, durch den I. Hirnnerv vermittelt und in die stammesgeschichtlich ältesten Teile der Großhirnrinde — den rhinenzephalen Kortex (mit enger Verbindung zum limbischen System) — in den rostro-ventralen Abschnitten des Großhirns projiziert.

7.1.5.2 Motorische Funktionen

Das Großhirn enthält jene motorischen Zonen, die eine Rolle spielen bei den **gezielten oder gerichteten oder intentionellen Bewegungen,** d. h. jenen, die die »höchsten« dem Tier zur Verfügung stehenden neuralen Verknüpfungen erfordern, also beispielsweise solchen, wo die Bewegungsimpulse von Erinnerungsinhalten mitgesteuert werden, wie etwa bei angelernten motorischen Verhaltensweisen *(Abb. 87)*. Wie früher schon angedeutet, ist der Einfluß dieser Zentren auf den Gesamtbewegungsablauf, insbesondere den Gang, bei den Tieren weitaus geringer bzw. nicht so bestimmend wie beim Menschen. Sie spielen aber

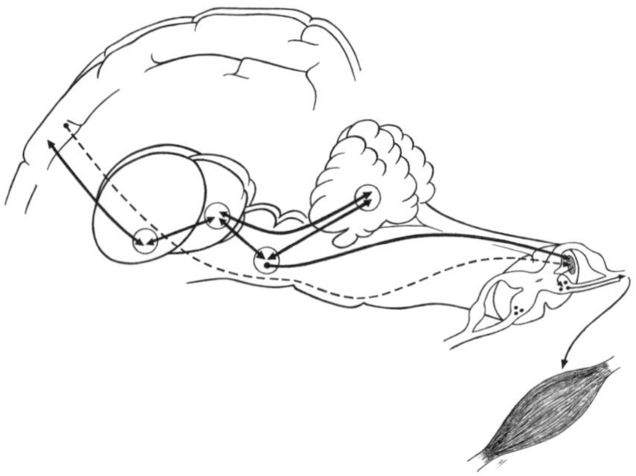

Abb. 87: Einfluß des Großhirns auf die Motorik (sehr stark vereinfacht)
1. Das pyramidale System (Strichlinie): direkte Verbindung der motorischen Hirnrinde mit den motorischen Nervenzellen der kontralateralen Seite, hier dargestellt am Beispiel des *Tractus cortico-spinalis.* **2.** Das extrapyramidale System: komplexe Wechselwirkung zwischen motorischer Hirnrinde, Thalamus, Stammganglien, Kleinhirn und Mittelhirn. Ihre Einflüsse werden schließlich via Seitenstränge den Neuronen hauptsächlich der kontralateralen Seite des Rückenmarks übermittelt

sicher eine wesentliche Rolle bei der feineren Kontrolle der motorischen Impulsgebung, die unter den Haltungsbedingungen unserer Haustiere weniger lebenswichtig ist, wohl aber bei wildlebenden Tieren, so z. B. beim Beutejagen. Auf jeden Fall kommt es — wie später noch beschrieben wird — bei Läsionen dieser Zentren zu einer ganzen Reihe komplexer Störungen der Bewegungsabläufe, wenn auch keine Gangstörungen vorzuliegen brauchen. Man unterscheidet zwischen dem kortikospinalen (auch pyramidales genannt) und dem extrapyramidalen System. Das **pyramidale System** (mit seinem dominierenden Einfluß auch auf die »basale« Motorik beim Menschen, im Unterschied zum Tier) stellt eine direkte Verbindung zwischen motorischer Großhirnrinde und unteren motorischen Neuronen dar. Die Nervenzellen befinden sich in der sensori-motorischen Hirnrinde, einem relativ kleinen und nicht für alle Haustiere gut definierten Areal (bei Fleischfressern beidseits des *Sulcus cruciatus*). Der Körper ist in dieser Region somatotopisch repräsentiert, wobei die Gliedmaßen und der Rumpf nur sehr geringe Areale, der Kopf dagegen den größten Anteil beanspruchen. Die Fasern verlaufen kaudalwärts durch die *Capsula interna* und die Hirnschenkel, durch die Brücke und ventral neben der Mittellinie in die *Medulla oblongata,* an deren Kaudalende sie sich, ins Gebiet der Lateralstränge aufsteigend, überkreuzen und kaudalwärts im Rückenmark verlaufen. Ein Teil der Fasern bleibt ungekreuzt und zieht in den Vordersträngen nach hinten, um erst in den Zielsegmenten auf die andere Seite zu wechseln. Durch die Überkreuzung ist die rechte Körperseite in der linken, die linke in der rechten Hemisphäre vertreten. Es muß allerdings beachtet werden, daß für verschiedene Haustierarten nur wenige (Pferd) oder gar keine (Rind, Schwein) experimentell-anatomische Untersuchungen vorliegen, die den Verlauf und die Ausdehnung dieser direkten kortiko-spinalen Verbindungen belegen würden. Beim Pferd z. B. scheint es, daß sie sich nur bis ins obere Halsmark verfolgen lassen. Es wäre also durchaus denkbar, daß wesentliche, direkte kortikale Einflüsse nur die Motorik des Kopfbereiches beträfen. Für Hund und Katze scheinen kortiko-spinale Fasern bis ins Lumbalmark zweifelsfrei nachgewiesen. Im übrigen scheint es in dieser Hinsicht keine geradlinige evolutionäre Abfolge zu geben, vielmehr werden sich direkte kortikale Einflüsse auf die Motorik dort geltend machen, wo besondere motorische Fähigkeiten der einzelnen Tierarten dies erfordern. So dürften sie z. B. für die Vorderextremitäten der Maus oder des Eichhörnchens trotz ihres »einfacheren« Gehirns entwickelter sein als bei Huf- oder Klauentieren.

Das extrapyramidale System enthält Kerngebiete, die motorische Impulse aus dem Kortex auf indirektem Weg zu den unteren motorischen Neuronen vermitteln. Es umfaßt so verschiedene Strukturen wie die Basalganglien, den subthalamischen Kern, den roten Kern (siehe Seite 198), die *Substantia nigra,* den *Nucleus dentatus* des Kleinhirns, die unteren Oliven und die *Formatio reticularis.* Sie alle beeinflussen sich gegenseitig über sehr komplexe Feedback-Kreise; es ist deshalb praktisch unmöglich, die Funktion jedes einzelnen Kerngebietes abzugrenzen. Sicher ist, daß das extrapyramidale System ebenfalls verantwortlich ist für die feinere Kontrolle der Motorik. Die Verbindungen des extrapyramidalen Systems mit den unteren motorischen Neuronen verlaufen durch die rubro-spinalen und retikulo-spinalen Bahnen. Im Abschnitt über das Kleinhirn wurden Angaben zu den funktionellen Zusammenhängen zwischen Kleinhirnfunktion und extrapyramidalem System gemacht.

7.1.5.3 Verhalten

Von der Tätigkeit des Großhirns hängt ab, was man als »Verhalten« bezeichnet, zweifellos die am schwersten definierbare und klinisch greifbare Funktion des ZNS. Wir haben bereits bei den Ausführungen über »das Bewußtsein« (Seite 41) betont, daß die Interpretation tierischen Verhaltens und die Auffassungen von Vergleichbarem oder grundsätzlich Unterschiedlichem zum menschlichen Verhalten stets von der philosophischen Einstellung des einzelnen gefärbt sind. Für unsere Belange können wir diese Fragen, die wohl immer Streitfragen bleiben werden, ausklammern. Es besteht sicher kein Zweifel darüber, daß die Tiere zu differenzierten Handlungen imstande sind und daß ihr Großhirn dazu da ist, Eindrücke aus der Außenwelt und aus dem Körperinneren mit Erfahrungsinhalten, Lerninhalten und momentanen Situationen zu verknüpfen. Diese Tätigkeit ist biologisch (d.h. gelegentlich mehr für die Art als für das Einzelwesen!) sinnreich und auf diese Weise »intelligent«. Daß der Kortex mehr der Verarbeitung und Verknüpfung der Zuflüsse aus der Außenwelt, das limbische System mehr den vitalen Funktionen und damit den Grundemotionen wie Angst, Aggressivität, Hunger, Durst und Geschlechtstrieb zugeordnet ist — wenn auch beide untrennbar miteinander verbunden bleiben — ist kaum zu bezweifeln. Ebenso unwiderlegbar ist aber die Feststellung, daß es Funktionen gibt, die der Mensch dank seiner Hirnentwicklung allein erreicht hat. L. G. Voronin (1908–1983), ein sowjetischer Neurophysiologe und damit kaum Vertreter »idealistischer Irrwege«, kam zum Schluß, daß unter den »several evolutionary levels in individual adaptive capacities«. . . »the most complex ones« »logical temporary connections« seien, »peculiar to humans«.

7.1.5.4 Viszerale Funktionen

Deren Steuerung ist vor allem im Hypothalamus lokalisiert. Bestimmte Kerne dieses Gebiets regulieren Hunger- und Durstgefühl, Körpertemperatur und Wasserausscheidung durch die Nieren. Andere produzieren Releasingfaktoren, die die meisten endokrinen Organe steuern. Der Hypothalamus enthält auch die übergeordneten Zentren (obere motorische Neurone) für das autonome (Sympathikus und Parasympathikus) Nervensystem. Obwohl der Hypothalamus nicht direkt durch den Kortex kontrolliert wird, sind seine Funktionen stark beeinflußt durch emotionale Faktoren.

7.2 Symptome und Untersuchung

7.2.1 Bewegungsstörungen

Sogar bei massiven Läsionen im Bereich des Großhirns liegen häufig keine offensichtlichen Lähmungserscheinungen, d. h. Ausfälle der »Grundmotorik« bei Tieren vor. Bei perakut auftretenden Massenläsionen (Blutungen, Infarkte) — bei denen man allerdings die Fernwirkung auf weitere Teile des Gehirns schlecht abschätzen kann — kommt es zu deutlichen paretischen oder paralytischen Erscheinungen. Die Gangstörungen, wenn überhaupt vorhanden, **sind oft subtil,** können aber eventuell provoziert werden durch Erschwerungen (Gehen am Hang in verschiedenen Richtungen beim Großtier, Treppen auf- und absteigen bei Kleintieren etc.). Ausfälle werden oft nur bei sorgfältiger Prüfung der Haltungs- und Stellreaktionen erfaßt (siehe S. 29), beim Hund vor allem durch die **Hüpfreaktionen.** Auffällige motorische Störungen bei zerebralen Läsionen haben überwiegend den Charakter von **Reizerscheinungen.** Die Pathophysiologie dieser Symptome ist weitgehend unbekannt, auch sind sie häufig sehr komplex und schwer mit einem bestimmten Ausdruck zu charakterisieren. Wohlumschriebene extrapyramidale Symptomenbilder, wie sie in der Humanneurologie beobachtet werden, wie Chorea, Athetose, Hemiballismus oder Parkinsonscher Tremor werden bei Haustieren nicht in dieser Form beobachtet.

Angaben über zerebrale motorische Störungen bei Haustieren wurden bereits im Abschnitt über die Untersuchung der Motorik zusammengefaßt. Recht häufig sind **lateralisierte Zwangsbewegungen,** wie die Neigung, nach einer Seite zu drängen, im Kreis herumzugehen oder sich mit einer Körperseite anzulehnen. Auch derartige Zwangsbewegungen werden häufig durch Erschwerungen deutlicher gemacht. Meist entspricht bei fokalen Läsionen die Richtung der Zwangsbewegung der betroffenen Hirnseite, ein Abszeß in der rechten Hemisphäre z. B. hat Drängen, Drehen, Fallen nach rechts zur Folge.

Kompulsives Wandern (oft kombiniert mit starker psychischer Abstumpfung) ist eine weitere Form zerebraler Bewegungsstörung, die vor allem bei diffusen Großhirnläsionen gesehen wird. Freigelassen, wird ein solches Tier unablässig herumgehen, oft den Wänden entlang. Vor Hindernissen bleibt es mit aufgestütztem Kopf stehen und drängt mit dem Kopf dagegen. Solches ist auch bei Stalltieren zu beobachten. **Tremor** (Schüttelkrampf) kann generalisiert am ganzen Körper oder nur an Kopf und Hals auftreten. Zerebral bedingter Tremor ist in der Regel grobschlägiger als der feine Kleinhirntremor, der beim Tier etwa, vor allem bei gerichteten Bewegungen, zu sehen ist (siehe Seite 220). Man spricht dann etwa von Intentionstremor. Der zerebrale Tremor kann permanent sein oder, was häufig der Fall ist, in Ruhelage verschwinden und sich bei Aufregung verstärken. Chorea oder Athetose kommt, wie gesagt, bei Haustieren nicht vor, wenigstens nicht in der gleichen Form wie beim Menschen. Die im englischen Sprachgebrauch als »Chorea« bezeichneten Myoklonien sind auf Seite 21 abgehandelt worden und haben mit dem menschlichen Krankheitsbild nichts gemein. Bezeichnenderweise konnten wir Choreo-Athetose vereinzelt beim Affen beobachten. Einigermaßen vergleichbar sind vielleicht komplizierte, aber koordinierte, jedoch sinnlose Bewegungen, die man bei zerebralen Läsionen beobachten kann und die sich häufig wiederholen: Verdrehen des Kopfes und Halses mit schnappenden Beißbewegungen, kontinuierliche, kauende Lippenbewegungen.

Spezielle Formen motorischer Reizerscheinungen bei Großhirnläsionen sind die Krampfanfälle, von denen später in diesem Kapitel die Rede sein wird.

7.2.2 Sensorische Störungen

Schmerz: Die absolut dominierende »Objektivierung« von Kopfschmerz beim Menschen ist die mündliche Aussage. Beim Tier sind nur Rückschlüsse aus dem Verhalten möglich und dementsprechend unsicher. Klinisch feststellbare Analgesien werden gewöhnlich durch Einschränkungen des ganzen Sensoriums überlagert und sind dann nicht zu individualisieren. Bei massiven Thalamusläsionen ist mutmaßliche generalisierte Hyperästhesie (kontinuierliches Schreien, extreme Berührungsempfindlichkeit) festgestellt worden.

Tiefensensibilität: Auch hier müssen massivere Läsionen vorliegen, um deutliche spontane Störungen hervorzurufen. Sie sind selten erkennbar durch die Beobachtung des Gesamtbewegungsablaufs, werden aber häufig erkannt bei Prüfung der Haltungs- und Stellreaktionen, insbesondere der Korrekturreaktionen (siehe Seite 24).

Gehör, Geschmackssinn, Geruchssinn: Die Untersuchung dieser speziellen sensorischen Funktionen wurde im Kapitel über die Kopfnerven besprochen. Für sich allein ist die Zuordnung von Ausfällen dieser Sinnestätigkeiten zu Veränderungen im Großhirn klinisch kaum möglich. Der Zusammenhang kann in der Regel nur angenommen werden, wenn noch andere zerebrale Störungen festzustellen sind.

Gesichtssinn: Ausfälle im Sehvermögen sind ein häufiger Befund bei zerebralen Läsionen. Im Gegensatz zu den anderen Sinnesfunktionen ist es gut möglich, klinisch visuelle Ausfallserscheinungen Veränderungen im Großhirn zuzuordnen, und zwar mit einer Kombination von eigentlichen Sehtests und der Prüfung der Pupillarreflexe, wie auf Seite 33 ausführlich dargestellt wurde. Wichtig ist der Umstand, daß die rechte bzw. linke Hälfte des Gesichtsfeldes in der linken bzw. rechten Großhirnhemisphäre repräsentiert ist. Da der Drohreflex (vor allem bei wenig kooperativen Kleintieren und bei Nutztieren) manchmal der einzige brauchbare visuelle Test ist, muß man berücksichtigen, daß er nicht nur die Intaktheit der okzipitalen Hirnrinde (Sehrinde) voraussetzt, sondern auch abhängig ist von Assoziationsfeldern im parietalen Kortex sowie von der motorischen Hirnrinde (und natürlich auch deren Verbindungen zum Hirnstamm). Folglich kann u. U., obwohl das Sehvermögen erhalten scheint, der Drohreflex bei Läsionen im Gebiet der motorischen Rinde ausfallen.

7.2.3 Verhaltensstörungen

Wie schon im Abschnitt über die neurologische Untersuchung beschrieben, ist die Abgrenzung von Verhaltensstörungen oft problematisch und recht subjektiv. Wenn andere zerebrale Symptomenkomplexe vorliegen, scheint die Assoziation von Verhaltensstörungen mit organischen Veränderungen des Großhirns zwingend. Wenn aber ausschließlich klinische Verhaltensstörungen vorliegen, ist es oft sehr problematisch, rein psychische von organischen Ursachen zu differenzieren (siehe Seite 41). Abnormes Verhalten kann plötzlich auffallen oder aber sich eher schleichend entwickeln. Einige Beispiele: Starke Aggressivität, erhöhte Reizbarkeit, übertriebene Ängstlichkeit, »Verblödung« mit Verlust der Lernfähigkeit und Vergessen von erlernten Verhaltensweisen wie Gehorsam (Appell), Stubenreinheit, Unterscheidung von vertrauten und unvertrauten Personen, Lokalisation von Futter- oder Ruheplatz etc. Vieles davon ist nur durch die Anamnese erfahrbar. Bei der klinischen Untersuchung kann sich ein abnormer psychischer Status bemerkbar machen durch geringe Ansprechbarkeit bzw. Kontaktfreudigkeit oder ungezieltes, diffuses Reagieren auf Umweltstimuli. Zerebral gestörte Kleintiere reagieren häufig übertrieben heftig (durch sehr starke aber wenig wirksame und gezielte Abwehrbewegungen) auf die Manipulationen während der Untersuchung.

7.2.4 Bewußtseinsstörungen

Verknüpft mit dem Verhalten ist der Zustand des »Bewußtseins« oder die »Wachheit des Sensoriums«. Zerebrale Läsionen müssen im allgemeinen sehr massiv oder diffus sein, um eindeutige Bewußtseinsstörungen hervorzurufen. Wie bei den Hirnstammläsionen im Zusammenhang mit dem sog. retikulären aktivierenden System besprochen, unterscheidet man drei fließend ineinander übergehende Stufen herabgesetzten Bewußtseins: Apathie, Stupor und Koma. Beim Großtier, vor allem beim Pferd, wird in der Praxis fälschlicherweise und undifferenziert noch sehr häufig der Ausdruck »Dummkoller« verwendet, um starke Apathie bis stuporösen Zustand zu beschreiben.

7.2.5 Abnorme Haltungs- und Stellreaktionen

Zerebrale Läsionen führen oft zu Störungen der Haltungs- und Stellreaktionen. So drücken sich vor allem einseitige Läsionen fast regelmäßig durch eine Asymmetrie dieser Reaktionen aus, wobei die Ausfallserscheinungen immer auf der der Läsion gegenüberliegenden Seite zu finden sind. Es ist möglich, daß bestimmte Reaktionen gänzlich ausfallen; häufig jedoch sieht man partielle Ausfälle, z. B. fällt das Hüpfen auf einer Seite schwerer als auf der anderen, die Korrekturreaktionen sind auf einer Seite langsamer als gegenüber etc.

7.2.6 Abnorme viszerale/neuroendokrine Funktionen

Solche sind meistens auf hypothalamische Läsionen zurückzuführen. Diese Symptome umfassen: **Diabetes insipidus** (Polyurie, Polydipsie mit niedrigem spezifischem Harngewicht; hormonelle Störungen im Sinne des Hyperadrenokortizismus; abnormale Temperaturregulation) Hypo-, Hyper- und Poikilothermie, Hyperglykämie, Appetitstörungen (Hyperphagie — Anorexie).

7.2.7 Fokale/diffuse Läsionen

Wie später für jede einzelne Krankheit beschrieben wird, sind viele Läsionstypen fokaler Natur, manchmal einseitig (z. B. Abszeß, Tumor), andere Krankheiten dagegen gehen mit bilateralen, umschriebenen Veränderungen einher (z. B. Malazien), noch andere sind sowohl bilateral wie diffus (z. B. Enzephalitiden). Bei einseitig fokalen Läsionen liegen meist deutlich lateralisierte Symptome vor: Zwangsbewegungen (in Richtung der Läsion), sensorische Ausfälle, Ausfälle der Haltungs- und Stellreaktionen auf der gegenüberliegenden Seite. Bei bilateralen Läsionen ist Lateralisation meist nicht ersichtlich; wenn das Ausmaß der Gewebeschädigung jedoch stark asymmetrisch ist, kann sich dies in Seitenunterschieden der Symptome widerspiegeln.

7.2.8 Spezielle Untersuchungsmethoden

Liquor cerebrospinalis: Die Untersuchung des LCS ist bei Tieren mit zerebralen Symptomen immer angezeigt, mit Ausnahme des zerebralen Traumas (siehe S. 252).

Röntgen: Nur bei wenigen Krankheiten sind radiologisch faßbare Veränderungen zu erwarten. Kopfröntgen ist vor allem angezeigt bei Mißbildungsverdacht (besonders Hydrozephalus) und Kopftraumen. Kontraststudien zwecks Darstellung des Ventrikelsystems

(Ventrikulographie) und Gefäßbaumes (Angiographie) könnten — soweit die Normalverhältnisse genügend bekannt sind — nützlich sein. Sie haben sich aber kaum durchgesetzt. Wenn die Möglichkeit besteht, einen Computertomographen mitzubenützen, ist diese Methode natürlich weit überlegen; doch sind dem aus praktisch wirtschaftlichen Gründen enge Grenzen gesetzt.

Elektroenzephalographie: Wie auf Seite 110 erklärt, kann die elektrische Aktivität des Großhirns mittels elektroenzephalographischer Techniken untersucht werden. Für klinische Forschungszwecke, vor allem im Bereich der Epilepsie, ist das EEG eine wichtige Methode. Der technische und zeitliche Aufwand ist jedoch sehr groß und steht für praktisch-klinische Zwecke kaum in vernünftigem Verhältnis zu der erhältlichen Information.

7.3 Die einzelnen Krankheiten des Großhirns

7.3.1 Hund und Katze

7.3.1.1 Hydrozephalus

Hydrocephalus internus ist eine übermäßige Ansammlung von *Liquor cerebrospinalis* in den Hohlräumen des Gehirns, was zu deren Erweiterung mit Verdrängung und Atrophie des umgebenden Gewebes führt *(Tab. 23)*. Bei jungen Tieren kann eine Vergrößerung des ganzen Hirnschädels resultieren. Abnormale Liquoransammlung im Meningealraum *(Hydrocephalus externus)* ist selten; am häufigsten ist der *Hydrocephalus internus* Folge der Vergrößerung der telenzephalen Ventrikel. Klinisch können wir vier Syndrome unterscheiden.

7.3.1.1(1) Kongenitaler Hydrozephalus

Dies ist zweifellos die häufigste ZNS-Mißbildung beim Hund, vor allem bei **Zwergrassen** wie Pekinese, Yorkshire-Terrier, Chihuahua, Zwergpudel und Boston-Terrier, obschon Einzelfälle bei anderen Rassen beobachtet wurden. Hydrozephalus ist dagegen selten bei Katzen. Er entsteht häufig durch Einengung oder totale **Stenose des Aquädukts,** was zu Stauung des Liquors und Erweiterung des 3. und der lateralen Ventrikel führt (siehe *Abb. 88*). Diffuse zerebrale Symptome machen sich schon früh nach der Geburt bemerkbar und sind häufig schnell progredient. Vor allem ist der unproportioniert große Kopf mit stark gewölbtem Kranium auffällig, mit vergrößerter Distanz zwischen Auge und Ohrgrund und flachen

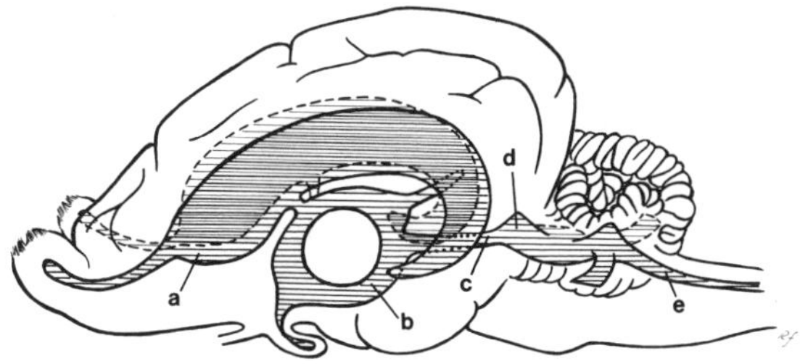

Abb. 88: Ventrikelsystem beim Hund
a) Lateraler Ventrikel. **b)** 3. Ventrikel; dieser ist ringförmig, da beide Thalamushälften in der Mitte verschmolzen sind *(Massa intermedia)*. **c)** *Aquaeductus Sylvii,* zentral im Mittelhirn; da er sehr eng ist, sind Behinderungen des Liquorflusses häufig hier zu finden, mit Rückstauung und Erweiterung der lateralen und des 3. Ventrikels. **d)** 4. Ventrikel. **e)** Zentralkanal des Rückenmarks

Tab. 23: Großhirnkrankheiten; die Namen der wichtigsten Krankheiten **in Fettdruck**

	Mißbildung	Entzündlich	Degenerativ	Toxisch-metabolisch	Tumoren	Vaskulär	Funktionell	Trauma
Hund	□ **Hydrozephalus** □ Lissenzephalie (Lhaso Apso)	□ **Hundestaupe** □ Old Dog Encephalitis □ **Tollwut** □ Toxoplasmose □ Zeckenenzephalitis □ Metastatische Encephalitis □ **Granulomatöse Meningoenzephalitis** □ Abszeß	□ GM_1 Gangliosidose (Beagle) □ GM_2 Gangliosidose (Deutscher Vorstehhund, Jap. Spaniel) □ Sphingomyelinose (Pudel) □ Glykocerebrosidose (Silky Terrier) □ Globoidzelleukodystrophie (West Highland Terrier, Cairn Terrier) □ Ceroidlipofuscinose (Versch. Rassen) □ Fucosidose (Springer Spaniel) □ Glycoproteinose (Beagle, Basset, Pudel) □ Leukodystrophie (Dalmatiner, Labrador, Cocker Spaniel) □ Hypomyelinogenese (Chow-Chow, Springer Spaniel) □ Tremorsyndrom (weiße Zwergrassen)	□ **Polioenzephalomalazie** □ Ammonshornnekrose	□ **Gliome** □ Meningeome □ Nasale Tumoren □ **Retikulose** □ Optische Retikulose □ **Hypophysentumoren** □ **Metastasen**	□ Blutung □ Infarkt	□ **Epilepsie** □ Kataplexie □ Narkolepsie □ **Metabolische Encephalopathie** □ **Porto-cavaler Shunt** □ **Intoxikationen** □ Verhaltensstörungen	□ Kommotion □ **Kontusion** □ **Schädelfrakturen**
Katze	□ Hydrozephalus	□ **Tollwut** □ Metastatische Encephalitis □ **Feline infektiöse Peritonitis**	□ GM_1 Gangliosidose □ GM_2 Gangliosidose □ Globoidzelleukodystrophie □ Mannosidose □ Sphingomyelinose □ Leukodystrophie	□ Polioenzephalomalazie □ Ammonshornnekrose	□ Lymphom □ **Meningeome** □ Gliome □ Nasale Tumoren □ Hypophysentumoren □ Metastasen	□ Ischämische Enzephalopathie	□ **Epilepsie** □ **Metabolische Enzephalopathie** □ Porto-cavaler Shunt □ **Intoxikationen** □ Verhaltensstörungen	□ Kommotion □ **Kontusion** □ **Schädelfrakturen**

Tab. 23 (Fortsetzung): Großhirnkrankheiten; die Namen der wichtigsten Krankheiten **in Fettdruck**

	Mißbildung	Entzündlich	Degenerativ	Toxisch-metabolisch	Tumoren	Vaskulär	Funktionell	Trauma
Pferd		□ **Parasitäre Enzephalitis** □ **Borna-Krankheit** □ Equine infektiöse Anämie □ Amerikanische Pferdeenzephalitis □ Tollwut □ Abszeß		□ Dummkoller □ Nigro Pallidale Enzephalomalazie □ Leukoenzephalomalazie	□ Cholesteatom	□ Neonatale Hypoxie	□ **Metabolische Enzephalopathie** □ Tremorsyndrome □ Intoxikation □ Epilepsie	□ Kontusion □ **Schädelfrakturen**
Rind	□ **Hydrozephalus** □ Mikrozephalie □ Polymikrogyrie □ Abortive Doppelbildung	□ **Sporad. Bovine Enzephalitis** □ **Bakt. Infektionen** (Kalb) □ Thromboembolische Enzephalitis □ **Bösartiges Katarrhalfieber** □ **Abszeß;** Sellaempyem □ Coenurus cerebralis □ **Tollwut**	□ GM_1 Gangliosidose (Holstein-Friesian) □ α-Mannosidose (Aberdeen Angus) □ Hypomyelinogenese □ Kongenitales neuroaxiales Ödem □ Shaker Calves	□ **Hirnrindennekrose** □ Hirnödem □ Wassermangel □ Vit. A-Mangel	□ Gliome □ Meningeome □ Hypophysentumoren		□ **Hypomagnesiämie** □ **Azetonämie** □ **Hypokalzämie** □ **Trächtigkeitstoxikose** □ **Intoxikationen** □ Hereditäre Krampfanfälle □ Tremorsyndrome	□ Hornstoß
Kleine Wiederkäuer		□ Tollwut □ Bakt. Infektion □ **Borna-Krankheit** □ **Coenurus cerebralis** □ Abszeß □ **Granulomatöse Enzephalomyelitis** (Visna)	□ β-Mannosidose (Nubische Ziege) □ **Border Disease** □ Globoidzelleukodystrophie (Texelschaf) □ **Scrapie**	□ **Hirnrindennekrose** □ **Enterotoxämie**			□ **Trächtigkeitstoxikose** □ Metabolische Enzephalopathie	
Schwein		□ **Streptokokken** □ **Schweinepest** □ **Aujeskysche Krankheit** □ **Abszeß**	□ **Kongenitaler Tremor**	□ **Mikroangiopathie** □ **Wassermangel**				

Orbitae; häufig können unverschlossene, erweiterte Fontanellen palpiert werden. Die Kopfvergrößerung kann laufend zunehmen.

Diagnose: Rasse, Alter, Kopfvergrößerung. Radiologisch: Großer Kopf mit diffuser Verschattung des Schädelinhalts, offene Fontanellen, dünne Schädelknochen, flache Schädelbasis. LCS: meist normal.

Prognose: Schnell fortschreitender Hydrozephalus mit schweren zerebralen Symptomen bei jungen Welpen ist prognostisch absolut ungünstig. Einzelne Fälle scheinen sich innerhalb Monaten spontan stabilisieren zu können unter Rückgang der klinischen Symptome. Vollwertig dürfte allerdings ein solcher Hund kaum mehr sein.

Behandlung: Bei Welpen, die erst ab 3 Monaten Symptome zeigen, kann eine Corticosteroidbehandlung in Betracht gezogen werden (Dexamethason hemmt die Liquorproduktion beträchtlich). Im allgemeinen gilt: Je älter der Hund bei Auftreten der Symptome, desto wirksamer ist diese Behandlung. Dosis: 0,05 mg kg KG Dexamethason oral 2 × pro Tag während 4 Tagen, 0,03 mg für die nächsten 4 Tage, 0,02 mg für die darauffolgenden 4 Tage und schließlich 0,01 mg (immer pro kg KG!) während 2 Wochen. Die Behandlung wird bei rückfälligen Patienten wiederholt. Operative Behandlung von Hydrozephalus beim Hund ist beschrieben und durchgeführt worden (sog. ventrikulärer Shunt durch Katheter zwischen Hirnventrikel und venösem Kreislauf oder Peritonealraum).

7.3.1.1(2) Hydrozephalus bei periventrikulärer Enzephalitis

Dieses Syndrom unbekannter Ursache tritt auf bei jungen Hunden bis zum Alter von 6 Monaten. Im Gegensatz zum kongenitalen Hydrozephalus liegt hier keine Rassendisposition vor. Die Tiere durchlaufen meist anfänglich eine normale Entwicklung und zeigen akutes Auftreten schnell progredienter, zerebraler Symptome mit Kopfvergrößerung.

Diagnose: Alter, Symptome, Kopfvergrößerung, Röntgenbefund. LCS: hämorrhagisch, starke Eiweißvermehrung, gemischte Pleozytose (Neutrophile, Mononukleäre, Makrophagen mit Blutpigment).

Prognose: Im allgemeinen schlecht, da die Parenchymschäden meist schon beträchtlich sind, wenn erste Symptome auftreten. Der Prozeß scheint sich bei einzelnen Tieren stabilisieren zu können. Grundsätzlich gilt zur Frage der Behandlung das gleiche wie beim kongenitalen Hydrozephalus.

7.3.1.1(3) Hydrozephalus bei FIP

Die Hauptursache von erworbenem Hydrozephalus bei Katzen ist die feline infektiöse Peritonitis, da sie mit granulomatösen Entzündungen am Ventrikelufer mit Obstruktionen an den kritischen Stellen einhergeht. Diagnose wie beim Hund; extraneurale Symptome der FIP und Liquorveränderungen (Eiweißvermehrung mit gemischtzelliger Pleozytose). Siehe auch Seite 206.

7.3.1.1(4) Sekundärer Hydrozephalus bei erwachsenen Tieren

Bei erwachsenen und älteren Tieren können raumfordernde Prozesse im Bereich des Ventrikelufers, vor allem an den Engpässen, zu LCS-Stauung und Ventrikelerweiterung Anlaß geben. Liegt die Verlegung im Aquädukt oder IV. Ventrikel, kommt es zur Stauung der beiden lateralen und des III. Ventrikels. Liegt sie am Übergang zwischen III. und einem lateralen Ventrikel *(Foramen interventriculare)*, kann dies zu einseitigem Hydrozephalus führen. Chronische Meningitiden können auch auf dem Niveau der arachnoidalen Strukturen (siehe Seite 60) LCS-Resorptionsstörungen und Rückstauung in die Ventrikel bewirken. Schließlich unterscheidet man auch einen sog. Hydrozephalus *ex vacuo,* wobei die Vergrößerung der Ventrikel Folge des Schwundes von Gehirnparenchym ist. Die Ventrikelerweiterung geht hier nicht mit Kopfvergrößerung einher, da die Schädelknochen fusioniert sind.

Diagnose: Der Hydrozephalus ist hier in erster Linie eine **Begleiterscheinung;** liegt aber bei der Röntgenuntersuchung des Kopfes (evtl. auch bei Ventrikulographie oder im Computertomogramm) ein Hydrozephalus vor, muß an einen primären obstruktiven Prozeß gedacht werden.

NB: Brachyzephale Rassen haben häufig eine leicht- bis mittelgradige Erweiterung der telenzephalen Ventrikel, die sich klinisch in keiner Weise auswirkt. Sie ist schon im jugendlichen und mittleren Alter feststellbar, der gängige Ausdruck »Altershydrozephalus« ist also nicht am Platze. Sie dürfte die Folge eines Mißverhältnisses zwischen Schädelinnenraum (abhängig von der für den Hund »pathologischen« Kopfform) und der für die jeweilige Körpergröße adäquaten Hirnmasse sein.

7.3.1.2 Andere Mißbildungen

Sporadisch sind auch andere Mißbildungen des Großhirns beim Hund zu beobachten. Wie beim Hydrozephalus machen zerebrale Symptome sich schon früh bemerkbar und sind meist nicht progredient. Bei Lhasa-Apso-Hunden gibt es eine — vermutlich erbliche — Lissenzephalie (fehlende Faltung der Großhirnrinde), die klinisch durch Verhaltensstörungen (Lernunfähigkeit) und generalisierte Krampfanfälle gekennzeichnet ist. Wirksame Behandlung gibt es keine.

7.3.1.3 Hundestaupe

Die Hundestaupe-Infektion wurde im Kapitel »Hirnstammerkrankungen«, S. 203, behandelt. Neben spinalen, zerebellären und vestibulären können auch zerebrale Symptome vorliegen. Vor allem handelt es sich um epileptische Anfälle und andere Hyperkinesien, um Wesensveränderungen und Verhaltensstörungen sowie um zentrale Sehstörungen (die bei Staupe allerdings auch durch Entzündung der Retina oder der Sehnerven verursacht sein können). Die Entstehung einer für Staupe typischen Hyperkinesieform, des Myoklonus, ist unsicher, und bestimmte Studien weisen darauf hin, daß ihm fokale Läsionen im Rückenmark oder hinteren Hirnstamm zugrunde liegen. Seine Auslösung durch zerebrale Läsionen (Stammganglien?) scheint jedoch denkbar, doch ist bei der Disseminiertheit und Sprunghaftigkeit der Staupeläsionen die klinisch-pathologische Korrelation schwerlich möglich.

Diagnose (siehe auch Kapitel »Hirnstamm«, S. 203 ff.):

1. Allgemeine extraneurale Krankheitssymptome,
2. Augenhintergrund,
3. evtl. Myoklonus als praktisch pathognomonisches Symptom für Staupe,
4. *Liquor cerebrospinalis,*
5. Fluoreszenznachweis von Staupeantigen in Schleimhautabstrichen und Liquorzellen.

7.3.1.4 Old Dog Enzephalitis

Dies ist eine sehr seltene Variante der zentralnervösen Hundestaupe, bei der vermutlich eine persistierende Infektion des Gehirns vorliegt, die zu einer diffusen Enzephalitis der grauen und weißen Substanz, oft mit Vernarbung (Sklerose) vor allem im Bereich des Großhirns führt. **Nur erwachsene,** vor allem ältere Tiere sind befallen. Der Verlauf ist schleichend-progressiv (mehrere Wochen bis Monate). Die Tiere zeigen zerebrale Symptome, wobei **Verblödung** oft im Vordergrund steht. Die Diagnose ist schwierig: Alter, Verlauf, LCS: Pleozytose (mononukleär) mit Eiweißvermehrung; sehr hohe Antistaupe-Virusantikörpertiter im Serum und LCS. Die Prognose ist ungünstig, eine effiziente Behandlung gibt es nicht.

7.3.1.5 Tollwut

Über Tollwut wurde ebenfalls im Kapitel der Hirnstammstörungen berichtet. Da diese Krankheit disseminierte Veränderungen im ZNS hervorruft, können neben Symptomen anderer Lokalisation akute zerebrale Erscheinungen vorliegen. Traditionell in Verbindung gebracht werden mit Tollwut Verhaltensstörungen, insbesondere Aggressivität oder aber übertriebene Zahmheit (stille Wut), auch Allotriophagie. Bei tollwutkranken Wildtieren ist häufig (aber nicht spezifisch!) der Verlust der Scheu zu beobachten.

Wie schon früher diskutiert, **gibt es keine pathognomonischen Tollwutsymptome.** Hervorzuheben ist, daß das sogar namengebende Symptom der Wasserscheu (Hydrophobie) beim Tier nicht beobachtet wird; es ist nicht zu verwechseln mit der Unfähigkeit, Flüssigkeiten (und anderes) abzuschlucken! Tollwut ist meist eine akute, schnell fortschreitende Krankheit mit Todesfolge innerhalb einer Woche.

Diagnose (siehe Kapitel Hirnstamm): Tollwut muß immer berücksichtigt werden bei Hunden mit ZNS-Symptomen

1. in Gebieten, wo die Infektion endemisch ist, insbesondere bei freilaufenden Tieren,
2. wenn die Impfanamnese ungenügend oder unsicher ist,
3. wenn entzündliche Veränderungen (mononukleäre Pleozytose) im LCS vorliegen.

7.3.1.6 Toxoplasmose

Toxoplasmose befällt, wie auf Seite 144 angeführt wurde, vor allem bei Welpen, neben anderen extraneuralen Organen (Lunge, Leber, Magen-Darmtrakt) in erster Linie die Muskulatur (auch den Herzmuskel) und die peripheren Nerven mit entsprechender Symptomatologie. Die Lokalisation der entzündlichen, z. T. disseminierten, z. T. herdförmigen Veränderungen im ZNS einschließlich Großhirn ist aber nicht selten.

Diagnose (siehe Seite 204): Möglicherweise extrazerebrale Symptome, multifokale ZNS-Symptome, LCS: Eiweiß erhöht, Pleozytose (gemischtzellig, evtl. mit Eosinophilen). Die serologische Kontrolle ist von fragwürdigem Nutzen, da einzelne Tests (z. B. Sabin-Feldman) bei gewissen Tierarten unsichere Resultate ergeben, insbesondere aber weil auch beim Hund gewöhnlich für die entscheidende Beobachtung der Titerbewegung nicht genügend Zeit zur Verfügung steht.

7.3.1.7 Zeckenenzephalitis

Von dieser in weiten Gebieten Mittel- und Osteuropas verbreiteten Zoonose sind nur ganz wenige Fälle beim Hund bekannt geworden. Es handelt sich dabei entweder um eine rasch verlaufende Enzephalitis, die sich klinisch nicht sicher gegen Tollwut oder Staupe abgrenzen läßt und in kurzer Zeit fatal endet, oder aber um mildere Verläufe mit den auch beim Menschen charakteristischen Lähmungserscheinungen im Schultergürtelbereich und mit im allgemeinen guter Prognose. Es ist auch ein Fall (mit Ausgang in Heilung, bei serologischer Beweisführung) bei einem Ziegenbock publiziert worden! Anamnestisch wichtig ist, neben dem allerdings verbreiteten Zeckenbefall, der Aufenthalt in einem Endemiegebiet. Die Diagnose wird auch in kritischen Gebieten Vermutung bleiben, die Prognose ist durch den Verlauf bestimmt, die Behandlung symptomatisch.

7.3.1.8 Mykotische und parasitäre Infektionen

Diese Infektionen sind bei uns selten; näheres siehe Seite 207.

7.3.1.9 Bakterielle Infektionen

Bakterielle Infektionen mit oder ohne Abszeßbildung im ZNS sind bei Kleintieren sehr selten. Sie können entstehen durch

1. direkte Infektion im Zusammenhang mit Schädeltrauma (häufigste Ursache: **perforierende Bißverletzungen** bei Welpen durch die Mutter oder bei kleinen Hunden durch Raufereien mit größeren),
2. metastatisch auf dem Blutweg (z. B. bei **Endokarditis)**, wobei septische Thromben Gefäße verlegen und zu zusätzlichen ischämischen Schäden oder Blutungen führen können. Die Läsionen sind häufig seitenbetont.

Die zerebralen Symptome sind akut und meist schnell progredient, oft asymmetrisch. Der Allgemeinzustand ist schlecht mit hohem Fieber; das Blutbild weist auf eine bakterielle Infektion hin.

Diagnose: Extraneurale Symptome mit Blutbefund; evtl. Anamnese eines Traumas (Bißverletzung); röntgenologischer Nachweis einer Schädelverletzung. LCS: stark verändert mit Eiweißvermehrung, Pleozytose mit Neutrophilie.

Prognose: Eher schlecht; wenn die Symptome nicht zu dramatisch sind, evtl. Behandlungsversuch mit hochdosierten Antibiotika (Chloramphenicol 50 mg pro kg KG 3 × täglich für Tage bis Wochen).

7.3.1.10 Granulomatöse Enzephalitis/Entzündliche Retikulose

Diese Krankheit, die häufig mit Hirnstammläsionen einhergeht, wurde auf Seite 205 besprochen. Es können dabei auch zerebrale Symptome vorliegen. Bei chronischem Verlauf weisen diese oft eine stark betonte Fokalisierung auf, da die granulomatösen Läsionen tumorartigen Charakter haben können. Solche Herdläsionen sind auch als sog. entzündliche Retikulose bezeichnet worden. Dieser Ausdruck wurde von vielen Pathologen als unkorrekt abgelehnt, er zeigt aber, wie schwierig es oft ist, im ZNS chronisch-proliferative, raumfordernde Entzündungsprozesse von echten Neoplasmen abzugrenzen. Ein Teil der als Retikulose bezeichneten Prozesse beim Hund sind zweifellos lymphoide Tumoren, andere vermutlich histiozytäre, während wieder andere chronisch-progressive granulomatöse Enzephalitiden sind. Klinisch sind diese verschiedenen Läsionen vorläufig nicht zu differenzieren.

Diagnose, Behandlung und Prognose siehe Seite 205.

7.3.1.11 Speicherkrankheiten

In den letzten Jahren sind eine ganze Reihe von erblichen, metabolischen Speicherkrankheiten bei reinrassigen Hunden und Katzen, selten bei anderen Haustieren, festgestellt worden (siehe *Tab. 24*). Sie sind die Folge von genetischen Defekten bestimmter kataboler Enzyme, was zu lysosomaler Anhäufung entsprechender Metaboliten in den Zellen führt. Diese Speicherung verdrängt andere Zellorganellen und verursacht sekundäre Veränderungen, was schließlich zu Dysfunktion und Absterben dieser Elemente führen kann. Häufig sind verschiedene andere Organsysteme außer dem ZNS befallen, doch bei einigen Krankheiten ist dieses allein betroffen. Da jedoch die Folgen der Speicherung sich in den stark

Tab. 24: Speicherkrankheiten bei Hund und Katze mit vorwiegend neurologischen Symptomen

Krankheit	**Rasse**	**Alter beim Ausbruch der Symptome**
GM_1 Gangliosidose	Beagle Siamesische, Korat- & Hauskatze	3–6 Monate
GM_2 Gangliosidose	Deutscher Vorstehhund (männl.) Japanischer Spaniel, Springer-Spaniel, Hauskatze	6–12 Monate
Spingomyelinose	Pudel Siamesische und Hauskatze	4–6 Monate
Glucocerebrosidose	Silky Terrier	6—8 Monate
Globoid-Zell-Leukodystrophie	Westhighland White Terrier, Cairn Terrier, Beagle, Pudel, Bluetickhound, Hauskatze	6–12 Monate
Ceroidlipofuszinose	Chihuahua, Saluki, English-Setter, Sarplaninac, Dackel, Cocker Spaniel, Siamesische Katze	6 Monate–2 Jahre (später auch möglich)
Fukosidose	Springer Spaniel	2–3 Jahre
Glyocproteinose	Beagle, Basset, Pudel	6–12 Monate
Mannosidose	Perserkatze, Hauskatze	1–3 Monate

differenzierten, langlebigen, nicht regenerationsfähigen Zellpopulationen des ZNS besonders verheerend auswirken, stehen neurologische Symptome häufig im Vordergrund. Bei den meisten dieser Krankheiten ist das ganze ZNS betroffen, weshalb nicht nur zerebrale, sondern auch Symptome anderer Regionen auftreten. Zerebrale Symptome stehen jedoch häufig im Vordergrund. Hyperkinesien wie generalisierter Tremor, Krämpfe, Verblödung werden beobachtet. Die meisten Speicherkrankheiten machen sich klinisch schon **früh bemerkbar;** eine Ausnahme bilden die Ceroid-Lipofuszinosen, eine heterogene Gruppe, die zum Teil bei erwachsenen und sogar älteren Tieren vorkommen. Der Anfang ist schleichend und die Symptome sind langsam progredient.

Diagnose: Der Verdacht einer Speicherkrankheit basiert auf folgenden Kriterien:

1. junge, reinrassige Tiere,
2. mehrere Tiere im Wurf oder verwandte Tiere mit ähnlichen Symptomen,
3. chronisch-progressiver Verlauf,
4. *Liquor cerebrospinalis:* leichte bis starke Eiweißvermehrung, Zellzahl normal (möglicherweise Speicherzellen bei Globoidzell-Leukodystrophie),
5. evtl. extrazerebrale Symptome, insbesondere Hepatosplenomegalie.

Die Prognose ist infaust.

Behandlung: Erbhygiene.

7.3.1.12 Andere degenerative Krankheiten

Es sind weitere degenerative Krankheiten des ZNS beschrieben worden. Wir haben sporadische Fälle von Degeneration von Nervenzellen oder Axonen in bestimmten Regionen des Großhirns beobachtet sowie solche, bei denen vor allem die weiße Substanz (Leukodystrophie) zugrunde ging. Zum Teil scheinen solche Krankheiten einen erblichen

Hintergrund zu haben (bei Dalmatiner, Labrador und Cocker-Spaniel) und sind klinisch kaum zu unterscheiden von Speicherkrankheiten. Wir beobachteten auch einige wenige Fälle von Leukodystrophie bei älteren Hunden.

Diagnose: Die Verdachtsdiagnose basiert auf den gleichen Kriterien wie bei den Speicherkrankheiten.

Prognose infaust; Erbhygiene.

7.3.1.13 Hypomyelinogenese

Dies ist eine mangelhafte oder verspätete Entwicklung der Markscheiden des Nervensystems, die bei verschiedenen Haustierarten und auch beim Hund beschrieben wurde. Sporadische Fälle sind beobachtet worden bei Chow-Chows, Zwergschnauzern und Springer-Spaniels als erbliche Krankheit. Die Pathogenese ist meist unbekannt. Vermutlich liegen angeborene Stoffwechselstörungen im Lauf der Markscheidenbildung vor. Es kommt schon früh nach der Geburt zu neurologischen Symptomen, die sich in erster Linie durch **auffälligen generalisierten, grobschlägigen Tremor** des ganzen Körpers bemerkbar machen. Er verstärkt sich deutlich bei Aufregung und verschwindet bei völliger Ruhe, z. B. im Schlaf.

Diagnose: Verdacht von Hypomyelinogenese besteht bei frühem Auftreten von starkem, generalisiertem Tremor.

Prognose: Da es sich häufig nur um eine verspätete Markscheidenbildung handelt, können die Tiere sich vielfach klinisch innerhalb einiger Wochen oder Monate spontan erholen (z. B. Chow-Chow-Hunde). Beim Springer-Spaniel kommt es dagegen nicht zu klinischer Besserung. Behandlung gibt es keine; Erbhygiene.

7.3.1.14 Tremorsyndrom

Ein klinisch ähnliches Symptom wie bei Hypomyelinogenese ist bei Maltesern, Westhighland-White-Terriern und Beagles beobachtet worden. Es handelt sich hier möglicherweise um eine autoimmune Krankheit (Antikörper gegen bestimmte Neurotransmittersubstanzen). Die Symptome sind kaum progredient; bei einigen Tieren kommt es zu spontaner Erholung. Bei frühzeitiger Anwendung einer immunsuppressiven Therapie kann die Krankheit evtl. geheilt werden.

7.3.1.15 Metabolische Enzephalopathien extraneuralen Ursprungs

Krankheiten in anderen Organsystemen können zu metabolischen Störungen führen, die unter anderem auch für die Funktion des ZNS Folgen haben, ohne daß aber morphologisch faßbare Gewebsveränderungen vorzuliegen brauchen. Die neurologischen Symptome entstehen z. B. durch Akkumulation toxischer Substanzen (NH_3, Harnstoff) oder Mangelzustände (Hypoglykämie, Hypoxie). Die genaue Pathogenese der neurologischen Störungen ist meist nicht bekannt; im allgemeinen ist das ZNS, insbesondere das Großhirn, in seiner Funktion diffus betroffen.

Häufig fallen dem Besitzer primär die ZNS-Störungen auf. Typisch bei extrazerebralen Ursachen von Großhirnstörungen ist der **fluktuierende Verlauf.** Die neurologischen Symptome treten meist **episodisch** auf (Stunden bis Tage), abwechselnd mit klinisch-neurologisch völlig normalen Phasen. Nur bei extrem schweren Organveränderungen, die sich dann auch klinisch als solche eindeutig manifestieren, können neurologische Symptome kontinuierlich beobachtet werden. Vielerlei zerebrale Symptome sind möglich. Bewußtseins- und Verhaltensstörungen stehen jedoch meist im Vordergrund, und es treten, wie im Abschnitt über Epilepsie diskutiert, oft auch Krampfanfälle auf.

Die Hauptursachen metabolischer Enzephalopathie sind:

1. Leberdysfunktion, vor allem Zirrhose und porto-cavaler Shunt,
2. Nierendysfunktion,
3. Herz- und Kreislaufstörungen (Hypoxie).

Hypoglykämie und Mineralstoffwechselstörungen sind beim Kleintier seltenere Ursachen metabolischer Enzephalopathie.

Diagnose: 1. intermittierendes Auftreten zerebraler Symptome (wobei häufig zur Zeit der Vorstellung überhaupt keine neurologischen Störungen vorliegen), 2. extrazerebrale Symptome oder klinisch-pathologische Befunde (bei umfassender blutchemischer Untersuchung).

Prognose und Behandlung hängen vom primären Leiden ab.

7.3.1.16 Porto-cavaler Shunt

Vor allem bei reinrassigen Hunden können Gefäßmißbildungen mit Anastomosen zwischen *Vena cava caudalis* und Pfortadersystem bestehen, wobei das Leberparenchym »kurzgeschlossen« ist. Dieser Zustand ist auch bei Katzen bekannt. Substanzen, insbesondere Ammoniak, die normalerweise in der Leber entgiftet werden, erreichen deshalb abnorm hohe Blutkonzentrationen und haben eine toxische Wirkung auf den Gehirnmetabolismus. Meist handelt es sich um Einzelfälle, doch ist hin und wieder eine familiäre Häufung festgestellt worden. Klinisch liegt auch hier das Bild einer **intermittierenden zerebralen Störung** vor, die häufig im Zusammenhang mit Futteraufnahme (wobei eiweißreiche Nahrung stärker belastend wirkt) auftritt. Im Gegensatz zu anderen Ursachen metabolischer Enzephalopathie sind beim porto-cavalen Shunt auch nach klinischer Untersuchung einschließlich umfassender Blutchemie selten besonders auffallende Befunde zu erheben. In der Regel treten die frühesten neurologischen Symptome bereits in den ersten 3–12 Lebensmonaten auf, gelegentlich jedoch erst später (bis zu 3 Jahren). Einzelne Tiere mit porto-cavalem Shunt können im Vergleich zu den Wurfgeschwistern im Wachstum zurückbleiben.

Diagnose: Jungtiere mit intermittierenden zerebralen Symptomen, evtl. im Zusammenhang mit der Futteraufnahme auftretend; Blut-NH_3-Spiegel zu hoch; abnorm langsamer NH_3-Abbau bei NH_3-Belastungstest (100 mg pro kg KG Ammoniumchlorid in etwa 100 ml Wasser mit Magensonde eingeben, vor sowie 30, 60 und 90 Minuten nach Eingabe Blut-NH_3 bestimmen); Röntgen: Möglicherweise zu kleine Leber, Angiographie der Portalgefäße.

Prognose: Bei milden Fällen können neurologische Erscheinungen mit eiweißarmer Diät vermieden werden. Bei häufigen und schweren Symptomen ist die Prognose eher ungünstig.

Behandlung: Eiweißarme Diät; bei nicht zu komplizierter, d. h. extrahepatischer Mißbildung kann aufgrund der Portalangiographie die chirurgische Unterbindung versucht werden.

7.3.1.17 Polioenzephalomalazie

Dies ist ein Syndrom, das bei jeder Rasse und in jedem Alter auftreten kann. Es handelt sich um akute Degeneration der Nervenzellen, vor allem in der Großhirnrinde, die zu totaler Erweichung des Kortex führen kann.

Der Kortex ist häufig diffus und bilateral befallen; in einzelnen Fällen besteht sowohl beim Hund wie bei der Katze eine selektive Nekrose der Ammonshörner unter Erhaltung des übrigen Kortex (Neokortex). Ursache und Pathogenese sind meist unbekannt; in einigen Fällen von Ammonshornnekrose wurde ein Zusammenhang mit Einnahme von Jodoxychinolinderivaten (Clioquinol: Darmantiseptika; jetzt vom Markt zurückgezogen) oder Hundestaupe-Infektion nachgewiesen. Ischämische Nekrose der Hirnrinde kann auch nach länger dauerndem Atem- oder Herzstillstand (z. B. Narkosezwischenfall oder langdauernde Synkope) auftreten. Schließlich wird die Meinung vertreten, daß Hirnrindennekrose, insbesondere Ammonshornnekrose, als Folge von *Status epilepticus* entstehen kann. Dem ist allerdings entgegenzuhalten, daß viele Hunde mit schwerem Anfallsgeschehen keine Ammonshornveränderungen zeigten.

Die klinischen Symptome der Polioenzephalomalazie sind akut, und praktisch stehen immer **schwere epileptische Anfälle** im Vordergrund (langdauernde Anfälle bis *Status epilepticus* oder kurz aufeinanderfolgende, generalisierte Krämpfe, manchmal nur Kieferkrämpfe). Zwischen und nach den Anfällen bestehen meist andere schwere, zerebrale Symptome wie Wesensveränderungen, Abgestumpftheit bis zur Verblödung, Drangwandern etc. Bei Katzen mit Ammonshornnekrose ist gesteigerte Aggressivität auffällig (Cave: Tollwut!).

Diagnose: Akute, schwere, oft generalisierte Krampfanfälle; LCS: Protein erhöht, leichte bis starke Pleozytose mit überwiegend Neutrophilen.

Prognose: Auch wenn die Anfälle gestoppt werden können, liegen irreversible, diffuse Kortexschäden vor mit entsprechenden Ausfallserscheinungen (z. B. zentrale Blindheit, Verblödung).

Behandlung: Außer palliativer und antikonvulsiver Therapie gibt es keine Möglichkeiten.

7.3.1.18 Akute Intoxikationen

Aufnahme von toxischen Substanzen ist sicher eine wichtige und häufige Ursache neurologischer Symptome, vor allem bei frei herumlaufenden Tieren. Neben gut bekannten neurotoxischen Substanzen, wie Blei, Quecksilber, Arsen, Metaldehyd, Organophosphaten (Insektizide), Hexachlorophen (in bestimmten antiseptischen Seifen), bei Katzen auch Rodentiziden, gibt es zahllose andere in unserer schwer belasteten Umwelt, die toxisch oder potentiell toxisch sind, und ihre Zahl nimmt ständig zu. Als Kuriosum dürfte ein von uns beobachteter Cocker-Spaniel mit Ataxie und Tremor gelten, der Blätter vom Weihnachtsstern *(Poinsettia)* gefressen hatte.

Im allgemeinen stören diese Gifte die Gehirnfunktion, ohne aber morphologisch faßbare Veränderungen, schon gar nicht spezifische Veränderungen hervorzurufen. Vielfältige zerebrale Symptome sind denkbar. Sie sind meist **akut, diffus** (nicht fokalisiert) und bei vielen Vergiftungen von mehr oder weniger heftigen **gastro-intestinalen** Erscheinungen begleitet.

Diagnose: Eine spezifische Diagnose ist häufig schwierig bis unmöglich, die Aufnahme des potentiellen Giftes wird selten beobachtet. Der Verdacht einer Vergiftung besteht, wenn

1. akute zerebrale Symptome bei Kleintieren auftreten, vor allem dann, wenn sie längere Zeit unbeobachtet und besonders im Freien verblieben,
2. gleichzeitig oder vorher Erbrechen oder Durchfall beobachtet wurde,
3. keine Fokalisierung der neurologischen Störungen vorliegt,
4. keine metabolischen Abweichungen bei der physikalischen und Blutuntersuchung festgestellt werden können,
5. der LCS normal ist.

Eine spezifische Diagnose ist evtl. möglich durch gezielte toxikologische Untersuchungen, denen aber aus zeitlichen und oft auch finanziellen Gründen eine Grenze gesetzt ist. Wir verweisen auf die entsprechende Fachliteratur.

Behandlung: Sie richtet sich im Prinzip auf

1. Entfernen von potentiell toxischen Substanzen, die noch nicht resorbiert sind (Magenentleerung),
2. Begünstigung der Elimination,
3. evtl. spezifische Antidote,
4. symptomatische Behandlung: Infusionen, Ruhe, bei Krämpfen Antikonvulsiva.

7.3.1.19 Trauma

7.3.1.19(1) Pathogenese

Traumen sind häufige Ursachen zerebraler Symptome bei kleinen Haustieren (Autounfälle, Raufereien, Stürze). Da das Gehirn nicht fest mit der Schädelkapsel verbunden ist, sondern sozusagen in dieser »herumschwimmt«, kann es beim Trauma nicht nur zu direkter Zerstörung von Gehirnparenchym (Lazeration, Kontusion) am Ort der Gewalteinwirkung **(coup),** sondern auch zu Schädigungen an der gegenüberliegenden Stelle **(contrecoup)** kommen, da die Hirnmasse innerhalb der Schädelkapsel den Beschleunigungskräften ausgesetzt wird. Es sind auch funktionelle Störungen ohne morphologisch sichtbare Veränderungen möglich: Hirnerschütterung *(Commotio cerebri)* mit oft tiefer, aber vorübergehender Bewußtseinsstörung. Wohl das größte Problem beim Kopftrauma sind Massenblutungen als Folge von Gefäßschädigungen. Die Ansammlung von Blut innerhalb des Gehirns oder an dessen Oberfläche (subdurales Hämatom) führt zu **intrakraniellem Druckanstieg,** da der Freiraum in der starren Schädelkapsel und die Komprimierbarkeit des Gehirns sehr begrenzt sind. Dieser Druckanstieg führt auch zu Durchblutungsstörungen mit Ödembildung, was zu seiner Verstärkung, d. h. einem Circulus vitiosus führt. Der intrakranielle Druckanstieg kann zur Herniation von Anteilen der Okzipitallappen des Großhirns unter dem *Tentorium cerebelli* hindurch führen **(subtentoriale Hernie),** wodurch der hintere Hirnstamm komprimiert wird, was insbesondere beim Menschen zu einer lebensbedrohlichen Situation führen kann. Beim Tier allerdings bestehen andere topographische Verhältnisse (weitgehend horizontal verlaufender Hirnstamm mit ebensolcher Fortsetzung ins Rückenmark) und andere Massenrelationen, so daß diese Komplikation sehr massive Blutungen und entsprechenden Druckanstieg erfordert.

7.3.1.19(2) Symptome

Die neurologischen Symptome setzen meist unmittelbar nach dem Trauma, manchmal aber verzögert (Stunden oder Tage später; Blutung!) ein. Der Zustand bleibt entweder stationär oder verschlimmert sich schnell, besonders wenn Blutungen auftreten. Die neurologischen Symptome hängen vom Ausmaß der Gewebszerstörung ab. Alle denkbaren zerebralen Symptome sind möglich. Sehr oft stehen Bewußtseinsstörungen im Vordergrund. Gehirntraumapatienten mit starken Ausfallserscheinungen, insbesondere Bewußtlosigkeit, sind immer Notfälle. Verhalten:

1. zuerst allgemeine Untersuchung zur Feststellung anderer physikalischer Beschädigungen (besonders Blutungen in die Körperhöhlen), die nötigenfalls entsprechend zu behandeln sind,
2. Freiheit der Atemwege sicherstellen (evtl. intubieren),
3. evtl. Schockbehandlung,
4. neurologische Untersuchung zur Erfassung von Ausfallserscheinungen, regelmäßig wiederholt während den ersten Stunden nach dem Unfall. Feststellen eventueller Progression, die auf Blutung hinweist, sowie weiterer prognostisch ungünstiger Symptome (siehe S. 253),

5. sobald sich der neurologische Zustand stabilisiert hat, Röntgenuntersuchung.

Im allgemeinen ist die Beschädigung des Gehirns ausgiebiger, als nach dem Röntgenbefund anzunehmen wäre. Immer auch Röntgen der Wirbelsäule, insbesondere des Halsabschnittes. Wenn hier Befunde vorliegen (Frakturen und Luxationen), wird die Prognose reservierter (siehe Kapitel Rückenmark, S. 165 ff.). Liquorpunktion ist kontraindiziert (plötzlicher Druckabfall in der hinteren Schädelgrube kann subtentoriale Herniation provozieren).

7.3.1.19(3) Prognose

Obwohl nach Schädeltrauma häufig sehr dramatische Ausfallserscheinungen vorliegen, können die Tiere sich innerhalb von Wochen oder Monaten oft erstaunlich gut erholen. Ein wichtiger Faktor ist natürlich die Kooperation und Opferbereitschaft des Tierbesitzers. Prognostisch ungünstige Zeichen sind:

1. langanhaltendes Koma;
2. Pupillenveränderungen vor allem bei Bewußtlosigkeit. **Die Pupillen sind sehr wichtige Indikatoren für intrakraniellen Druckanstieg** mit Hirnstammkompression. Abnorme Pupillenstellung ist immer als prognostisch bedenklich zu betrachten. Bilateral miotische Pupillen: Hirnstammkompression, möglicherweise reversibel. Anisokorie mit einseitig mydriatischer, nicht reagierender Pupille: Hirnstammbeschädigung (evtl. Kontusion des III. Hirnnervs: Prognose sehr reserviert); bilateral mydriatische, starre Pupillen: starke Hirnstammschädigung; Prognose schlecht;
3. Enthirnungsstarre: Bewußtlosigkeit mit Opisthotonus und Streckkrampf der Gliedmaßen deuten auf eine massive Mittelhirnläsion hin;
4. Dysregulation der vitalen Funktionen: unregelmäßige (ataktische) Atmung oder Herzrhythmusstörungen erwecken Verdacht auf medulläre Kompression;
5. Ausfallserscheinungen im Bereich der Kopfnerven (siehe Seite 208);
6. Progression der neurologischen Symptome deutet auf intrakranielle Blutung hin.

Obwohl Tiere sich klinisch innerhalb von Wochen oder Monaten gelegentlich völlig erholen können, sind bei zerebralen Läsionen Spätfolgen (bis zu 2 Jahre nach dem Unfall) möglich, besonders als posttraumatische Epilepsie (siehe Seite 256).

7.3.1.19(4) Behandlung

• Konservativ: Abgesehen von allgemein wichtigen therapeutischen Maßnahmen (Schockbehandlung, Wundbehandlung, Infektionsvorbeuge usw.) richtet sich die Behandlung von Gehirntraumapatienten in erster Linie auf die Bekämpfung des Hirnödems und des intrakraniellen Druckanstieges.

1. Dexamethason 2 mg pro kg KG in Abständen von 8 Stunden für 2–3 Tage, nachher in absteigender Dosis für einige weitere Tage;
2. intravenöse Verabreichung von hypertonischen Flüssigkeiten. Diese ist nur indiziert bei komatösen Tieren, wenn kein massiver Blutverlust vorliegt (es wäre denn, die Hypovolämie könnte durch Infusionen kompensiert werden) oder wenn keine klinischen Anzeichen für eine aktive intrazerebrale Blutung bestehen, Mannitol 2 g pro kg KG intravenös innerhalb 10 Minuten, 2- oder 3mal wiederholen in Abständen von 4 Stunden. Blutosmolalität evtl. kontrollieren, sie sollte unterhalb 350 m Osmol pro Liter bleiben;
3. möglichst in sauerstoffreiche Atmosphäre (Zelt) bringen.

Diese Maßnahmen sollten innerhalb von 8 Stunden bereits einen Effekt hervorrufen, anderenfalls wird die Prognose reserviert. Bei offenen Frakturen oder Frakturen im Bereich der Nasenhöhlen ist Antibiotikabehandlung besonders angezeigt.

Chirurgische Behandlung: Schädelchirurgie ist angezeigt bei offenen Frakturen, bei Tieren mit stark einwärts verlagerten Knochenfragmenten oder wenn solche ins Gehirn eingedrungen sind. Tieren, deren neurologischer Status fortschreitend schlechter wird (intrakranielle Blutung), kann eventuell nur chirurgisch geholfen werden. Während einige Prozeduren, wie Verschluß von offenen Wunden, Entfernen von oberflächlichen Knochensplittern, relativ einfach sind, setzen andere Eingriffe (Entfernung von Blutgerinnseln, Ligieren von zerrissenen Gefäßen, spezifisch-dekompressive Maßnahmen) spezialisierte neurochirurgische Techniken voraus. Wir verweisen auf die entsprechende Fachliteratur.

7.3.1.20 Blutungen — Infarkte

Im Gegensatz zum Menschen, wo vaskuläre Zufälle (Apoplexie, Schlaganfall) eine der Hauptursachen von neurologischen Störungen vor allem bei älteren Personen darstellen, sind solche beim Hund und anderen Tierarten **große Seltenheiten.** Blutungen sind möglich als Folge von vaskulären Mißbildungen oder — häufiger — metastasierenden Hämangiosarkomen. Anämische Infarkte werden ebenfalls selten beobachtet; sie treten auf im Bereich von Stammganglien und *Capsula interna* (Endstromgebiete) infolge **allgemeiner Kreislaufschwäche,** z. B. bei Herzmißbildungen. Vielfach sind solche Infarkte Zufallsbefunde bei der Sektion und klinisch unbedeutend. Vereinzelt sind Infarkte beobachtet worden als Folge von Verschlüssen zerebraler Hauptarterien durch Tumoremboli oder stenosierende Gefäßwandveränderungen (z. B. Hypothyreose), im Bereich des Kapillarbettes bei Blutkrankheiten (Leukämie, Polyzythämie), schließlich bei venösen Thrombosen. Massive Blutungen und Infarkte im Gehirn haben wir einige Male beobachtet bei Hunden im Zusammenhang mit dem sog. **disseminierten, intravasalen Koagulationssyndrom;** allerdings sind dabei auch andere Organe beteiligt. Vaskuläre Prozesse verlaufen meist perakut bis akut. Die Symptome können deutlichen Herdcharakter zeigen. Vielfältige zerebrale Symptome sind möglich; vaskuläre Prozesse sind die einzigen Läsionen im Großhirn die — nach unserer Erfahrung — beim Hund dramatische Gangstörungen hervorrufen können, evtl. mit Hemiplegie.

Diagnose: Rascher Verlauf, LCS: starke Eiweiß- und Zellvermehrung, evtl. Blutung und Xanthochromie. Extraneurale Befunde: Kardiovaskuläre Symptome, Gerinnungsstörungen, Tumoren.

Prognose: Wenn die Blutung nicht progredient ist, können die Tiere sich weitgehend erholen. Auch hier ist Epilepsie als Spätfolge möglich.

Behandlung: Wie bei Gehirntrauma; wenn möglich, primäres Problem angehen.

In den USA wurde bei Katzen eine **»ischämische Enzephalopathie«** beobachtet mit Infarktbildung in den Großhirnhemisphären, vermutlich als Folge vaskulärer Störungen im Bereich der *Arteria cerebri media.* Ursache und Pathogenese sind unbekannt. Die Symptome treten akut auf und sind nicht progressiv. LCS: Eiweißvermehrung und Pleozytose. Die Prognose ist in der Regel gut.

7.3.1.21 Okuläre »Retikulose«

Dies ist eine sehr seltene Krankheit, bei der zuerst subakute, retikulo-proliferative Läsionen in der Uvea (meist beidseitig) entstehen mit Infiltration der Chorioidea, Netzhautablösung und hinterer Synechie. Später oder ungefähr gleichzeitig kann der Prozeß sich dem Sehnerv und -trakt entlang ins Großhirn ausbreiten, mit Bildung fokaler, raumfordernder Läsionen.

Diagnose: Gleichzeitiges Vorliegen von Augenveränderungen und zerebralen Symptomen.

Prognose: Schlecht.

7.3.1.22 Hirntumoren

Primäre Neoplasien im Bereich des Großhirns können entstehen in den Meningen (Meningiome, Meningealsarkome), in den Ventrikeln (Ependymom, Chorioidplexuspapillom) oder im Gehirnparenchym selbst (Gliome und mesenchymale Tumoren, wie »Retikulosen« oder Sarkome). Ferner sind metastatische Tumoren nicht selten, entweder hämatogen von anderen Organen aus oder durch direktes Wachstum aus umliegenden Strukturen (vor allem nasale Tumoren) entstehend. Tumoren kommen im allgemeinen bei älteren Tieren (6 Jahre oder mehr) vor, obwohl einige Typen, z. B. die Retikulosen oder Chorioidplexuspapillome, auch bei jungen erwachsenen Tieren festgestellt werden. Für die Gliome besteht eine deutliche Rassenprädilektion: sie sind besonders häufig bei Boxern, Bulldoggen und Boston-Terriern. Der Beginn der Symptome ist meist eher schleichend und der Verlauf subakut bis chronisch-progredient (Wochen bis Monate). Nicht so selten treten allerdings starke Symptome (oft epileptiforme Anfälle) scheinbar plötzlich auf, während man bei der Obduktion einen Tumor von beträchtlicher Ausdehnung feststellt, der sich zweifellos mindestens während einiger Wochen entwickelt haben muß. Es scheint, daß das Tumorwachstum je nach Sitz oft längere Zeit vom Gehirn toleriert wird, bis plötzlich kollaterales Ödem entsteht und damit der Hirndruck rapid ansteigt. Die zerebralen Symptome sind meist deutlich lateralisiert. Eine große Symptomenskala — von Verhaltensstörungen bis Epilepsie — ist möglich. Bei metastatischen Hirntumoren können durch entsprechende Untersuchungen oder durch die Anamnese (vorausgegangene Operation; histologischer Befund) Hinweise auf den Primärtumor erhalten werden. Bei nasalen Tumoren fallen vor allem Stenose der Nasengänge und Nasenbluten auf.

Diagnose: Rasse (bei Gliomen), Alter, Verlauf; deutliche Fokalisierung; extraneurale Befunde bei Metastasen (bei Hirntumorverdacht immer Thoraxröntgen durchführen; Kopfröntgen bei nasalen Tumoren). Kopfröntgen ergeben bei primären Tumoren selten deutliche Befunde. Ideales Hilfsmittel ist die Computertomographie (Einschränkungen siehe S. 76). LCS: Eiweißvermehrung bei normaler bis leicht erhöhter Zellzahl; evtl. Tumorzellen im zytologischen Präparat.

Die Prognose ist infaust; eine sinnreiche Behandlung gibt es nicht.

7.3.1.23 Meningiome bei Katzen

Primäre neuroektodermale Tumoren sind bei Katzen selten. Die häufigste Tumorart bei dieser Spezies ist zweifellos das Meningiom. Meningiome kommen überwiegend bei **alten Katzen** (10 Jahre und mehr) vor, können jedoch gelegentlich bei jüngeren Tieren (ab 5 Jahren) auftreten. Der klinische Verlauf ist meist chronisch und progressiv über Monate. Verschiedene zerebrale Symptome sind zu beobachten, häufig fallen dem Besitzer zuerst Verhaltensstörungen auf.

Diagnose: Alter, Verlauf, deutliche Lateralisierung. Röntgen positiv, wenn sekundäre Knochenveränderungen oder Verkalkungen im Tumor. LCS: Eiweiß erhöht, Zellen normal bis vermehrt.

Prognose infaust.

Behandlung: Wenn Meningiome an den Außenseiten der Großhirnhemisphären liegen und — was meist der Fall ist — nicht infiltrativ sind, scheint die operative Entfernung technisch möglich. Problematisch ist jedoch der Umstand, daß beim Auftreten klinischer Symptome der Tumor und die Hirnatrophie schon beachtliches Ausmaß angenommen haben.

7.3.1.24 Hypophysentumoren

Tumoren des Hypophysenvorderlappens sind beim Hund keine Seltenheit. Wie Gliome treten sie häufiger bei bestimmten Rassen wie Boxern und Boston-Terriern auf und kommen im allgemeinen mehr bei älteren, überwiegend männlichen Tieren vor. Die meisten sind sog. chromophobe Adenome. Da beim Hund das *Diaphragma sellae* nur schwach entwickelt ist, wachsen Hypophysentumoren dorsalwärts mit Kompression des Hypothalamus. Maligne Formen können infiltrativ und destruktiv weit ins Dienzephalon vordringen. Hypothalamische Symptome sind deshalb häufig, insbesondere **Diabetes insipidus** mit Polyurie, Polydipsie und niedrigem spezifischem Harngewicht. Auch abnormes Freßverhalten mit Polyphagie und Fettsucht wird häufig beobachtet. Bei funktionellen hormonproduzierenden Tumoren liegen endokrine Störungen vor, insbesondere Hyperadrenokortizismus mit Hautveränderungen (symmetrische Alopezie), Hepatomegalie, großes Abdomen, Osteoporose, Lymphopenie etc. Sekundär kann es zu Myotonie kommen (siehe Seite 149). Bei nicht-funktionellen Tumoren mit Verdrängung und Atrophie des endokrinen Gewebes kommt es zu Hypopituitarismus mit ausgeprägter Kachexie.

Diagnose: Neuroendokrine Störungen; für die spezifischen Untersuchungen verweisen wir auf die einschlägige Literatur.

Prognose: Bei malignen oder invasiv-kompressiven Tumoren ungünstig; sonst Behandlung der hormonellen Störungen.

7.3.1.25 Epilepsie

7.3.1.25(1) Allgemeines

Epilepsie, Krämpfe, Konvulsionen, Krampfanfälle sind alles Ausdrücke, um die klinische Manifestation von plötzlich auftretenden, aber vorübergehenden (= paroxysmalen), spontanen »Entladungen« von Gruppen von Nervenzellen im Großhirn zu umschreiben. Diese Entladungen reizen umliegende Neuronengruppen und können sich über den ganzen Kortex und in das Stammhirn ausdehnen (Generalisation). Der genaue »Mechanismus« solcher spontanen Entladungen ist weder für die primäre noch sekundäre Epilepsie bekannt. Im Prinzip kann jedes Gehirn zu solchen plötzlichen Massenentladungen gebracht werden, doch hat es normalerweise eine hohe sog. Krampfschwelle, d. h. sehr starke Reize sind zur Krampfauslösung notwendig (Elektroschock, Krampfgifte, plötzliche Hypoglykämie etc.). Liegt aus genetischen oder erworbenen Gründen die Krampfschwelle niedrig, kommt es zu spontanen oder leicht auslösbaren Krampfanfällen (siehe Diagramm *Abb. 89)*. Eine abnorm hohe Reizbarkeit der Nervenzellen kann z. B. durch Membranveränderungen, Veränderungen im Elektrolytmilieu, Ungleichgewicht zwischen inhibitorischen und exzitatorischen Einflüssen, abnormalen Neurotransmitter-Metabolismus hervorgerufen werden.

7.3.1.25(2) Symptome

Das Erscheinungsbild ist recht variabel. Es können sowohl abnorme motorische als auch Bewußtseins-, viszerale und Verhaltenskomponenten vorliegen. Die beim Menschen oft erheblichen sensiblen und sensorischen Erscheinungen sind beim Tier kaum erfaßbar. **Gemeinsam ist, daß die Erscheinungen plötzlich auftreten und nach verschiedener Zeit (Sekunden bis Minuten) sistieren.** Man unterscheidet *(Tab. 25):*

- Partielle Epilepsie: Die Entladung beschränkt sich auf einen Fokus im Gehirn. Je nach dessen Lokalisation kommt es zu bestimmten Erscheinungen: motorische Symptome wie plötzliches Verdrehen des Kopfes oder Rumpfes in eine Richtung; Kieferschlagen (Kaukrämpfe), Kopfschütteln, tonische oder klonische Krämpfe in einer Gliedmaße. Psychische

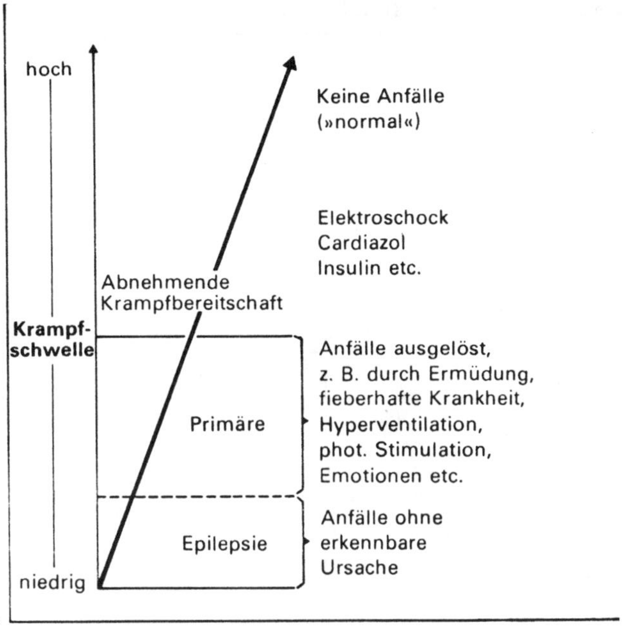

Abb. 89: Krampfschwelle des Gehirns bei primärer Epilepsie und »Normalzustand« (nach SUTHERLAND & TAIT (12), 1969: The Epilepsies, Modern Diagnosis and Treatment, E. & S. Livingstone LTD, 1969, mit freundlicher Erlaubnis von Verlag und Autoren

Erscheinungen wie »plötzliche Absenzen«, Tobsuchtsanfälle, unmotiviertes Bellen oder Schreien, Angstzustände, wildes Im-Kreis-Herumlaufen (»running fit«). Eine besondere Anfallsart ist das sog. Fliegenschnappen, das speziell bei King-Charles-Spaniels beobachtet wurde, aber auch bei anderen Rassen (Dackel, Zwergschnauzer, Bobtail) zu sehen ist. Die Tiere schnappen nach »imaginären« Fliegen, eine getreue Imitation des normalen Bewegungsablaufs; es wurde sogar beobachtet, daß die »geschnappte Fliege« geschluckt wurde!

• Ausbreitung eines partiellen Epilepsieanfalls zu einem generalisierten geschieht häufig. Psychische Anfälle, die von einem generalisierten Krampfanfall gefolgt werden, nennt man auch psychomotorische Epilepsie. Beim Menschen ist die fortschreitende Ausbreitung eines lokalisierten, tonisch-klonischen Krampfes auf die Muskulatur eines ganzen Körperteiles als Jacksonscher Anfall bekannt; sie entspricht der Entladungsausbreitung in Teilen der motorischen Hirnrinde.

• Der generalisierte Krampfanfall (Grand Mal) ist die beim Hund häufigste Epilepsieform. Der klassische generalisierte Anfall beginnt häufig mit einer kurzen prodromalen Phase (Aura), wobei das Tier unruhig wird und oft Angstverhalten zeigt. Manchmal wird beobachtet, daß Unruhe und eigenartiges Verhalten schon viele Stunden vor dem Anfall auftreten. Im Anfall bricht das Tier plötzlich bewußtlos zusammen, meist in Seitenlage, für kurze Zeit folgt ein tonischer Krampf aller Extensormuskeln, dann klonische (zuckende) Krämpfe aller Gliedmaßen und der Gesichtsmuskulatur (häufig Kaukrämpfe). Gleichzeitig treten viszerale Symptome auf: spontaner Harn- und Kotabsatz und vermehrter Speichelfluß. Die klonischen Zuckungen gehen allmählich in Laufbewegungen über. Dann kommt das Bewußtsein zurück und die Tiere versuchen aufzustehen. Die Erholungsphase ist sehr unterschiedlich; einige Tiere erholen sich sehr schnell, innerhalb von Minuten, während andere stundenlang starke (postiktale) neurologische Ausfallserscheinungen wie Blindheit, Stupor, Ataxie, Gehstörungen zeigen. **Es sind viele Variationen dieses Grundszenarios möglich,** so können z. B. die viszeralen Symptome oder klonischen Krämpfe fehlen, manchmal (vor allem bei Zwergrassen beobachtet) verlieren die Tiere das Bewußtsein nicht.

Tab. 25: Anfallsleiden und Krampfzustände

Epilepsie (Grand Mal)	Plötzlich auftretende, vorübergehende, generalisierte Muskelzuckungen; häufig mit Bewußtlosigkeit, Harn- und Kotabsatz
Psychomotorische Epilepsie	Plötzlich auftretendes, vorübergehendes, unmotiviertes, abnormes Verhalten (z. B. Bellen, Aggression, wildes Herumlaufen); häufig gefolgt von generalisierten Krampfanfällen
Synkope	Plötzlich auftretender Kollaps mit Bewußtlosigkeit. Keine motorische Exzitationserscheinungen. Meist im Zusammenhang mit Herz-Kreislaufstörungen
Kataplexie	Plötzlich auftretende, transiente, generalisierte, schlaffe Lähmung. Keine Bewußtseinsstörungen
Narkolepsie	Plötzlich auftretender, transienter Kollaps mit Schlafverhalten
Meningitis	Anhaltender Streckkrampf vor allem der Nackenmuskulatur: Opisthotonus, hohes Fieber, starke Hyperalgesie
Tetanus, Strychinvergiftung	Anhaltender Streckkrampf sämtlicher Extensormuskeln. Kann sich verstärken durch Aufregung. Kein Bewußtseinsverlust
Tetanie	Intermittierender Streckkrampf. Extensorspasmus abwechselnd mit kurzdauernder Erschlaffung. Kann auch Dauerzustand sein

- *Status epilepticus:* Wenn ein generalisierter Anfall sich in sehr kurzen Abständen ohne dazwischenliegende Erholungsphase wiederholt oder wenn die tonisch-klonischen Krämpfe nicht aufhören, spricht man von *Status epilepticus.*

7.3.1.25(3) Frequenz

Die Frequenz der Anfälle ist sehr unterschiedlich. Es gibt Hunde, bei denen nur ein einziger, isolierter Anfall beobachtet wird; andere haben Anfälle in regelmäßigen Abständen (ca. monatlich oder wöchentlich), wieder andere zeigen Gruppen von Anfällen innerhalb einer kurzen Periode, um dann längere Zeit anfallsfrei zu bleiben. Manchmal können Anfälle durch Belastung und Aufregung provoziert werden. Bei weiblichen Tieren kann die Frequenz während der Östrusphase zunehmen. Allgemeinkrankheiten können das Auftreten von Epilepsie begünstigen.

7.3.1.25(4) Ursache

Man unterscheidet zwischen der primären oder genuinen Epilepsie, bei der keine offensichtlichen strukturellen oder metabolischen Veränderungen des Gehirns feststellbar sind, und der sekundären, bei der die Krampfanfälle Folge von organischen Veränderungen des Großhirns (Mißbildungen, Infektionen, degenerative Krankheiten, Trauma, Neoplasie) oder von extrazerebralen, metabolischen Störungen oder Intoxikationen sind. Epilepsie kann auch auftreten als Spätfolge, nachdem die ursprüngliche Gehirnläsion klinisch schon lange abgeheilt und anatomisch durch Narbengewebe ersetzt ist (am häufigsten als sog. posttraumatische Epilepsie).

7.3.1.25(5) Primäre Epilepsie

Sie kann im Prinzip bei **jeder Hunderasse** vorkommen, scheint aber seltener bei Kreuzungsprodukten. Es gibt eine deutliche Prädilektion für bestimmte Rassen, wobei es sich hier im allgemeinen eher um familiäre Häufung als um wirkliche Rassendisposition handelt. Aus diesem Grund wohl gibt es auch deutliche regionale Unterschiede: So ist Epilepsie häufig bei Bernhardinern in den USA, während wir verhältnismäßig wenige Fälle in der Schweiz beobachten. Nachgewiesen wurde erbliche Epilepsie bei Deutschen und Belgischen (Tervueren) Schäferhunden, Keeshunden, Beagles und Dackeln. Sie scheint auch gehäuft vorkommen zu können beim Pudel, Labrador und Golden Retriever, Cocker-Spaniel, Irischem Setter und Terrier, Husky, drahthaarigem Foxterrier und Berner Sennenhund. Vor Jahren war sie ein Problem in deutschen Collie-Zuchten. Die Tatsache, daß Horak in der ČSSR durch gezielte Kreuzungen einen Stamm mit erhöhter Epilepsiefrequenz herauszüchten konnte, spricht für die obige Feststellung. Grundsätzlich ist der Hund vermutlich eine Spezies mit relativ hoher »Epilepsieneigung«. Gegebenenfalls birgt Inzucht (oft identisch mit »Reinzucht«) die Gefahr der Konzentration in sich.

In der Regel werden die ersten Anfälle im **Alter von 1–3 Jahren** beobachtet, während früherer oder späterer Beginn selten ist. Sowohl partielle wie generalisierte Anfälle sind möglich; Schweregrad, Dauer und Frequenz sind sehr unterschiedlich. Es können viele Monate, aber auch nur Wochen oder Tage zwischen den einzelnen Anfällen liegen. Einige Tiere haben Anfälle in regelmäßigen Abständen, bei anderen treten sie gehäuft in Gruppen auf. Bei großen Hunderassen verlaufen sie häufig schwer und haben die Tendenz, in der Frequenz zuzunehmen. Bei Zwergrassen sind generalisierte Anfälle ohne Beeinträchtigung des Bewußtseins beobachtet worden. Dabei wurde festgestellt, daß psychische Beeinflussung (Streicheln und Zureden) den Anfallsverlauf günstig beeinflußte.

7.3.1.25(6) Sekundäre Epilepsie

Viele pathologische Prozesse im Bereich des Großhirns können zu Krampfanfällen führen. Sie werden auf Seite 241 ff. besprochen. Die Krampfanfälle können fokal oder generalisiert sein, Schweregrad, Dauer und Frequenz sind häufig mit dem Ausmaß der Gehirnläsion nicht korrelierbar. Extraneurale metabolische Krankheiten können, wie zu anderen neurologischen Symptomen, insbesondere auch zu Krampfanfällen führen (siehe Abschnitt: metabolische Enzephalopathie, S. 249): Hypoglykämie, Hypokalzämie, Hypoxie, Leber- und Nierenkrankheiten. Wie im Abschnitt über metabolische Enzephalopathien berichtet, sind **Lebererkrankungen** häufige Ursache von zerebralen Symptomen einschließlich Epilepsie. Bei jungen Hunden muß an die Möglichkeit eines **porto-cavalen Shunts** gedacht werden, bei älteren Tieren an chronisch-destruktive Leberschäden, insbesondere an Zirrhose. **Hypoglykämie** kann bei jungen Welpen auftreten im Zusammenhang mit Unterernährung, Kälte und starkem Parasitenbefall. In der gleichen Altersgruppe sind bei Zwergrassen kongenitale, metabolisch bedingte (Glykose-6-Phosphatasemangel) Hypoglykämien bekannt. Bei Gebrauchshunden kann es unter extremer Belastung (z. B. lange Jagd) zu Erschöpfungshypoglykämie kommen. Hypoglykämie ist auch im Zusammenhang mit Trächtigkeit und Partus beobachtet worden. Bei älteren Hunden (5 Jahre und älter) treten Pankreasinselzelltumoren **(Insulinome)** auf, die durch hormonelle Aktivität den Blutzucker absenken. Sie sind vermehrt bei Boxer, Pudel und Terrier festgestellt worden. Die Anfälle treten häufig vor der Fütterung, wenn der Glukosespiegel normalerweise am niedrigsten ist, auf.

Hypokalzämie: Diese wird manchmal bei laktierenden Hündinnen beobachtet, vor allem kurz nach dem Partus, selten nach extremer Anstrengung. Hauptursache von Hypokalzämie beim Hund ist Hypoparathyreoidismus.

Andere metabolische Probleme, die aber selten zu Krampfanfällen führen, sind: schwere Urämie bei Nierenversagen, Hypoxie bei Herz-Lungenkrankheiten, Hyperkaliämie bei Nebennierenrindeninsuffizienz (Morbus Addison oder chronische Cortisonbehandlung), Hyperlipoproteinämie (z. B. eine familiäre Lipidmetabolismus-Störung bei Zwergschnauzern). Bei Katzen kann Thiaminmangel (siehe Seite 208) gelegentlich zu Krampfanfällen führen. Schließlich gibt es eine kaum überschaubare Zahl giftiger Substanzen, die Krämpfe auslösen können, wobei es sich im allgemeinen **um einmalige Zufälle handelt.**

Tab. 26: Diagnostisches Vorgehen bei Epilepsie

Ein isolierter Anfall → Allgemeine & neurologische Untersuchung
- ↗ Befund → Weitere Abklärung
- ↘ Ohne Befund → Keine weitere Untersuchung, abwarten

Zwei oder mehrere Anfälle → Allgemeine & neurologische Untersuchung
- ↗ Befund → Weitere Abklärung
- ↘ Ohne Befund → Blutchemie: → Befund → Weitere Abklärung
  (Ca, Leberenzyme, Harnstoff
  Glukose, Blutbild)
  ↓
  Ohne Befund → Junger Hund: Eventuell antiepileptische Behandlung
  ↓
  Alter Hund: Weitere Untersuchungen
  Sukzessive ↓
  □ Umfassende Blutchemie
  □ Leberbelastungstest
  □ Glukosebelastungstest
  □ EKG
  □ LCS

Status epilepticus → Anfälle stoppen mit i. v. Valium-Barbiturat
Palliative Therapie
Blut für Ca-Glukosebestimmung
- → Wenn Erholung und Anfallsleiden unter Kontrolle, weitere Abklärung
- → Wenn Hypokalzämie oder Hypoglykämie → Ca-Glukonat-Infusion

7.3.1.25(7) Diagnose

Da, wie oben aufgeführt, sehr viele Ursachen von Krampfanfällen bestehen, wäre der diagnostische Aufwand zu groß, um in jedem Einzelfall alle Möglichkeiten zu erfassen. Deshalb ist ein praktisches Vorgehen empfehlenswert (siehe *Tab. 26*).

1. Wurde nur ein einziger Anfall beobachtet, ist eine allgemein-physikalische und neurologische Untersuchung angezeigt. Werden keine Abnormitäten festgestellt, sind weitere Untersuchungen unnötig; der Verlauf ist abzuwarten. Wichtig sind stets anamnestische Angaben, um eventuelle Vergiftungen ausschließen zu können. Liegen pathologische Befunde vor, muß die Untersuchung in die entsprechende Richtung weitergeführt werden.

2. Wurden wiederholt Anfälle beobachtet, ist zuerst eine allgemeine physikalische und neurologische Untersuchung durchzuführen. Liegen objektive Befunde vor, wird die Abklärung entsprechend weitergeführt. Wenn nicht, sind Leberenzyme, Blutammoniak, Glukose, Harnstoff und Kalzium zu bestimmen. Sind dabei keine Abweichungen festzustellen, besteht bei Hunden bis zu 3 Jahren der Verdacht einer primären Epilepsie, und eine antikonvulsive Therapie sollte in Erwägung gezogen werden. Sind die Anfälle therapieresistent oder treten sie erstmals im Alter von 5 Jahren und mehr auf, sind zusätzlich der Glukosetoleranztest, Blutinsulinbestimmung, eventuell weitere Leberfunktionsteste und Liquorpunktion angezeigt.

3. Einen Sonderfall bilden Tiere mit schnell aufeinanderfolgenden Anfällen oder *Status epilepticus*. Hier sind vordringlich die Anfälle zu unterbinden. Erst wenn die Tiere minde-

Tab. 27: Differential-Diagnose und Behandlung von Epilepsie beim Hund

		Rasse	Alter bei Anfang	Zusätzlich mögliche Symptome	Diagnose	Behandlung
Primäre Epilepsie		meist reinrassig,	1–3 Jahre	Keine	Alles normal	Anticonvulsiva
Extraneurale Ursachen	Porto-cavaler Shunt	meist reinrassig	6 Mo.–2 J.	Metabolische Enzephalopathie	NH_3-Toleranz, Angiographie	Eventuell operativ
Extraneurale Ursachen	Destruktive Leberkrankheit (v. a. Zirrhose)	Alle	meist alt	Metabolische Enzephalopathie, hepatische Symptome	Leberenzyme, Leberfunktion	Primäre Krankheit
Extraneurale Ursachen	Hypoglykämie im Zus.hang m. Anstrengung	Gebrauchshunde	–	Schwäche	Anstrengungsabhängig	Vorbeugend (Zucker)
Extraneurale Ursachen	Hypoglykämie bei Welpen	Zwergrassen	1–3 Mo.	Schwäche	Blutglukose (< 50 mg%)	Zucker
Extraneurale Ursachen	Hypoglykämie im Zusammenhang mit Insulinom	Alle	ab 5 J.	Episodische Schwäche	Blutglukose (< 50 mg%), Glukosebelastungstest, Seruminsulin, explor. Laparatomie	Eventuell operativ
Extraneurale Ursachen	Hypokalzämie	Alle; lakt. Weibchen	Erwachsen	Tremor, Tetanie	Blutkalzium, Hypoparathyroidismus	Ca-Glukonat, Parathormonsubstit.
Extraneurale Ursachen	Hypoxie	Alle	Alle	Synkope, Anstrengungsabhängige Schwäche, meist Kreislaufsymptome	Herz-Kreislauf-untersuchung	Primäre Krankheit
Extraneurale Ursachen	Urämie	Alle	v. a. alt	Metabolische Enzephalopathie, Renale Symptome	Blutharnstoff, Urin, Nierenfunktion	Primäre Krankheit
Extraneurale Ursachen – Vergiftungen	Meta	Alle	Alle	Erbrechen, Durchfall	Anamnese, Metanachweis im Mageninhalt od. Speichel	Magen leeren und anderes
Extraneurale Ursachen – Vergiftungen	Blei	Alle	v. a. Welpen	Evtl. periphere Neuropathie, andere zerebrale Symptome	Blutuntersuchung (Erythrozyten, Bleinachweis) RX: »Bleistrich« in Epiphysen	CaEDTA 100 mg/kg/Tag, Antikonvulsive Therapie
Extraneurale Ursachen – Vergiftungen	Insektizid, (Organo P)	Alle	Alle	Erbrechen, Durchfall, Speicheln, Miose, Tremor	Anamnese (z. B. Ektoparasitenbehandlung)	Atropin (OrganP) 2 mg/kg; evtl. Valium
Organische Hirnerkrankung		Je nach Krankheit		Andere neurologische Symptome je nach Krankheit	LCS	Je nach Krankheit & Antikonvulsive Therapie

stens 24 Stunden anfallsfrei sind, kann die weitere Abklärung vorgenommen werden. Die Differentialdiagnose von Krampfanfällen beim Hund ist zusammengefaßt in *Tabelle 27.*

7.3.1.25(8) Prognose

Bei sekundärer Epilepsie im Zusammenhang mit extraneuralen Ursachen oder organischen Gehirnkrankheiten entspricht die Prognose derjenigen des Primärleidens. Wenn eine primäre Gehirnschädigung abheilt, können Krampfanfälle jedoch weiterhin auftreten oder sogar erst viel später einsetzen (z. B. nach Trauma). Bei primärer Epilepsie ist die Prognose »im Prinzip« günstig, da viele Fälle auf antikonvulsive Therapie ansprechen. Die Anfälle können jedoch gelegentlich trotz Behandlung wieder auftreten, sogar mit zunehmender Frequenz. Therapieresistenz bei zunehmender Anfallshäufigkeit wird eher bei großen Hunderassen beobachtet; die Prognose der primären Epilepsie bleibt in diesem Sinne vor allem bei Deutschen Schäferhunden, Settern und Bernhardinern reserviert. Es ist auch zu berücksichtigen, daß die Begleitumstände bei großen Hunden schwerer ins Gewicht fallen und daß bei ihnen die »Gebrauchstiere« stärker vertreten sind, was sich praktisch ebenfalls auf die Prognose auswirkt. Vereinzelte Anfälle mit langen anfallsfreien Intervallen haben im allgemeinen eine bessere Prognose; die Tendenz zur Häufung innerhalb kürzerer Perioden dagegen (z. B. mehrere Anfälle pro Tag) ist potentiell problematisch, da sie nicht selten zu *Status epilepticus* führt. Bei diesem oder bei kurz nacheinander auftretenden Anfällen können sekundär organische Gehirnschädigungen entstehen (siehe S. 250), die eine schlechte Prognose haben.

7.3.1.25(9) Behandlung

Wenn Krampfanfälle nur sporadisch auftreten (nur wenige pro Jahr bis höchstens einer im Monat) und diese nicht schwer sind (1–2 Minuten mit rascher Erholung), ist eine antikonvulsive Dauertherapie nicht angebracht. Es ist allerdings fraglich, ob die Besitzer unter diesen Umständen ihre Hunde behalten wollen. Die antikonvulsive Therapie ist in Erwägung zu ziehen bei häufigeren (einmal pro Monat oder mehr) und schwereren Anfällen. Wichtigste Voraussetzung ist die **richtige Beratung und Aufklärung** sowie die Mitarbeit des Tierbesitzers. Er muß sich im klaren darüber sein, daß die antikonvulsive Therapie eine **Langzeittherapie** ist, vielfach lebenslang, wobei jeden Tag ohne Unterbrechung Tabletten verabreicht werden müssen. Auch die Kostenfrage und mancherlei Begleitumstände können dabei die Entscheidung beeinflussen. Häufig ist auch keine totale Anfallsfreiheit erreichbar; man versucht, Frequenz und Schweregrad der Anfälle zu verringern. Für den Tierarzt ist es außerordentlich schwierig, sich ein richtiges Bild über die Therapieergebnisse zu machen, und es gibt — im Gegensatz zur Humanmedizin mit ihrem ausgebauten Kontrollnetz — wenig seriöse Untersuchungen über Langzeitbehandlungen. Die viel gehörte Aussage: »Ich habe sehr gute Erfolge mit . . .« verdient erhebliche Skepsis. Das Verschwinden eines Tieres aus der Praxis darf nicht als Therapieerfolg verbucht werden!

Es gibt eine Vielzahl von Antikonvulsiva auf dem Markt, doch nur eine beschränkte Zahl ist beim Hund einigermaßen systematisch erprobt worden. Drei Wirkstoffe haben breite Anwendung gefunden und sind relativ gut verträglich, führen aber doch manchmal zu Nebenwirkungen. Dies sind **Phenobarbital (Luminal), Primidone (Mysolin-Mylepsin)** und **Diphenylhydantoin (Dilantin).** In der Therapie der Epilepsie beim Hund sollte man zuerst diese Mittel einsetzen; wird kein Erfolg erzielt, können alternativ andere Antiepileptika versucht werden. Das erste Mittel der Wahl, billig und häufig wirksam, ist Luminal. Bei unbefriedigendem Resultat kann Primidone eingesetzt werden. Diphenylhydantoin ist relativ teuer und in vielen Fällen wenig wirksam. Es wird vor allem eingesetzt bei Hunden mit niedriger Anfallsfrequenz und wenn die leicht sedativen Nebeneffekte der beiden anderen Antiepileptika, vor allem bei Gebrauchshunden, unerwünscht sind. Verschiedene

Tab. 28: Antikonvulsive Therapie

Substanz	Dosis	Nebenwirkung	Bemerkung
Phenobarbital (Luminal)	1– max. 6 mg/kg 2 × täglich (Katzen: bis 8 mg)	□ Sedation (meist vorübergehend) □ in hohen Dosen über längere Zeit eventuell hepatotoxisch □ selten Polyphagie/Polydipsie	□ Schnelle Wirkung □ Effekt schon kurzfristig beurteilbar □ nie plötzlich aufhören (Entzugsanfälle)
Primidone (Mysolin)	10– max. 50 mg/kg 2 × täglich	□ Wie bei Phenobarbital □ Toxisch für Katzen	□ Erreicht Wirkung langsam □ Effekt erst nach min. 1 Monat beurteilen □ Nie plötzlich aufhören
Diphenylhydantoin (Phenytoin)	35 mg/kg 3 × täglich Maximum unbekannt	□ Keine □ Toxisch für Katzen	□ Wirkung eher fraglich □ Am besten in Kombination mit Phenobarbital oder Primidone
Diazepam (Valium)	Bis 40 mg für Status epilept. □ Katze 1–2 mg 3 × täglich	□ Sedation	□ Beim Hund nur für Status epilepticus □ Bei Katze wenn Phenobarbital unwirksam
Kombination	– Phenobarbital + Phenytoin – Phenobarbital + Primidone – Primidone + Phenytoin	□ Wie oben	□ Dosierung individuell anpassen (Barbituratdosis in kommerziellen Kombinationspräparaten häufig zu hoch)
Alternative: Carbamazepin	30 mg/kg 2 × täglich	□ Sedation (vorübergehend) □ Gleichgewichtsstörungen □ Hautekzeme	Nur einsetzen wenn Phenobarbital und Primidone-Therapie unwirksam sind; eventuell kombinieren mit Barbituraten
Alternative: Succinimide und andere	Keine genauen Angaben	□ Keine genauen Angaben	

Kombinationen dieser drei Mittel sind möglich. Bei Katzen gibt es weniger Möglichkeiten, da Diphenylhydantoin und Mysolin für diese Spezies toxisch sind. Hier kann auch zuerst Luminal eingesetzt werden. Wenn kein Erfolg eintritt, kann ein Versuch mit Diazepam (Valium) unternommen werden. Beim Hund dagegen ist Valium als vorbeugendes Antikonvulsivum nicht brauchbar. Die genaue Dosierung und die Nebenwirkungen der einzelnen Antikonvulsiva und einiger Kombinationen sind in *Tabelle 28* zusammengefaßt.

Strategie der antikonvulsiven Therapie:

1. Beginn mit Phenobarbital in der angegebenen Dosierung *(Tab. 28)*. Wenn nötig, Dosis erhöhen, bis antikonvulsiver Effekt erreicht wird, unter Vermeidung von Nebenwirkungen (zu starke Sedation, Leberschädigung).
2. Bei starken Nebenwirkungen (die selten sind) oder bei fortwährendem Auftreten von Anfällen mit gleicher Frequenz und gleichem Schweregrad: Primidone in angegebener Dosis, daneben aber weiterhin Phenobarbital in abnehmender Dosierung über 1–2 Wochen beibehalten (»ausschleichen«).
3. Wenn auch auf diese Weise kein befriedigendes Resultat erreicht wird, ist eine Kombination zu versuchen, zuerst mit Barbiturat und Diphenylhydantoin oder möglicherweise Phenobarbital und Primidone (siehe *Tab. 28*), oder aber alternative Antikonvulsiva. Immer, wenn die Therapie geändert wird, ist das ursprüngliche Mittel über mindestens eine Woche in abnehmender Dosis langsam auslaufen zu lassen.

4. Es wird bei guter Beherrschung der Anfälle mindestens 6 Monate mit ursprünglichem Medikament und Anfangsdosis (oder evtl. Kombination) behandelt. Nach dieser Periode kann man versuchen, die Dosis langsam fortschreitend zu vermindern oder die Behandlung sogar völlig abzusetzen (individuell unterschiedlich). Sobald jedoch wieder Anfälle auftreten, geht man zur ursprünglichen Dosis zurück und muß auf Dauer dabei bleiben. Jeder Entzug muß unter guter Kontrolle vor sich gehen, da Entzugsanfälle sehr heftig sein können oder sogar *Status epilepticus* auftritt.

Behandlung von *Status epilepticus:*

1. Intravenös bzw. intramuskulär: Injektion von 10 mg Valium, um die Anfälle zu stoppen. Wenn innerhalb von 5 Minuten kein Erfolg, bis zu zweimal wiederholen. Wenn auch dies nicht ausreicht, Vollnarkose mit Phenobarbital/Pentobarbital.
2. Blutentnahme zur Bestimmung von Kalzium und Glukose; bei Hypoglykämie oder Hypokalzämie entsprechende Infusionen.
3. Bei Verdacht auf Vergiftung (z. B. Meta; Nachweisversuch aus Mageninhalt) Magen entleeren und Antidot geben.
4. Palliative Therapie mit Infusionen, evtl. Mannitol (siehe Traumabehandlung Seite 253), Cortison 1–2 mg pro kg KG.
5. Sobald Erholung eingetreten ist, weitere Abklärung und orale antikonvulsive Therapie.

Um Wiederholungen zu vermeiden, sei hier angemerkt, daß einzelne Fälle von Epilepsie auch bei den anderen Haustierarten beobachtet werden können. Es handelt sich vorwiegend um sekundäre Epilepsien, und da bei diesen Tierarten pathologische, zerebrale Prozesse vorkommen, die jenen beim Hund vergleichbar sind, drängt sich fast die Annahme auf, daß »der Hund« eine höhere Epilepsiebereitschaft hat als andere Spezies. Primäre Epilepsie ist vereinzelt bei bestimmten Rassen anderer Tierarten beobachtet und untersucht worden, so etwa bei Kaninchen.

Für die Katze gilt hinsichtlich Diagnostik und Behandlung der Epilepsie grundsätzlich das gleiche wie beim Hund. Bei Nutz- und Gebrauchstieren sind Anfälle, wenn sie nicht Episode bleiben, im allgemeinen ein Anlaß zur Elimination.

7.3.1.26 Kataplexie/Narkolepsie

Narkolepsie ist eine sehr seltene Krankheit beim Hund und vereinzelt bei anderen Haustieren (Pferd) und ist im Prinzip eine Störung des Schlafregulationsmechanismus. Sie wurde bei verschiedenen Hunderassen beschrieben, beim Dobermannpinscher als erbliches Syndrom. Die ersten Symptome treten meist schon vor dem Alter von 6 Monaten auf und sind gekennzeichnet durch **plötzliche generalisierte Muskelschwäche (Kataplexie),** wobei das Tier kollabiert, aber das Bewußtsein nicht verliert (die Augen bleiben offen), häufig im Zusammenhang mit Aufregung, etwa bei Futterverabreichung. Die Anfälle dauern einige Sekunden bis zwei Minuten und können sehr häufig auftreten (bis zu 100 Anfälle pro Tag!). Seltener sind partielle Kataplexieanfälle, wobei z. B. nur die Nachhand befallen ist. Bei länger andauernden Kataplexieanfällen kann richtiges **Schlafverhalten** auftreten (= Narkolepsie). Die Augen schließen sich und Zuckungen der distalen Muskeln treten auf; das EEG entspricht dem normalen Schlafmuster.

Diagnose: Klinisches Erscheinungsbild; die Anfälle können provoziert werden durch Anbieten von Futter (Stücklein Futter in bestimmten Abständen am Boden auslegen) oder durch intravenöse Injektion von Physostigminsalicylat (Antilirium) 0,05 mg pro kg KG; Kataplexieanfälle treten 5–10 Minuten nach Injektion auf.

Prognose: Die Krankheit erreicht schon sehr bald nach Beginn der ersten Anfälle ein Plateau und ist nicht progressiv.

Behandlung: Die Frequenz der Anfälle kann reduziert werden mit Methylphenidat (Riatalin) 0,25 mg pro kg KG/Tag.

7.3.1.27 Verhaltensstörungen

Nicht selten werden Kleintiere in der Praxis vorgestellt wegen Verhaltensstörungen, wobei sowohl für die Tierart abnormes Verhalten als auch vom Menschen unerwünschte Verhaltensweisen vorliegen können. Vom neurologischen Standpunkt aus ist es wichtig, bei solchen Fällen ein organisches Leiden nachweisen oder ausschließen zu können, wozu eine umfassende Allgemeinuntersuchung sowie eine neurologische Untersuchung (inklusive Liquorentnahme) durchgeführt werden müssen. Liegen keine klinischen Befunde vor, handelt es sich höchstwahrscheinlich um eine reine Verhaltensstörung. Die weitere Abklärung und evtl. Therapie liegt deutlich außerhalb des Aufgabenbereichs und Ausbildungshintergrunds des Tierarztes. In den letzten Jahren haben Verhaltensforscher sich auch mit Wechselwirkungen zwischen Mensch und Haustier befaßt, z. T. mit Verhaltensstörungen bei Hund und Katze. In einigen Zentren der USA und Europas ist es möglich, Kleintiere mit Verhaltensstörungen solchen Experten zu überweisen. Die Abklärung im Einzelfall ist jedoch meist sehr aufwendig, da der Ethologe sich eingehend mit dem Besitzer (die meisten Probleme werden durch falsche Haltung und Behandlung induziert) auseinandersetzen muß und vorzugsweise das Tier auch in seiner vertrauten Umgebung beobachten sollte (was wieder erhebliche zusätzliche Zeit beansprucht).

Wenn bei großen Hunden das abnorme Verhalten mit übersteigerter Aggressivität (Beißsucht) einhergeht, sind wir der Meinung, daß — was auch immer der Grund der Störung sein mag — das Tier aus Risikogründen beseitigt werden sollte.

In einzelnen Kliniken hat man grobe neurochirurgische Eingriffe vorgenommen, wie »frontale Lobotomie«, um aggressives Verhalten zu verändern, oder die Durchtrennung des *Tractus olfactorius,* um Harnmarkierungsverhalten bei männlichen Katzen zu verhindern. In das gleiche Kapitel gehört die Durchtrennung der Stimmbänder, um bei Hunden das Bellen und damit die Störung der Nachbarschaft zu verhindern! Auch wenn solche Eingriffe relativ einfach und z. T. erfolgreich sind, halten wir sie für unverantwortlich, da hier offensichtlich das Wohlergehen des Tieres überhaupt nicht berücksichtigt wird.

7.3.2 Pferd

7.3.2.1 Parasitäre Enzephalitis

Wandernde Nematodenlarven, vor allem Strongyliden, können, wie in vorhergehenden Kapiteln erwähnt, jeden Teil des ZNS schädigen. Die Parasiten verursachen die mechanische Zerstörung des Hirnparenchyms und fokale, granulomatöse Entzündungen. Alle Rassen und Altersklassen können befallen werden. Auch bei Eseln haben wir verschiedene Fälle verminöser Enzephalitis beobachtet. Der Verlauf ist akut bis chronisch. Die zerebralen Symptome können eine deutliche Lateralisierungstendenz zeigen (unter Granulombildung).

Diagnose: Schwierig; chronischer Verlauf, evtl. Lateralisierung zerebraler Symptome. LCS (es gibt nur ganz spärliche Angaben): evtl. entzündlich verändert, gelegentlich mit Eosinophilen.

7.3.2.2 Borna-Krankheit

Die Borna-Krankheit (nach dem Ort Borna südöstlich von Leipzig) ist eine neurotrope Virusinfektion bei Pferd und Schaf. Meist handelt es sich um sporadische Fälle in Enzootiegebieten (Mitteldeutschland; in der Schweiz seit einigen Jahren im sanktgallischen und bündnerischen Rheintal). Gebiets- und zeitweise sind massivere Ausbrüche mit erheblichen Verlusten in der Pferdepopulation beobachtet worden. Auch Lamas in einem Zoopark erkrankten daran. Das Virus verursacht eine disseminierte Enzephalitis mit Schwerpunkt in der Großhirnrinde, insbesondere basal und im Ammonshorn. Alle Rassen und Altersklassen können betroffen sein. Der Anfang ist meist akut, der Verlauf eher chronisch-progredient. Die Krankheit endet in der Regel tödlich, d. h. meist durch Schlachtung, nur sehr wenige Tiere scheinen sich zu erholen. Viele Pferde haben Fieber, oft intermittierend. Zerebrale Symptome, insbesondere Apathie und Somnolenz, stehen im Vordergrund.

Diagnose: Endemisches Vorkommen (Vorsicht: Da die Inkubationszeit lang sein kann, sind Ortswechsel zu beachten!), Fieber, chronischer Verlauf; LCS: mononukleäre Pleozytose und Eiweißvermehrung (intrathekale IgG-Synthese). Der spezifische Antikörpernachweis im Serum oder Liquor gelingt nur in weniger als der Hälfte der Fälle.

Prognose: Schlecht.

Die Krankheit ist in gewissen Staaten anzeigepflichtig.

7.3.2.3 Equine infektiöse Anämie

Das Virus der infektiösen Anämie der Einhufer verursacht eine persistierende Infektion, wobei **verschiedene Organsysteme** befallen sind. In seltenen Fällen kommt es zu Läsionen des Nervensystems mit granulomatösen Entzündungen im Bereich des Ependyms *(Ependymitis granularis)*, mit Beeinträchtigung des subependymalen Hirngewebes und gelegentlicher Verlegung des Liquorflusses und anschließendem Hydrozephalus. Die Symptome, wiederum hauptsächlich diffus-zerebral, mit Abstumpfung und Somnolenz, sind chronisch-progredient.

Diagnose: Systemische Krankheit mit Befall verschiedener Organsysteme und schlechtem Allgemeinzustand (Anämie, Fieber, Hypergammaglobulinämie, Thrombozytopenie, Blutungen; Coggins-Test).

Perakute, akute, chronisch-rezidivierende Verläufe sowie subklinische Infektionen sind möglich. Die infektiöse Anämie ist, gegenüber früher, hierzulande sehr selten geworden.

7.3.2.4 Amerikanische Pferdeenzephalitiden

Dies ist eine Gruppe von Krankheiten auf dem amerikanischen Kontinent, die durch Togaviren verursacht werden, im wesentlichen die Eastern, Western und venezolanische Enzephalitis. Die Infektion hat ihr Reservoir in Vögeln (Eastern und Western) oder Nagern (venezolanische) und wird durch Stechmücken übertragen. Sie verursacht schwere entzündliche Veränderungen, vor allem im Bereich der Großhirnrinde. Meist handelt es sich um Ausbrüche mit hoher Morbidität und Mortalität in der Pferdepopulation. Die Krankheit ist fieberhaft und nimmt einen akuten Verlauf, die Symptome sind überwiegend zerebral, es können aber auch Hirnstammsymptome auftreten. Die Western-Typ-Enzephalitis hat einen sehr akuten Verlauf mit schnell eintretendem Tod, die beiden anderen einen eher subakuten. Von besonderer Bedeutung ist, daß es sich dabei um Zoonosen mit Gefährdung des Menschen handelt.

7.3.2.5 Tollwut

Wie schon in anderen Kapiteln dargelegt, kommt in Endemiegebieten auch bei Pferden Tollwut vor. Wie bei allen disseminierten, entzündlichen Prozessen sind die Symptome variabel; beim Pferd liegen am Anfang oft spinale Symptome vor, später können zerebrale Erscheinungen, wie Kopfnervenlähmungen, Depression und andere Wesensveränderungen, aber auch Krampfanfälle hinzukommen. Der Tod erfolgt meist innerhalb von 10 Tagen, doch wird im Verdachtsfall meist die Notschlachtung angeordnet.

Diagnose: In Endemiegebieten muß bei schnell fortschreitenden, multifokalen neurologischen Symptomen an Tollwut gedacht werden. LCS: mononukleäre Pleozytose.

Achtung: Vorsicht bei Untersuchung der Maulhöhle!

7.3.2.6 Abszesse

Abszesse im Großhirn sind meist metastatisch, von bakteriellen Infektionen in anderen Organen oder in der Nachbarschaft, z. B. den Kopfsinus, oder den Wurzeln maxillarer Molaren ausgehend. Der Verlauf ist je nach Verhalten des Prozesses akut oder mehr chronisch-progredient.

Diagnose: Zerebrale Symptome mit meist deutlicher Lateralisierung. Eventuell Befunde in anderen Organen, Blutbild; LCS: Eiweißvermehrung, evtl. Pleozytose mit Neutrophilie (abhängig vom Grad der Abkapselung).

7.3.2.7 Metabolische Enzephalopathie

Die Hauptursache metabolischer Enzephalopathien beim Pferd sind zweifellos **Leberkrankheiten.** Meist handelt es sich um chronisch-progressive, proliferative oder zirrhotische Leberveränderungen im Zusammenhang mit der Aufnahme von **Pflanzengiften.** Einzelne sind wohlbekannt, z. B. Senecio (Kreuzkraut), Crotalaria- und Heliotropiumarten, andere werden nur vermutet. Bei den Schadstoffen handelt es sich um **Pyrrolizidin-Alkaloide.** Alle Altersklassen können befallen werden. Anfang und Verlauf sind eher schleichend und wie bei Kleintieren sind die zerebralen Symptome, bei denen Apathie und Verblödung häufig im Vordergrund stehen, fluktuierend. Im vorgerückten Stadium der Krankheit werden sie kontinuierlich.

Diagnose: Feststellen der Leberdysfunktion; evtl. Leberbiopsie.

Prognose: meist infaust; wenn neurologische Symptome auftreten, sind die Leberveränderungen schon weit fortgeschritten.

Andere Ursachen metabolischer Enzephalopathie beim Pferd sind sehr selten. Krampfanfälle im Zusammenhang mit Hypoglykämie sind beschrieben worden. Bei Herzmißbildungen kann es zu Synkope und episodischer Schwäche kommen.

7.3.2.8 Leukoenzephalomalazie

Diese Krankheit wurde vor allem in den USA im Zusammenhang mit der Verfütterung von verschimmeltem Mais über längere Perioden **(Moldy corn disease)** beobachtet. Sie kam aber auch, teilweise gehäuft, in der Sowjetunion, in Ägypten, China und anderen Ländern vor. Die Schädigungen durch Pilztoxine führen zu massiver Nekrose der weißen Substanz des Großhirns, häufig begleitet von Blutungen. Die Symptome pflegen akut aufzutreten, zu den ausgeprägten zerebralen Störungen können bulbäre Symptome (Schlucklähmung) hinzutreten.

7.3.2.9 Nigro-pallidale Enzephalomalazie

Diese Krankheit wird im Westen der USA bei Pferden beobachtet, die auf schlechten Trockenweiden über längere Zeit die Pflanze **Centaurea solstitialis** (Yellow star thistle) fressen. Es wurde beobachtet, daß Pferde nach einiger Zeit süchtig wurden. Die Vergiftung führt zu scharf umschriebener Nekrose des *Globus pallidus* und der *Substantia nigra.* Obwohl diese Pflanze ursprünglich aus dem Mittelmeerraum stammt, wurde die Krankheit in Südeuropa unseres Wissens noch nie beobachtet. Die Symptome sind akut: Die Tiere sind sehr apathisch, die Kopfmuskulatur ist spastisch mit Retraktion von Lippen und Nase sowie der Unfähigkeit, abzuschlucken. Es werden auch häufig andauernde, unmotivierte Kaubewegungen beobachtet. Die nigro-pallidale Malazie ist ein Beispiel einer »extrapyramidalen« Erkrankung beim Tier. Das toxische Prinzip scheint noch nicht abgeklärt zu sein.

7.3.2.10 Neonatale Hypoxie

Dies ist ein Problem, das vor allem bei Vollblutfohlen bekannt ist. Möglicherweise ist eine schlechte Durchblutung des Gehirns Folge mangelhafter Atmung, z. B. bei Kompression des Thorax während der Austreibungsphase der Geburt. Es kann zu Degenerationserscheinungen in der Großhirnrinde kommen. Die Fohlen zeigen schon wenige Stunden nach der Geburt ausgeprägte zerebrale Symptome. Sie werden in der englischen »Fachsprache« mit **Dummies, Barkers, Wanderers** etc. bezeichnet, wobei vielfach die klinisch-pathologische Korrelation mangelhaft ist.

Die Prognose ist in der Regel schlecht.

7.3.2.11 Intoxikationen

Wie bei allen anderen Nutztierarten, sind auch beim Pferd eine große Zahl Vergiftungen akuter oder chronischer Natur bekanntgeworden, die unter anderem zu zerebralen Störungen Anlaß geben können. Sie sind teils haltungs- oder fütterungsabhängig (Leukoenzephalomalazie und nigro-pallidale Malazie können als Beispiele gelten), teils akzidentell. Die Wirkung der toxischen Substanzen kann dabei direkt auf das ZNS erfolgen oder auf dem Umweg über metabolische Störungen. Sie hier aufzuzählen scheint wenig sinnvoll, wir verweisen auf rezente toxikologische Sammelwerke.

7.3.2.12 Dummkoller

Er hat in der früheren hippiatrischen Praxis und Literatur eine große Rolle gespielt und gilt noch heute in manchen Ländern als sog. »Gewährsmangel« (vice rédhibitoire). Als »rasender« Koller trat er akut, mit Aufregungszuständen, Vorwärtsdrängen, Tobsucht in Erscheinung. Häufiger war die chronisch-progrediente Form, die sich durch fortschreitende Einschränkung des Sensoriums, Unlenksamkeit (immobilité im Französischen), somnolenten Zustand, Verzögerung der Bewegungsabläufe (z. B. Arbeit, Nahrungs- und Wasseraufnahme), Verlust der propriozeptiven (Korrektur-)Reaktionen etc. äußerte. Das anatomische Substrat des echten Dummkollers war eine **Hirnschwellung,** makroskopisch mit eher teigiger Hirnmasse (auch histologisch nicht ödematös), die sich durch Abplattung der Großhirnwindungen, durch okzipitale Druckwülste (unter dem *Tentorium cerebelli* in die hintere Schädelgrube gepreßte Windungsteile der medialen, okzipitalen Hemisphärenwand), dorsale Abplattung der Vierhügel und kaudalen Druckkonus des Kleinhirnwurms zu erkennen gab. Die Ausweitung des telenzephalen Ventrikelsystems blieb — wenn überhaupt vorhanden — stets mäßig, war sekundär und durch Kompression des Mittelhirns (Aquädukt!) und des IV. Ventrikels bedingt. Dies fiel schon DEXLER auf; trotzdem prägte er den irreführenden Ausdruck der *»Hydrocephalia interna acquisita«,* der sich hartnäckig durch die Lehrbücher fortpflanzt und jedenfalls die Krankheit überlebt hat. Wir haben echten Dummkoller nämlich **seit vielen Jahren nicht mehr angetroffen.** Dies ist nicht durch den Rückgang des Pferdebestandes allein erklärbar. Vielleicht kamen (unbekannte) Ernährungsfaktoren in Wegfall, die diese Entgleisung des Hirnmetabolismus verursachten. Natürlich können andere zerebrale Erkrankungen (z. B. Borna-Enzephalitis) »dummkollerähnliche« Symptome verursachen. Der Ausdruck »Leberkoller« (= hepato-zerebrale Syndrome; siehe S. 267) ist dafür bezeichnend. Noch heute aber scheinen manche Pferdekliniker lieber zu philosophieren, als objektiv zu untersuchen. Pathologisch veränderter Liquor ist für sich allein schon ein Argument, echten Dummkoller auszuschließen.

7.3.2.13 Trauma

Im Zusammenhang mit sportlichen Aktivitäten (vor allem Springreiten) kann es bei Stürzen gelegentlich zu Kopftraumen mit Hirnverletzung kommen. Wie auf Seite 194 angeführt wurde, liegen beim Pferd häufig Felsenbeinrisse mit vestibulären Symptomen vor. Verletzungen des Großhirns sind glücklicherweise seltener; schwerwiegend sind Schädelbasisfrakturen mit Verletzungen von Sehnerven oder Sehtrakt mit nachfolgender Blindheit.

Natürlich sind Symptome und Prognose abhängig von der Ausdehnung der Hirnschädigung, letztere ist im allgemeinen reserviert bis schlecht.

Behandlung: Im Prinzip wie beim Hund; siehe Seite 253.

7.3.2.14 Raumfordernde Prozesse

Neoplasmen im Bereich des Gehirns sind beim Pferd extreme Seltenheiten. Dies kontrastiert mit dem »Hirntumorverdacht«, der nicht selten von Pferdebesitzern und sogar Tierärzten z. B. im Zusammenhang mit Verhaltensstörungen (Reitschwierigkeiten) geäußert wird. Am ehesten kommen noch sog. **Cholesteatome** der Adergeflechte, hauptsächlich in den Seitenventrikeln, vor. Es handelt sich nicht um echte Neoplasmen, sondern um Cholesterinausfällungen im Plexusstroma mit anschließender Bindegewebsproliferation. Plexuscholesteatome können vermutlich eine erhebliche Größe erreichen, bevor sie klinische Symptome verursachen. Bei Ausmaßen, die zu Hirndrucksteigerung führen, können »dummkollerartige« Symptome erwartet werden.

Die Diagnose ist auf jeden Fall schwierig, d. h. nur vermutungsweise stellbar. Im allgemeinen wird es sich um ältere Tiere handeln, gelegentlich dürfte die Lateralisation von Symptomen auffällig sein.

Eine Behandlung gibt es nicht.

Die sog. **Sidero-Kalzinose der Hirngefäße,** die sich im Bereich der Basalganglien des Großhirns, gelegentlich auch der zentralen Kleinhirnkerne bei alten Pferden fast regelmäßig (ganz ausnahmsweise bei Rindern) findet, verursacht eigenartigerweise keine anderen Parenchymschäden und hat keinerlei klinische Folgen. Das gleiche war der Fall bei einer hochgradigen Melanose der zentralen Kleinhirnkerne eines sehr alten Maultiers.

7.3.2.15 Tremorsyndrome

In den USA wurde im Zusammenhang mit dem Verzehr bestimmter Pflanzen und Mykotoxine ein generalisierter Tremor beobachtet (Paspalum-, Phalaris-, Rye grass-Staggers). In Europa scheint Vergleichbares nicht beobachtet worden zu sein.

7.3.2.16 Anfallsleiden

Diese sind beim Pferd außerordentlich selten. Eine familiäre, idiopathische Epilepsie ist bei Araberfohlen beschrieben worden. Generalisierte Krampfanfälle sind auch im Zusammenhang mit Hypoglykämie zu beobachten. Bei einigen Rassen (Shetlandpony, Zwergpferd) soll Kataplexie-Narkolepsie vorkommen.

7.3.3 Wiederkäuer

7.3.3.1 Gehirnmißbildungen

Diese sind bei Kälbern mit oder ohne gleichzeitige Mißbildungen anderer Organsysteme nicht selten. Häufig handelt es sich jedoch um Totgeburten, nicht lebensfähige Kälber oder solche mit offensichtlichen Kopfmißbildungen (z. B. Hydrozephalus, Meningozele, Enzephalozele, Anenzephalie), die die sofortige Elimination des Tieres zur Folge haben. Es gibt aber auch eine Reihe von Hirnmißbildungen bei normaler Kopfform (z. B. Mikrozephalie, Polymikrogyrie, abortive Doppelbildungen). Die Symptome sind unmittelbar nach der Geburt offensichtlich: oft sind die Tiere steh-, geh- und saugunfähig und dadurch lebensschwach.

Diagnose: Schwere neurologische Defizite unmittelbar nach der Geburt.

7.3.3.2 Sporadische bovine Enzephalitis

In Zentraleuropa und anderen Ländern werden regelmäßig sporadische Fälle von nichteitriger Meningo-Enzephalitis (und oft Myelitis) beobachtet. Die Ätiologie bleibt vielfach unklar. Wir vermuteten bisher virale Ursachen, ohne daß aber hierfür je der schlüssige Beweis hätte erbracht werden können. Andere Untersuchungen weisen auf die Möglichkeit einer Chlamydieninfektion hin. Es ist vielleicht offen, ob hier überhaupt eine einheitliche Ätiologie vorliegt. Die Chlamydien (früher als Miyagawanellen bezeichnet), auch hierzulande nachgewiesen, waren seit langem als Ursache der nordamerikanischen sog. »Sporadic bovine encephalomyelitis« bekannt, die aber von fibrino-purulenten Serositiden und Arthritiden begleitet war, was wir nie beobachten konnten.

Pathologisch-anatomisch handelt es sich um disseminierte bis diffuse Entzündungen oft im Bereich des gesamten ZNS, manchmal aber mit Schwerpunkt oder ausschließlich in bestimmten Abschnitten. Häufig ist die graue Substanz stärker betroffen, insbesondere im Rückenmark, wobei dann von »Poliomyelitis« die Rede ist. In anderen Fällen liegt der Schwerpunkt der Veränderungen in Stammganglien und im Thalamus. Sowohl junge wie adulte Tiere können betroffen sein; es handelt sich fast ausschließlich um Einzelfälle. Die Symptome sind meist akut und rasch progredient, doch ist ein chronisch-protrahierter oder in Einzelfällen ein chronisch-remittierender Verlauf möglich. Außer Fieber, das zeitweise auch ausbleiben kann, liegen keine extraneuralen Symptome vor. Verschiedene zerebrale Symptome sind möglich, insbesondere Verhaltensänderungen. Gelegentlich — bei schwerpunktartiger Lokalisation der Veränderungen im Kleinhirn — kann ein betont zerebelläres Syndrom (Seite 228) auftreten.

Diagnose: Evtl. Fieber, LCS: Proteinvermehrung und mononukleäre (lymphoide) Pleozytose.

Prognose: Schlecht; eine wirksame Behandlung gibt es nicht.

7.3.3.3 Tollwut

Über Tollwut wurde im Kapitel »Hirnstammerkrankungen« gesprochen. Da sie eine disseminierte Enzephalitis verursacht, können neben anderen auch zerebrale Symptome, z. B. heftige Erregungszustände, häufiges Brüllen etc. vorliegen. An Tollwut muß immer gedacht werden in Endemiegebieten und bei Expositionsmöglichkeit (Weidegang), die eventuell etliche Zeit zurückliegen kann. Näheres siehe Seite 212.

7.3.3.4 Eitrige Meningoenzephalitiden bei Kälbern

Als Folge bakterieller Nabelinfektionen (bei sehr jungen Tieren) oder systemischer Infektionen, vor allem mit **gramnegativen Keimen** (*E. coli,* Salmonellen) wird das ZNS auf hämatogenem Weg oft in Mitleidenschaft gezogen. Immundefiziente Tiere (Colostrummangel) sind besonders exponiert. Es handelt sich um Einzelfälle, manchmal treten mehrere Erkrankungen im gleichen Bestand auf, oder um andauernde Bestandesprobleme. Die zerebralen Symptome sind akut; häufig sind starke meningeale Reizerscheinungen (Opisthotonus, hypertonische Streckmuskulatur bei Festliegen, Zähneknirschen). Die Krankheit ist meist von hohem Fieber begleitet.

Diagnose: Extraneurale Symptome (inklusive Blutuntersuchung), hohes Fieber. LCS: starke Proteinvermehrung und massive Pleozytose (Hunderte und Tausende von Zellen, vorwiegend Neutrophile).

Prognose: Reserviert bis ungünstig.

Behandlung: Bei Tieren mit Festliegen und heftigen Krampfzuständen meist zwecklos. In gewissen Fällen massive antibiotische Therapie (Chloramphenicol, Tetracyclin, Penizillin als Tropfinfusion).

7.3.3.5 Thromboembolische Meningoenzephalitis

Sie kommt vor allem in Nordamerika vor und stellt bei Mastrindern ein wichtiges wirtschaftliches Problem dar. In Europa scheint sie seltener zu sein. Es handelt sich um die Infektion mit **Haemophilus somnus,** die zu embolischer, disseminierter Meningitis und Enzephalitis führt mit Gefäßwandschädigung, Thrombosen, Blutungen und Abszedierung. In der Mastrinderzucht der USA sind vor allem Jungtiere zwischen 8 und 12 Monaten, meist mehrere im gleichen Betrieb, befallen. Die Infektion kann jedoch auch bei erwachsenen Tieren auftreten. Obwohl ZNS-Symptome im Vordergrund stehen, können **andere Organe,** insbesondere Lungen, Gelenke und Augen, gleichfalls betroffen sein. Die Krankheit verläuft in der Regel fieberhaft. Die Symptome sind akut und schnell progredient mit hoher Mortalität. Neben Gehstörungen und Hirnstammsymptomen liegen vielfach zerebrale Symptome (Verhaltensstörungen, Benommenheit: sleeper syndrome) vor.

Diagnose: Fieber, evtl. extrazerebrale Symptome, evtl. Chorioretinitis (ophthalmoskopische Untersuchung!). LCS: sehr starke Proteinvermehrung, massive Pleozytose mit Neutrophilen, u. U. Isolation des Erregers.

Prognose: Eher schlecht.
Behandlung: Im Frühstadium evtl. hochdosierte Antibiotika.

7.3.3.6 Bösartiges Katarrhalfieber

Diese weltweit vorkommende Viruskrankheit befällt vorwiegend Jungrinder und erwachsene Tiere. Das pathogene Agens ist in Europa noch nicht endgültig identifiziert worden, obschon die »Kopfkrankheit« von Schweizer Tierärzten bereits vor 150 Jahren ausführlich beschrieben wurde. Bösartiges Katarrhalfieber ist eine **systemische,** fieberhafte Erkrankung, bei der sowohl intestinale wie Haut-Schleimhaut-Formen auftreten können. Am häufigsten ist die sog. Kopf- und Augenform. Die Läsionen des Nervensystems bestehen vor allem in nekrotisierender Arteriitis intra- und extrazerebraler Gefäße (vor allem deutlich nachweisbar in jenen des **Rete mirabile caroticum** um die Hypophyse; diagnostisch wichtig!) und um disseminierte, gefäßabhängige, entzündliche Herdchen im Hirnparenchym. Es handelt sich fast immer um sporadische Fälle, jedoch mit hoher Mortalität. Hierzulande scheint die Krankheit bestimmte Gebiete zu bevorzugen, während sie in anderen kaum bekannt ist. Der Verlauf ist fieberhaft mit allgemein schlechtem Zustand, akut und progredient, mit Todesfolge (meist Notschlachtung) innerhalb von etwa 10 Tagen. Auffällig sind starke Rhinitis mit Atembeschwerden und Konjunktivitis. Durchfall und papulovesikuläre Veränderungen der Schleimhäute sind möglich; ein praktisch pathognomonisches Symptom ist die **bilaterale Korneatrübung.** Die ZNS-Symptome haben überwiegend zerebralen Charakter mit Trübung des Sensoriums.

Diagnose: Fieberhafte Allgemeinerkrankung evtl. mit gastro-intestinalen Symptomen, Rhinitis, Konjunktivitis, Korneatrübung. LCS: Proteinvermehrung und eher leichte Pleozytose.

Die Prognose ist schlecht, eine rationelle Behandlung gibt es nicht.

7.3.3.7 Hirnabszeß

Hirnabszesse entstehen meist durch metastatische Verschleppung aus anderen Organsystemen. Eine weitere Möglichkeit ist die Ausbreitung einer Nebenhöhleninfektion (oft im Zusammenhang mit Hornbasisfrakturen). Der häufigste Erreger ist *Corynebacterium pyogenes.* Bei der Tuberkulose waren zentral verkäste Granulome keine Seltenheit.

Es handelt sich bei Hirnabszessen in der Regel um sporadische Fälle. Der Verlauf ist meist schleichend, gelegentlich aber treten die Symptome akut auf und sind rasch progredient, trotz wahrscheinlich längerer Entwicklung des Prozesses. Kollaterale Ödematisierung der Hirnsubstanz dürfte dafür verantwortlich sein. Verschiedenartige zerebrale Symptome sind zu beobachten, häufig ist die Lateralisierung auffällig.

Diagnose: Fokalisierte Symptome; evtl. Anzeichen einer bakteriellen Infektion in anderen Organen (Allgemeinuntersuchung und Blutbefunde). LCS: Eiweißvermehrung, Pleozytose mit Neutrophilen, u. U. Erregernachweis. Der Liquor kann aber bei völliger Abkapselung des Abszesses unverändert sein.

Das **Empyem der Sella turcica** (Hirnbasissyndrom nach STÖBER) entsteht hämatogen von Primärherden aus (Panaritien, Schwanznekrosen etc.), wobei die gestreuten Keime (Eitererreger, meist vergesellschaftet mit Sph. necrophorus) sich vermutlich im Rete mirabile caroticum festsetzen. Häufig kommt es zur weiteren Ausbreitung in Form einer basalen Meningitis. Die Symptome sind unterschiedlich je nach Ausbreitung des Prozesses. Gangstörungen und Hirnnervensymptome (z. B. Unterkieferlähmung) sind gewöhnlich vorhanden.

7.3.3.8 Granulomatöse Enzephalitis

Wie im Kapitel »Rückenmark« beschrieben, verursacht das caprine Enzephalitis-Arthritisvirus, ein Retrovirus, bei jungen Ziegen eine aufsteigende Myelitis, oft auch disseminierte Enzephalitis, die aber klinisch neben den spinalen Lähmungen nicht stark in Erscheinung tritt. Bei erwachsenen Tieren handelt es sich pathologisch-anatomisch um multifokale Enzephalitiden mit Befall verschiedener Regionen des ZNS einschließlich des Großhirns. In diesem sind die Läsionen vielfach periventrikulär konzentriert und haben eine stark granulomatöse Komponente. Meist handelt es sich um sporadische Fälle. Der klinische Verlauf ist über Monate **langsam progredient.** Diese Ziegenenzephalitis, in verschiedenen Ländern Europas beobachtet, ist identisch mit der **Visna** genannten Retrovirusinfektion beim Schaf. Diese wurde zuerst in Island beobachtet und ist dort durch Abschlachtung des Schafbestandes eliminiert worden. In Ziegenbeständen mit Enzephalitis beobachteten wir eine auffällige Häufung klinisch nicht erkrankter Tiere mit hohen ELISA-Werten gegenüber Visnavirus.

Diagnose: Langsam fortschreitender Verlauf; LCS: starke Eiweißvermehrung und mononukleäre Pleozytose.

Prognose: Ungünstig; Behandlung zwecklos.

Es ist zu beachten, daß bei Ziegen auch eine periventrikuläre Enzephalitis, bedingt durch Listerien, vorkommt. Wahrscheinlich handelt es sich, im Gegensatz zur klassischen Listerienenzephalitis im hinteren Hirnstamm, um hämatogen entstandene Formen.

7.3.3.9 *Coenurus cerebralis*

Coenurose ist in den meisten europäischen Ländern selten geworden. Nur im Mittelmeerraum ist sie beim Schaf nach wie vor ein wirtschaftlich bedeutendes Problem. Der Coenurus ist das Finnenstadium des **Bandwurmes Multiceps multiceps,** der im Dünndarm von Hunden und wildlebenden Kaniden schmarotzt. Im ZNS der Pflanzenfresser, die Proglottiden mit dem Gras aufnehmen, bildet der Parasit blasenförmige Zysten, im Gehirnparenchym meist nahe der Oberfläche oder des Ventrikelsystems gelegen, mit Verdrängung und Kompression der umliegenden Hirnsubstanz. In der Einwanderungsphase der jungen Larven werden etwa vorübergehende enzephalitische Symptome beobachtet; sie können von einer mehr oder weniger langen, klinisch stummen Periode gefolgt sein. Im allgemeinen ist der Verlauf subakut bis chronisch-progredient, gelegentlich schubweise. Die Zysten können überall im Gehirn entstehen und sind gelegentlich multipel; am häufigsten findet man sie im Bereich des Großhirns. Verschiedene zerebrale Symptome sind möglich, vor allem Benommenheit, doch liegen häufig Zwangsbewegungen (»Drehkrankheit«), Ataxie, Paresen, Sehstörungen (evtl. einseitig) vor. Die Untersuchung des Augenhintergrunds (Stauungspapille) kann aufschlußreich sein.

Coenurus cerebralis-Infektion ist beim Rind und anderen Wiederkäuern sehr selten. Gebietsweise kann sie aber schwere Probleme schaffen, so vor Jahren für die Yak-Haltung in Bhutan und anderen Himalaya-Ländern.

Diagnose: Subakuter Verlauf mit betonter Fokalisierung; LCS: oft Eiweißvermehrung und Pleozytose.

Prognose: Eher schlecht. Immerhin wird seit Jahrhunderten z. B. in asiatischen Teilen der Sowjetunion aufgrund einfacher lokalisatorischer Diagnostik operativ behandelt (Trepanation und Extraktion der Blase). Eine große, durch Bagedda elektroenzephalographisch untersuchte und operierte, später durch uns postmortal kontrollierte Serie zeigte, daß oft trotz ausgedehnten residuären Hirnläsionen die Entfernung der hirndrucksteigernden Blase ausreicht, um eine »praktisch-klinische« Heilung herbeizuführen.

7.3.3.10 Borna-Krankheit

Wie das Pferd ist auch das Schaf empfänglich für das Virus der Borna-Krankheit. Meist handelt es sich um Einzelfälle, doch können Bestandesprobleme entstehen. Verlauf akut bis subakut-chronisch. Neben Ataxie und Opisthotonus werden hauptsächlich zerebrale Symptome beobachtet, wie Absonderung von der Herde, stures Davonlaufen, Verlust der Scheu, Drängen gegen Hindernisse, Reizerscheinungen wie Zähneknirschen. Daneben besteht Inappetenz und Fieber.

Diagnose: Enzootiegebiet; zerebrale Symptome; LCS: Proteinvermehrung und mononukleäre Pleozytose.

Prognose: Schlecht, Behandlung: keine.

7.3.3.11 Scrapie

Scrapie (Traberkrankheit; tremblante) ist eine sog. Slow-virus-Infektion bei Schaf und Ziege, die durch unkonventionelle infektiöse Agentien (Prione) verursacht wird. Es handelt sich möglicherweise um Nukleotidsequenzen, die im Zellgenom eingebaut werden. An experimentell infizierten Mäusen wurde gezeigt, daß die Empfänglichkeit je nach genetischem Code wechselt. Auch beim Schaf gibt es zweifellos eine Rassendisposition. Scrapie ist in einigen Gebieten Europas seit mindestens zwei Jahrhunderten enzootisch, wobei hin und wieder vermehrt klinische Ausbrüche vorkommen. In anderen Ländern, wie in der Schweiz, scheint es nur ganz seltene, sporadische Fälle zu geben. Der klinische Verlauf ist chronisch-progredient und zieht sich über Wochen oder Monate hin. Da es sich um eine diffuse Affektion des ZNS handelt, sind sehr verschiedene Symptome möglich. Auffällig sind jedoch ein **generalisierter Pruritus** (Verwechslung mit Räude!), zunehmende spinale Ataxie und Nachhandparese sowie Tremor.

Diagnose: Die erwähnten Symptome; manchmal erwecken Veränderungen des Vließes früh den Verdacht. Der LCS bleibt normal.

7.3.3.12 Kongenitale degenerative Krankheiten

Dies sind seltene Krankheiten, die bei bestimmten Rassen beschrieben worden sind. Am besten studiert ist die GM_1-Gangliosidose, eine Speicherkrankheit, die bei einigen Herden von Friesian-Holstein-Rindern beschrieben wurde, und die α-Mannosidose bei Aberdeen-Angus-Rindern, die sich vor allem in Australien und Neuseeland ziemlich stark ausbreitete (künstliche Besamung).

Bei Hereford-Kälbern gibt es eine erbliche neuronale Degeneration mit generalisiertem Tremor (Shaker calf syndrome). Bei nubischen Ziegen wurde die β-Mannosidose und bei Schafen eine globoidzellige Leukodystrophie sowie eine Ceroid-Lipofuscinose beschrieben.

Verdacht auf ein derartiges Leiden besteht, wenn progressive, diffuse neurologische Symptome bei Jungtieren gehäuft auftreten. Wichtig ist hier die schnelle Erkennung des Problems, damit erbhygienische Maßnahmen so rasch wie möglich eingeleitet werden können. Bei der Aberdeen-Angus-Rasse z. B. erlaubt die Bestimmung der α-Mannosidase bei klinisch nicht erkrankten, heterozygoten Trägern die rasche genetische Sanierung.

7.3.3.13 Border-Krankheit

Border-Krankheit beim Schaf (Name von Border County in England) wird durch intrauterine Infektion mit BVD-Virus oder einem nahe verwandten Agens hervorgerufen und ist in bestimmten Gebieten der Welt endemisch. In Zentraleuropa ist sie eine sporadisch vorkommende Krankheit. Als Neueinbruch — wie vor Jahren in Thessalien — kann sie verheerende

Ausmaße annehmen. Neben Abort und Totgeburten können bei neugeborenen Lämmern auch ZNS-Symptome vorliegen. Es handelt sich um verspätete Markscheidenentwicklung im ZNS (Hypomyelinogenese). Wie bei anderen Tierarten mit verzögerter Markreifung liegt auch hier ein **generalisierter Tremor** vor, der unmittelbar nach der Geburt bemerkbar ist, sich bei Aufregung verstärkt und in Ruhelage verschwindet. Dazu sind die betroffenen Lämmer häufig unterentwickelt und haben ein anomal drahtiges Haarkleid **(hairy fleece),** was aber nur bei feinwolligen Rassen feststellbar ist.

Diagnose: Charakteristischer kongenitaler Tremor.

7.3.3.14 Hirnrindennekrose

Diese Krankheit ist zweifellos eine der häufigsten Ursachen für das Auftreten von Großhirnsymptomen bei Wiederkäuern. Pathologisch-anatomisch handelt es sich um eine bilaterale, mehr oder weniger symmetrisch verteilte Degeneration von Zonen der Großhirnrinde, wobei die früheste Veränderung ein zytotoxisches Ödem im Bereich der Astrozyten, anschließend eine akute Degeneration der Perikaryen von Kortexneuronen zu sein scheint. Die Schwere der Veränderungen ist oft von Ort zu Ort verschieden, sie sind häufig auf einzelne Schichten der Großhirnrinde beschränkt und können von Gebiet zu Gebiet abrupt wechseln. Gelegentlich kommt es zur Malazie weiter Kortexbezirke. Katamnestische Untersuchungen haben gezeigt, daß erkrankte Tiere trotz Schädigung ausgedehnter Kortexareale sich praktisch-klinisch weitgehend erholen können, wenn der pathogenetische »Mechanismus« zum Stillstand kommt.

Die Pathogenese ist wahrscheinlich nicht für alle Fälle von Hirnrindennekrose einheitlich, man nimmt jedoch an, daß metabolische Störungen im Bereich der Glykolyse, insbesondere **Thiaminmangelzustände** (Thiamin ist ein wichtiger Kofaktor bei der aeroben Glykolyse) zur Degeneration im Bereich des Kortex (und übrigens nicht selten auch des *Tectum opticum*!) führt. Es handelt sich dabei wohl nicht so sehr um einen absoluten Mangel als vielmehr um das Auftreten von Antimetaboliten (Thiaminase), die die Menge des verfügbaren Thiamins herabsetzen. So ist es möglich, daß durch Populationsverschiebungen in der Pansenflora der Gehalt an thiaminaseproduzierenden Bakterien stark zunimmt, was einen Zusammenhang zwischen Fütterung, Verdauungsfunktionen und Auftreten von zerebrokortikaler Nekrose impliziert. Es wurde z. B. beobachtet, daß Intensivmast (z. B. im Feedlotsystem der USA) oder einseitige Kohlenhydratfütterung bei Rohfasermangel das Auftreten von Hirnrindennekrose begünstigt. Da die Thiaminmangelthese durch wirkliche und scheinbare therapeutische Erfolge (Verabreichung von Vitamin B_1 parenteral in Verdachtsfällen) weitere Untersuchungen eher blockiert hat, sind Fragen wie die des kortikalen Laktatspiegels, der Kapillardurchblutung, der Auslösung eines Circulus vitiosus durch zytotoxisches Ödem der Astrozyten — entstehend auf unterschiedlichen pathogenetischen Wegen — noch ungeklärt.

Zerebrokortikale Nekrose kann in jedem Alter auftreten, bei Kälbern (selbst Säuglingen) wie bei Mastrindern und Milchkühen, aber auch bei in Parks weidenden Wildruminanten. Unter unseren Bedingungen handelt es sich vorwiegend um sporadische Fälle; manchmal können in einem Betrieb gehäuft oder wiederholt Krankheitsfälle auftreten. Der Verlauf ist akut und oft schnell progressiv. Verschiedenartige Symptome sind möglich: **zentrale Blindheit** ist ein häufiges Symptom, Opisthotonus, tetaniforme Krampfanfälle werden oft beobachtet. Eigenartigerweise zeigen sich gelegentlich Lateralisationstendenzen (Wandern oder Drängen nach einer Seite). Festliegen mit Enthirnungsstarre und Störung vitaler Funktionen (Dyspnoe, Herzarrhythmie) sowie Fieber können auftreten.

Diagnose: Akutes Einsetzen von diffusen, zerebralen Symptomen oft mit zentraler Blindheit. Liquorveränderungen (erst nach 1–2 Tagen): zuerst Proteinzunahme, dann mononukleäre Pleozytose, später Makrophagen. Als diagnostisch relevant wird auch das

Ansprechen auf Thiaminbehandlung betrachtet. Als postmortale diagnostische Schnellmethode wird die Betrachtung des Kortex im UV-Licht empfohlen: erkrankte Areale fluoreszieren.

Prognose: Stets reserviert, bei schwerem Symptomenbild schlecht. Bei Überstehen der akuten Phase können Restsymptome (z. B. Blindheit) zurückbleiben.

Behandlung: Thiamin 200 mg parenteral für einige Tage, evtl. kombiniert mit Corticosteroiden (Bekämpfung des Ödems). Die Erfolge scheinen oft gut, besonders in Frühstadien (d. h. bei unsicherer Diagnose!).

7.3.3.15 Hirnödem

In Zentraleuropa kommt bei Rindern ein Syndrom vor, das durch ausgedehnte Ödembildung im Gehirn charakterisiert ist. Es handelt sich um eine symmetrische, spongiöse Auflockerung der weißen Substanz vor allem im Bereich des Groß- und Kleinhirnmarks, der inneren Kapsel und der Hirnschenkel ohne degenerative oder entzündliche Veränderungen. Die Ursache ist unbekannt, vermutlich liegt ein toxisches Prinzip (Pflanzen?) oder eine metabolische Störung vor. Auffällig ist das relativ häufige Auftreten bei Jungrindern mit allgemein schlechter Entwicklung. Die Krankheit ist eher selten und tritt sporadisch in verschiedenen Altersklassen auf. Verlauf und Symptome sind ähnlich, aber wesentlich protrahierter als bei der Hirnrindennekrose. Ein kongenitales, erbliches Syndrom mit Ödembildung im ZNS ist bei Hereford- und Jerseykälbern beschrieben worden **(neuraxial edema).** Die Symptome sind hier unmittelbar nach der Geburt feststellbar, mit Stehunfähigkeit, starker Reizbarkeit und Krampfanfällen.

Diagnose: Akut auftretende, aber eher protrahierte diffuse, zerebrale Erkrankung. LCS: normal.

Prognose: Schlecht; die Behandlung ist symptomatisch und eher nutzlos.

7.3.3.16 Enterotoxämie

Infektionen mit **Clostridium perfringens** (Typ D) führen bei Schaf und Ziege zu Enterotoxämie mit starker Gefäßwandschädigung und nekrotisierenden Veränderungen im Gehirn, wobei man ausgedehnte symmetrische Enzephalomalazien im Großhirn feststellen kann. Häufiger Sitz der Veränderungen sind Zonen im dorsalen Bereich des Stammhirns. Die genaue Pathogenese ist unbekannt, Ernährungsfaktoren spielen an der Basis des Prozesses sicher eine wesentliche Rolle. Die Krankheit kann in jedem Alter auftreten, ist aber am häufigsten bei Lämmern, wobei meist mehrere Tiere im Bestand befallen werden. Die Symptome treten sehr akut auf, häufig als Krampfanfälle (manchmal mit sekundärem Temperaturanstieg).

Diagnose: Verlauf, Glykosurie, Hyperlipämie. LCS: massive Proteinvermehrung, Zellzahl oft normal, manchmal mononukleäre Pleozytose.

Prognose: Meist ungünstig, obschon sich einzelne Tiere von der akuten Phase erholen können.

Behandlung: Präventiv, Ernährungsumstellung; in Problembetrieben evtl. Impfung mit *Clostridium perfringens*-Toxoid.

7.3.3.17 Stoffwechselstörungen bei Milchkühen

Hohe Milchleistung und Fortpflanzungstätigkeit prädestinieren Milchkühe zu Störungen des

Mineralstoffwechsels und anderen metabolischen Entgleisungen. Dabei ist selbstverständlich eine (mit der Milchleistung gekoppelte) Bevorzugung gewisser Rassen unverkennbar. Solche Störungen gehen häufig mit neurologischen Symptomen einher. Insbesondere sind zu erwähnen Hypokalzämie, Hypomagnesiämie, Azetonämie und Trächtigkeitstoxikose. Letztere wird auch bei kleinen Wiederkäuern beobachtet. Die Erscheinungen sind in der Regel akut bis perakut; bei Azetonämie liegt ein eher protrahierter Verlauf vor. Die ZNS-Störungen sind häufig charakterisiert durch starke zerebrale Erscheinungen wie Stupor, Koma, allgemeine Lähmung und tetaniforme Krampfanfälle.

Diagnose: Bei diffusen zerebralen Störungen von Milchkühen muß immer zuerst eine Stoffwechselstörung in Betracht gezogen werden, wobei Nachbarschaft der Geburt, Laktationsstadium, Milchleistung, Betriebsanamnese, Rasse, Fütterung, Bodenverhältnisse von Bedeutung sind. Für die Details der Diagnosestellung, Prognose und Behandlung verweisen wir auf die spezifische Fachliteratur.

7.3.3.18 Hypomagnesiämie bei Kälbern

Bei 2- bis 4monatigen Kälbern, die ausschließlich mit Milch ernährt werden, kann Magnesiummangel auftreten, der sich durch akut auftretende Krampfanfälle manifestiert.

Diagnose: Fütterungsanamnese, Magnesiumbestimmung im Blut.

Behandlung: Vor allem präventiv.

7.3.3.19 Intoxikationen

Wie bei Kleintieren sind auch bei Rindern und kleinen Wiederkäuern Intoxikationen eine mögliche Ursache neurologischer Störungen. Da es sich in der Regel um fütterungsbedingte Schädigungen handelt, sind häufig mehrere Tiere im Betrieb zur gleichen Zeit befallen. Wir nehmen dieses Kapitel lediglich deshalb auf, weil bei vielen Vergiftungen neurologische Symptome beteiligt oder dominierend sind. Im übrigen sind die Vergiftungsmöglichkeiten Legion und variieren außerordentlich stark (z. B. auch zufallsabhängig) nach lokalen Betriebsverhältnissen, nach der Verwendung potentiell toxischer Substanzen für die Futterkonservierung (z. B. Quecksilber) oder im Stallmilieu (Imprägnationsmittel, Anstriche: Blei; Insektizide: Organophosphate). Auch Störungen der Belüftungseinrichtungen können durch gasförmige Schadstoffe (NH_3, H_2S) zu Vergiftungen führen.

Vorwiegend aus Ländern mit extensiver Weidewirtschaft, wie z. B. Australien, wird laufend über Vergiftungen von Schafen, teils auch Rindern, durch Futterpflanzen berichtet. Zerebrale Symptome treten dabei, neben Ataxie und Lähmungen, sehr häufig auf. In unseren Breiten spielt dieses Problem eine eher untergeordnete Rolle; in den Mittelmeerländern steht wahrscheinlich die geringe Größe der Herden der Abklärung vermutlich doch vorkommender Pflanzenvergiftungen im Wege.

Wir verweisen für die ganze Problematik auf die klinisch-toxikologische und buiatrische Spezialliteratur.

Manche Pflanzengifte wirken auf dem Umweg über mehr oder weniger chronische Leberschädigungen (vergleiche Senecio) und geraten somit eher in den Problemkreis der hepato-zerebralen Syndrome.

Unter unseren Verhältnissen sind Intoxikationen — von Ausnahmen abgesehen — eher Einzelfälle, weshalb schon der hohen Kosten wegen in der Mehrzahl eine gründliche toxikologische Abklärung unterbleibt. Wichtig ist zu wissen, daß trotz evtl. dominierenden neurologischen Symptomen sichere Veränderungen am ZNS fehlen können bzw. daß jedenfalls kaum solche spezifischer Art zu erwarten sind.

7.3.3.20 Wassermangel/»Kochsalzvergiftung«

Beim Rind ist dies ein sehr selten auftretendes Problem. Ursache können zerfließende (verregnete) Salzlecksteine oder zu hoher Salzgehalt des Kurzfutters bei gleichzeitig unzureichender Wasserzufuhr sein (näheres siehe bei Schwein, S. 280).

7.3.3.21 Vitamin-A-Mangel

Vitamin-A-Mangel kann zufuhr- oder resorptionsbedingt sein und vor allem bei Jungtieren zu neurologischen Störungen führen, da er mit abnormaler Knochenentwicklung auch im Bereich des Schädels einhergeht. Diese führt zur Einengung von Foramina der Schädelbasis und zu Liquorabflußstörungen. Blindheit durch Kompression der Sehnerven ist die häufigste Folge, Hydrozephalus mit diffusen zerebralen Störungen ist ebenfalls möglich.

Diagnose: Blindheit (ophthalmoskopisch: Stauungspapille), Skelettdeformationen.

7.3.3.22 Trauma

Gehirntraumen sind bei Wiederkäuern sehr selten. Sporadische Fälle können beim Rind vorkommen, wobei die Schädeldecke durch einen Hornstoß perforiert wird mit direkter Verletzung des Hirngewebes, Blutung, Malazie und evtl. sekundärer Infektion.

Diagnose: Anamnese, sichtbare Kopfverletzung.

7.3.3.23 Hirntumoren

Diese treten bei Wiederkäuern äußerst selten auf. Bei Rindern wurden einige Fälle von Gliomen und Meningiomen sowie malignen Bindegewebstumoren (Sarkome) beschrieben.

7.3.3.24 Epilepsie

Hereditäre Krampfanfälle sind bei bestimmten Rinderrassen beschrieben worden: Schwedisches Rotvieh, Brown Swiss, Hereford und Aberdeen Angus. Bei den zwei letzteren treten epileptiforme Anfälle in Kombination mit Nystagmus und Bewegungsstörungen auf. Beim Braunvieh soll die Anfallshäufigkeit mit dem Alter abnehmen. In nordamerikanischen Feedlots wurden Krampfanfälle im Zusammenhang mit Kokzidiose beobachtet. Es dürfte sich dabei um enterogene Wasser- und Elektrolythaushaltsstörungen handeln, wie man dies hierzulande auch bei Roter Ruhr sieht.

7.3.4 Schwein

7.3.4.1 Aujeszkysche Krankheit

Schweine sind das Hauptreservoir für das Virus der Aujeszkyschen Krankheit *(Herpes suis)*, die in vielen Gegenden Europas und auch in den USA zu beträchtlichen wirtschaftlichen Verlusten führt. Häufig liegt eine subklinische enzootische Infektion vor (latente Infektion), die episodisch zu klinischen Ausbrüchen führt. Bei Ferkeln ist der Verlauf perakut, mit hoher Morbidität und Mortalität. Bei älteren Schweinen ist beides geringer, d. h. der Verlauf ist protrahierter; es kommt vor allem zu Lähmungserscheinungen. Im Gegensatz zu anderen Tierarten liegt beim Schwein **kein** Juckreiz vor.

Diagnose: Fieberhafte Erkrankung mit zerebralen Symptomen (Reiz- und Lähmungserscheinungen) bei mehreren Tieren eines Bestandes in Enzootiegebieten. LCS: mononukleäre Pleozytose. Biologischer Erregernachweis.

Behandlung: Keine für die erkrankten Tiere; Keulung. Je nach lokalen Bedingungen Schutzimpfung.

7.3.4.2 Schweinepest

Schweinepest ist, weltweit gesehen, eines der wirtschaftlich schwerwiegendsten Probleme in der Schweinehaltung. Klassischerweise ist sie eine perakut bis akut verlaufende Krankheit mit hoher Morbidität und Mortalität für alle Alterklassen, hohem Fieber, hämorrhagischen Hautveränderungen, gastro-intestinalen und generalisierten ZNS-Symptomen. In letzter Zeit wurden jedoch vermehrt atypische, chronische Infektionen beobachtet, die auch subklinisch verlaufen können.

Diagnose: Expositionsmöglichkeit; Verlauf, extraneurale Symptome; LCS: mononukleäre Pleozytose. Sicherung durch Kontrollsektionen und Erregernachweis.

7.3.4.3 Hirnabszeß

Wie im Kapitel über Hirnstammerkrankungen beschrieben, ist die vorzügliche Lokalisation von Hirnabszessen beim Schwein im Stammhirn, insbesondere im Bereich der hinteren Schädelgrube (otogen). Großhirnabszesse als Folge metastatischer Infektion kommen vor, in der Regel als Einzelfälle. Der Verlauf ist eher subakut bis chronisch, möglicherweise mit Lateralisierung von Symptomen.

Diagnose: Intra vitam schwierig; chronischer Verlauf eventuell mit Fokalisierung; LCS: evtl. Proteinvermehrung, Pleozytose mit Neutrophilen.

7.3.4.4 Streptokokken-Meningoependymitis

Infektionen mit β-hämolytischen Streptokokken verursachen beim Schwein entzündliche Veränderungen in verschiedenen Organsystemen (vor allem Polyarthritis, Polyserositis) und im ZNS. Im Gehirn kommt es zu eitriger Meningitis, Ependymitis und Chorioiditis mit Liquorabflußstörungen und schnell fortschreitendem Hydrozephalus. **Ferkel** sind vor allem empfindlich; **Ausbrüche in ganzen Würfen** oder mehreren Würfen eines Betriebes sind nicht selten. Ältere oder erwachsene Schweine dagegen sind weniger empfänglich. Es handelt sich dann meist um Einzelfälle. Der Krankheitsverlauf ist schnell progredient mit hohem Fieber; manchmal liegt bei Ferkeln eine deutlich sichtbare Vergrößerung des Kopfumfanges vor. Die Mortalität ist sehr hoch.

Diagnose: Veränderungen in anderen Organsystemen (vor allem Arthritis), Fieber, bei Ferkeln u. U. Hydrozephalus. LCS: massive Eiweißvermehrung und Pleozytose mit Neutrophilie; evtl. Erregernachweis.

Weitere mögliche Erreger von eitriger Meningitis beim Schwein sind bestimmte Serotypen von *Haemophilus suis*.

7.3.4.5 Wassermangel/»Kochsalzvergiftung«

Diese kann auftreten bei Verfütterung stark salzhaltiger Küchenabfälle. Häufiger sind jedoch **Betriebsstörungen der automatischen Tränkanlagen,** die zu plötzlichem Wassermangel, bzw. einem Mißverhältnis von NaCl- und Wasseraufnahme führen. Es ist dies ein typisches Problem der Intensivmastbetriebe, wobei mehrere oder alle Tiere im gleichen Stall (defekte Wasserzufuhr) betroffen sein können. Der Wassermangel führt zu Hirnrindennekrose, die manchmal von massiver Auswanderung eosinophiler Leukozyten begleitet ist (sog. eosinophile Meningo-Enzephalitis). Die zerebralen Symptome treten akut auf, häufig mit heftigen Krampfanfällen und zentraler Blindheit.

Diagnose: Überprüfung der Wasserversorgung, andere Anzeichen für Dehydrierung (Hämatokrit); LCS: starke Proteinvermehrung, leichtere Pleozytose evtl. mit Eosinophilen.

Prognose: Reserviert; bei Tieren, die sich von der akuten Schädigung erholen, sind Residualsymptome möglich (vor allem Blindheit).

7.3.4.6 Kongenitaler Tremor

Dies ist gebiets- und zeitweise ein relativ häufiges kongenitales Syndrom bei Ferkeln (fälschlicherweise auch als *Myoclonia congenita* bezeichnet), wobei mehrere bis alle Tiere im Wurf befallen sind. Unmittelbar nach der Geburt fällt ein grobschlägiger, **generalisierter Tremor** auf, der bei Erregung zunimmt und im Liegen (d. h. wenn der Körper nicht getragen werden muß) weitgehend abklingt. Es sind sowohl erbliche als auch virusbedingte (transplazentale Schweinepestinfektion) Formen beschrieben worden, wobei teilweise eine Verzögerung der Markscheidenbildung (Hypomyelinogenese) nachgewiesen wurde.

Es sei auch an die Möglichkeit der transplazentalen ZNS-Schädigung durch Verabreichung von Neguvon an die Muttersauen erinnert (siehe Seite 229).

Diagnose: Charakteristischer generalisierter Tremor bei neugeborenen Ferkeln.

Prognose: Solange die Tiere zu saugen vermögen, ist die Prognose gut, da die Symptome innerhalb von Tagen bis Wochen spontan zu verschwinden pflegen.

7.3.4.7 Mikroangiopathie

Beim Mikroangiopathiekomplex können auch ausgedehnte Malazien im Großhirn entstehen, vor allem im Zusammenhang mit der sog. Maulbeerherzkrankheit (Näheres siehe Seite 214).

Literaturauswahl

Großhirn

ADACHI, M., L. SCHNECK, & B. W. VOLK, 1978: Progress in investigations of sphingolipidoses. Acta Neuropathol. (Berl.) **43,** 1–18.

BRAUND, K. G., & M. VANDEVELDE, 1979: Polioencephalomalacia in the dog. Vet. Pathol. **16,** 661–672.

BREZNOCK, E. M., 1979: Surgical manipulation of portosystemic shunts in dogs. JAVMA **174,** 819–826.

BUCK, W. B., 1975: Toxic materials and neurologic disease in cattle. JAVMA **166,** 222–226.

CAPEN, C. C., S. L. MARTIN, & A. KOESTNER, 1967: Neoplasms in the adenohypophysis of dogs. Path. vet. **4,** 301–325.

FANKHAUSER, R., 1962: Zur Frage des Hirnödems beim Rind. Schweiz. Arch. Tierheilk. **104,** 261–274.

– , & M. VANDEVELDE, 1981: Zur Klinik der Tumoren des Nervensystems bei Hund und Katze. Schweiz. Arch. Tierheilk. **123,** 553–571.

FATZER, R., 1976: Hämorrhagisch-eitrige, nekrotisierende Meningo-Enzephalitis beim Esel; eine cerebrale Nematodiase? Schweiz. Arch. Tierheilk. **118,** 499–502.

FARNBACH, G. C., 1984: Serum concentrations and efficacy of phenytoin, phenobarbital, and primidone in canine epilepsy. JAVMA **184,** 1117–1120.

FIEBIGER, I., L. BUCSIS, H. J. FLASSHOF, W. KRAFT & R. PARRISIUS, 1985: Zum hepatoenzephalen Syndrom (HE) beim Hund und seiner Behandlung. Berl. Münch. Tierärztl. Wschr. **98,** 155–160.

FISCHER, K., 1964: Herdförmige symmetrische Hirngewebsnekrosen bei Hunden mit epileptiformen Krämpfen. Path. vet. **1,** 133–160.

FOUTZ, A. S., M. M. MITLER, & W. C. DEMENT, 1980: Narcolepsy. Vet. Clin. North America **10,** 65–80.

HOLLIDAY, T. A., 1980: Seizure disorders. Vet. Clin. North America **10,** 3–29.

LOEW, F. M., 1975: Nutrition and bovine neurologic disease. JAVMA **166,** 219–221.

LUDWIG, H., & P. THEIN, 1977: Demonstration of specific antibodies in the central nervous system of horses naturally infected with Borna disease virus. Med. Microbiol. Immunol. **163,** 215–226.

LUGINBUEHL, H., R. FANKHAUSER, & J. T. MCGRATH, 1968: Spontaneous neoplasms of the nervous system in animals. Progr. neurol. surg. **2,** 85–164.

MARTINEK, Z., 1979: Zerebrale Anfallsleiden beim Hund. Kleintier-Praxis **24,** 15–33.

MCILWRAITH, C. W., & D. N. KITCHEN, 1978: Neurologic signs and neuropathology associated with a case of equine infectious anemia. Cornell Vet. **68,** 238–249.

MEFFORD, I. N., T. L. BAKER, R. BOEHME, A. S. FOUTZ, R. D. CIARANELLO, J. D. BARCHAS, & W. C. DEMENT, 1983: Narcolepsy: Biogenic amine deficits in an animal model. Science **220,** 629–632.

PARRY, H. B., & D. R. OPPENHEIMER, 1983: Scrapie disease in sheep. London, New York, Paris, San Diego, San Francisco, São Paulo, Sydney, Tokyo, Toronto: Academic Press.

RUSSO, M. E., 1979: Primary reticulosis of the central nervous system in dogs. JAVMA **174,** 492–500.

STEPHENS, L. R., P. B. LITTLE, B. N. WILKIE, & D. A. BARNUM, 1981: Infectious thromboembolic meningoencephalitis in cattle: A review. JAVMA **178,** 378–384.

SCHWARZ-PORSCHE, D., W. LÖSCHER, & H. H. FREY, 1982: Treatment of Canine Epilepsy with Primidone. JAVMA **181,** 592–595.

VANDEVELDE, M., 1980: Primary reticulosis of the central nervous system. Vet. Clin. North America: Small Anim. Pract. **10,** 57–63.

WOUDA, W., M. VANDEVELDE, & U. KIHM, 1981: Internal hydrocephalus of suspected infectious origin in young dogs. Zbl. Vet. Med. A **28,** 481–493.

ZAKI, F. A., & L. A. NEFE, 1980: Ischaemic encephalopathy and focal granulomatous meningoencephalitis in the cat. J. small Anim. Pract. **21,** 429–438.

Sachverzeichnis

Zusammenfassende Übersicht